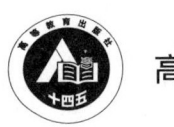 高等学校"十四五"医学规划新形态教材

老年护理学

Laonian Hulixue

主　　编　刘　宇　邹海欧

副 主 编　谢海雁　晏家芳　肖树芹　邓仁丽

编　　委（按姓氏拼音排序）

陈　鹏	江苏省人民医院	陈新华	安徽医科大学第一附属医院
邓仁丽	遵义医科大学	范燕燕	滨州医学院
冯晓玉	沈阳静安精神卫生医院	李小雪	北京协和医学院
刘　蕾	辽宁中医药大学	刘　宇	中国医科大学
刘红敏	齐齐哈尔医学院	倪翠萍	中国医科大学
孙丹丹	沈阳医学院	田　利	苏州大学
王　敏	长沙卫生职业学院	王小琳	重庆医科大学附属第二医院
王芸芸	贵州医科大学	肖树芹	首都医科大学
谢海雁	北京协和医院	晏家芳	贵州医科大学
杨莉莉	浙江中医药大学	邹海欧	北京协和医学院

编写秘书　张　静　中国医科大学附属第一医院

　　　　　　　陈红爽　北京协和医院

中国教育出版传媒集团

高等教育出版社·北京

内容简介

本教材共 10 章,内容包括绪论、老年护理实践中的相关理论及其应用、老年保健与健康管理、养老照护与照顾者支持、老年人的健康综合评估、老年综合征与护理、老年期各系统常见疾病的护理、老年人的心理健康与精神卫生、老年人的安宁疗护与丧偶老人支持、老年护理中常见的伦理与法律问题。配套数字课程注重知识的拓展与更新,以及学生自主学习能力的培养,包括教材重难点内容的微课视频讲解、具有老年护理特色的操作技能视频及动画、典型案例、自测题、拓展阅读及教学PPT 等数字资源。

本教材主要面向高等学历继续教育护理学专业的学生,注重老年护理知识的实用性和应用性,突出老年护理学的理论与实践特色,深化老年护理专科护士的角色功能,并提供国际社会老年护理学发展的最新趋势。

图书在版编目(CIP)数据

老年护理学 / 刘宇,邹海欧主编 . -- 北京:高等教育出版社,2024.11. --ISBN 978-7-04-062421-2

Ⅰ. R473

中国国家版本馆 CIP 数据核字第 20245QD506 号

| 策划编辑 | 瞿德竑 崔 萌 | 责任编辑 | 瞿德竑 | 封面设计 | 张雨微 | 责任印制 | 赵 佳 |

出版发行	高等教育出版社	网　址	http://www.hep.edu.cn
社　址	北京市西城区德外大街4号		http://www.hep.com.cn
邮政编码	100120	网上订购	http://www.hepmall.com.cn
印　刷	人卫印务(北京)有限公司		http://www.hepmall.com
开　本	889mm×1194mm　1/16		http://www.hepmall.cn
印　张	19.25		
字　数	500 千字	版　次	2024 年 11 月第 1 版
购书热线	010-58581118	印　次	2024 年 11 月第 1 次印刷
咨询电话	400-810-0598	定　价	48.90 元

新形态教材 · 数字课程（基础版）

老年护理学

主编 刘 宇 邹海欧

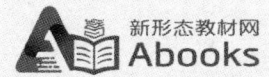

新形态教材网 **Abooks**

关于我们 | 联系我们　　　登录/注册

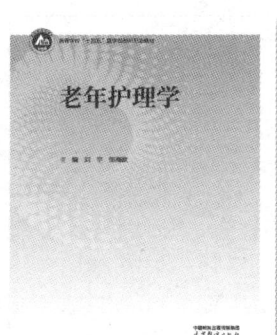

老年护理学

刘 宇 邹海欧

开始学习　　收藏

老年护理学数字课程与纸质教材一体化设计，紧密配合。数字课程包括视频、典型案例、拓展阅读、教学 PPT、本章小结和自测题等，在提升课程教学效果的同时，为学生学习提供思维与探索的空间。

http://abooks.hep.com.cn/62421

高等学历继续教育护理学专业
系列教材建设委员会

主 任 委 员　曹建明（温州医科大学）

副主任委员　王世泽（温州医科大学）

　　　　　　　周晓磊（安徽医科大学）

　　　　　　　路孝勤（首都医科大学）

委　　　员　李永红（新疆医科大学）

　　　　　　　徐　晨（重庆医科大学）

　　　　　　　欧凤荣（中国医科大学）

　　　　　　　张　华（北京协和医学院）

　　　　　　　吴　斌（中南大学）

　　　　　　　吴宝嘉（延边大学）

　　　　　　　罗庆东（齐齐哈尔医学院）

▶▶▶ 序 言

以南丁格尔灯光为信，以希波克拉底誓言为约。百余年来，"提灯女神"的特有灯光不断汇聚，驱散了伤者的阴云，燃起了患者对生命的炽烈渴望。为更好继承与发扬南丁格尔精神，培养出更多高质量的护理人才，充分发挥教材建设在人才培养中的基础性作用，促进护理学专业的教育教学改革，温州医科大学牵头多所医学院校的护理同仁，共同打造以临床护理岗位需求为导向、以提升岗位胜任力为核心、符合现代护理教育发展趋势、信息技术与教育教学深度融合的针对护理学专业的新形态系列教材。

当前护理学专业系列教材缺乏针对提升学生自主学习和理论联系实际解决临床问题能力的内容，教材案例往往缺乏临床真实情境，部分内容拘泥于临床典型症状，限制学生思维的发展，难以满足高等护理教育与医院临床实践的需求。本系列教材结合护理工作程序，在保持注重教材基本理论知识、基本思维方法和基本实践技能的基础上，突出教学内容的精炼、易学、实用等特色，着力于学生职业能力和素质培养训练。

本系列教材紧扣国家护士执业资格考试要求及护理人员培训要求，以临床情境贯穿教材，采用"纸质教材 + 数字课程"的形式，突出医学理论与护理实践相结合、护理能力与人文精神相结合、职业素质与医德素养相结合，以启发学生理解和分析问题为本，培养学生的创造性思维，以及发现和解决问题的能力。系列教材涵盖《护理学基础》《健康评估》《内科护理学》《外科护理学》《妇产科护理学》《儿科护理学》《精神科护理学》《急危重症护理学》《急救护理学》《社区护理学》《老年护理学》《康复护理学》《护理心理学》《护理人际沟通与礼仪》《护理科研与论文写作》共 15 种，数字课程内容丰富，包括教学 PPT、彩图、自测题、动画、微视频、微课、基础与临床链接、典型案例及拓展学习内容等，充分满足学生泛在学习。

　　在此，特别鸣谢北京协和医学院、中南大学、延边大学、首都医科大学、中国医科大学、重庆医科大学、安徽医科大学、新疆医科大学、齐齐哈尔医学院等院校同仁对本系列教材编写工作的大力支持。

高等学历继续教育护理学专业

系列教材建设委员会

2022 年 11 月

▶▶▶ 前　言

随着我国人口老龄化程度的不断加剧，老年人遍布在不同的医疗和照护场所，因此亟须广大护理人员能熟悉老年人的生理、心理和社会变化特点及独特的照护需求，掌握所需要的照护方法，在实践场所不断运用所学知识和技能为老年人提供专业化的照护，真正提升老年护理服务质量。本教材将带领学生学习人口老龄化问题、老化理论，了解老年人常见的健康问题及护理措施，熟悉常用的老年护理技能与方法。

根据教育部高等学历继续教育教材建设与管理要求和高等学历继续教育护理学专业人才培养指导方案，本教材在编写过程中坚持"以学生为中心"的教育理念，以"三基五性"为基本原则，强理论、重应用，充分体现"以人为本、尊老敬老爱老"的照护理念和对护理人才在知识、技能、素质等方面全面培养的目标导向。在教材内容和编写形式上注重实用性、先进性和创新性，根据老年护理学科发展的需要，将国内外老年护理学发展的新进展、新理论、新方法进行了介绍，同时采用纸质教材和多样化的数字资源相融合的出版形式，有利于学生自主学习，也符合本教材所面向的学生特点。本教材主要读者是高等学历继续教育护理学专业专升本层次的学生，也可供护理学专业教师、临床护理人员、社区老年保健工作者及养老机构的护理人员使用和参考。

本教材在编写过程中得到了高等教育出版社、各编者所在院校和单位的大力支持，在此致以衷心的感谢。本教材参编人员均为工作在老年护理学教学或实践一线的教师，具有丰富的教学经验和实践经验。各位编委在撰写教材过程中对编写内容反复修改和讨论，体现了全体编委严谨的治学态度。张静和陈红爽在本教材编写过程中负责联系编委、组织定稿会议、校对汇总书稿和数字资源等工作，在此致以特别的感谢。

由于编写时间有限、编委知识的局限性，难免存在疏漏和不足，敬请读者和同行们提出宝贵意见。

刘　宇　邹海欧

2024 年 4 月

▶▶▶ 目 录

第一章

绪　论

【学习目标】

知识：

1. 复述老龄化社会的国际界定标准。

2. 区分平均期望寿命与健康期望寿命。

3. 描述国内外老年护理学的发展历史。

4. 列举老年专科护士应具备的核心能力。

5. 解释循证护理的定义及基本要素。

6. 描述循证护理实践的步骤。

7. 描述循证护理发展的历史及意义。

技能：

1. 针对国内外老年专科护士的核心能力要求，有意识地培养自身老年护理的能力。

2. 在老年临床护理实践中，按照循证护理的方法引入证据，提升护理质量。

素质：

1. 在为老年人提供护理服务过程中，能体现尊老爱老、充满爱心和耐心的专业态度。

2. 在使用证据提升老年临床护理质量的过程中，具备评判性思维能力和团队协作能力。

人口老龄化是人类社会共同面临的发展趋势，也是社会进步的必然产物，它标志着人类科学事业的发展、经济条件的改善及卫生事业的质量提升。随着老年人口的增长，帮助老年人在晚年保持生理、心理和社会生活的完好状态，积极融入社会，将疾病或生活不能自理推迟到生命的最后阶段是国际社会普遍认同的行动目标。老年护理学是在健康服务体系面临老龄化社会所带来的巨大挑战的环境下应运而生的一个专业。老年护理学的研究和发展将为提高老年人的生命质量做出积极贡献。

情境导入

2020 年 11 月我国第七次全国人口普查数据显示：从年龄构成来看，0~14 岁人口为 25 338 万人，占 17.95%；15~59 岁人口为 89 438 万人，占 63.35%；60 岁及以上人口为 26 402 万人，占 18.70%（其中，65 岁及以上人口为 19 064 万人，占 13.50%）。与 2010 年相比，0~14 岁、15~59 岁、60 岁及以上人口的比重分别上升 1.35 个百分点、下降 6.79 个百分点、上升 5.44 个百分点。

请思考：

1. 中国社会是否为老龄化社会？依据的标准是什么？

2. 中国在面对人口老龄化问题时，将应对哪些挑战？

第一节 人口老龄化的现状与挑战

人口老龄化是全世界共同面对的重要社会问题。如何积极有效地应对人口老龄化，已成为全世界各个国家研究的重要课题之一。

一、人口老龄化现状

（一）人口老龄化相关概念

1. 老年人 世界卫生组织对老年人年龄的划分有两个标准：在发达国家，将 65 岁及以上的人群定义为老年人；而在发展中国家（特别是亚太地区），则将 60 岁及以上人群定义为老年人。

世界卫生组织近年来对全球人体素质和平均寿命进行了测定，对年龄段划分标准做出了新的规定：将人的一生分为 5 个年龄段，44 岁及以下为青年人，45~59 岁为中年人，60~74 岁为年轻的老年人，75~89 岁为老年人，90 岁及以上为长寿老年人。

2. 老龄化社会 国际社会对发达国家和发展中国家设立了不同的老龄化社会的界定标准。①针对发达国家的标准：65 岁及以上人口占总人口比例的 7% 及以上定义为老龄化社会（老龄化国家或地区）；②针对发展中国家的标准：60 岁及以上人口占总人口的 10% 及以上定义为老龄化社会（老龄化国家或地区）。

按照上述标准，我国于 1999 年正式步入老龄化社会的行列。上海与北京两大城市分别于 1979 年和 1989 年正式步入老龄化城市的行列。

3. 平均期望寿命 指通过回顾性死因统计和其他统计学方法，计算出特定人群能生存的平均年数，简称平均寿命或预期寿命。它代表一个国家或地区人口的平均存活年龄，可以概括地反映该国家或地区人群寿命的长短，也是衡量人口老化程度的重要指标。

2015年世界人口平均寿命为71.4岁，其中男性为69.1岁，女性为73.8岁。我国居民平均寿命为76.3岁，高于世界水平，这反映出我国人民生活水平和生活质量的提高，也反映出我国在疾病预防、控制、治疗等方面的进步。在"十三五"期间，我国平均寿命从76.3岁提高到77.3岁，提高了1岁。我国政府工作报告在"十四五"规划目标任务概述中亦提出，将努力使平均寿命再提高1岁。

4. 健康期望寿命　指去除残疾和残障后所得到的人类生存曲线，即个人在良好状态下的平均生存年数，也就是老年人能维持良好的日常生活活动功能的年限。

健康期望寿命是评价居民健康状况的重要指标之一，体现了生命的质量。健康期望寿命为平均期望寿命减去寿终前的依赖期，健康期望寿命占平均期望寿命的80%~90%。但我国老年人的健康状况不容乐观，2018年国家卫生健康委员会相关数据报道我国平均期望寿命为77.0岁，但健康期望寿命仅为68.7岁，老年人群的健康状况还有待进一步提升。

5. 老年抚养比（old-age dependency ratio，ODR）　也称老龄人口抚养系数，简称老年系数，是指人口中非劳动年龄人口数中老年部分对劳动年龄人口数之比，用以表明每100名劳动年龄人口要负担多少名老年人。其计算公式为：老年抚养比 =65岁以上人口数 / 劳动年龄人口数 ×100%。

老年抚养比是从经济角度反映人口老化社会后果的指标之一。截止到2020年我国老年抚养比为19.7%，比2010年的老年抚养比11.9%提升了7.8个百分点，比2019年的老年抚养比17.8%提升了将近2个百分点。可见我国劳动年龄人口要负担的老年人人数在快速增长，劳动力的抚养负担越来越严重。

（二）人口老龄化现状分析

1. 世界人口老龄化现状　世界人口老龄化发展迅速，形势严峻。联合国2024年1月12日发布的《2023年世界社会报告》中指出，全球65岁及以上人口为7.61亿，到2050年这一数字将增加到16亿；到2030年，全世界六分之一的人将达60岁以上。日本是全球人口老龄化最严重的国家，65岁及以上人口比例已达到全国总人口的27%，排名世界第一；其次为意大利和德国，老年人口占该国总人口的比例分别为23%和21%。

2. 中国人口老龄化现状　中国是世界上老年人口最多的国家，同时也是世界上人口老化速度较快的国家之一。全国老龄工作委员会办公室2006年2月23日发布的《中国人口老龄化发展趋势预测研究报告》指出，我国于1999年进入了老龄化社会，65岁以上老年人占总人口的比例从7%提升到14%，发达国家大多用了45年及以上的时间进入老龄化社会，如法国130年、瑞典85年、美国和澳大利亚75年左右，而我国则只用27年就完成了人口老化，国家面临着"未富先老"的巨大挑战。2020年第七次全国人口普查数据显示我国60岁及以上老年人口为2.64亿，占总人口的18.70%；65岁及以上人口为1.9亿，占总人口的13.50%。与2010年第六次人口普查数据相比，60岁及以上人口的比重上升了5.44个百分点，65岁及以上人口的比重上升了4.63个百分点。专家预测，到2050年全国60岁及以上人口总数将接近5亿，到2050年中国超过三分之一的人口都是60岁以上的老年人。

二、我国人口老龄化的特点与挑战

（一）我国人口老龄化的特点

我国人口老龄化具有以下一些主要特点，亟须全社会一起共同构建有中国特色的老年照护体系和方法。

1. 老龄人口增速迅猛 我国第七次人口普查数据显示，60 岁、65 岁老年人口的比重与上个10 年相比，上升幅度提高了 2.51 和 2.72 个百分点，老龄人口增速非常明显。据预计，人口老龄化将在"十四五"期间迎来更加猛烈的第二个"冲击波"，老龄化水平将超过 20%，跨入中度老龄化社会；老年人口规模将在 2025 年超过 3 亿人，2033 年超过 4 亿人，预计到 2053 年前后，老年人口规模将达到 5 亿人左右，人口老龄化水平超过 35%，在当下老龄化基础上再翻一番，使得我国对积极应对人口老龄化的需求提出了更高的挑战。

2. 农村人口老龄化问题相对严峻 第七次人口普查数据显示，乡村 60 岁、65 岁及以上老年人的比重分别为 23.81%、17.72%，比城镇分别高出 7.99、6.61 个百分点，人口老龄化城乡倒置的趋势较为明显。一些人口流出较多的省份，其人口老龄化程度较高，如东北三省、重庆、四川等地，说明人口流动使农村养老问题面临更加严峻的挑战。

3. 高龄老年人口比重增加 2020 年，80 岁及以上人口有 3 580 万人，占总人口的比重为2.54%，比 2010 年增加了 1 485 万人，比重提高了 0.98 个百分点。随着年龄增长，老年人失能的比例明显上升，意味着我国需要照护服务的老年人数量将快速增长，因此需要尽快建立和完善长期照护费用保障体系和长期照护服务体系。

从以上三个主要人口老龄化特点可见，我国呈现出"未富先老""未备先老"的特点，由于人口老龄化而面临着非常大的挑战。

（二）我国人口老龄化所面临的挑战

为了积极应对人口老龄化，中共中央、国务院印发了《国家积极应对人口老龄化中长期规划》，十九届五中全会也明确了"十四五"时期要将优化生育政策、开发老龄人力资源、构建养老服务体系等方面作为重点任务。在积极应对人口老龄化的过程中，我国仍在养老服务供给质量、养老产业发展、养老服务科技支撑、养老服务人才队伍建设及适老宜居环境规划建设等方面存在挑战。

1. 养老服务供给质量不高 "居家为基础、社区为依托、机构为补充、医养相结合"，是适合我国国情、发展阶段和传统养老习惯的养老服务模式。然而，目前各类养老服务的供给存在不足，服务质量也亟待提高。在医养结合方面，一些地方还存在偏重医养机构结合而忽视医养服务结合的问题，面临医保政策不衔接、准入门槛偏高等问题。此外，很多老年人特别是失能、半失能老年人，对长期护理服务的需求巨大，但支付能力又普遍较弱，难以满足老年人的长期照护需求。

2. 养老产业发展较缓慢 目前，我国养老产业还处于初级发展阶段，老年人健康疗养、老年用品等服务产业未形成规模。首先，在健康养老产业方面，主要以养老院、福利院等养老机构为主，相关养老机构所能提供的服务则较为单一，在护理、康复、精神慰藉、文化娱乐等服务功能方面亟待加强。此外，养老产业各个环节较为独立，上下游产业间未形成带动效应，与医疗、旅游、金融、文化等相关产业融合不足，导致新形态养老如"旅游＋医疗""旅游＋养老"等模式发展缓慢。再有就是缺乏完善的行业规范和标准，发展中面临着服务技术操作无标准、服务和产品质量管理不完善、服务合同不规范等问题，一些纠纷时有发生，阻碍了社会力量参与养老产业发展的积极性。

3. 养老服务科技支撑尚不足　我国智慧养老仍处于新兴阶段，在产品应用、技术融合、社会认可度等方面还面临着较多问题，如"重技术、轻需求""重产品、轻服务""重概念、轻场景"等。其中问题的关键点是从老年人及其家庭的实际需求出发不够，缺少与老年群体的情感交流功能，产品的持续有效服务支持缺乏，导致老年人对很多智慧养老设备不知如何使用，没有发挥出科技养老的支撑作用。

4. 养老服务人才队伍建设不强　受养老服务工作收入待遇低、劳动强度高、缺乏职业技能等级认定和奖励激励机制等因素影响，养老服务专业人才匮乏、流失率高。多数养老服务人员年龄偏大，未经过专业、系统的照护知识和技能培训，学历水平低、学习能力不足，导致养老服务人员难以高质量完成照护任务，仅能为老年人提供一般生活照料服务，无法满足其心理疏导、精神慰藉、康复保健等较高层次的专业服务。

5. 适老宜居环境规划建设较弱　由于既往城市建设中没有老龄社会意识，许多基础设施和住宅都是按照成年型社会的需求设计和建设的，进入老龄社会后迫切需要进行适老化改造，为老年人提供更加便利的生活出行条件。例如，老旧楼房无电梯、很多城市道路和公共场所出入口没有无障碍坡道和扶手，无障碍卫生间和适老洗浴设施远未普及，造成老年人出行难、如厕难、洗澡难等，这些都严重影响老年人的生活质量。目前虽然有一些社区为居家的失能、半失能老人进行了居家适老化改造，但是针对社区中普通老人的改造方案不足，城乡公共服务设施的规划建设与老龄化社会发展的客观要求不相适应，影响到老年人群的受益范围。

在面临这些挑战的过程中，我国政府也在积极寻求更加有效的方法来应对这些挑战。我国特殊的治理体制、文化传统、家庭伦理、区域实践，可以发挥独特的优势，而未来科技创新的高速发展和广泛运用，也必将为应对人口老龄化提供更有力的科技支撑。另外，我国劳动年龄人口教育素质的持续提高、经济增长模式的转型和科学技术的快速进步，以及全球经济格局的演变，正在重构我国劳动就业市场的供求关系，并有望能够对冲劳动力数量下降对社会经济发展的负面影响。

第二节　老年护理学的发展历史与发展趋势

老年护理学是护理学中的一个独特专业方向。老年护理学以护理学理论和生物学、社会学、心理学、健康政策等学科理论为基础，遵循人类生命发展的规律，从老年人的生理、心理、社会文化及发展的角度出发，研究自然、社会、文化教育和生理、心理因素对老年人及其家庭健康的影响，探讨用护理手段或措施解决老年人健康问题的方法。

一、国际老年护理学的发展历史与发展趋势

老年护理学作为一个专业，其发展历史可以追溯到1900年，至今共经历了4个时期。1900—1955年为理论前期：虽然在这一时期尚无任何理论作为执行专业护理活动的基础，但1900年老年护理学作为一个独立的专业被确认，奠定了老年护理学的基础。1955—1965年为理

论基础初期：在这一时期护理理论和科研的快速发展推动了整个护理学科的进步，有关老年护理的研究也随之展开，出版了第一本老年护理教材，美国护理协会在 1961 年设立了老年护理专业小组，标志着老年护理学在专业化的道路上前进了一大步。1965—1981 年为专业发展期：这一时期老年护理专业活动与社会活动相结合，促进了专业发展。1966 年美国护理协会成立老年病护理分会，1975 年将其更名为老年护理分会，并开始颁发老年护理专业证书，同时《老年护理杂志》创刊。1976 年美国护理协会提出发展老年护理学，不仅推动了许多国家的护理学校将老年护理学纳入大学护理课程体系，而且许多护理学校还设立了老年护理学硕士和博士学位的教育项目。1985 年至今是全面完善和发展时期：这个时期有关老年护理的临床实践、教学和科研都在迅速发展并取得丰硕成果。各种老年护理专业机构和项目的设立促进了老年护理学在教学、临床实践和研究方面的快速发展。美国护士学会 1987 年提出用"老年护理学（gerontological nursing）"概念代替"老年病护理（geriatric nursing）"的概念，因为老年护理学涉及的护理范畴更广泛。为应对老年人的医疗保健需求，越来越多的国家为护士提供了继续教育机会，方便护士提高老年护理的专科知识与技能，其中包括以网络为基础的课程、远程教学、老年护理专业网站等。2008 年美国护士认证中心将老年临床护理专家的资格认证列入专科证书注册考试内容之中，这意味着老年临床护理专家得到了正式的认可。

二、国内老年护理学的发展历史与发展趋势

尽管中国有着照顾老年人的良好传统，但我国老年护理学的发展相对较晚，长期以来被归入成人护理学的范畴之内，又经历高等护理教育的一度停滞阶段，使得老年护理学的发展受到较大的影响。

我国早期老年护理学的发展源于医院内老年人的护理服务需求。1988 年我国第一所老年护理医院在上海成立，专业机构中的老年护理逐步发展。此后，在中华护理学会倡导要发展和完善我国的社区老年护理的影响下，上海市在 1997 年成立了老人护理院，随后深圳、天津等地成立了社区护理服务机构。1999 年中华护理学会成立了"老年专业委员会"。《老年护理学》本科层次教材于 2000 年 12 月正式出版，被列为国家规划教材的行列并要求加强建设。

随着护理专业型硕士研究生培养规模的增长，护理研究生教育中也设立了老年护理研究方向，部分高校开展了老年护理专业型硕士的培养；中华护理学会及各省的护理学会均设立了老年专科护士短期培训班，以培养老年护理专科人才。

目前我国一些护理院校开始尝试在本科阶段开设老年护理方向。但总体而言，我国的老年护理教育还相对滞后。学校和临床均亟须接受过系统的老年护理培训的护士和师资。自 1998 年起，老年护理学课程开始在几所高等护理学院开设，近年来才开始在全国普及。老年护理专科护士培训项目于 2005 年启动，由广东省卫生厅委托南方医科大学和香港理工大学联合培养包括老年护理专科护士在内的 4 个专科护理队伍。这是通过研究生教育培养老年护理专科护士的初步尝试。为了更好地应对我国的老龄化状况，国家卫生健康委员会和国家中医药管理局于 2019 年 12 月颁布了《老年护理专业护士培训大纲（试行）》和《老年护理实践指南（试行）》，这为我国老年护理专业护士的培养提出了更加明确的方向。

第三节　老年护理学的专业特点及对护士的核心能力要求

老年护理学是护理学中的一个独特的专业方向，具有相应的专业特点。其专业的独特性也为老年护理人员提出了相应的能力要求。护理人员只有了解老年护理学的专业特点及其对护士的核心能力要求，才能更好地为老年人提供高质量的照护服务。

一、老年护理学的专业特点

1. 老年护理学具有较强的理论性与实践性　老年人的个体和群体特点决定了老年护理学的特色。老年人随着年龄的增长，积累了大量的生活经验；同时机体各组织器官生理功能出现衰退，导致机体调节功能不足，抗病能力减退，适应力下降，心理状态也随着老年人内外环境的变化而改变。带病生存是老年人群中的一个普遍现象。在老年人中，尤其是高龄老年人群中，多种慢性病共存，多重用药，功能障碍和残疾的发生率很高；另外，高龄老年人患病后临床症状表现不典型，疾病并发症及操作并发症多且较严重。这些特点要求老年护理学在理论建设上注意综合性，在能力培养上注意实践中的复杂性。

2. 老年护理学具有多学科性，在工作中需要多学科合作　老年护理学以护理学、老年医学、生物学、社会学、心理学、健康政策等学科理论为基础，需要开展多学科合作。老年护理学牵扯面广，包括疾病、功能状态、精神健康、社会经济体制、医疗体制、养老政策法规保障、社会文化、伦理等，因而注定了老年护理学必须与多学科进行合作，建立老年护理学综合的教育系统，互助互补，才能培养出满足老年人多方面需求的人才。而在老年医学和老年健康照护的领域中，由于老年护理学专业人士具备多学科知识的特点，因此在老年健康照护队伍中常常作为多学科团队的组织者和带头人，协调多学科团队间的合作，提升为老年人提供健康照护服务的质量。

3. 老年护理以"健康老龄化"为总目标　老年护理学即通过有效的护理活动帮助老年人在晚年能够保持身体、心理和社会生活的完好状态，将疾病或生活不能自理推迟到生命的最后阶段，并有尊严地走完人生最后的旅程。

4. 老年护理学注重老年人的机体功能和生活质量，具有其独特的护理原则　老年护理的基本原则是满足老年人基本需要，促进和保持最大程度的独立性，预防或减轻残障的发生，减少痛苦和保持尊严。对于老年人和家庭来说，医疗和护理服务的主要目的已经不是治愈疾病，而是控制疾病的进一步发展恶化，防止因疾病而影响生活质量，尽可能延长老年人的生活自理期，让老年人病而不残、伤而不残、残而不废。

二、老年专科护士的核心能力要求

1. 国际社会对老年专科护士的核心能力要求　国际上很多国家都对护理专业的学生或者已经毕业的护士所应具备的老年护理能力进行了深入探讨。美国护理院校委员会和 Hartford 基金会老年护理研究中心在 2010 年发布了《护理本科毕业生应具备的有关老年护理的核心能力和课程设置建议》，其中共涉及 19 项核心能力。

（1）在为老年人和家庭提供以病人为中心的护理时，以专业化的态度、价值观和期望值对待老年人的身体和精神老化现象。

（2）评估老年人接受、理解和提供信息过程中的障碍。

（3）应用有效和可靠的评估工具指导老年护理实践。

（4）评估影响老年人功能、身体、认知、心理和社会需要的相关生活环境。

（5）根据对居住环境和社区资源的可利用性分析，提供帮助老年人和他们的支持体系实现个体化目标的干预措施。

（6）识别现存的或潜在的虐待老年人的问题（包括身体、心理或经济上的虐待，和/或自我忽视），并转介给适当的机构。

（7）应用有效措施和网上指导资源预防、识别和管理老年综合征。

（8）承认和尊重老年护理中不断增加的变异性、复杂性，以及对医疗资源的消耗。

（9）认识老年人身体和精神方面急、慢性病共同存在的共病状况及相关治疗的复杂性。

（10）比较促进安全和身心健康的护理模式，如老年人全人护理模式、促进老年人健康模式、指导性护理模式、文化变迁模式和过渡护理模式等。

（11）鼓励老年人、家庭和照顾者对有关维持日常生活、接受治疗、预立遗嘱和临终关怀等问题做出符合伦理道德的、非强迫性的决定。

（12）促进在循证的基础上提供无约束（物理性和化学性）的护理。

（13）在护士、护理辅助人员、治疗师、医生和病人这样多元化的团队中应用领导艺术和沟通技巧，促进针对可能影响到老年人护理的问题的讨论和反思。

（14）协助老年人和家庭在不同机构之间安全和有效地过渡，包括医院、社区、长期照护机构之间的转诊和过渡（如从家庭到长期照顾机构、临终关怀医院、养老院）。

（15）在计划以病人为中心的护理时，考虑到正式和非正式的照顾者的身心健康。

（16）倡导为有生理和认知障碍的老年人提供及时和适当的姑息治疗和临终关怀。

（17）实施和监测风险防范的措施，促进老年人躯体和精神需要的护理质量和安全性（如预防跌倒、用药管理不善和压力性损伤）。

（18）有效利用资源/项目，促进老年人的功能，保持身体和精神健康。

（19）在为老年人提供护理过程中应用通识教育中的相关理论和概念。

2. 我国对老年专科护士的核心能力要求　为了更好地应对我国的老龄化状况，国家卫生健康委员会和国家中医药管理局于 2019 年 12 月颁布了《老年护理专业护士培训大纲（试行）》和《老年护理实践指南（试行）》，对老年护理专业护士的培训、老年护理服务内容的提供等都进行了规范。在这两个文件中均提到，希望通过培训，切实提高老年护理专业护士的基本理论、基本知识和基本技能；希望老年护理专业护士能够具备良好的职业道德素养、沟通交流能力、应急处理能力等，掌握常见老年综合征、老年疾病、心理问题等护理要点，增强人文关怀和责任意识，能够规范、专业地为老年病人提供机构和居家护理服务。这些要求从侧面反映出对我国老年护理专业护士的能力要求，需要具备为老年人提供生理、心理、社会、精神等各个层面的照护服务，同时在多个场所如医院、社区、养老服务机构等提供服务的能力。

第四节　循证护理在老年护理实践中的应用

一、循证护理概述

（一）定义及基本要素

循证护理（evidence-based nursing，EBN）是护理人员在计划其护理活动过程中，审慎、明确、明智地将科研结论与临床经验、病人愿望相结合，获取证据并作为临床护理决策依据的过程。在临床护理实践中，开展循证护理的 4 项核心要素包括所有可获得的来自研究的最新最佳证据、护理人员的专业判断、病人的需求和偏好、应用证据的场景。

（二）循证护理实践步骤

循证护理实践包括 8 个步骤。

1. 明确循证问题　护理人员需要确定实践领域中存在的问题，如果获得准确的相关信息，这些问题可能会得到解决。将临床实践需求转化成为特定的、具体的、结构化的问题。

2. 系统的文献检索　针对提出的特定问题进行文献检索，以确定存在哪些相关的外部证据。

3. 严格评价证据　如果确实存在任一研究证据，则该阶段的目的是严格评价证据研究设计的科学性和严谨性、结果推广的可行性和适宜性及临床意义等，即对其有效性和普遍性进行批判性评估，判断其是否能真正解决问题，以及是否可用于改善特定环境下的护理问题。

4. 汇总证据　该阶段主要是指对上一阶段筛选出的来自原始研究的证据进行系统评价，对具有同质性的同类研究进行 Meta 分析，对不能进行 Meta 分析的同类研究进行定性总结和分析。

5. 传播证据　该阶段是指将证据以特定的形式如临床实践指南、最佳实践信息手册、证据总结等，通过专业期刊、专业网站、教育和培训等媒介传递到护理系统、护理管理者、护理实践者中。

6. 引入证据　通过分析引入证据的特定情景，了解证据与实践之间的差距。将证据与专家的临床知识和经验、患者需求相结合，根据具体的情景，通过形成新的护理流程和质量标准引入证据。

7. 应用证据　通过上一阶段形成的新实践方式和操作流程进行护理实践，并采用新的评价标准评估护理质量。在应用证据过程中，可能会遇到来自个体和机构层面的阻碍，需要评估障碍和促进因素，根据情景选择和采纳证据。适宜的变革策略和管理者的领导力在证据应用过程中可发挥重要作用。

8. 评价效果　在证据应用过程中进行动态监测，并评价证据应用后对卫生保健系统、护理过程、病人带来的效果。

（三）循证护理发展历史及意义

1. 国际范围发展的历史及意义　循证护理起源于循证医学，是循证实践的重要分支之一。英国临床流行病学家 Archie Cochrane 最早于 1972 年在其著作《疗效与效益：卫生保健服务的随机反应》（*Effectiveness and Efficiency*：*Random Reflections on Health Services*）中倡议要对公开发表的随机对照试验进行系统评价。1992 年加拿大 Mcmaster 大学 David Sackett 教授提出循证医学（evidence-based medicine，EBM）的概念。英国 York 大学护理学院 1996 年成立了全球第一个"循证护理中心"，首次提出了循证护理的概念。1998 年 York 大学与 McMaster 大学合作创办了 *Evidence-based Nursing* 期刊，为第一本专门刊载护理领域的系统评价、证据总结、循证实践论文的循证相关期刊。1996 年 Joanna Briggs 保健院（Joanna Briggs Institute，JBI）成立，该组织位于澳大利亚阿德莱德大学，是目前全球最大的循证护理协作网，拥有全球 75 个分中心和附属团体。2008 年 JBI 与 Cochrane 协作网合作，独家管理 Cochrane 的专业组——护理组（Cochrane Nursing Care Field，CNCF）的工作。JBI 每年举办循证卫生保健国际论坛，并定期在分中心举办循证护理培训班。

目前全球循证护理的发展取得了令人瞩目的成果，如 JBI 在全球各个分中心开展护理及相关领域的循证实践，构建了大量的证据资源，并建立了 OVID-JBI 数据库；*Worldviews on Evidence-based Nursing* 被 SCI 收录，成为影响因子较高的护理类期刊；加拿大安大略护理学会（RNAO）刊出了 50 余份护理领域的临床实践指南。这些都极大地推动了循证护理实践在世界范围内的发展。

2012 年 5 月，国际护士会（International Council of Nurses，ICN）发布了题为"循证护理实践：缩短证据与实践之间的差距"的官方报告，这一报告在全球护理领域将循证护理实践推向了高潮。目前各国均积极寻求将循证护理纳入护理本科、研究生的课程体系及在职护理人员的继续教育中，从教育上提高护士的循证理念和方法。开展循证护理实践是未来护理的核心内容。循证护理可帮助护理人员更新专业观，改进工作方法，帮助护理人员科学有效地制定临床护理决策。开展循证护理实践可充分利用现有的研究资源，避免重复研究，同时减少实践变革中的资源浪费，节约资源，并加速新知识和新技术的应用，促进临床护理实践的科学性和有效性。

2. 国内范围发展的历史及意义　1999 年四川大学华西医院正式成立中国 Cochrane 中心，该中心定期对护理人员进行相关培训，并在临床开展循证护理实践，率先在国内将循证实践引入护理学科。自 2004 年以来，JBI 循证护理全球协作网在中国设立了 10 个分中心和证据应用基地，分别为复旦大学护理学院、北京大学护理学院、北京中医药大学护理学院、中南大学湘雅护理学院、深圳南山医院、上海中山医院、南方医科大学护理学院、南方医科大学第一附属医院、青岛妇女儿童医院和河南省人民医院。2015 年北京中医药大学护理学院设立了"RNAO 最佳实践指南研究中心"。我国循证护理中心的宗旨是推广循证护理实践，进行证据综合、传播和证据应用，将世界范围内护理领域的系统评价、证据总结及实践指南进行引进翻译并本土化，以推动我国临床护理实践的发展。

近年来，循证护理已成为我国护理领域关注的热点。《循证护理》杂志于 2014 年创刊，是我国专门的循证护理期刊。《中华护理杂志》也专门开设了"证据综合研究"专栏。从数据库中检索的文献标题来看，国内循证护理文献主要集中在应用循证护理方法开展临床专科护理实践的研究报道上，其他主题有各种循证实践理论模式的介绍及应用、循证护理教育及培训等。

循证护理在我国的推广，推动了我国与国际循证实践机构的密切联系，促进了医护团体的循证实践合作，形成了包括临床医学、护理学、临床流行病学、传播学、管理学、信息学等的多学科团队，开阔了护理人员的专业视野和全球视野。护理研究人员通过进行科学规范的文献检索，从大量的国内外文献资料库中筛选证据形成最佳证据总结，提供给临床护理管理和实践者，指导护理实践变革，符合时代发展的要求。近年来，全国范围内多层次循证护理培训的开展，使得循证护理理念和方法在临床一线人员中普及，也培养出一批具有循证护理能力的临床护理人才。总之，开展循证护理顺应了社会发展对卫生保健系统的需求，最终带来护理服务质量的稳步提高。

二、循证护理在老年护理中的应用

（一）循证护理在老年护理中的作用和意义

我国已进入老龄化社会，老年人口规模全球最大，且呈现继续扩大态势。老年人具有高患病率、高伤残率、高医疗利用率等特点。我国老年人的慢性病患病率为76%~89%，约63.5%的老年人患有1~3种慢性病。慢性病在老年群体中的患病率比其他群体中更高，患病程度也更加复杂，医疗护理需求也往往多而复杂。

随着医疗保健机构中老年人数量的增加，针对老年病人护理的相关科学研究不断增多，产生了大量科研成果。知识的综合和传播的新技术使科学发现更广泛地为临床医护、管理人员、病人及其家庭成员所熟知，这也提高了他们对医疗保健的期望。因此，为了有效地护理老年人，护理人员必须将临床护理与最先进和最适宜的科研证据结合起来，同时引导和尊重病人对各种护理选择的偏好，并关注家庭和非正式照护人员如何参与护理。在任何情况下，达到这一护理标准都是一项艰巨的任务，在护理人员短缺时，将更具有挑战性。循证护理将为老年护理人员解决复杂的临床和社会问题提供科学的方法和策略。

循证护理实践通过确立问题、系统文献检索和评估、合成最佳的科研证据，并进行传播和引入临床，使护理人员可方便地获得预评估的科研成果，并辅以实际的实施策略，作为实践的基础。护理管理人员也可通过循证护理实践预测所需的人员配备和服务，以及发展或改进"对老年人友好的"护理系统。开展循证护理实践的最大受益者是老年人及其家庭成员，他们受益于更具成本效益的不断改善的护理效果。基于循证的护理方案，以经过专家评估的最佳科研发现为依据，并随着新的研究成果和新临床问题的出现而不断变化。

总之，循证护理能为老年人提供最佳的护理方案，减少资源浪费，在提高服务质量的同时，也提高了老年人的生活质量。

（二）循证护理在国际老年护理中的应用

随着全球很多国家进入老龄化社会，老年人在整个医疗环境中成为大多数医疗资源的消费者。老年人的健康问题因年龄增长、患慢性病和社会因素而加剧。当前的医疗系统往往以分散的方式管理老年人的复杂健康问题，多数情况下不具备团队式的跨学科、环境和时间上的协调合作。这导致老年护理费用较昂贵和护理措施的不可持续性。国际上很多富有远见的老年护理专家多年来号召并致力于改善老年人的医疗保健。从事老年护理的护理人员处于变革的前沿，具有独特的战略地位，能够对护理的质量和提供护理的系统产生持久有效的直接影响。由于面临着临床和社会最复杂的情况，他们需要具备高水平的评估能力、批判性思维能力和社交技能。随着监管要求的不断提高、人员配备水平的不断变化及不可预测的医疗费用，护理人员在为老年人提供护理时承担着巨大的责任，同时也面临着积极改变老年人的日常生活和健康状况的好机会。护理人员在评估老年人独特的临床表现和治疗效果及实施干预的过程中，有责任遵守一套实践标准。而这些实践标准并不是一成不变的，而是随着新的研究知识和社会公共卫生问题的出现而不断变化的。因此，护理人员从事老年护理确保职业胜任力的最佳方法是随时了解最新、最佳护理循证实践标准并积极应用。国际护理专家们早已意识到循证实践的重要性，积极编著针对老年人各种健康问题的系统的最佳护理循证实践方案并采用图书形式出版，定期更新版本。如美国老年护理专家于 20 年前就编著出版了 *Evidence-Based Geriatric Nursing Protocols for Best Practice*，目前该书已经更新至第 6 版。

目前 PubMed 数据库中可查阅很多关于老年健康问题及老年综合征预防和管理的循证实践文献。截止到 2024 年 1 月，在"Tittle/Abstract"检索字段中，使用"evidence based""senior/geriatric/old/older/aged/elderly/gerontological""nursing home/long term""care/nurs*"关键词，可检索到 1.6 万余篇文献。这些文献显示循证护理实践在促进老年人的疾病管理，提高老年人的功能和生活质量，最终改善老年人的生活方面发挥着重要作用。

（三）循证护理在国内老年护理中的应用

老年护理作为我国护理领域的重要分支之一，循证实践也得到发展并日趋成熟，但相关领域的研究文献仍相对较少。在中国知网数据库中，从建库开始至 2024 年 1 月，用"循证 / 证据总结 / 系统评价 /Meta/ 指南""护理"构建检索式，在"主题"字段中，可检索到 2 万余篇期刊论文。在结果中以"老年"为关键词的"主题"字段下，可检索到 1 400 余篇期刊论文，老年相关循证护理研究仅占 6.4%。这些论文中，发表在北京大学核心期刊上的仅有 100 余篇。从发表数量的年度趋势来看，总体保持上升趋势。从主题来看，发表的文献研究方向主要围绕老年糖尿病、冠心病和心肌梗死、髋部骨折、肺部感染、高血压、压力性损伤等疾病护理，运用循证护理的方法与常规护理相比，在护理满意度、护理效果、生活质量、并发症发生率、住院时间、依从性等方面具有优越性。在老年人预防保健方面的循证护理研究越来越多，如在"老年人衰弱预防""下肢深静脉血栓预防""跌倒预防""谵妄预防""压力性损伤预防"等研究主题上均有论文发表。从发表的论文类型和质量来看，在老年护理方向的循证研究正逐渐深入，方法也在不断规范。例如，最开始发表的期刊论文类型多为临床专科实施循证护理的个案报告，受整体循证护理范式发展的限制，使用的证据检索及总结的方法也不够完善。近年来随着循证实践的方法论不断完善，发表的期刊论文类型也丰富起来，包括报告完整过程的证据总结、方案构建、系统评价、Meta 分析和整合、指南解读等，如近期发表的《预防老年髋部骨折患者术后肺部感染的最佳证据总结》《老年人谵妄、痴呆和抑郁的评估和护理临床实践指南（2016 版）谵妄部分解读》《中度有氧运动对老年轻度认知障碍病人影响的 Meta 分析》等。在论文发表类型不断增多的同时，选题越来越聚焦，研究深度也在提高，且越来越具有临床实践指导意义。

但是从研究范围来看，文献主要集中于临床专科护理的实践上，循证护理针对社区或养老机构老年人的应用研究仅有 60 余篇。

在养老院和长期照护机构，循证护理实践的发展还受到很多限制。循证实践需要对护理人员和其他工作人员进行循证护理专业培训，但这又受到培训资金及时间的限制。在长期照护环境下的高质量证据如随机对照研究也很少。在临床环境下所获得的试验结果可能并不适用于长期照护环境。长期照护机构中的老年和体弱人群往往存在多种问题，如躯体疾病、心理和精神障碍、功能衰退等。而大多数临床实践指南、系统评价和随机对照试验都是基于疾病或器官的，目标结果往往是预防死亡率和发病率，而且大多证据不是在真实世界中得出的结论，这类证据可能不适用于长期照护环境。在长期照护环境中，护理人员对老年人进行循证护理实践，通常需要基于老年护理的目标，如延长寿命、改善和维持功能或缓解症状，这些目标有时会与老年人的个体意愿发生冲突。例如，抗高血压药物治疗高血压可以延长寿命和预防脑卒中，但可能会导致便秘和疲劳等不良反应，降低老年人舒适度。

循证护理在老年护理方面已取得了非常有价值的临床成果，为提高老年护理质量奠定了基础，但在社区或养老机构中的循证护理实践较少。护理人员可开展更多的长期照护机构环境下的真实性原始研究。在有丰富证据的基础上，开展循证护理专业培训，以拓展循证护理实践的应用范围和领域。

（四）循证护理的实践过程举例

下面以"老年病人医用胶黏剂相关性皮肤损伤预防的证据总结及应用研究"为例，说明循证护理实践的过程。

胶黏产品使用不当会破坏皮肤的完整性，引起瘙痒、疼痛等不适，严重者还会造成感染、扩大伤口面积、影响愈合，造成住院时间的延长及住院费用的增加。老年人是医用胶黏剂相关性皮肤损伤（MARSI）的高危人群，发生率高且后果严重，该项研究的目的是：检索、评价与整合老年病人医用胶黏剂相关性皮肤损伤预防的相关证据，对最佳证据进行总结，为临床工作提供循证依据；将最佳证据引入临床试点病房进行循证实践，减少老年病人医用胶黏剂性皮肤损伤的发生，提高护理人员对循证实践证据的应用依从性。

首先确定循证问题。临床问题为在医院病房中采用哪些措施可有效预防老年病人 MARSI 的发生？将临床问题结构化为循证问题。研究对象为老年病人，干预措施包括 MARSI 高危人群评估、皮肤保护、操作手法、监管及培训等，证据应用的专业人员为临床医护人员，结局指标包括 MARSI 发生率、医护人员对 MARSI 预防的重视程度及对预防措施的执行情况等，证据应用场所为医院老年病科室，依据类型为指南、专家共识、系统评价、证据总结、最佳实践等。

确定循证问题后进行证据检索。以"老人/老年""敷料/胶带/医用胶黏剂""预防""医用胶黏剂相关性皮肤损伤/胶带损伤/表皮剥脱/皮肤撕裂/接触性皮炎/张力性水疱"为中文关键词，"gerontal/elderly/older""medical dressing/adhesive tape/medical adhesive""prevent""MARSI/medical adhesive-related skin injures/tape injuries/epidermal stripping/skin tear/contact dermatitis/tension blister"为英文关键词，按照"6 S"证据模型自上而下进行检索。当检索到的指南及二次研究中的相关证据不充足，不能够满足证据总结需要时，需继续向下检索至原始研究，如系统检索指南网站、中外文数据库、专业学会网站等。检索时间为近 10 年发表的文献。共获得 3 篇指南、3 篇专家共识等。采用指南、专家共识的质量评价标准，对初步纳入的文献进行严格评价，筛选出高质量的文献。

将文献中提供的证据进行汇总和传播。将指南和专家共识中的内容进行最佳证据总结，并在试点科室（某三级甲等医院老年科室）中传播。从指南、专家共识的内容中提取、总结获得证据，包括皮肤评估、皮肤保护、操作准备、操作手法、观察及维护、监管及培训等6个方面20条证据，并进行证据质量等级评定及推荐强度。项目组邀请科室护理管理者、医生、护理人员等组成循证护理小组，对证据的真实性和相关性，结合科室的条件、专家的临床经验及患者的需求等，确定证据总结中哪些证据可以在试点科室中应用。印制《MARSI 预防手册》、拍摄视频并在科室中传播证据。

分析证据应用的障碍因素并引入证据，开展变革。项目组分析试点科室证据应用的障碍因素，包括护理人员对 MARSI 重视不足、预防及管理知识缺乏、评估工具缺乏、评估意识不足、人力物力不足等。根据分析结果，制定并完善正确的辅料粘贴及揭除流程标准，开发风险评估电子表单；科室配备证据推广所需相关物料，包括皮肤保护剂、不同类型敷料的备货量；制作耳部、指缝、骶尾、足跟等特殊部位的敷料剪裁及粘贴方法示意图，提高敷料使用的正确率；科室护理人员利用碎片化时间强化相关学习。经前期准备工作后，在科室老年病人中进行证据实践应用。

证据应用一段时间后评价证据应用的效果。项目组通过使用审查表等质量管理程序，动态随访实施后护理人员的工作程序是否符合要求，评价证据应用后使用黏胶产品的病人皮肤瘙痒的发生率、揭除敷料后疼痛的发生率等。

积极开展老年护理相关循证护理实践是适应社会发展需求，响应 21 世纪卫生保健系统改革的必由之路。循证护理强调从问题出发，在老年护理实践中广泛开展循证护理将带来护理服务质量的提高，最终使老年人及整个社会受益。护理人员要大力开展在长期照护和养老机构真实情境中的高质量原始研究，为老年循证护理提供优质证据。开展循证护理实践需要全面检索科学的研究证据，充分利用循证实践指南，根据最新、最佳研究证据进行护理决策和临床变革，通过系统管理策略，动态监测证据应用的效果。

（刘　宇　倪翠萍）

数字课程学习

   📥 教学 PPT　　💬 典型案例　　✍ 自测题　　🖥 本章小结

第二章

老年护理实践中的相关理论及其应用

【学习目标】

知识：

1. 简述基因程控理论对老年护理实践的意义。

2. 简述老化的社会学理论对老年护理学活动的指导方向。

3. 简述需求驱动的痴呆相关行为模式的主要观点。

4. 根据免疫理论解释老年人对某些疾病易感性的原因。

5. 正确区分"生理老化的改变"与"病理过程"的不同之处。

6. 举例说明慢性病轨迹模式在老年护理工作中的指导作用。

技能：

1. 借助基因程控理论，指导老年人正确面对老化甚至死亡。

2. 借助老化的心理理论，指导老年人积极地享受晚年时光。

素质：

在照护老年人的过程中能通过对老年理论的理解和使用，体现出对老年人的关爱、尊重与支持。

老化是一个复杂的过程，因此仅从某一个理论的视角去解释老化是不够全面的。生物学、心理学、社会学等领域的专家学者们一直在探讨使用不同的理论学说去深入理解老化的过程，进而为老年人群提供更具针对性的照护服务。

情境导入

李阿姨，女，68 岁，患高血压 23 年，血压最高达到 190/116 mmHg，平时用药可以将血压控制在正常范围。最近为完成工作中的项目而频繁加班，每日睡眠不超过 5 h，自觉轻微头痛。今日因讨论项目时突发心前区持续性疼痛半小时入院。查体：P 90 次 / 分，BP 168/100 mmHg，身高 165 cm，体重 85 kg，表情焦虑。

请思考：

1. 此时护士应该根据哪一个老化的心理理论指导其增加休息时间？

2. 在住院期间，李阿姨得知其要好的朋友生命即将走到尽头，导致其精神萎靡，护士应如何指导病人正确面对老化甚至死亡？

第一节　老化的生物学理论

从生物学角度来看，老化（aging）或衰老是指生物体生长发育到成熟期以后，随着年龄的增长，在形态结构和生理功能方面出现的一系列退行性变化及机体功能的逐渐丧失。老化的生物学理论又称为生物老化理论（biological aging theories），其重点探究老化过程中生物体生理改变的特性和原因。尽管关于生物老化有 300 多个理论或学说，但没有一个理论能完全解释衰老。现有的生物老化理论可分为随机老化理论（stochastic theories of aging）与非随机老化理论（non-stochastic theories of aging）两类。

一、随机老化理论

随机老化理论认为老化的发生是随机损伤积累的过程。随机老化理论的代表主要有体细胞突变理论（the somatic mutation theory）、分子交联理论（the cross-link theory）、自由基理论（the free radical theory）、生命率理论（the rate of living theory）等。

1. 体细胞突变理论　Failla 和 Sziland 最早提出体细胞突变理论。该理论认为人体衰老的重要原因在于体细胞会发生自发性突变，突变细胞随后继续分裂，导致器官功能失调甚至完全丧失。但这一理论尚未得到有效证据支持。体细胞突变理论常用于遗传性癌症方面的研究，有研究表明不同癌症类型的患者，基因序列突变位置不同；相同癌症类型的患者，基因序列突变的位置可能相似。未来研究中可以根据这一特征性表现来预判遗传性癌症的类型，从而弥补基因上的缺陷来预防癌症的发生。但目前关于此类研究的理论证据还不够充分。

2. 分子交联理论　由 Bjorksten 于 1942 年提出。该理论认为随时间推移及年龄增长，由于机体长期暴露于含有化学物质和放射性物质的环境之中，生物体内的脂肪、蛋白质、糖类及核酸会形成交联，而这些交联的形成最终会导致组织的弹性下降、僵硬度增加（如血管硬化）。此理论可用于解释老年人为什么会发生皮肤松弛和动脉粥样硬化。研究表明，糖尿病病人体内交联蛋白数量是同年龄段健康人群的 2 ~ 3 倍，所以内分泌学专家推测患有糖尿病的人群将更易衰老。此理论有待进一步证实。

3. 自由基理论　1956 年，Harman 正式向科学界提出了自由基理论，从分子水平揭开了随机老化理念的序幕。该理论认为衰老是由于自由基损伤机体所致。生物代谢过程中，细胞就会产生自由基，它是机体代谢的正常中间产物，同时，机体内存在相应的抗氧化防御系统以保证清除过多的自由基。正常情况下，机体内自由基的产生和清除处在一种动态平衡状态。随着年龄的增长，机体内抗氧化防御系统功能减退，造成自由基堆积而产生氧化应激损伤，引起体内各种生理功能障碍，最终加速了机体的老化与死亡。自由基理论已成为较受关注的老化理论之一。

有研究表明，运动干预可以改善老年人的虚弱状态，而年龄不是造成老年人身体虚弱的主要因素，自由基和氧化应激效应使机体变得衰老，衰老会导致虚弱，这就解释了虚弱和衰老是两个不同的概念。所以氧化损伤与机体衰老有关，而不是因为氧化时间过长而导致机体的衰老。

4. 生命率理论　由 Pearl 于 1928 年提出。生命率理论认为，生物体一生中热量燃烧的量有限，而且能量消耗与寿命成反比。此理论认为心率更快的小型哺乳动物，如老鼠，因代谢时消耗更多的氧气，所以会比消耗氧气较慢的动物寿命更短。一些昆虫、线虫和鱼类在栖息地温度升高时，寿命会延长，而它们维持体温的能量消耗也较低。能量消耗和寿命之间的联系解释了热量限制可以延长各种哺乳动物寿命的原因。近年来，mTOR 信号通路作为最热门的抗衰老靶点之一，被认为能感知生物体内养分的丰富程度和激素信号，并依此"催促"细胞的生长和能量代谢。如果使用 mTOR 信号通路抑制剂（如雷帕霉素），细胞的"生活节奏"就会慢下来，生物的衰老过程也会减缓。而人类减少每日热量的燃烧难以维持日常的生活工作，所以限制能量消耗从而延长寿命这种方法目前难以实现。但即便如此，也有大量的文献建议将限制能量作为一种更长寿的手段，一些病人会尝试限制能量消耗，但实施能量限制需要仔细规划和频繁复诊。长期限制热量也会导致骨质疏松症、疲劳和肌肉质量损失等不良后果。所以采用限制热量的方式以延长寿命有待进一步证实和完善。

二、非随机老化理论

非随机老化理论认为与年龄相关的分子和细胞水平的变化都是固有的或预设的，是受程序控制的，即老化是程序控制的过程。非随机老化理论的代表主要有神经内分泌理论（neuroendocrine theory）、免疫理论（immunological theory）、基因程控理论（theory of programmed cell death）及端粒 – 端粒酶假说（telomere-telomerase hypothesis）等。

1. 神经内分泌理论　神经内分泌系统在协调生物体的生长和代谢中起着关键作用。神经内分泌理论认为，神经元和相关激素的功能变化是衰老过程的核心，如女性青春期和更年期的变化。其中一些专家认为，下丘脑 – 垂体 – 肾上腺（HPA）轴是指导生命功能开始和终止的"开关"，与年龄相关的 HPA 轴变化则会损害身体功能的稳态平衡，导致与年龄相关生理变化的发生。20 世纪 90 年代临床上常用激素替代疗法（HRT）来延迟与绝经有关的年龄变化以达到抵抗衰老的目的，但有研究发现过度的激素治疗会使罹患乳腺癌、脑卒中、心血管疾病和血栓栓塞事件的风险升高，从而限制了这一方法的临床应用。另一些专家认为，随着年龄的增长，下丘脑发生明显的老化改变，细胞受体的数量减少，反应减退，与神经内分泌调控有关的酶合成功能减退，神经递质含量及代谢改变等，这些改变影响了其他内分泌腺的功能及多种代谢，使机体的新陈代谢减慢及生理功能减退，从而引起衰老和死亡。

2. 免疫理论　Walford 于 1962 年提出了免疫理论。该理论认为，发生老化的基础是免疫系统功能逐渐下降，老化不是被动耗竭而是由免疫系统介导的主动的自我破坏。主要依据：①老化过程中免疫功能逐渐降低。如胸腺随年龄增长而逐渐萎缩，使 T 细胞数目减少且功能下降，对微生物、病原体等感染的抵抗力降低，机体容易患病等。②自身免疫在导致老化过程中起着重要作用。老化过程中，T 细胞功能低下，不能有效抑制 B 细胞，导致自身抗体产生过多，使机体自我识别功能障碍，从而诱发一些严重疾病，加剧组织的老化。如老年人常见的风湿性关节炎被认为是免疫系统自身攻击的结果，随着免疫系统的功能下降，机体更容易受到感染，除此之外，免疫功能下降也增加了癌症、阿尔茨海默病和心血管疾病的发生。但是，免疫功能降低是否为老化的原发因素有待进一步探讨。

3. 基因程控理论　在诸多老化的生物学学说中，基因程控理论受到了广泛的关注，相关研究也比较充分。基因程控理论于 20 世纪 60 年代由 Hayflick 提出。该理论认为，生物体的老化恰如计算机编码的程序控制一样，是在基因控制下，按照预定的程序进行的。他发现，人类成纤维细胞在进行大约 50 个细胞分裂后停止分裂，并经历他所认为的"复制性衰老"。Hayflick 还发现，老年人的成纤维细胞最大分裂次数比年轻人的成纤维细胞分裂次数少，这意味着一个物种的寿命与复制极限可能有联系。生物的最高寿命呈现种属特异性，表明存在着影响基础衰老速率和长寿的种属特异性基因。该理论常用来解释不同种类的生物有不同的寿命。尽管人类的衰老与各种病理情况的逐渐积累有关，但是至少部分受到遗传的控制，如家族性高胆固醇血症。

4. 端粒 – 端粒酶假说　1973 年，苏联科学家 Olovnikov 提出了老化的端粒 – 端粒酶假说。端粒是真核生物染色体末端由许多简单重复序列和相关蛋白质组成的复合结构，具有维持染色体结构完整性和解决其末端复制难题的作用。端粒酶是一种逆转录酶，由 RNA 和蛋白质组成，以自身 RNA 为模板，合成端粒重复序列，加到新合成 DNA 链末端。一方面，端粒酶是一种防止端粒缩短的酶，端粒酶在 85% ~ 95% 的癌细胞中数量增多，开发端粒酶抑制剂是癌症治疗的一个新方向；另一方面，端粒酶有助于促进伤口的愈合或减缓衰老。该假说认为，细胞在每次分裂过程中都会由于 DNA 聚合酶功能障碍而不能完全复制它们的染色体，最后复制的 DNA 序列可能会丢失。因此，细胞每有丝分裂一次，就有一段端粒序列丢失，当端粒缩短至一定的长度时，便不能再维持染色体的稳定，细胞就开始衰老甚至死亡。研究表明，老年人的端粒与青年人的端粒相比明显缩短，可见端粒长度与细胞寿命存在着一定的相关性。尽管大量实验说明端粒、端粒酶活性与细胞衰老及永生有着一定的联系，但还是出现了端粒理论不一致的地方，如一些端粒缺陷小鼠的年龄相对正常，而有些端粒很长的动物寿命可能变短。所以许多问题用该假说还不能解释。

三、老化的生物学理论与护理

老化的生物学理论主要研究和解释老化过程中生物体的生理改变的特性和原因，尽管有人试图揭开衰老过程的神秘面纱，但没有一个单一的基因或生物化学系统的衰退可以解释衰老的各个方面。目前，大多数研究人员认为衰老是一个复杂的多因素过程，可能有几个过程协同工作。以下观念已形成共识：①生物老化影响所有有生命的生物体；②生物老化是随着年龄的增长而发生的自然的、不可避免的、不可逆的及渐进的变化；③机体内不同器官和组织的老化速度各不相同；④生物老化受非生物因素的影响；⑤生物老化过程不同于病理过程；⑥生物老化可增加个体对疾病的易感性。老化的生物学理论可帮助护士正确认识人类的老化机制，在护理实践活动中更好地服务于老年人。如在对老年人进行健康评估时，正确判断体格检查和实验室检查结果，既要考虑到疾病引发的改变，也要想到生理老化所致的改变。如正常老年人可出现碱性磷酸酶轻度升高，但中度升高时应考虑为病理状态。

护士可借助各种生物老化理论，结合不同个体的生理心理表现、生活经历及文化程度，指导老年人正确面对老化甚至死亡，让老年人了解到老化与死亡是不可避免的，人不可能"长生不老"或者"返老还童"。同时，在疾病护理及健康宣教的过程中，护士也可以借助这些理论，解释老年人的一些生理改变及疾病发生的原因。例如，应用分子交联理论解释动脉粥样硬化的原因，以及应用免疫学理论解释老年人对某些疾病易感性的改变。

第二节　老化的心理学理论

老化的心理学理论重点研究和解释老化过程对老年人的认知思考、心智行为与学习动机的影响。目前应用于老年护理研究与实践的心理学理论主要有人格发展理论、自我效能理论和社会情感选择性理论。这些理论可以帮助护士理解老年人的心理特点及其对健康的影响，制订出更为合理的"以人为中心"而非单纯"以疾病为中心"的护理计划。

一、人格发展理论

人格是指人与人之间在心理与行为上的差异。在整个 20 世纪的大部分时间里，许多人认为老化是一个单向的衰退过程。基于这一信念，大多数学者的研究都主要集中在儿童和青少年时期的发展变化。弗洛伊德于 19 世纪末 20 世纪初创立了心理学史上的第一个人格心理学体系，即精神分析，又称发展理论。弗洛伊德认为心理发展是一个分阶段发生的过程，其中婴幼儿期是人格发展的最重要阶段，一个人出生之后长到 6 岁时，其人格的基本模式就大致形成了。他强调婴幼儿期的生活经验对人格发展具有重要意义，认为一个成人的人格适应问题，追根溯源常可以从其童年生活中找到原因。他主张人格发展经历 5 个阶段，即口唇期、肛门期、性蕾期、潜伏期和生殖期。这一理论至今在老年护理实践中仍有应用，如用回归口唇期来解释阿尔茨海默病病人的"异食癖"这一行为问题。

不过，弗洛伊德的理论忽略了人格发展的终身性。20 世纪 30 年代，出现了以霍妮（Karen Horney）、弗洛姆（Eric Fromm）和艾里克森（E. H. Erikson）等为代表的美国新精神分析学派，他们的理论虽侧重点不同，但有一个基本共同点，即重视自我在人格结构中的作用，强调社会文化因素对人格形成发展的作用。其中艾里克森提出的以自我为核心的人格发展的心理社会理论（psychosocial theory）在老化的研究和实践中应用最为普遍。

艾里克森认为人格是终身发展的，人格的发展必须包括机体成熟、自我成长和社会关系三个不可分割的过程。每一过程必须以其他两个过程为前提，在不断交互作用中向前发展。因此，根据这三个过程的演化，他将人格发展从出生到死亡分为 8 个主要的阶段：婴儿期、幼儿期、学龄前期、学龄期、少年期、青年期、成年期和老年期。每个阶段都包括一个发展挑战或危机，在人格发展成功进入下一个阶段之前，需要先解决这些挑战或危机。艾里克森创造性地提出了人格发展的后三个阶段，描述了人格的终身发展过程。他认为，老年期的任务是发展自我整合，否则会出现绝望。他认为老年人在此期会回顾自己过去的经历，寻找生命价值，以便接受渐进死亡的事实。在这一阶段中，老年人会努力达到一种整合感，一种生命的凝聚及完整感，试图平衡生活的成功和失败，并对整体达成一种富有同情心的、哲学的理解。在这个过程中，个人努力克服"绝望"并实现"正直"，这是一种智慧的状态，只有通过完全和无条件地接纳一个人的生活及生活中所有的高潮和低谷才能达到。若未达成，则感到彻底的绝望。老年期的自我整合也是接纳生命的意思，这是前7个阶段的成熟期，包含完整的意思，表示能以成熟的心灵和威严、不畏惧死亡的心态来接纳自己，作自我肯定，也意味着对过去所发生的事件不心存懊悔，且对未来生活充满乐观和进取的心态，学会面对死亡。

1963年，Butler根据艾里克森的心理社会理论提出了怀旧治疗的设想。怀旧治疗又称回忆疗法（reminiscence therapy），现已作为一种有效的护理干预措施被美国护理措施分类系统（nursing intervention classification，NIC）收录，成为老年护理专科领域的核心措施之一，其被定义为：运用对过去事件、感受和想法的回忆，促进人们改善情绪、提高生活质量或适应目前环境。回忆疗法可分为基本层次和深入层次两个方面。前者主要着重于鼓励老年人重温过去的事件和经验，重新感受该事件带给他们的喜怒哀乐；鼓励老人与他人分享这些经验，以增进彼此了解，强化相互关系。深入层次的回忆即"人生回顾"（life review），主要通过帮助老年人回忆过去的人生困难或挫折，协助他们接纳自己的过去，确认自己一生的价值，从而能坦然面对将来的死亡。Butler认为回忆是老年人人生回顾的正常方式，老年人回顾是不断地回溯过去的人生体验，重新回忆过去尚未解决的矛盾冲突。如果老年人成功地将这些矛盾、冲突、恐惧等重新整合起来，对其人生将会具有很重要的意义。老年人习惯于通过回忆过去，使用熟悉的知识技能和思维方式来培养稳定的行为模式，以应对老化。回忆疗法通过分析和评价的观点来回顾过去，帮助老年人达到自我整合，并将过去的生活视为有意义的经验，从中获得人生的满足感及自我肯定。

拓展阅读2-1
回忆疗法可选择的部分护理活动或方法

二、自我效能理论

自我效能（self-efficacy）是由美国心理学家、社会学习理论的创始人班杜拉（Bandura）于1977年提出的。1986年，班杜拉在其著作《思想和行为的社会基础》中，对自我效能做了进一步的系统论述，使该理论的框架初步形成。自我效能是社会学习理论框架中的一个核心概念，是个体对自己执行某一特定行为能力的主观判断，即个体对自己执行某一特定行为并达到预期结果的能力的自信心。班杜拉认为，人类的行为不仅受行为结果的影响，而且受人对自我行为能力与行为结果的期望的影响。他发现，即使个体知道某种行为会导致何种结果，也不一定去从事这种行为或开展某项活动，而是首先要推测一下自己行不行，有没有实施这一行为的能力与信心。这种推测和估计的过程，实际上就是自我效能的表现。所以，人的行为既受结果期望的影响，更受自我效能期望的左右，自我效能是人类行为的决定性因素。

自我效能被广泛应用于理解人的健康行为和促进行为改善方面。班杜拉自己也在自我效能对健康行为的影响方面进行了大量的研究，认为自我效能可以直接通过影响健康目标、结果预期、社会结构性的健康行为促进和妨碍因素而间接影响人的健康行为（图2-1）。

提高自我效能（self-efficacy enhancement）作为一种有效的护理干预

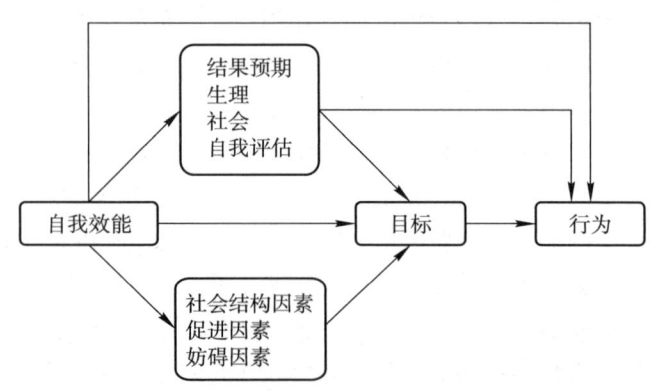

图2-1 自我效能直接和间接影响健康行为习惯的结构路径

措施，已被 NIC 收录，成为老年护理专科领域的核心措施之一，其被定义为：增强个人对执行健康行为能力的自信心。老年人由于年龄增长及生理性老化现象的出现，与青年人相比，其自我效能显著下降，特别表现在记忆和学习等方面。这种自我效能的下降，会直接或间接影响老年人的健康行为习惯或疾病康复的信心。例如，有些老年人因为对自己的体能耐力缺乏信心，而不愿意参加户外活动；有些老年人可能因为记忆下降、反应力减弱，不愿与他人交往，刻意减少外出及活动。护士可以自我效能理论为指导，分析影响老年人有效活动的原因，并有针对性地设计促进老年人活动的干预项目。

三、社会情感选择性理论

Carstensen 等提出了一种对积极效应的解释，假设随着年龄的增长，老年人的剩余寿命减少，他们的个人目标会逐渐从知识导向转变为情感相关体验，并倾向于在社交互动中变得更有选择性；在过去被证明有情感回报的关系被加强，而冲突或模糊的关系则被避免。这种情绪调节过程被称为社会情感选择性，与之相关的理论称为社会情感选择性理论（the theory of socio-emotional selectivity）。

社会情感选择性理论说明了在老年期重要的不仅是社会接触的数量，更重要的是个人关系的质量。不可否认，随着人们年龄的增长，由于同龄人死亡率的增加、家庭地理位置的分散、人员流动性等问题，社交网络变得越来越小。因此，关注老年人社交网络中对情感有益的关系，以及对个人健康有害的关系，比关注年轻人更重要。社会情感选择性理论的另一个值得注意的方面是认识到一个人的时间感（如剩余寿命）可能在他的行为选择中起重要作用。对于老年病人而言，随着年龄的增长，他们的动机和目标可能会从面向未来的角度转向更加关注当下。

四、老化的心理学理论与护理

根据老化的心理学理论，护士在为老年人提供服务时，不仅要关注老年人各器官、系统的结构及其生理功能的退行性改变，还应关注老年人的心理健康问题。老化的心理学理论作为临床实践活动的指南之一，可为护士提供评估心理健康的方向，指导健康问题的分析与诊断，帮助制订科学合理的护理计划，指导护理效果的评价。

人格发展理论已被广泛应用于老年护理研究及实践之中。既可以应用弗洛伊德的人格发展理论来解释阿尔茨海默病病人的某些“返老还童”的行为问题，也可以用艾里克森的发展理论理解普通老年人的思想及行为，协助老年人完成生命总结回顾，在出现发展危机的时候提供适当护理支援，使老年人成功自我整合及坦然面对老化甚至死亡。

人格发展理论证明了从生命历程的角度理解老年人福祉的重要性。正如哈斯沃斯（Hasworth）和坎农（Cannon）更详细解释的那样，生命历程法指出了历史、文化和社会对个体发展和衰老的重要性，我们当前的身体、心理和社会福祉结果很大程度上源于生活轨迹，包括环境影响，如与我们互动的他人和我们采取的行为。在临床实践中，认识到环境对老年人的影响有助于确定更有效的支持和治疗计划。

此外，人格发展理论提醒我们，即使步入老年，心理层面也有继续发展和成长的机会。强调一个人具有终身学习和适应新挑战的能力，抵消了认为老年人无望学习新知识的普遍假设。事实上，这种悲观的假设可能是老年人中非常普遍的自我刻板印象，它助长了消极想法的滋生，并破坏了坚持治疗的信心。因此，护士可以通过增强老年病人对自己改变困境和增强福祉的信心来改善治疗结果，如即便是终身吸烟的人也应该被鼓励戒烟。

在护理实践中，护理对象的主动参与是干预成败的关键。自我效能理论提示在老年护理评估和计划时，必须审视所制订的策略和措施是否适合老年人的个体需求，如何增强老年人执行健康行为及接受治疗或护理干预的信心。通过评估老年人的自我效能水平，分析影响自我效能的主要因素，有针对性地制订提高老年人自我效能水平的干预措施，以此来提高护理服务的质量，对临床护理工作具有积极的指导意义。

社会情感选择性理论对护理实践很有价值，积极效应清楚地表明，悲伤、沮丧或绝望不应被视为衰老的正常迹象，然而，这并不意味着老年人中不存在情绪障碍。相反，护士应密切关注老年病人是否存在焦虑和抑郁症状，这一点至关重要，因为他们可能出于各种原因不愿意报告抑郁症状，如他们可能错误地认为所有人随着年龄的增长都会不可避免地感到不安全和不快乐。因此，护士应主动向老年人解释这种刻板印象，并鼓励老年患者报告症状。同样，护士本身也应避免类似的偏见，并应仔细评估提示抑郁的症状，而不是将这些症状归因于衰老过程。

第三节 老化的社会学理论

老化的社会学理论主要用于研究、了解及解释社会互动、社会期待、社会制度与社会价值对老化过程适应的影响。标志性的理论有隐退理论、活跃理论、持续理论、次文化理论、社会交换理论、现代化理论、社会环境理论和年龄分层理论等。本节主要描述与护理活动关系较为密切的隐退理论、活跃理论、持续理论、次文化理论和社会交换理论。

一、隐退理论

隐退理论（disengagement theory）于1961年由卡明（E. Cumming）和亨利（W. Henry）在《变老》一书中提出，后经其他社会学家、老年学家发展完善，成为一种比较完整的老年社会学理论。该理论认为社会平衡状态的维持，取决于社会与老年人退出相互作用所形成的彼此有益的过程。随着老年人年龄的增长，与他人间的人际交往量会逐渐减少，性质也会发生某种变化，充当消极的角色增加，这一过程是社会自身发展的需要，也是老年人本身衰老的必然要求。隐退理论的前提：①隐退是一个逐渐进行的过程；②隐退是不可避免的；③隐退是双方皆感满意的过程；④所有社会系统都有隐退的现象；⑤隐退是一种常模。此理论认为，老年期不是中年期的延续，老年期有自身的特殊性，老年人逐步走向以自我为中心的生活，生理、心理及社会等方面的功能也逐步丧失，与社会的要求正在渐渐拉大距离。因此，对老年人最好的关爱应该是让老年人在适当的时候以适当的方式从社会中逐渐退出，不再像中年期或青年期那样拼命奋斗。此外，一个社会要保持持续的发展，就必须不断进行新陈代谢。进入老年，就像运动员将接力棒交给下一个选手一样，老年人从社会角色与社会跑场中隐退，这是正常老化所必须经历的过程，也是一种有制度、有秩序、平稳的权利与义务的转移。隐退主要体现在两个方面：一是来自社会方面的隐退，即社会通过一定的退休制度，使老年人口退出原来从事的工作岗位，由成年人口接替，达到隐退的目的；二是来自个人的隐退，即人在成年期形成的各种社会关系，在进入老年期后，因为社会工作的隐退而有所减弱。这种减弱，或是因老年人自身觉得所剩年岁有限，该退了；或是因老年人体力或智力衰退，难以支撑；或是因生活的空间缩小，也就淡然了。因此，老年人自身认为隐退理论是合情合理的，甚至主动按照隐退理论来指导自己的行为规范，并不把隐退理论视为一种悲观理论。这个过程是促进社会进步、安定、祥和的完善途径，也是人类生命世代相传、生生不息的准则。隐退理论概括了老年人参与社会生活的总趋势，成为有影响的老年社会学理论，此理论可用于指导老年人适应退休带来的各种生活改变。

该理论的缺陷是很容易使人将老年人等同为无权、无能、无力的人，它似乎赋予老化一个接受生命终结以维护社会安定的目标，将老人与社会的分离、退缩视为是自然的、无可避免的、普遍且渐进的，完全无视个人或文化的特殊性，使社会对老年人的漠视合情化、排斥合法化、歧视合理化。该理论的假设是随着年龄的增长而逐渐隐退对社会中的每个人都有好处，而事实可能并非如此。

二、活跃理论

活跃理论（activity theory）又称活动理论，于 1961 年由 Havighurst 提出。其主要的论点是老年是中年期的延伸，主张老年人应与中年时代一样从事社会上的工作及参与社会活动。而且，社会活动是生活的基础，对各个年龄阶段的人来说都同样重要。对于一个正在变老的人，活动尤为重要，是老年人认识自我、获得社会角色、寻找生活意义的主要途径。老年期同样有着活动的愿望，只是活动速度和节奏放慢了而已，即个体在社会中的角色并不因年龄的增长而减少，老年人生理、心理和社会等各方面的健康均有赖于继续参加活动。

Havighurst 等学者在于 1963 年、1968 年发表的美国堪萨斯市成人生活研究中指出，参加志愿者组织、教堂等各项活动的老年人，能够展示多元且丰富的创造性角色（productive roles）和进行自我定位。其研究结果支持活动理论的理念，即高龄者若能积极参与社会活动，其心理及社会层面的需求可得到满足，并增进生活适应与提高生活满意度。在现实生活中也不难发现老年人常有一种"不服老"的感觉，一些老年人常有一种急迫"发挥余热"的冲动。但是由于实际生活往往剥夺了许多老年人期望扮演社会角色的机会，使得老年人所能活动的社会范围变窄，活动程度缩小，从而使得老年人对自身存在的价值产生迷茫，因此应有补偿性的活动以维持老年人在社会及心理的适应。如老年人退休了，就应有职业以外的活动补充上去；老年人的配偶或亲友死亡，就应由其他人际交往的增加来弥补。

从活跃理论来看，老年人在心理和生理上仍有继续活动的需求与必要，只有持续参与社会活动，才能保持身体健康，获得人际关系，以提升生活品质。Havighurst 和 Albrecht 认为，如果老年人的社会参与层面越高，其精神和生活满意度也会随之增加。这一理论可以帮助护士在照护老年人的过程中更好地理解老年人的需求。但是活跃理论亦有一定的缺陷，没有注意到老年人之间的个体差异，不同的老年人对社会活动的参与要求是不同的；同时，活跃理论也没有注意到年轻老年人与高龄老年人的差别，这两个年龄组的老年人在活动能力和活动愿望上的差别都是很大的，不可一概而论。

三、持续理论

持续理论（continuity theory）是从 Havighurst 等关于美国堪萨斯市成人生活研究中发展出来的理论，于 1971 年由 Atchley 正式提出。持续理论较活跃理论更加注重老年人的个体差异，以个性的研究为理论基础，主要探讨老年人在社会文化约束其晚年生活的行为时，身体、心理及人际关系等方面的调适。该理论认为，随着年龄增长，个人面对老化会倾向维持与过去一致的生活形态，并积极寻找可以取代过去角色的相似生活形态与角色，这是老年人于环境中维持老化适应的典型方式。

如果一个人在成熟阶段有稳定且坚定的价值观、态度、规范和习惯，就会将这些融入其人格与社会适应中。因此，老年时期只要延续中年时期的爱好、习惯，或者寻找一些替代性的活动以代替失去的或改变的角色，即能获得成功的老化。老年人退休后，会出现过多的空闲时间，根据持续理论的观念，老年人仍然具有参与活动的需求，如果能以社会参与来填补失去的角色，将能持续拥有活跃的生活方式，减少孤寂，享有充实愉快的晚年生活。例如，一名被诊断患有黄斑变性的妇女将面临视力受限带来的一系列挑战。根据黄斑变性的严重程度和类型，她可能会失去阅读她喜欢的小说的能力。她最初可能会转向大字号印刷书籍，如果病情严重，即便是大字号的书籍也无法继续阅读，她可能会选择有声书籍来代替纸质书籍，以满足自己的阅读需求。除了适应与年龄、健康状况等相关的变化，持续理论指出，个体的个性和核心价值变得更加明显。一向外向并积极参与社区活动的人很可能会持续到老年，而一向比较保守或孤僻的人到了老年，也不太可能突然参与一些组织或参加新活动。

四、次文化理论

老年次文化理论（subculture of aging theory）于 1965 年由美国学者罗斯（Rose）提出。次文化是社会学中的术语。该理论认为，随着社会老龄化，老年人作为一个在数量上越来越多、对社会影响越来越大的群体，必然会形成特殊的文化现象，即老年次文化。该理论更加关注已经离开工作岗位的老年人。与活跃理论观点不同的是，它认同老年人不再有中年期的理想与行为，老年群体会发展出独特的老年次文化。老年人具有特有的文化特质，就像少数民族拥有不同于汉族人群的生活信念、习俗、价值观及道德规范，自成一个次文化团体。在老年人的次文化团体中，个人社会地位的认定由过去的职业、教育程度或经济收入转移至健康状态或患病情形。老年次文化形成是由于老年人客观存在及主观感受到身心衰退、生理与心理适应新环境的能力不如年轻人，不可能与年轻人共同活动，故老年人之间会形成自己的人际圈。随着个人心态变化和人际圈的形成，他们有自己的话题和共同观念、态度、行为，而这些又与其他年龄人群的行为规范和想法不同，因此形成老年次文化。

由于属于同一群体，不仅容易吸引彼此产生互动，在互动的模式中也能轻易地发展出相互依赖的关系，对于原有角色的丧失（如退休），又被隔离于主流文化外的老年人而言，这种同一文化的团体是最能让他们获得认同及支持的地方。虽然社交网络变得有些小，但是老年人能够自己管理他们的社会关系，以最大限度地获得积极的支持和陪伴，尽量减少冲突和困难的关系。目前许多老年组织的成立，如老年大学、老年人活动中心、老年人俱乐部等，给老年人提供了彼此互动的机会。基于共同特质和兴趣形成的次文化体系，依赖同一文化团体的群体力量以维护老年人的自我概念和社会认同，并在相互认同和支持的互动模式中，增进自我肯定与获得精神生活的满足。

强调老年次文化在一定程度上可能唤起社会对老年这个特殊群体的关注，但由于老年人本身已经与主流社会产生了疏离，如果过分强调老年次文化，也可能会进一步将老年人从主流社会中推开，加剧老年人与主流社会的疏离。

五、社会交换理论

社会交换理论（social exchange theory）假设个人或群体间的互动是一个尝试以最少代价获得最大回报的过程，即如果两人或群体在彼此间的互动中发现从中可得到利益，则互动将持续进行且有正面评价。该理论将提供回报的能力称为权力，权力是社会交换理论的中心概念。老年人的权力随着工作、健康、社会关系网络和财产的衰减而消失。Emerson指出四种权力失衡下可能的策略：①退缩——不参与；②延伸权力——建立新角色以获得新的回报；③显露地位——老年群体通过重新评估其仍然拥有的技能，重新显露其地位以获得较多权力；④形成联盟——较无权力的一方联合其他相似的人群组成联盟，以对抗较有权力的一方。

社会交换理论中的"定约"（contracting）扮演很重要的角色。老年人的权力大小可视其资源多少（如地位、金钱、技术减退或丧失后剩余的能力）而定，因本身条件受限、失去社会认可等原因，老年人自然成为无权力的群体。他们仅有的选择或交换条件是对掌握资源者即有权力者的顺从及依赖，这是老年人为得到保护及生存保障所签的最后契约。一些社会工作者发现，交换理论有助于他们了解老年隐退、依赖、忧愁等现象。

六、老化的社会学理论与护理

老化的社会学理论帮助护士从"生活在社会环境中的人"这个角度看待老年人，了解社会对老年人生活的影响。在老化的社会学理论中，影响老化的因素有人格特征、家庭、教育程度、社区规范、角色适应、家庭设施、文化与政治经济状况等。在护理实践活动中，护士可应用社会学理论协助老年人度过一个成功愉快的晚年生活。

根据隐退理论，护士需注意评估那些参与社会活动正在减少的老年人，为其提供适度的支持和指导，以维持平衡。

活跃理论则要求护士辨别那些想要维持社会活动角色功能的老年人，并评估其身心能力是否足以从事某项活动，帮助老年人选择力所能及且感兴趣的活动。

持续理论可帮助护士了解老年人的人格行为，也建议护士评估老年人的发展及其人格行为，并制订切实可行的计划，协助老年人适应这些变化。

次文化理论可以使护士认识到老年人拥有自己特有的生活信念、习俗、价值观及道德规范等文化特征，应充分利用次文化团体和组织的群体支持和认同，促进老年人的适应及正常老化。

通过学习这些理论，护士可以运用相关知识来理解老年人的社会参与问题，在社会和个人背景下加深对老化的理解。作为健康和社会服务的守门人，护士有责任促进积极健康的老龄化。这些老化的社会学理论表明，一把尺子并不适合所有人，每个人的衰老轨迹都受到独特的个人、文化、社会的影响。护士需要与病人建立有意义的关系，并个性化地计划和实施护理。

在研究、认识和应用老化理论的同时，要注意时代的不同、文化的差异及学术的发展和进步。护士不仅要了解老化的相关理论，还必须知道各种老化理论的适用范围和局限性。在以理论指导老年护理实践时，要根据具体情况灵活应用，不同的个体可能需要使用不同的理论。此外，护士也要不断收集资料验证各种理论的实用性，通过实践使理论不断充实、完善。

第四节 相关护理理论与模式

在老年护理实践中，除了可以借鉴上述生物学、心理学和社会学的老化理论之外，还可以应用护理理论家和研究者创建的护理理论，帮助了解老年人面临的生理、心理及社会层面的变化，指导观察、评估和处理老年人的健康问题。

在20世纪60—70年代，护理理论家已经探究了护理实践中的一些重要理论与模式，如自护理论、适应模式、整体人学说及达标理论等。这些护理理论与模式虽不是老年护理领域特有的，但在老年护理实践中广泛应用，值得学习。本节将介绍在老年护理实践中应用较多的四种护理理论或模式。

一、疾病不确定感理论

疾病不确定感理论（uncertainty in illness theory，UIT）于 1988 年由美国护理学者 Mishel 提出。该理论的建立主要源于 Mishel 与癌症病人的工作经历，用于解释人们如何应对有生命威胁的慢性病。

该理论包括前置因素、评估、应对和结果四个主题（图 2-2）。前置因素是产生疾病不确定感的原因，包括刺激框架、认知能力和帮助者。Mishel 把身体感知到的刺激的形成、结构和组成部分定义为刺激框架。刺激框架是疾病不确定感主要的前置变量，构成部分包括症状模式、事件熟悉性、事件一致性。而症状模式通常指症状在强度、频率、持续时间等方面表现连续性的、规律的程度；而事件熟悉性指个体对目前所处的医疗环境的熟悉和了解程度；事件一致性指期望的和实际经历的与疾病有关事件的统一程度，也就是事件的可预测程度。当刺激框架满足上述 3 个要素时，疾病的不确定感会降低。疾病不确定感也会受到认知能力和帮助者的影响。

疾病不确定感是疾病体验的相对中性的成分，当评估病人时包含推理和幻想两个过程。推理指个体通过以往的知识和经验对疾病的不确定感进行预测，若推理被视为消极的，疾病的不确定感将会被评估为危险；反之，将会评估为机遇。幻想是基于不确定感形成的一种信念，通常会带来积极方面的效果，幻想只有在病人疾病恶化时才会形成，此时，病人将会把疾病的不确定感评估为机遇。也就是说，危险会导致消极的结果，而机遇会给病人带来积极的作用。而应对策略将会根据评估的结果而确定，用适合病人的方式减缓病人内心对疾病的不确定感。当患者将疾病不确定感评估为危险，就会采取应对动员策略或情感控制策略以降低疾病不确定感；

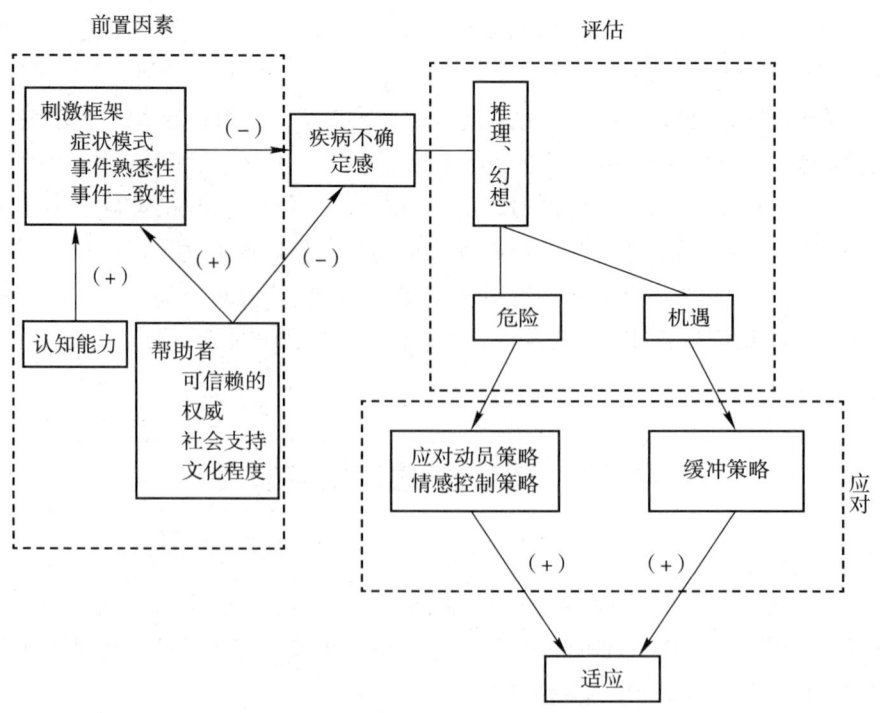

图 2-2　疾病不确定感理论模型

当评估为机遇时，会采取缓冲策略以降低疾病不确定感。结果取决于护理人员实施的应对措施是否适合病人，是否有效，若无效，病人将陷入适应不良的状态。

由于大多数癌症病人是老年人，且癌症病人在医院多科室及社区均有分布，因此理解该理论对于护士十分重要。该理论假设主要针对人们在认知方面对疾病的反应，特别适用于个体不能明确疾病相关事件意义的时候。不确定感本身是中性的，但个体对信息的评价和对其赋予的意义却可以是正面的或者负面的。起初 Mishel 认为人们能够适应并回到疾病前状态。但其研究发现，大多数人们在面对疾病的经历中采取了一种新的生活观念，疾病成了改变的催化剂。

根据该理论，当源于癌症治疗的症状不能被理解时，不确定感就会产生，而这种不理解往往源于这些症状是未被预料的或病人缺乏相关信息。癌症生存期间的不确定感对病人而言是一种忍耐的经历，常伴随情感沮丧和对癌症复发的恐惧。因此，在护理中，及时向病人提供相关信息，如有关治疗会出现的症状、时间、程度及持续时间等，可帮助患者更好地理解症状，从而降低不确定感。

疾病不确定感理论现已被广泛应用在癌症、心血管疾病和各种慢性病病人中，对心血管疾病病人疾病不确定感的研究已经涉及冠心病、心律失常、心力衰竭、高血压等各种疾病，调查对象也已经由病人发展到病人家属、社区病人、患儿父母等，研究内容也从相关性研究发展到相应的干预性研究，而近几年的研究也逐渐聚焦到老年人群，老年病人由于心理承受能力差，使疾病不确定感水平升高，从而影响健康结局。

二、慢性病轨迹模式

慢性病轨迹模式（the trajectory model of chronic illness）由 Corbin 和 Strauss 于 1991 年提出。该模式的中心概念是疾病过程或轨迹（illness course or trajectory），描述了大多数慢性病病人所经历的一般疾病过程，以及在疾病过程各阶段中病人的常见表现。这一模式为专业人员帮助病人适应及应对疾病带来的挑战，进行护理评估及护理干预提供了指导。由于慢性病在老年人群中十分普遍，对护士而言，理解老年人在整个疾病过程中如何应对非常重要。

对病人个体而言，慢性病过程代表了一种失能性疾病的累积效应，其中包括生理症状及疾病对病人心理社会层面的影响。此模式的建立主要基于以下假设：虽然慢性病病人经历疾病的过程是各自不同的，但相对于健康状况的改变及对干预的需求有共同的阶段性。

该模式将病人经历的疾病全过程分为前轨迹阶段（pre-trajectory）、始发阶段（trajectory onset）、稳定阶段（stable phase）、急性阶段（acute phase）、逆转阶段（comeback phase）、危机阶段（crisis phase）、不稳定阶段（unstable phase）、下降阶段（downward phase）和临终阶段（dying phase）。某些阶段可交叉反复出现，如病人可由稳定阶段突然进入危机阶段，经急救后又恢复至稳定阶段。不同阶段病人的表现描述见表 2-1。

表 2-1 不同阶段病人的表现描述

阶段	描述	目标制订
前轨迹阶段	疾病发生前，预防阶段，无症状和体征	协助病人改变态度及生活方式
始发阶段	有症状和体征出现，疾病被诊断	协助观察、识别早期症状
稳定阶段	经治疗，疾病或症状得到控制；病人维持每日活动	促进患者对治疗方案的依从性
急性阶段	疾病活动期伴有严重而不能接触的症状或并发症，需要住院治疗	确保病人的生命安全为首要目标

续表

阶段	描述	目标制订
逆转阶段	逐步回归至可接受的生活方式	同稳定阶段
危机阶段	威胁生命的情况出现，需要急救服务	同急性阶段
不稳定阶段	疾病或症状不能得到控制；不断寻求稳定的治疗方案，正常生活受到干扰；不需要住院治疗	协助病人更好地控制那些干扰其日常活动的症状
下降阶段	生理/精神状态逐渐恶化，伴随不断增加的各种失能及各种症状出现，每日生活活动不断变化	协助病人维持自我感知觉，以及接受姑息治疗；协助病人制订健康照护计划，以确保愿望实现
临终阶段	不得不放弃日常生活兴趣和活动，让其平静离开人世	同下降阶段

基于上述不同阶段，护士可以有针对性地制订目标：①在前轨迹阶段，协助病人改变态度及生活方式，以促进健康及预防疾病。②在始发阶段，协助观察、识别早期症状，促进早期诊断及治疗。③在稳定及逆转阶段，可通过促进病人对治疗方案的依从性，使病人在失能限制下能够维持最高功能水平。④在急性及危机阶段，以确保病人的生命安全为首要目标，按照护理问题的轻重缓急排列优先顺序，促进危机尽早解除及恢复稳定状态。⑤在不稳定阶段，协助病人更好地控制那些干扰其日常活动的症状。⑥在下降及临终阶段，协助病人维持自我感知觉，以及接受姑息治疗；协助病人制订健康照护计划，以确保愿望实现。

慢性病轨迹提出近30年来，被国内外学者应用于心脏病、脑卒中、乳腺癌、慢性肾病、系统性红斑狼疮等领域，验证了慢性病轨迹模式在改变病人心理状态、提升个人幸福感、提高生活质量及疾病预后方面的有效性。我国老龄化的现状越发严峻，据国内报道，80%左右老年人患有慢性病，而慢性病本身就存在隐匿性、长期性、迁延性的特点，从而决定了护理和医疗工作者为病人提供管理规划的局限性、不完全性，但这也更加说明未来有必要将拓展慢性病轨迹模式应用于更多的慢性病管理中，而老年群体将会成为社会及医疗体系关注的重点。慢性病轨迹模式描述了慢性病病人不同阶段的特点和需求，对护士评估病人及制订护理计划均有很好的指导作用，在未来的研究中应根据不同疾病，甚至疾病的不同分期进行有效的临床建议。

三、需求驱动的痴呆相关行为模式

需求驱动的痴呆相关行为模式（need-drived dementia-compromised behavior model，NDB）由Algase等人于1996年提出。该模式为理解阿尔茨海默病病人的行为提供了另一种重要思路，对指导阿尔茨海默病护理有重要意义。其主要观念是，应该将痴呆病人常常表现的与社会标准不相符合的攻击行为、语言性激越行为及躯体性非攻击徘徊等症状行为，视为潜在需求未能得到满足的表现，而在护理中如果能够找出其未满足的需求并给予正确回应，就能提高病人的生命质量。

当出现未满足的需求时，行为被视为试图传达生理或心理痛苦。这种行为被视为未满足需求时病人的外显行为。例如，患有关节炎疼痛的人可能会抵制进入浴缸或淋浴，一个在环境中感到压力过大的人可能会开始大声呼喊。类似这些不愉悦的反馈都是因为个人需求未被满足。影响病人行为的因素包括背景因素（background factors）和临近因素（proximal factors）。背景因素主要包括病人的神经认知功能状况，病人的性别、教育程度、职业、人格类型、应对压力的行为反应模式等心理社会因素，以及病人的健康状况，如昼夜节律、语言缺陷和病前人格特征的变化。临近因素包括病人当前所处的物理环境如光线、噪声和温度，所处的社会环境如病房的氛围，照护因素如有无更换护理人员等，以及病人的个人因素如情感，心理状况和生理需求状况，如疼痛、疲劳、嘈杂的环境和不舒适的室温。图 2-3 为 NDB 模型的框架结构示意图。

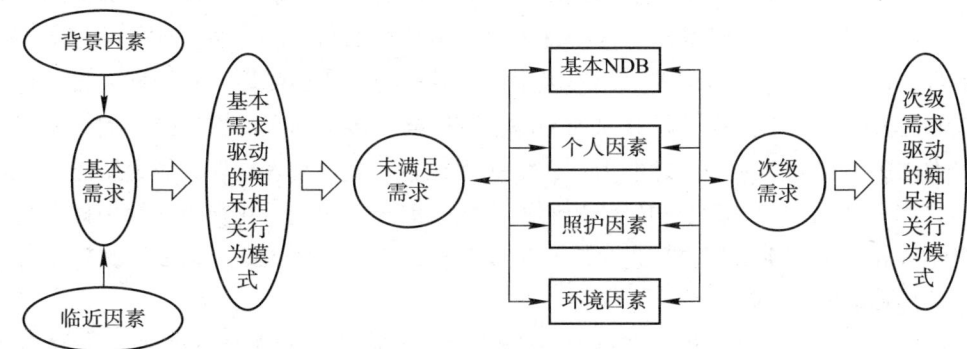

图 2-3 NDB 模型的框架结构

四、奥瑞姆自理理论

奥瑞姆（Orem）的自理理论主要由 3 部分组成，即自理理论（theory of self-care）、自理缺陷理论（theory of self-care deficit）和护理系统理论（theory of nursing system），重点在于说明哪些人需要自理，哪些因素会影响个体的自理能力。它包括自理、自理能力、基本条件因素、治疗性自理需要。

自理理论说明了什么是自理，人有哪些自理需要，哪些因素会影响个体的自理能力。奥瑞姆认为每个人都有自理的需要，而自理需要会根据不同的健康状况及生长发育的不同阶段有所不同。奥瑞姆自理理论的核心是自理缺陷理论，主要阐述了个体什么时候需要护理，特别是针对老年人、儿童等这些依赖他人照顾的人群，其自理能力低于自理需求时就出现自理缺陷，此时就需要护理人员的参与。护理系统理论分为全补偿系统（wholly compensatory system）、部分补偿系统（partly compensatory system）和辅助 – 教育系统（supportive-educative system）。正常情况下，人们有能力进行自我护理并满足自身的需求，当遇到不利或有患病情况时，其自理能力就会下降，低于治疗性自理需求，因此就需要护理人员通过其自理能力需求给予相应的补偿护理。全补偿系统适用于完全没有能力完成自理活动的病人，如昏迷、全麻未醒的病人或高位截瘫、严重智力障碍的病人。部分补偿系统适用于能完成部分能力，但在某些方面缺乏自理能力的病人，如腹部手术后的病人能在床上吃饭、穿衣，但需要护士帮助其换药、协助下床活动等。辅助 – 教育系统则适用于有能力完成自理活动，其中某些活动需要通过学习才能完成的病人，护士可以辅助病人做出决策或教会其相关知识和技能。这些外在的支持和帮助为自我护理创造了条件，最终目的是帮助病人发挥其最大的潜能以进行自我护理。

自理理论在内外科、社区护理等领域大量应用，提高了不同疾病、不同时期老年人的生活质量。目前医疗行业竞争激烈，医院的资源有限，没有多余的床位长期安置老年人，并且久病于床的老年人大多由家属照料。因此，提高老年人的自理能力不仅能缓解医院的病床压力，也可以减轻家庭压力。运用奥瑞姆自理理论，护理人员通过评估老年人的生活状况与身体健康指数，帮助老年人有效运用一定的补偿系统完善自理能力，让老年群体可以最大限度地达到自理的效果。但目前该理论在实施的过程中也存在着许多现实问题，如护理人员的专业知识不够，自理理论在病人心理和情感中的运用不足；护理人员的数量远远不足以满足老年人的自理需求；

护理中家属及病人特有的一些旧观念；部分病人积极性不高等因素，都会影响老年人自理能力的提高。

因此，在未来的护理工作中，作为护理人员需注意以下几点：①借鉴成功案例经验，培养自身的知识水平，熟练掌握奥瑞姆自理理论模式，并将其运用到老年护理中。②培养更多的专科护士，以满足老年人的自理需求。③护理人员应掌握对老年人进行系统评估的方法，然后进行分类护理，以培养病人的自理能力，减轻生活上的压力。④还要加大对护理人员心理知识的培训，在心理和情感上帮助病人及其家属消除心理障碍，多与病人沟通交流，询问家属的心灵需求，最大限度地提高病人的自理能力，鼓励病人在生活上自己多动手，做力所能及之事，不要太依赖家属和亲人。⑤摒弃旧的传统的照顾模式，倡导自理能力新观念。⑥护理人员要针对不同的老年人正确使用奥瑞姆自理理论中全补偿系统、部分补偿系统、辅助 – 教育系统来护理老年人，进行个案分析与研究。

随着我国老龄人口不断增加，老年护理逐渐成为护理领域研究的重点方向，而国外的老年护理起步较早，中国可以吸取国外优秀的护理模式，帮助我国快速发展老年护理行业，从而及时应对即将发生的人口老龄化浪潮。但研究的热点问题在国内外有所不同，如老年居家护理方面，我国研究集中于慢性病老年群体，目前研究仍以疾病为中心，而国外则较多集中于不同健康层次的老年群体，研究多以需求为中心；护理模式上，我国研究整体上仍集中于居家护理、社区护理等大方向，未形成精确、定制的专项护理系统，较国外研究存在较大差异。所以，护理人员需要根据我国的国情设计出适合当今社会的老年护理方案。

（田　利）

数字课程学习

📥 教学 PPT　　💬 典型案例　　📝 自测题　　🖥 本章小结

第三章

老年保健与健康管理

【学习目标】

知识:

1. 复述老年保健的基本原则。

2. 阐述老年保健的策略。

3. 复述健康档案建立的原则。

技能:

1. 能对老年人进行健康保健指导。

2. 能为慢性病病人建立健康档案。

3. 运用健康教育技巧对老年人进行健康教育。

素质:

1. 在指导老年人健康保健过程中善于沟通、具有耐心,体现人文关怀精神。

2. 在护理老年病人过程中具备高度的责任感,关心、尊重老人,具有团队协作精神和
   评判性思维能力。

随着社会人口老龄化的发展，建立完善的老年保健与健康管理体系，明确老年保健的重点人群及任务，全面了解老年人的健康状况，掌握适宜的健康教育技巧，为老年人提供疾病预防、治疗、护理、康复等保健服务，是我国社会当前十分重要的任务。

情境导入

李老师，69 岁，独居，晨起发现左侧肢体活动不灵活、头晕头痛，电话联系子女送入医院。查体：T 36.6℃，P 82 次 / 分，R 20 次 / 分，BP 162/100 mmHg，神志清楚，左侧鼻唇沟变浅，偏向右侧，左上肢肌力 1 级，左下肢肌力 2 级，头颅 CT 显示右侧低密度灶。经住院治疗及康复治疗后，肢体功能障碍程度减轻，能在协助下行走。

请思考：

1. 如何对李老师进行保健指导？

2. 在对李老师的保健指导中，你用到了我国老年保健的哪些原则？

第一节 老 年 保 健

老年人随着年龄的增长，健康状况成为不容忽视的重要问题。做好老年保健工作，提高老年人群的健康水平和生活质量，是我国社会十分重要的任务。

一、概述

（一）老年保健的概念

老年保健（health care in elderly）是指在平等享用卫生资源的基础上，充分利用现有人力、物力，以维护和促进老年人健康为目的，发展老年保健事业，使老年人得到基本的医疗、护理、康复、保健等服务。

老年保健事业是以维持和促进老年人健康为目的，为老年人提供疾病的预防、治疗、功能锻炼等综合性服务，促进老年保健和老年福利事业的发展。

（二）老年保健的重点人群

1. 高龄老人 高龄老年群体多患有慢性病，且常多种疾病并存，心理健康状况也令人担忧。因此，高龄老人对医疗、护理、健康保健等方面的需求加大。

2. 独居老人 随着社会的发展、人口老龄化及家庭结构变化，独居比例逐渐增高，农村地区比城市更加严重，导致老年人对医疗保健的社区服务需求量增加。因此，定期巡诊、送医送药上门，提供健康咨询和开展社区老年保健服务具有重要意义。

3. 丧偶老人 据世界卫生组织报告，丧偶老人的孤独感和心理问题发生率均高于有配偶者，这些情况严重影响老年人的健康，尤其是近期丧偶者，常导致疾病发生或原有疾病的复发。

4. 患病老人 患病老人身体状况差，生活自理能力下降，且易因经济负担较重而延误诊断和治疗。因此，应做好老年人的健康检查、健康教育、保健咨询，配合医生治疗，促进老年人的康复。

5. 精神障碍老人　精神障碍如抑郁症、精神分裂症、失智症等，可导致老年人认知功能减退、自理能力减退，医疗和护理服务需求明显高于其他人群，应引起全社会的重视。

（三）老年保健的特点

1. 保健服务的全面性　老年保健和护理是多层面的，其含义包括：①不仅重视对患病老人的治疗，而且重视疾病的预防、功能的恢复和健康促进；②不仅重视身体的健康，而且重视心理、社会行为的变化；③面向全体老年人，包括健康的、患病的、有残疾的老年人及体弱的高龄老人等；④工作场所包括老年人的所有生活和活动场所，如家庭、社区、养护机构、医院等。

2. 保健服务的综合性和连续性　老年保健服务是集预防、保健、医疗、康复和健康教育为一体的综合性保健服务。同时，由于老年人的身体功能逐渐减退，因此强调服务的连续性，需要提供长期的、协调的各种服务。

3. 服务机构的功能分化　针对各种健康状况老年人的需要，设置各种类型的医疗保健机构，如老年病医院、养老院、临终关怀医院等。

4. 服务组织的区域性　根据发达国家的成功经验，发展社区卫生保健服务，以社区为单位组织区域性老年保健和服务工作，为老年人提供方便、经济、及时、优质的保健服务，是应对人口老龄化行之有效的措施。

二、老年保健的基本原则

（一）联合国的老年保健原则

1. 独立性原则

（1）老年人应通过收入、家庭和社会支持及自助，享有足够的衣、食、住、行和保健。

（2）老年人应有继续工作的机会或其他收入的机会。

（3）老年人应参与决定退出劳动力队伍的时间和方式。

（4）老年人应有机会获得适宜的教育和培训。

（5）老年人应生活在安全且适合个人选择及适应能力变化的环境中。

（6）老年人应尽可能长期在家居住。

2. 参与性原则

（1）老年人应保持融入社会，积极参与制定、实施与其健康直接相关的政策和措施，并与年轻人分享他们的知识和技能。

（2）老年人应寻找和创造为社区服务的机会，在适合他们兴趣和能力的活动中作志愿服务者。

（3）老年人应建立自己的协会或组织。

3. 保健与照顾原则

（1）老年人应享有与其社会文化背景相适应的家庭及社区照顾和保护。

（2）老年人应享有卫生保健服务，以维持或恢复最佳的生理、心理与情绪健康水平，预防或延缓疾病的发生。

（3）老年人应享有社会和法律服务，以提高自主能力，并得到更好的照顾和保护。

（4）老年人应利用适宜的服务机构，获得政府提供的保障、康复、心理和社会性服务及精神支持。

（5）老年人居住在任何住所，均应享受人权和基本自由，包括充分尊重他们的尊严、信仰、利益、需求、隐私等，以及对其自身保健和生活质量的决定权。

4. 自我实现或自我成就原则

（1）老年人应有追求充分发挥自身潜力的机会。

（2）老年人应享受社会中的教育、文化、精神和娱乐资源。

5. 尊严性原则

（1）老年人生活应有尊严和保障，避免受到剥削和身心虐待。

（2）所有老年人都应被公正对待，并尊重他们对社会的贡献。

（二）我国的老年保健原则

1. 全面性原则　老年人健康包括身体、心理和社会多个方面，故老年保健也应该是多维度、多层次的。全面性原则包括：①关注老年人的躯体、心理及社会适应能力和生活质量等方面的问题；②关注疾病和功能障碍的治疗、预防、康复及健康促进。

2. 区域化原则　指为使老年人能方便、快捷地获得保健服务，服务提供者能更有效地组织保健服务，提供以社区为基础的老年保健。重点是针对老年人独特的需要，确保在要求的时间、地点，为真正需要服务的老年人提供社会援助。

3. 费用分担原则　由于日益增长的老年保健需求和紧缺的财政支持，老年保健的费用应采取多渠道筹集社会保障基金的办法，即政府承担一部分、保险公司的保险金补偿一部分、老年人自付一部分。这种费用分担的原则越来越为大多数老年人所接受。

4. 功能分化原则　老年保健的功能分化随着老年保健的需求而增加，对老年保健的各个层面有足够的重视，在老年保健的计划、组织和实施及评价方面提供多种功能的保健服务。同时由于老年人的疾病有其特征和特殊的发展规律，不仅要有从事老年医学研究的医护人员，还应当有精神病学家、心理学家和社会工作者参与老年保健，在老年保健的人力配备上也显示明确的功能分化原则。

三、老年保健的任务

开展老年保健工作的目的是运用老年医学知识开展老年病的防治工作，控制慢性病和伤残的发生；指导老年人日常生活和健身锻炼，提高健康意识和自我保健能力，延长健康期望寿命，提高生活质量，为老年人提供满意的医疗保健服务。因此，老年保健任务的完成需要完善的医疗保健服务体系，实现老年医疗服务和养老服务的无缝衔接，实现老年人在医疗机构、养老机构及社区享受健康保健服务。

1. 医院内老年保健服务　医院内医护人员应掌握老年病人的临床特征，运用老年医学和护理知识配合医师有针对性地做好住院老年病人的治疗、护理和健康教育工作。

2. 养老服务机构的保健服务　介于医院和社区家庭中间的养老服务机构，如老年护理院、老年疗养院、日间老年护理站、养（敬）老院、老年公寓等，可以增进老年人对所面临健康问题的了解和调节能力，指导老年人每日按时服药、康复训练，帮助老年人满足生活需要。

3. 社区的保健服务　社区是老年保健和护理的重要工作场所，是方便老年人医疗服务的主要场所。社区的保健服务可以降低社会医疗负担，有利于满足老年人不脱离社区和家庭环境的心理需求，并能解决老年人基本的医疗、护理、健康保健、康复服务等需求。

四、老年保健的发展策略

由于文化背景和各国社会经济条件的差异，不同国家老年保健制度和体系也不尽相同。我国在现有的经济和法律基础上，建立符合我国国情的老年保健制度和体系是老年保健事业的关键，也关系到我国的经济发展和社会稳定。根据老年保健目标，针对老年人的特点和权益，可将我国的老年保健策略归纳为六个"有所"，即"老有所医""老有所养""老有所乐""老有所学""老有所为""老有所教"。

（一）老有所医——老年人的医疗保健

大多数老年人的健康状况随着年龄的增长而下降，健康问题和疾病逐渐增多。可以说"老有所医"关系到老年人的生活质量。

要改善老年人的医疗状况，就必须首先解决好医疗保障问题。通过深化医疗保健制度的改革，逐步实现社会化的医疗保险，运用立法的手段和国家、集体、个人合理分担的原则，将大多数的公民纳入这一体系中，改变目前支付医疗费用的被动局面，真正实现"老有所医"。

（二）老有所养——老年人的生活保障

家庭养老仍然是我国老年人养老的主要方式，但是由于家庭养老功能的逐渐弱化，养老必然从家庭转向社会，特别是社会福利保健机构。建立完善的社区老年服务设施和机构，增加养老资金的投入，确保老年人的基本生活和服务保障，将成为老年人安度幸福晚年的重要方面。

（三）老有所乐——老年人的文化生活

老年人在离开劳动生产岗位之前，奉献了自己的一生，因此有权继续享受生活的乐趣。国家、集体和社区都有责任为老年人的"所乐"提供条件，积极引导老年人正确和科学地参与社会文化活动，提高身心健康水平和文化修养。"老有所乐"的内容十分广泛，如在社区建立老年活动站，开展琴棋书画、阅读欣赏、体育文娱活动，饲养鱼虫花草，参与聚会活动等。

（四）老有所学和老有所为——老年人的发展与成就

老年人虽然在体力和精力上不如青年人和中年人，但老年人在人生岁月中积累了丰富的经验和广博的知识，是社会的宝贵财富。因此，老年人仍然存在着一个继续发展的问题。"老有所学"和"老有所为"是两个彼此相关的不同问题，随着社会的发展，老年人的健康水平逐步提高，这两个问题也就越加显得重要。

1. 老有所学　自1983年第一所老年大学创立以来，老年大学为老年人提供了一个再学习的机会，也为老年人的社会交往创造了有利的条件。老年学员通过一段时间的学习，精神面貌发生了很大改观，生活变得充实而活跃，身体健康状况也有明显改善，因此，老年大学受到老年人的欢迎。老年人可根据自己的兴趣爱好，选择学习内容，如医疗保健、少儿教育、绘画、烹调、缝纫等，这些知识又给"老有所为"创造了条件或有助于其潜能的发挥。

2. 老有所为　可分为：①直接参与社会发展：将自己的知识和经验直接用于社会活动中，如从事各种技术咨询服务、医疗保健服务、人才培养等；②间接参与社会发展：如献计献策、社会公益活动、编史或写回忆录、参加家务劳动、支持子女工作等。老有所为是积极养老的显著标志，不仅为老年人增加了个人收入，对提高老年人在社会和家庭中的地位及进一步改善自身生活质量也起到了积极作用。

（五）老有所教——老年人的教育及精神生活

科学的、良好的教育和精神文化生活是老年人生活质量和健康状况的前提和根本保证。因此，社会有责任对老年人进行科学的教育，帮助老年人建立健康的、丰富的、高品位的精神文化生活。

五、老年保健指导

（一）居家老年人保健指导

根据居家老年人的健康需求，为老年人提供合适的保健服务，满足老年人的长期照护需求和心理健康需求，提高生活质量，是维持社区老年人健康的保障、实现健康老龄化的主要任务。

1. 日常生活保健指导 社区护士应结合老年人自身生理的特点，指导老年人选择合理的膳食，改善其营养状态，建立规律的睡眠，指导进行科学的体育锻炼，促进老年人健康，提高生活质量。

2. 安全与防护指导 跌倒是老年人常见的意外，社区护士应根据"老年人跌倒干预技术指南"，对老年人可能存在的跌倒危险因素进行评估，通过实施健康教育，让老年人认识到安全的重要性，并与老年人及其家属共同制订计划，采取安全防护或干预措施预防老年人跌倒的发生。

3. 心理慰藉 离退休综合征是老年人离退休后常出现的一种适应性心理障碍。社区护士应给予离退休老年人更多的关爱，积极耐心地引导老年人成功实现离退休的社会角色转换，科学安排离退休后的家庭生活，鼓励老年人积极适当地参加体育活动、社区活动和社会活动，培养各种兴趣爱好，陶冶情操，扩大社交范围，排解孤独感。

（二）机构老年人保健指导

养老机构如老年护理院、老年疗养院、日间老年护理站、养（敬）老院、老年公寓等，所提供的服务是全面的，包括衣、食、住、行等各个方面。从心理咨询、各种设施及多方位的服务角度来说，养老机构的服务要比居家社区养老服务更具有针对性和全面性。

1. 老年人生理健康保健 老年人由于生理功能衰退和免疫力下降，往往患有多种疾病。大多数老年人终身与慢性病共存（如糖尿病、高血压等），必须每天按时服药，控制饮食，定期检查。机构护理人员作为老年人生理健康的主要支持力量，应协助老年人维持健康、促进康复并成功地与疾病共存。

2. 老年人精神心理保健 目前老年人入住养老机构的大多数原因是儿女工作繁忙无法照料，在是否接受入住养老机构的问题上，很多家属与老年人未能达到深度的沟通。机构护理人员应密切关注老年人的精神心理状况，尊敬老年人，关心老年人，组织老年人参加群体活动，营造良好的休养环境，创造与家人团聚的机会，如可制定亲情探视协议，达到一定的探视次数可减免部分养老费，鼓励增加代际交流。必要时给予专业的心理疏导和心理干预，帮助他们克服心理障碍，保持生理、心理和社会适应上的良好状态。

第二节　社区老年人群的健康管理

健康管理最早在美国兴起，由健康体检发展而来，在健康保险推动、信息技术支撑、人们不断增长的健康物质和精神需求带动下，不断发展壮大，目前已成为世界各国提高国民健康水平、扩大内需、拉动消费、促进社会经济可持续发展的重要举措和有效途径。老年人群因易患病、慢性病比例高、不易治愈等特点，是健康管理的重点人群。

情境导入

梁先生，62岁，已退休，前往社区卫生服务中心接种流感疫苗，查体发现血压180/110 mmHg，否认既往高血压病史，吸烟40余年，每天约10支，喜食腊肉、口味偏咸。

请思考：

1. 如何为梁先生建立健康档案？
2. 如何对梁先生实施有效的健康管理？

一、概述

（一）概念

健康管理是以现代医学模式和中医治未病思想为指导，通过现代医学和管理学的理论、技术、方法和手段，对个体或群体的健康状况及影响健康的危险因素进行全面监测、评估、有效干预和连续跟踪服务的医学行为及过程，期望以最小投入获得最大健康效益。

（二）老年人群健康管理的意义

从世界卫生组织的健康公式"健康 = 15% 遗传 + 10% 社会因素 + 8% 医疗 + 7% 气候因素 + 60% 生活方式"中看出，生活方式对健康的影响十分重大。老年人群患病较多，且多为慢性病，而这些慢性病很多可以通过全面健康管理有效预防。实施"战略前移"，对疾病发生的危险因素实行有效的控制与管理；实行"重心下移"，将卫生防病工作重点放在社区和家庭，对维护和促进老年人身心健康、提高老年人生活质量、降低医疗费用都有重要的现实意义。

拓展阅读 3-1
健康商数

二、健康档案的建立

目前，我国城乡居民健康档案管理服务已经纳入《国家基本公共卫生服务规范》，是居民享有均等化公共卫生服务的具体体现。科学、系统、完善的健康档案是社区卫生机构为居民提供高质量医疗卫生服务的保证，为各级政府及卫生行政部门制定相应政策提供重要参考依据。

（一）建立老年人群健康档案的目的和作用

健康档案是医疗卫生机构为城乡居民提供医疗卫生服务过程的规范记录，是以居民个人健康为核心、贯穿整个生命过程、涵盖各种健康相关因素的系统化文件记录。

1. 目的　建立老年人健康档案可以使社区医护人员较全面认识老年人健康状况、家庭健康状况和社区卫生资源利用状况，帮助社区医护人员动态掌握老年人的健康问题，便于有针对性地实施社区健康干预。

2. 作用

（1）为发现并解决老年人的健康问题和健康需求提供依据：通过建立健康档案，能够全面系统地了解老年人的健康问题和健康需求及其发生和发展的相关背景，合理利用社区卫生服务的人力、物力及财力资源，为老年人提供高质量的、连续性的医疗保健服务。

（2）为卫生行政部门的决策提供依据：老年人群的健康档案不仅记载了其健康状况，以及与之相关的全部健康信息，还包括其对各种卫生服务的利用信息。可通过对基层卫生机构信息的整理，分析居民健康需求的满足情况，为社区卫生政策方针的制定提供参考。

（3）为教学和科研工作提供重要资料：老年人群的健康档案涵盖了老年人及其家庭的基本资料、健康状况及健康管理等全面、系统的健康信息。因此，建立老年人健康档案可用于全科医学、社区护理学和老年护理学的教学中，有利于培养学生的临床思维能力。同时，随着电子化健康档案的建立，可以实现对健康信息数据的科学有效提取和分析，为老年护理学的科研工作提供良好的素材。

（二）老年人群健康档案的建立原则

1. 完善性　健康档案的内容，有些问题通过短期观察和了解即可作出评判，如基本情况；而有些问题较为复杂，需要通过长期的观察、分析和综合才能做出正确判断，如家庭关系、社会适应状态。因此，初步建立档案后，社区工作人员还应积极主动发现老年人及其家庭或者社区的相关健康问题，不断完善健康档案的内容。

2. 前瞻性　健康档案的记录不仅关注过去和当前老年人及家庭存在的健康问题及影响因素，同时也要重视将来可能对老年人健康带来影响的健康问题及其影响因素。在资料收集阶段，应注意收集与健康问题有关的所有信息资料，增加健康档案的参考价值。

3. 动态性　初次建立老年人健康档案时，资料的收集有限，随着时间的变化，很多信息需要进一步完善。尤其是随着老年人年龄增加，其健康状况会不断出现变化，需要对健康档案进行动态更新。

4. 客观性和准确性　老年人健康档案资料收集时，应本着客观的原则，以科学严谨的态度，规范进行记录，绝不可弄虚作假、应付了事。尤其在收集主观资料时，应反复接触相关人员，深入观察，才能了解准确和真实的情况。

5. 保密性　健康档案中涉及很多个人隐私，社区工作人员应充分保障老年人的权利，不得随意泄露健康档案中的隐私信息。

（三）老年人群健康档案的内容

老年人群健康档案是以老年人个体健康为中心，动态记录生命全过程各种健康相关信息的系统性文件。根据国家卫生健康委员会相关规定，应为辖区内常住居民（包括居住半年以上的户籍及非户籍居民）建立健康档案。老年人群健康档案包括以下部分：

1. 健康档案封面　包括姓名、现住址、户籍地址、联系电话、乡镇（街道）名称、村（居）委会名称、建档单位、建档人、责任医生、建档日期。

2. 个人基本信息表　包括一般人口学资料、药物过敏史、既往史、家族史、遗传病史、残疾情况及生活环境等。

3. 健康体检表　包括一般状况、生活方式（体育锻炼、饮食习惯、吸烟情况、饮酒情况和职业病危害因素接触史）、器官功能、查体、辅助检查、中医体质辨识、现存主要健康问题、住院治疗情况、主要用药情况和非免疫规划预防接种史等。

4. 重点人群健康管理记录表（卡）　包括高血压病人随访服务记录表、2 型糖尿病病人随访服务记录表、严重精神障碍病人管理记录表、肺结核病人随访服务记录表等。

5. 其他医疗卫生服务记录表　包括接诊记录表和会诊记录表。

6. 居民健康档案信息卡　正面为居民简要基本信息，反面为家庭地址及电话、紧急联系人及电话、建档机构及电话、责任医生或护士及电话。

三、健康管理服务内容

基层卫生机构每年为老年人提供 1 次健康管理服务，包括生活方式和健康状况评估、体格检查、辅助检查和健康指导，加强老年人群高血压、糖尿病、冠心病等重点慢性病及阿尔茨海默病、帕金森病等神经退行性疾病的早期筛查、干预、分类管理和健康指导（图 3-1）。

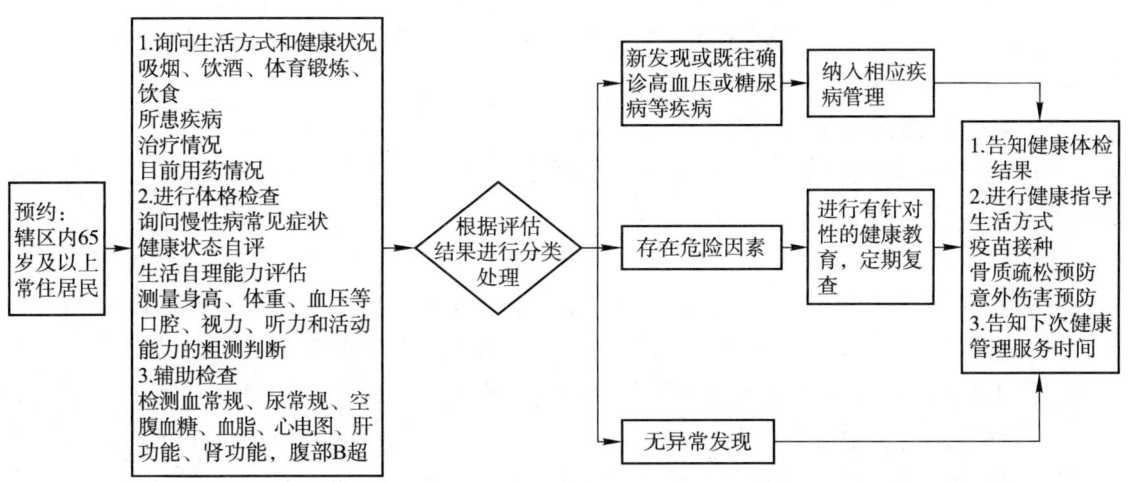

图 3-1　老年人健康管理流程

（一）生活方式和健康状况评估

通过问诊及老年人健康状态自评了解其基本健康状况、体育锻炼、饮食、吸烟、饮酒、慢性病常见症状、既往所患疾病、治疗及目前用药和生活自理能力等情况。

（二）体格检查

体格检查包括体温、脉搏、呼吸、血压、身高、体重、腰围、皮肤、浅表淋巴结、肺部、心脏、腹部等常规体格检查，并对口腔、视力、听力和运动功能等进行粗测判断。

（三）辅助检查

辅助检查包括血常规、尿常规、肝功能、肾功能、空腹血糖、血脂、心电图和腹部 B 超检查。

（四）健康指导

告知评价结果并进行相应健康指导。

1. 对发现已确诊的原发性高血压和 2 型糖尿病等病人同时开展相应的慢性病病人健康管理。

2. 对患有其他疾病的（非高血压或糖尿病），应及时治疗或转诊。

3. 对发现有异常的老年人建议定期复查或向上级医疗机构转诊。

4. 进行健康生活方式及疫苗接种、骨质疏松预防、跌倒预防、意外伤害预防和自救、认知和情感等方面的健康指导。

5. 告知或预约下一次健康管理服务的时间。

四、健康管理的常见类型

（一）慢性病病人的健康管理

1. 慢性病管理原则　WHO 慢性病行动框架中，强调个人在慢性病防治中的责任，建立伙伴关系等。任何地区和国家在制订慢性病防治策略和选择防治措施时，都至少要考虑以下原则：

（1）强调在社区及家庭水平上降低最常见慢性病的共同危险因素，进行生命全程预防。

（2）三级预防并重，采取以健康教育、健康促进为主要手段的综合措施，把慢性病作为一类疾病来进行共同防治。

（3）全人群策略和高危人群策略并重。

（4）发展鼓励病人共同参与、促进和支持病人自我管理、加强病人定期随访、加强与社区和家庭合作等内容的新型慢性病保健模式。

（5）加强社区慢性病防治的行动。

（6）改变行为危险因素。预防慢性病时，应以生态健康促进模式及科学的行为改变理论为指导，建立以政策及环境改变为主要策略的综合性社区行为危险因素干预项目。

2. 慢性病管理策略　WHO 给出的慢性病防治行动计划主要含有三个层面的策略：

（1）环境层面，通过政策和监管干预措施。

（2）共同和中间危险因素的层面，通过人群生活方式干预。

（3）疾病早期和已明确阶段的层面，通过对全人群（筛查）、高危个体（改变危险因素）和病人（临床管理）进行干预，促使在三个层面发生变化。需要采取的行动包括宣传、研究、监测和评价、领导多部门合作和社区动员等。

3. 慢性病社区管理流程　基层卫生服务机构针对辖区内的常见慢性病如高血压、2 型糖尿病老年病人，遵循筛查、随访评估、分类干预及健康体检的流程实施规范健康管理（图 3-2）。

（二）常见伤残、精神障碍病人的健康管理

1. 脑血管意外病人的健康管理　1996 年，脑血管意外、高血压、缺血性心脏病被列为我国慢性病监测项目，是社区重点管理的慢性病。社区健康管理的各项措施可以实现脑血管意外的三级预防，是预防脑血管意外致残的重要手段和有效途径。

（1）健康教育：不良生活习惯和行为方式是脑血管意外的重要致病原因，通过加强早期干预，在社区开展脑血管疾病预防的健康教育，使社区老年人群了解脑血管病的危险因素，改变原来的不良生活习惯与行为，降低脑血管意外的发生率。

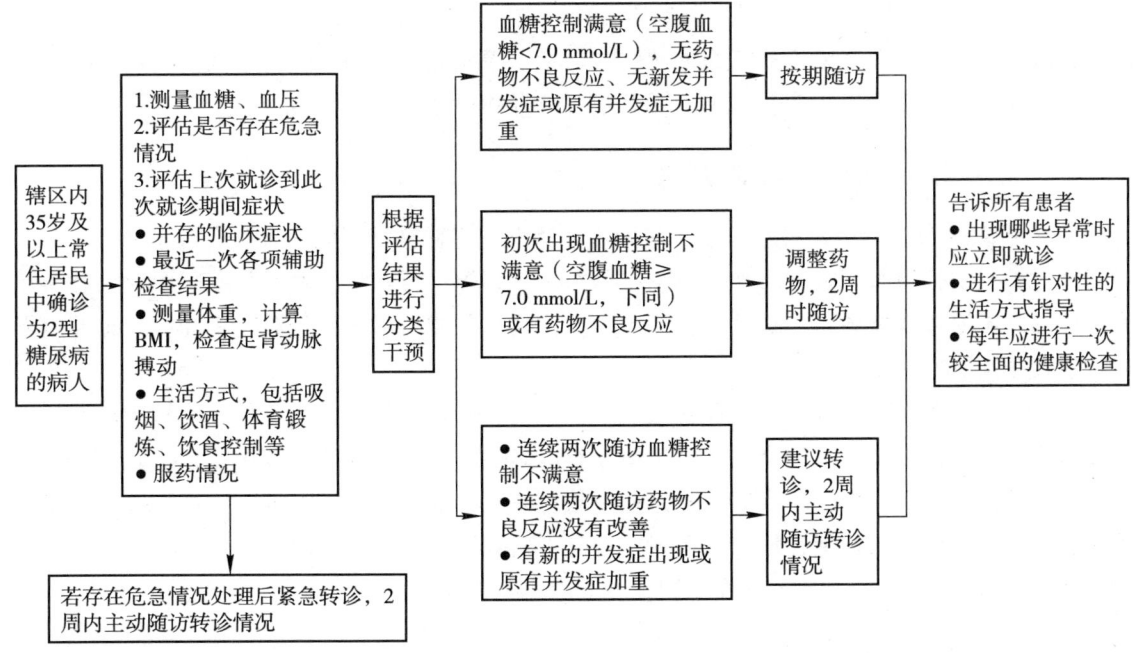

图 3-2　2 型糖尿病健康管理流程

（2）高危人群的干预：通过定期监测体重、血压、血脂、血糖等指标对社区老年人进行筛查，以早期发现高危人群和可疑人群，做到早发现、早诊断、早治疗。

（3）病人随访与指导：给社区脑血管意外病人建立个人健康档案和家庭档案，通过定期随访，指导病人积极治疗和进行康复锻炼，帮助树立战胜疾病的信心，尽可能地减少后遗症和并发症的发生。

2. 严重精神障碍病人的健康管理

（1）信息管理：为社区内新发现的严重精神障碍病人建立健康档案，并按要求填写严重精神障碍病人个人信息补充表。积极与家属和原治疗单位取得联系，获取疾病诊疗相关信息，在有可能的情况下为病人进行一次全面评估，完善健康档案相关内容。

（2）病人随访：严重精神障碍病人每年至少随访 4 次，社区护士可采取预约就诊、电话随访、家庭访视等多种途径进行病人随访。每次随访应对病人危险性进行评估，并根据病情控制情况适时对病人和家属进行有针对性的生活技能训练和健康教育，以帮助其参与社会活动。对家属进行心理辅导，提供支持和帮助。

拓展阅读 3-2
严重精神障碍病人的
危险性评估

（3）分类干预：对于病情稳定病人，继续执行上级医院制订的治疗方案，3 个月时随访；对于病情基本稳定病人，由社区医生做出判断，并指导调药或转诊至上级医院，按时随访；对于病情不稳定病人，社区门诊对其进行对症处理后需立即转诊到上级医院。

（4）健康体检：在病人病情许可的情况下，取得监护人和病人本人同意后，每年进行一次健康体检，包括体格检查、血压、体重、血常规、血糖、心电图、转氨酶等。

五、老年人健康管理中的健康教育技巧

随着医学模式与健康观念的转变，很多老年人不愿意只是被动地接受治疗和护理，而是更多地渴望了解自身疾病的相关知识及自我护理、保健技能。这就要求护士在为老年病人提供护理服务的同时，还要重视对病人进行健康教育。护理健康教育是针对病人或健康人群开展的具

有护理特色的教育活动，其实质是一种健康干预，它向人们提供改变行为和生活所必需的知识、技术与服务，使人们面临健康和疾病的预防、治疗、康复等各个层次的健康问题时，有能力做出行为选择，消除或减轻影响健康的危险因素，促进健康和提高生命质量。

（一）影响老年健康教育效果的因素

1. 老年人因素　老年人对疾病知识缺乏科学认识，容易盲目听信他人和广告宣传；一些老年病人对护士的健康教育缺乏兴趣，单纯相信医生的指导；有的病人因反复就医而对疾病康复失去信心，不愿接受新知识，缺乏自我保健、自我管理的能力。老年人对健康知识的态度是影响健康教育效果的重要因素。

2. 护理人员及其他因素　在老年护理实践中，有的护士是为了完成工作，将健康教育当做一种形式；有的护士知识不够全面，对病情没有准确了解，宣教内容比较单一，缺乏调动病人主动参与的能力；有的护士对疾病的整体健康教育缺乏计划性，对随时可能出现的健康问题缺乏应急性指导。还有的护理管理者只重视护士是否对病人进行了健康教育，而忽略了对护士的健康教育活动进行评估，这些都会在不同程度上影响健康教育的效果。

（二）社区健康教育形式

1. 提供健康教育资料

（1）设置健康教育宣传栏：在社区卫生服务中心外、健康教育室、候诊区、输液室、观察室或收费大厅的显要位置设置健康教育宣传栏，宣传栏应不少于2个，每个宣传栏面积不少于2 m^2，一般至少每2个月更换1次健康教育宣传栏的内容。

（2）发放印刷资料：在社区卫生服务中心的候诊区、诊疗室、咨询室等处，发放包括健康教育折页、健康教育手册等的印刷资料。也可建立社区居民阅览室，提供健康资料与健康科普读物。每个机构每年提供不少于12种内容的印刷资料，并及时更新补充，保障社区居民使用。

（3）提供视听材料：在社区卫生服务中心的候诊区、观察室、健康教育室等处，或社区活动宣传现场播放录像带、数字视频光盘（VCD）、视频等视听传播资料，每个机构每年播放音像资料应不少于6种。随着网络普及、信息技术发展，通过建立健康教育网站或社交媒体账号来发布健康资讯等视听材料，已普遍适用于社区健康教育。

2. 开展公众健康咨询活动　利用健康主题日或针对社区重点健康问题，开展健康咨询活动并发放宣传材料。每个社区卫生服务中心应每年至少开展9次公众健康咨询活动。

3. 举办健康知识讲座　定期举办健康知识讲座，引导居民学习、掌握健康知识与必备的健康技能，促进社区居民的身心健康。每个社区卫生服务中心应每月至少举办1次健康知识讲座。

4. 开展个体化健康教育　社区卫生服务团队在提供家庭访视、公众健康咨询活动时，及时发现社区居民的个性化需求，开展个体化健康知识与技能的教育。

（三）常用健康教育技巧

1. 讲授技巧　讲授是指教育者通过叙述、描绘、解释等向学习者传递信息、传授知识、阐明概念，以帮助学习者认识和理解健康问题，树立健康的态度和信念。讲授主要包括讲述、讲解和讲演。

（1）讲述：是教育者用口述的方式，将教学内容有重点、有条理并详细地传达给学习者。讲述是最适宜老年人的一种健康教育方式。根据每位老年人的需求不同，有针对性地进行面对面的讲解、安慰和指导，不仅能够帮助老年人了解健康知识，也能体现护理人员对老年人的关心，从而满足老年人的心理需求。根据一般人注意力维持的时间，一场正式的讲述一般为15～20 min。讲述的基本模式：首先有一个明确的开场白，护士先介绍要讲述的主题、目标和内容简介，然后详细介绍讲述内容和要求。讲述的基本要求是突出重点，注意启发、鼓励老年人参与教学，提出问题，引导其分析和思考问题，激发老年人的学习兴趣，使之能自觉地领悟知识，避免照本宣科和机械讲述。

（2）讲解：是教育者对要领、原理、现象等向学习者进行的解释。讲述与讲解各有侧重，在老年人健康教育中常结合使用。如做糖尿病血糖控制健康宣教时，可先讲述血糖控制的"五驾马车"（糖尿病教育、饮食控制、运动疗法、药物治疗、血糖监测），然后再详细解释某一种控制方法、要求和注意事项。向老年人进行讲解时要避免使用医学专业术语，尽量采用老年人能理解和接受的大众化、口语化词语。

（3）讲演：讲演效果的好坏，主要取决于讲演者的表达能力、个人魅力、讲演内容的吸引力和能否有效地应用非语言沟通技巧。讲演通常用于健康知识的专题讲座，讲演时力求口齿清晰、语言流畅、生动活泼、用语贴切、层次分明、音量适中，避免"嗯""啊"等口头禅；态度要自然大方，从容不迫；表情要适度，切合内容，面带微笑；手势要加强，但勿过于夸张；目光要温和、自然、不紧张，注意巡视全场，多与听者有眼神的接触与交流；举止要文雅，服装整洁、大方，身体适度移动位置；精力充沛，热心指导，不敷衍应付。讲演过程中要善于应用板书、多媒体或实物等辅助教学，并吸引老年人的注意力，应用提问和答疑等形式活跃讲演气氛。

2. 行为训练技巧 健康教育的主要目的是改变人们的不健康行为，培养、建立和巩固有益于健康的行为和生活方式。老年人从接受知识到转化为行为是一个复杂的过程，有了健康知识并不一定能带来行为的改变，"明知故犯、知而不行"的现象比比皆是，因此，在向老年人传授保健知识后，还必须以确立信念和转变态度为前提，实现行为的改变。行为训练有两种方式，一是演示，二是强化训练。训练的内容包括老年人自我护理能力训练、住院适应能力训练和康复能力训练等。为帮助老年人建立有益于疾病康复的健康行为，必须掌握行为训练的技巧。

（1）演示：即护士通过展示实物、直观教具使老年人获得知识或巩固知识。演示的特点在于加强教学的直观性，它可以帮助老年人感知和理解书本知识，也是获得知识与信息的重要来源。

演示的基本步骤：①护士解释操作的要领，并示范一遍全过程；②护士将全过程进行分解动作示范，同步解释每个步骤、原理、方法及如何与其他步骤相连贯；③护士将全过程再重新示范一遍；④请老年人叙述每个步骤，并跟着护士的演示学着做；⑤老年人在护士的指导下，先练习一些需要使用技巧的步骤，再将每个步骤连贯起来，完成全部操作内容；⑥老年人完成全部操作后，要解释操作的内容及原理。

演示的基本要求：①护士应熟悉整个操作的原理及步骤，动作力求准确。如两人演示时，事先必须协调清楚，避免两人在示范时不协调一致，给人造成困惑；②演示前应对老年人的知识、态度、技能和学习能力进行评估，演示时尽量用简单易学的分步教学；③护士应备齐所用物品，并检查器材是否完好可用，所用器材应与老年人日常使用器材类型一致，以利于老年人熟练掌握；④演示时应注意控制时间，尽量一边示范，一边讲解说明，鼓励老人提问，较复杂的技术或重要的步骤要多做几次，以加深印象；⑤演示后应让老年人坚持重复练习，演示者应对老年人技术掌握的程度做出评价。

（2）强化训练：一般在疾病恢复期实施，即在其他生理功能训练完成的基础上进行，有些强化训练不是短期内能完成的，需要护士为老年病人制订训练计划，指导老年病人或其家属不断练习，反复体会，直到完全掌握，转化为老年人习惯的日常行为为止。

（王　敏）

数字课程学习

📥 教学 PPT　　💬 典型案例　　📝 自测题　　🖥 本章小结

▶▶▶ 第四章
养老照护与照顾者支持

【学习目标】

知识:

1. 阐述我国主要的养老照护模式。

2. 列举失智症特别照护单元的特点。

技能:

1. 能根据老年人的健康状况选择适宜的养老照护模式。

2. 对比分析不同养老照护模式的优缺点。

素质:

在与老年病人沟通过程中耐心、关心尊重老人,体现人文关怀精神。

近年来，我国社会保障事业有了长足发展，但随着人口老龄化的加剧，"高龄化""未富先老"等特征越来越明显。随着年龄的增长，老年人机体功能障碍日益严重、日常生活活动能力不断下降，使得老年人对养老照护的需求更加迫切。如何满足老年人的养老照护需求，让老年人安享晚年，已成为世界各国的重要社会问题。我国也在努力探索构建社会养老保障体系和养老照护模式，制定社会保障制度和养老保险制度，提供照顾者支持，解决养老照护问题。

情境导入

王奶奶，75岁，独居，子女常年在外打工。傍晚时分邻居发现其跌倒在家门外，老人主诉左髋部疼痛异常，不能站立，被邻居送往医院就诊。老人患有白内障，视物模糊，双膝骨关节炎10余年。X线检查显示病人股骨颈骨折，完全移位。

请思考：

1. 该病人最佳的养老照护模式是什么？
2. 该种养老照护模式的优点有哪些？

第一节 养老照护的模式及特点

养老是指老年人随着年龄的增长，躯体功能逐渐衰退，退出生产领域，日常生活自理能力减弱，需要外界提供经济、生活和心理情感等方面的支持。老年人群由于疾病和身体自然衰老，部分老年人在相当长的一段时间内将伴随病残和在不能自理的状况下度过，需要医疗、保健、护理、康复、心理、营养及生活服务等全方位的照顾，以增进、维持或恢复身心功能，尽可能保持老年人的正常生活状态直至人生终点，这被称为长期照护（long term care，LTC）。

一、社会变化对养老照护模式的影响

在我国，随着社会的发展，因家庭结构的变化及养老机构的发展现状，养老照护形势日益严峻。主要体现在以下两个方面：

（一）传统家庭结构变化难以承担家庭养老照护的重任

在老年人的养老照顾体系中，家庭是满足老年人日常生活需要的主体，家庭养老是我国养老照护的主要形式，也是中国的传统。但在当今社会，随着老年人口寿命的增长，失能老人人数逐渐增多，传统家庭结构的变化及"空巢家庭"的增多，使家庭养老照护的能力严重减弱，难以承担养老照护的重任，老年人日常生活照料缺位现象日益增多。

（二）养老机构尚不能满足老年人的养老照护需求

养老机构是指为老年人提供住养、生活护理等综合性服务的机构，可以为无法获得家庭和社区照护但又需要大量照护的老年人提供最终的照护场所，是家庭养老的必要补充。随着老年人养老照护需求的不断加大，我国大力发展社区养老服务设施及场所，在养老照护机构建设方面有了一定发展，但仍不能适应人口老龄化的需求。尤其在经济欠发达地区，养老机构设施功

能不全，专业水平低，养老机构服务的总体供求仍呈现较为严重的失衡状态。

二、常见养老照护模式

我国努力探索构建社会养老保障体系及养老照护模式以解决养老照护问题，建立以居家养老为基础、社区养老为依托、机构养老为补充的多层次养老服务体系。

（一）以社区为依托的居家养老照护

1. 概念　居家养老照护是指老年人居住在家中，由专业人员或家人及社区志愿者对老年人提供服务和照护的社会化养老模式。居家养老照护主要依托社区，以社区服务为保障，把社区养老服务延伸至家庭，强调社区照护在居家养老照护中的重要作用。

2. 主要服务内容及优缺点

（1）服务内容：居家养老照护服务内容包括：①对老年人健康与功能状态进行评估，确定所需服务项目；②提供日常起居服务，如家务服务、营养服务、交通运送服务等；③提供医疗护理和康复治疗，如物理治疗、呼吸治疗等；④提供社会性服务，如家庭访谈等；⑤检查和改进家居安全，预防跌倒。目前，以社区为依托的居家养老照护还包括成人日间照料服务及喘息服务，大多数日间照料中心每周开放 5 天，提供交通服务、个人照护、治疗性护理服务、用餐服务及娱乐活动；喘息服务通常在老年人家中或者机构内，可以为家庭照顾者提供短期的休息机会。

（2）优缺点：此种养老照护模式符合多数老年人的传统观念，老年人居住在熟悉的环境中，可以享受家庭亲情的温暖，利于身心健康，相较机构养老所需费用较低，利于中低收入家庭解决养老问题。同时可在社区内形成尊老、助老的优良风气，利于和谐社区的发展建设。缺点在于服务对象仅限于有家属或可自我照顾者，而且目前社会支持体系尚不完善。

3. 居家养老照护的环境安排

（1）家庭内的物理环境：为了适应老年人的健康状况，应重视居室环境的改善。居室环境的改善要遵循的原则是自理、安全、方便和舒适。光线方面，房间内光线应充足，安装夜灯，每个房间的入口处和床旁应安装电灯开关，方便老人使用。色彩方面，台阶、楼梯踏步、扶手等处采用鲜亮的颜色，便于老年人行走。温湿度适宜，厨房、浴室地面铺防滑砖、安装扶手，室内物品避免杂乱摆放，避免跌倒。

（2）家庭内的社会环境：主要指家庭内的人际关系，包括夫妻关系、亲子关系、兄弟姐妹关系、婆媳关系、祖孙关系等。其中任何一种家庭关系的紧张，都有可能影响到整个家庭的稳定与和谐。在这些家庭关系中，夫妻关系是核心，父母子女关系是重点。弘扬敬老、爱老美德，营造良好的家庭内人际关系，利于老年人获取家庭内的生活照料、经济支持、精神疏导服务。

4. 居家养老照护过程中的常见问题

（1）照顾者压力问题：由于目前社区提供的居家养老服务支持体系尚不完善，在居家养老照护过程中，照护工作的主体仍为配偶、子女等家庭成员。照顾者不仅要付出大量的时间和精力照护老人，还要完成自己的事务，因此照顾者在生理、心理、经济及社会方面均面临较大压力，不仅自身健康受到威胁，同时由于缺乏知识技能使老年人存在受伤害的风险，甚至有可能出现虐待老人的问题。

（2）居家急救不及时问题：随着城市化进程的加快及家庭结构的变化，"空巢"老人群体数量不断增加，面临的社会和医疗问题也逐渐凸显，其中引起广泛关注的一个问题就是居家急救不及时。随着年龄的增长，老年人健康水平和活动能力下降，一旦发生突发状况，由于缺少子女的照护，尤其是交通不便的农村地区的老人，生命健康就会受到威胁。解决空巢家庭面临的问题，需要国家、社会和家庭的共同努力，如子女经常回家看望年老的父母，社区为空巢老人家庭安装紧急呼叫系统。紧急呼叫系统不仅可使老年人在短时间内联系到专业人员，迅速获得帮助，而且可以减少担心意外事故带来的焦虑，增加执行日常活动的信心。

5. 提高居家养老质量的策略

（1）完善法律和政策体系：居家养老服务应该由政府牵头管理，有计划、有步骤地从整体上协调、健全社会保障体系。同时，政府要完善居家养老相应的法律法规，使居家养老事业的发展有法可依。

（2）构建居家养老服务网络：加快城乡社区服务机构、设施的建设，在城市和农村建立综合性居家养老服务中心和基础性的服务设施，真正地在社区中为老年人提供生活照料、医疗康复、文化娱乐、精神慰藉等多项服务，为居家养老服务奠定坚实的物质基础。

（3）加强居家养老服务队伍建设：从事养老护理等相关服务的人员必须经过相关职业培训，严格考核，取得从业资格证书后才能正式上岗。同时，要加强服务人员的职业道德教育和岗位技能培训。此外，还要大力发展居家养老服务的志愿者组织和人员，鼓励志愿者为老年人提供多种形式的养老服务。

（4）家庭全力支持：加强舆论宣传，弘扬中华民族的传统美德，广泛开展敬老、养老、助老的道德教育，强化赡养老人是每个公民的责任和义务的意识，使全社会形成家庭养老的良好氛围。

（二）以机构为基础的养老照护

1. 概念　机构养老照护是指老年人居住在专业的养老机构中，由养老机构的专业人员提供全方位、专业化服务的养老照护。适合于高龄多病及无人照料的老年人。

2. 特点　养老照护机构主要有养老院和敬老院、老年公寓、老年护理院等，这些机构具有专业化、社会化及市场化的特征，为老年人提供高水准的生活照护及健康护理服务。

（1）老年公寓：是指具有齐全的公共服务功能，为老年人提供符合其身心特征的家庭居室式的养老照护机构，适合于日常生活能自理、能安排自身事务的老年人。根据老年人的健康状态，老年公寓提供外出的交通工具、代为购物、生活起居照料等服务。

（2）养老院和敬老院：养老院是指我国城市开办的集中供养老年人的福利机构，主要接收无依无靠、无家可归、无经济来源的城市孤寡老人和残疾人。养老院的生活服务设施相对比较齐全，设有文化娱乐室、康复治疗室、洗衣房、浴室等。较大型的养老院通常根据老年人的健康状态和所需护理的程度，进行分区分类管理。敬老院则是主要由乡政府建立，接收农村孤寡老人，实行保住、保吃、保穿、保医、保葬，一般不收取费用。

（3）老年护理院：是针对病情稳定的老年人，由专业人士提供技术性护理及生活照顾的机构。其服务对象包括脑卒中、植物人、慢性病病人、失智症老人、行动不便及生活不能自理者，提供的服务包括医疗、护理、康复、营养、娱乐、社交及精神照护等各种服务。理想的老年护理院的管理模式应该是医疗模式和社会模式相结合。医疗模式强调要给老年人提供符合其生理需求的疾病照护和治疗，而社会模式则关注老年人的心理和社会健康。

（4）失智症特别照护单元：开始于1980年的美国，主要用于照护阿尔茨海默病病人或者其他类型的痴呆病人。在特殊照护单元中，对于失智症病人行为问题的管理不主张使用物理或者化学性的约束方法，而应该尽可能地改善环境，使其符合失智症老人的现存能力，进而减少行为问题的发生。

特别照护单元与既往传统的照护病房不同，主要体现在照护理念、照护目标、环境设置、人员培训、家庭参与度等几个主要方面。

1）照护理念和照护目标：在照护过程中可以为失智症老人做很多事情；有些因素可导致失智症老人的功能过度丧失，如社会活动减少、照顾者代为完成自理活动等，通过确认和改变这些因素可促进和维持个体的功能，提高其生活质量；在失智症老人现存能力的基础上提供适宜的照护可以促进其功能，提高生活质量；失智症老人的行为问题意味着某些特殊的需求或者情感需要未被满足，确认这些需求和情感需要并对其做出适当的反应将会减少行为问题的发生；提供合适的物理和社会环境可以促进失智症老人的功能，提高其生活质量；了解失智症老人家庭成员的需求并将家属纳入个体照护活动中可使病人和其家庭双重受益。

2）环境设置：特别照护单元中的环境设置既要满足病人因疾病进展导致的失能问题，更要适应认知功能损害问题。主要体现在以下几个方面：①照护单元相对封闭且宜呈环形设计，便于病人自由徘徊、毫无限制地活动，同时方便工作人员对病人进行观察和监管；②房间门外可用病人以往照片或物品作标记，方便病人辨认自己的房间；③可允许失智症老人将自己熟悉的家具或物品带入照护单元内，促进病人的舒适感，同时帮助辨认自己的房间；④不同的公共区域可采用不同的色彩，公共活动空间中的特殊场所如餐厅、游戏室等可采用图片式标志，给失智症老人带来不同的视觉刺激；⑤维持适宜的感知觉刺激，如夜晚光线要弱，与白天的充分照明形成对比，单元内尽量将噪声控制到最低状态，减少激越行为；⑥持续开展符合失智症老人认知功能及活动能力的活动，如跳舞、手工、音乐疗法、怀旧疗法、园艺活动等，有助于病人维持现有能力。

3）人员培训：在特别照护单元中工作的人员一定要经过相关的培训，使得他们掌握照护失智症老人的知识和技巧。在美国，一些州已经明确规定工作人员在进入特别照护单元工作前一定要完成相应学时的培训（如40 h的培训），工作后还应该间断性地接受在职教育。

4）家庭参与度：与养老机构其余老人相比，特别照护单元中失智症老人的家庭参与照护的程度更高。如参与制订照护计划，对失智症老人个体化的照护是非常重要的。同时建立家庭成员支持小组，帮助照顾者调整他们的积极情绪，更好地参与失智症老人的照护活动。

（5）有助聚居机构及连续照护型退休社区：有助聚居机构可以提供类似居家的环境，同时提供家务服务、娱乐活动及医疗健康服务；连续照护型退休社区则是由一系列养老服务形式组成，从独立居住、有助聚居到护理院照护，都可以在一个独立的退休社区内实现，只要老年人居住在此社区内就能保证得到全程的照护，但此种形式花费较高。

3. 机构养老照护的优缺点

（1）优点：养老机构采用集中管理，能够使老年人得到全面的、专业化的生活及医疗照护服务，丰富的文化生活有助于减轻老年人的孤独感，提高生活质量；机构中的适老化环境及配套齐全的设施可使老年人生活更加便利安全；同时还可减轻家庭的照护负担，尤其是对高龄多病、失智症老人的家属而言，可极大减轻照护压力。

（2）缺点：机构养老照护会增加家庭的经济负担，尤其是生活环境及居住条件好的养老机构，收费较高；部分子女将老人送入养老机构后，探视陪伴较少，容易造成老人与子女间的亲情淡化；同时目前我国养老照护机构服务质量参差不齐，存在条件较差、服务内容不丰富、服务专业化水平较低等问题。

4. 机构养老照护中的质量问题　长期照护机构中的照护质量问题是多年来国家政策制定者、老年人及其家庭特别关注的问题。长期照护质量通常是多维度的，由临床指标、功能状态、心理社会及其他方面的健康指标所构成。影响机构照护质量的因素主要包括以下几方面。

（1）缺少稳定可信的测量工具测量机构照护的质量：既往研究所关注的质量评价指标往往过于单一化，如老年人满意度、压力性损伤发生率及病死率等。这些有限的测量工具不能全面地反映养老机构的照护质量。

（2）人员的问题：机构照护需要一批质量合格、有相应技能、多种背景的工作人员，如医生、注册护士、治疗师、药剂师、营养师、社会工作者、养老护理员等，这些人员的数目、是否经过培训及专业能力等因素都被认为是影响机构照护质量的重要因素。

拓展阅读 4-1
长期照护保险制度

（3）养老花费支付体系：很多研究发现不同的养老花费支付办法与机构照护质量相关，但我国机构照护的养老花费支付体系与机构照护质量间的关系尚需进一步探讨。

5. 提高机构养老照护质量的策略

（1）加强政策监管：由政府或行业出台或制定养老机构质量标准，强化审批监管，养老机构必须经过审批才能开设，且达到质量标准才能获取相应补贴。

（2）建立质量监管信息系统：建立全国统一的质量监管信息系统，要求养老机构必须定期在平台上更新机构内老年人的情况，作为机构照护质量评价指标。

（3）完善养老机构星级评定体系：依托质量监管信息系统，健全养老机构星级评定体系，并将评定结果对公众开放，便于老年人选择照护质量更好的机构，形成良性的市场竞争，促进各个照护机构立足于提高自己的照护质量。

（4）强化人力资源配置，提高照护人员专业水平：可通过政策规定养老机构中最低人力配置标准及养老行业从业人员准入标准，如可将"养老护理员""1+X 老年照护"证书作为照护人员的必备从业条件，以此保证养老机构具备充足的具有专业资质的照护人员。同时，可针对照护人员制定继续教育培训最低要求和标准，强制照护人员不断强化技能、更新理念。另外，可明确照护人员职业发展路径、增加工资待遇、改善福利等，激发照护人员的从业热情，从而提高照护质量。

（5）完善长期照护医疗保险支付体系：目前，很多养老机构的老年人是自己支付养老机构的费用。发展完善的医疗保险支付制度有可能促进机构照护的质量，同时也会扩展养老机构可能获取到的资源。

我国人口老龄化超前于社会经济的发展，养老照护承受财政负担及人力资源需求的双重压力，这就要求我国既不能单纯实行"居家养老"，也不能大范围推广"机构养老"，而必须创新养老照护模式，走多元化养老照护之路，建立以"居家养老"模式为主、"机构养老"模式为辅的养老照护服务体系。

（三）"医养结合"养老照护

1. 概念　2016 年国家提出建立医养相结合的养老服务体系，2017 年国务院印发的《"十三五"国家老龄事业发展和养老体系建设规划》将"居家为基础、社区为依托、机构为补充、医养相结合的养老服务体系更加健全"列为"十三五"时期老龄事业发展和养老体系建设的主要发展目标之一。2022 年国家卫生健康委员会发布的《"十四五"健康老龄化规划》提出要构建优质高效的整合型医疗卫生服务体系，加大医养结合服务供给，促进医疗卫生与养老服务深度结合。

"医养结合"养老照护模式是指将医疗资源与养老资源相结合，养老机构和医院功能相结合，即集医疗、护理、康复、养生、养老于一体，实现社会资源利用的最大化，为老年人提供生活照料和医疗、康复、护理服务的新型养老照护模式。其组织构架为医疗机构与养老机构的结合，主要包括养老机构内设医疗机构、医疗机构内设养老机构、医疗机构和养老机构协议合作、医疗机构转型发展、新办医养结合机构、"互联网＋养老"服务平台六种模式。"医养结合"在传统的生活护理、精神慰藉、老年文化服务的基础上，更加注重医疗、康复保健服务，涵盖医疗、健康咨询、健康体检、疾病诊治、护理服务及临终关怀服务等，是对传统养老服务的延伸和补充。服务重点是面向患有慢性病、易复发病、大病恢复期、残障、失能及绝症晚期老人提供养老和医疗服务。

"医养结合"中的"医"主要包含三部分：一是急性医疗，可以在养老项目中设置医疗室，设置急救设施或"120"急救车，与医院合作开通急救通道，便于老年人得到及时的救助和治疗。二是健康管理，也是"医养结合"服务模式的核心价值所在，针对老年慢性病进行健康管理。三是康复和护理，以养老机构为主体，对老年人进行康复锻炼指导和生活护理。

2. 主要优点

（1）能有效整合现有的医疗和养老资源，拓展养老机构的功能，为老年人提供健康教育、生活照护、医疗保健、康复护理、文化娱乐等服务，体现老有所养、老有所医、老有所乐。

（2）在传统的老年人基本生活需求保障和日常照顾基础上，能对老年人特别是"空巢"、失能老人开展医疗护理、康复训练、健康保健等服务。

（3）在老年人日常生活、医疗需求、慢性病管理、康复锻炼、健康体检及临终关怀服务中实现一站式服务，可以保持老年人的生活品质，提高生活质量。

为积极应对人口老龄化，我国不断探索建立健全养老服务体系，在"十四五"发展规划中提出构建"居家社区机构相协调、医养康养相结合"的养老服务体系，强调居家社区机构的协调性，同时将康养结合纳入养老服务体系建设。康养结合是为适应健康意识提升和老年健康服务需求增长而提出的，反映了养老需求的新变化，使得养老服务体系建设具有更明确的健康老龄化指向，是我国养老服务体系建设的新阶段。

（四）其他养老照护模式

1. 智慧养老照护模式　是利用新一代先进的信息技术手段（如互联网、云计算、可穿戴设备等），为老年人提供便捷、高效、灵活、个性化、高质量的生活照料、健康管理、精神慰藉、医疗护理、康复训练、安全监管与应急救助等服务。老年人通过可穿戴设备将血压、脉搏等相关数据传送至社区服务中心，医疗护理专业人员随时监测老年人的身体变化情况，使老年人的健康安全得到保障，同时可使老年人、亲朋、社区、医院多方沟通更加便捷，减轻照护负担。智慧养老照护模式强调社区的智能化服务在居家养老中的重要作用。

2. 互助养老照护模式　是指老年人与家庭外的其他人或者同龄人，在自愿的基础上相互结合、相互扶持、相互照顾的一种模式。如老年人共同购买一栋别墅，分户而居，由相对年轻的老人照顾高龄老人。

3. 以房养老模式　是指老年人为养老将自己购买的房屋出租、出售、抵押，以获取一定数额的养老金来维持自己的生活或养老服务的一种养老模式。

4. 旅游养老模式　国外很多老年人退休后，喜欢到各地去欣赏秀美景色，体会不同的民俗风情，从而在旅游过程中实现养老。旅游机构通过与各地的养老机构合作，为老年人提供医、食、住、行、玩等一系列的服务。

5. 候鸟式养老模式　是指老年人像候鸟一样随着季节变化而变换生活地点的养老方式，可使老年人享受到最好的气候条件和生活环境。如东北三省的老年人每年冬天到海南省养老的现象就属于候鸟式养老。

6. 异地养老模式　利用移入地和移出地不同地域的房价、生活费用标准等差异或利用环境、气候条件的差别，以移居并适度集中方式养老。如北京的退休老人卖掉房子到成都生活，利用两地房价的差异，通过置换房产，将剩余的钱用于养老。

7. 乡村田园养老模式　乡村的空气新鲜、生态环境优越、生活成本低廉，喜欢大自然的老年人退休后会选择在乡村的田园、牧场、小镇等地养老，颐养天年。

第二节　照顾者支持

随着老年人各系统功能的衰退，发生各种急慢性疾病、意外伤害的概率不断增加，生活自理能力逐渐丧失，对照护的需求不断增长。照顾者的定义通常由收费与否界定为正式照顾者和非正式照顾者。前者是指收取报酬的医护人员、社会工作者、护理员等，后者是指提供无偿照护的家庭成员、亲朋好友等，也称为家庭照顾者。在家庭结构逐渐缩小和老龄化形势日益严峻的今天，照顾者数量的减少和需要照料的老年人口的增多成为一个日渐突出的矛盾。照顾者承担着繁重的照护任务，严重影响老年人的照护质量及照顾者的自身健康，该人群亟待得到更多的关注及支持。

一、家庭照顾者支持

家庭照顾者（family caregiver）又称为非正式照顾者。2000 年美国《家庭照顾者支持法案》将其定义为，在居住环境中为年老患病的家庭成员提供经济、情感及生活照料的人。我国家庭照顾者联盟认为家庭照顾者是指承担家庭成员长期照料、看护任务的人，包括病人的配偶、子女、兄弟姐妹及其他亲属等。研究显示，我国有 44.4% 的老年人不能照顾自己，需要在一项或以上的日常起居活动，如洗澡、吃饭、走路和穿衣上接受帮助，还有 13.8% 的老年人需要在复杂日常起居活动，如使用电话、购物、做饭、洗衣服等方面接受帮助。由于居家养老是我国最主要的养老方式，所以家庭照顾者就成为老年人照护的主要力量。

（一）照顾负担的概念

照顾负担最初为一个单维概念，最早由 Grad 和 Sainsbury 于 1966 年提出，用于描述家庭成员照顾患病的成员所付出的代价或对其造成的负面结果。后被发展为一个多维概念，1968 年 George 等认为照顾负担就是在照顾患病家庭成员过程中遇到的生理、心理、经济和社会等方面的问题。2010 年 Zarit 将其定义为照顾者因照顾病人而感受到失落、失望、社交孤立等情感变化，并付出长期的情感、社会、躯体和经济等方面的代价，强调照顾过程的负面结果和主观体验。

（二）家庭照顾者照顾负担

家庭照顾者不仅需要为老年人提供日常生活方面的基本护理，还需要提供监测病人病情发展、精神和经济支持等服务，长期照护不可避免地会对照顾者的生理、心理、经济、社会等方面造成不同程度的负担。

1. 生理负担　照顾者要独自完成大多数或者全部的照护工作，家庭照顾者长期照顾老年病人，易使身体长期处于疲惫的状态，对其身体健康造成不良的影响。主要表现为失眠、头痛、免疫力下降，易患各种疾病。照顾者为老年人时，由于照顾者自身患病、体弱等情况，也会逐渐力不从心、无法照护家人。老年人家庭照顾者承受了巨大的生理压力，而且自身健康水平严重下降。

2. 心理负担　长期的照顾压力不仅会影响照顾者的身体健康，而且会对其心理健康产生负面影响。心理压力比身体压力更为持久、严重，家庭照顾者所表现出的心理问题有紧张、焦虑、抑郁、孤独、绝望等负性情绪，其中以焦虑与抑郁最为常见。在疾病初期常用过多的情绪、体力及财力满足被照顾者的需要，随着时间和病情进展，照顾者可能出现热情减少，对自己的牺牲产生怨气或愤怒，但反省自己的感情时往往会感到内疚。

3. 经济负担　照顾老年人特别是患慢性病的老年人要花费相当多的时间和精力，必将影响家庭照顾者在工作中投入的时间和精力，甚至失去工作岗位，照顾者的经济收入必然会受到影响，如果家中有长期患病或卧床的老年人，日常支出的医疗费等会更多。特别是对于收入较低且医疗保险不健全的老年人家庭更是雪上加霜。

4. 社会负担　为了照护老人，家庭照顾者需要牺牲亲情、友情，生活只能围绕自己照顾的亲人，自己休闲的时间大大减少，无法参加正常的社交和娱乐活动，导致社会孤立和缺乏支持。严重降低了照顾者的生活质量。同时家庭照顾者多为女性，当照顾者为男性时，往往存在角色准备不足的情况。当照顾者与被照顾者存在性别差异时，除夫妻关系外，老年病人难免会因为暴露身体而产生不安、尴尬等情绪。

（三）家庭照顾者支持服务

西方发达国家为减轻家庭照顾者负担开展了许多照顾者支持项目。由于我国照顾者支持项目发展较晚，对家庭照顾者的支持情况不容乐观。目前已开展的支持服务局限于社区送餐服务和日托中心服务，且服务覆盖的范围较窄。鉴于国内外国情的差异，我国可借鉴国外先进支持模式，探索有我国特色的老年人家庭照顾者支持性服务。目前国内外已发展出不同的服务形式为家庭照顾者提供支持。

1. 信息服务　家庭照顾者的需求是复杂多样的，可利用电话、网络等平台提供整合的支持服务信息，方便家庭照顾者及时了解相关资讯、政策法规，学习各类老年护理知识及技能，寻找可获得的资源和支持服务。

2. 评估服务　由专业人员为老年人提供综合评估服务，并将评估结果作为社会支持服务、医疗保险等的支付依据。目前，美国政府指定的评估工具为国际居民评估工具（interRAI），评估内容包括老年人的人口学一般信息、疾病诊断和用药情况、健康状况及问题、治疗性干预措施、所需康复服务、日常生活活动能力、认知、沟通、情绪和行为状态、约束和安全设备等。该评估工具已由清华大学引入我国并推广应用。澳大利亚使用 ACFI（Aged Care Funding Instrument）作为评估工具，评估内容包括营养、个人卫生、大小便、移动、认知、言语行为、身体行为、精神状态、抑郁、用药、复杂健康问题。英国使用 EasyCare 作为评估工具，评估内容包括认知、情绪、行为、沟通、活动、营养、呼吸、意识状态、大小便、皮肤、用药、其他特殊问题等。我国《"十四五"国家老龄事业发展和养老服务体系规划》也提出要"建立老年人能力综合评估制度。统筹现有的老年人能力、健康、残疾、照护等相关评估制度，通过政府购买服务等方式，统一开展老年人能力综合评估，推动评估结果全国范围内互认、各部门按需使用，作为接受养老服务等的依据。"

3. 照顾者培训服务　大多数家庭照顾者缺乏疾病相关的医疗知识、护理知识和技能，难以提供高质量的照护，因此有必要对家庭照顾者进行相关的培训，提高照顾者的照顾能力，从而减轻其照护压力，提高照护质量。对家庭照顾者进行培训的内容一般包括：疾病相关治疗、护理、康复等知识；老年护理所需操作技能，如失禁的护理、皮肤的护理、吞咽障碍的护理等；与老年人的沟通技巧；寻找及获得社会支持服务的方法；协调家庭成员参与老年人照顾的方法；为老年人进行长期照顾规划的方法。

4. 心理咨询服务　采取面对面辅导、电话、邮件和在线视频或小组辅导等方式，为家庭照顾者提供心理咨询、心理辅导或转介服务，帮助家庭照顾者及时识别并处理负性情绪，提供情感支持。

5. 互助小组服务　照顾者互助小组服务是舒缓照顾者情感压力的一种支持性服务，小组可以由照顾者自发地组成，也可以在专业人员的引导下形成。照顾者互助小组可以为照顾者提供一个抒发情感及同其他照顾者分享照护经验的场景。通过互助小组，小组成员可以探讨那些难以同家人或朋友讨论的情感问题，参考其他成员解决情感问题的有效方法，拓宽获取社区资源的途径，并发展长期的友谊。一些互助小组可以针对特定疾病的照顾者，如癌症、帕金森病、慢性阻塞性肺疾病、脑卒中、认知障碍等，开展相应的照顾者支持服务。

6. 喘息服务　是一种为照顾者提供的计划性或临时性的短期照护服务，其目的是减轻照顾者负担，包括居家喘息服务和非居家喘息服务。居家喘息服务即由专业照护人员照顾居家的失能失智老人，照顾者可利用此休息时间合理安排自己的社交及工作。非居家喘息服务即照顾者将老年人送至社区日托中心或养老机构，由机构提供专业照护服务。服务内容包括以下三种：家务劳动服务，如准备饭菜、购物、洗衣、家庭环境清洁等；个人护理服务，协助进行日常生活护理，如口腔清洁、沐浴、穿衣、进食、如厕、运动、陪伴与监督等；专业照护服务，主要满足被照顾者的药物管理等医疗需求。我国《"十四五"健康老龄化规划》提出"支持居家（社区）照护服务。支持社区、机构为失能老年人家庭提供家庭照顾者培训和'喘息'服务，组织协调志愿者对居家失能老年人开展照护服务"。同时，近年来出现的以互联网等信息技术为平台，由医院注册护士利用业余时间通过"线上申请、线下服务"模式为病人提供上门的互联网＋护理服务，不仅提供了专业安全的个性化服务，还减轻了家庭照顾者的负担，也是某种意义上的喘息服务。

二、机构照顾者支持

我国正经历由传统"居家养老"向现代"社会养老"的转变，加之"空巢"家庭的增多，越来越多的老年人进入机构，由护理员进行照护。相对非正式照顾者，机构内的护理员属于正式照顾者，以收取报酬为前提提供照护服务。但目前我国养老护理员队伍存在诸多问题，具体表现为文化素质低、专业技能差、持证率低、年龄大、流失严重等。这些问题不利于养老护理员队伍的发展，在一定程度上阻碍了我国养老事业和经济社会的发展，需要相关部门给予更多的关注和支持。

（一）机构照顾者照顾负担

养老护理员在养老机构中主要对失能或半失能的老年人进行照护，帮助他们完成大部分的日常生活及小部分的医疗协助，如提供生活照料、协助健康康复、给予精神慰藉等。长期超负荷的工作将对护理员产生一系列不良影响。

1. 生理负担 养老护理员的生理负担沉重。研究显示，78% 以上的养老护理员需要照顾 4 名以上老年人，30% 以上的养老护理员甚至需要照顾 9 名以上老年人，且这些老年人中 67% 是半失能和失能老人，因此机构照顾者需要相当的体力对老年人进行基础护理、特殊护理，工作时间一般为两班倒，白天 12 h，晚上 12 h。这种长时间的体力劳动对养老护理员的生理健康产生负面影响，睡眠障碍是常见问题。

2. 心理负担 养老护理员在工作中还经常面对老年人及家属的挑剔、抱怨、牢骚、怒气，特别是照顾存在精神行为问题的认知障碍老年人，由于照顾难度大，更是增加了养老护理员的心理压力，养老护理员常产生焦虑、抑郁、悲观、愤怒的情绪，极大地影响了对老年人的照护质量。

3. 社会负担 由于养老护理员居住在机构内，工作繁忙，缺少社交及娱乐。加之长期与家人分居，无法承担作为子女、妻子、丈夫、父母的家庭责任。

（二）机构照顾者支持策略

机构管理者应重视养老护理员所面临的照顾负担，加强对养老护理员群体的支持，从而增强其职业认同感，降低职业流动率。

1. 优化养老护理员人力资源配置 养老护理员数量不足的情况普遍存在，导致养老护理员工作时间长，照顾老年人数量多，极大地增加了照顾者的工作负担。机构应增加人员配比，合理安排养老护理员的工作时间及工作强度，采取人性化措施实现具有弹性的人力资源配置。

2. 提高养老护理员薪酬待遇 养老护理员待遇普遍偏低，《"十四五"国家老龄事业发展和养老服务体系规划》提出要不断完善养老护理员薪酬待遇和社会保险政策。建立基于岗位价值、能力素质、业绩贡献的工资分配机制，科学评价技能水平和业绩贡献，强化技能价值激励导向，促进养老护理员工资合理增长。

3. 强化养老护理员队伍建设 养老护理员队伍存在文化素质低、专业技能差的问题，极大制约了养老服务质量的持续提升。《"十四五"健康老龄化规划》提出要加大养老护理员培训力度，开展职业技能培训和就业指导服务，培训一批老年方向的医疗护理员，充实老年健康特别是长期照护服务队伍。同时鼓励机构聘用取得职业技能等级证书的养老护理员，推动行业的专业化发展。

4. 尊重养老护理员的社会价值 养老护理员队伍普遍缺乏职业认同感及自豪感，应充分尊重养老护理员的社会价值及作用。《"十四五"国家老龄事业发展和养老服务体系规划》提出通过职业技能大赛等途径加大社会宣传，支持地方探索将行业紧缺、高技能的养老服务从业者纳入人才目录、积分落户、市民待遇等政策范围并加以优待。提高养老护理员的职业认同感，减少养老护理员队伍的流失。

（王 敏 陈 鹏）

数字课程学习

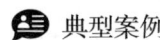 教学 PPT   典型案例   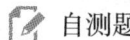 自测题   本章小结

►►► 第五章

老年人的健康综合评估

【学习目标】

知识：

1. 描述老年人健康评估基本框架、原则及实施老年人健康评估的注意事项。

2. 列举老年人健康评估方法及所使用的代表性工具名称。

技能：

1. 掌握老年人健康评估的特殊点。

2. 掌握 ADL、IADL、认知功能、抑郁、焦虑和谵妄的评估方法。

素质：

能在临床工作中，针对有不同问题的老年病人灵活进行综合性评估并制订护理计划。

老年人的照护需求是复杂多样的，器官的老化、合并疾病的存在、功能的衰弱/丧失及很多社会、经济、心理因素等均可能影响诊疗照护的决策和预后。老年综合评估是实现以病人为中心的多学科协作管理模式的基石，有助于改善住院病人、居住在社区和养老机构老年人的临床结局，已成为老年专业医护人员必须掌握的核心技能之一。

情境导入

王爷爷，85岁，近2个月因感到乏力、行走困难而就诊。他刚从本市的另一个小区搬到女儿家，是首次到目前所在的医院就诊。家属很担心他的情况，想弄清楚乏力和行走困难究竟是疾病所致，还是衰老的表现，并希望得到专业的指导。

请思考：

作为护士，你需要对王爷爷进行哪些方面的评估？

第一节 概 述

一、老年综合评估概念

早在1989年Rubenstein等将老年综合评估（comprehensive geriatric assessment，CGA）定义为：多维度跨学科的诊断过程，用以确定老年衰弱群体的医学、社会心理学及其功能状况等方面所具有的能力和存在的问题，以便为病人制订一个协调的、综合的治疗、康复、照护计划和长期随访计划。这一定义明确了CGA的多维度属性及诊断和干预能力，而不仅仅局限于评估本身。

拓展阅读5-1
老年综合征

CGA的目的可概括为：提高诊断的准确性；指导治疗干预措施，以保持或者防止健康情况变差；预测结局；实时记录临床情况变化等。可能从CGA中获益的人群包括：老龄并表现为衰弱（frailty），存在影响照护、康复和结局的医疗问题，有心理社会方面的异常（如抑郁或社会隔离），存在老年综合征（如痴呆、跌倒、功能异常、肌肉衰减症），既往存在或可预期存在对医疗照护有较高需求，近期居住状况发生变化（如从独立居所搬至辅助生活机构、养老院或需要有人居家照护），有严重疾病需要住院（如骨折）或需要增加居家照护资源以满足医疗或功能方面的需求。简而言之，就是"存在或可预期存在复杂照护需求"的群体。

对于首次就诊的老年病人，需要全面收集关键信息，至少要包含如下方面：一般个人信息、生命体征、疾病信息、药物清单、既往功能状况及近期变化情况、精神心理状况、环境状况、财务状况及社会支持等。躯体健康和疾病，多重用药及药物管理，认知与情感、躯体功能状态、感知觉与沟通能力、社会支持与环境、医疗意愿等是CGA的核心范畴，具体参见表5-1。除了基线评估之外，CGA还需要动态追踪和连续评估。制订有效照护计划的首要步骤是了解病人所具有的优势资源和全面了解其需求，之后遵循评估、计划、实施、评价四个步骤进行，更好地实施治疗、康复、支持和长期随访工作。有多项研究表明，在改善功能和减少机构入住风险方面，以CGA为基础的照护优于常规照护。CGA能降低死亡率，增加出院回家的病人数量，减少住院时间和改善临床结局。

表 5-1 老年病人健康综合评估内容清单

项目	具体评估内容
一般个人信息	年龄、性别、婚姻状况、文化程度、烟酒史、职业等
疾病信息	本次入院的主要疾病诊断、既往存在的慢性病、外伤、手术史、合并疾病的数量、合并疾病的严重程度（合并疾病指数），护理诊断，体格检查结果和实验室检验或检查结果等
药物清单	药物过敏史，目前药物数量及药物名称、剂量、服用方法，处方变更情况等（包括全部处方药物或非处方药物、中草药保健品、食品补充剂），是否存在不良药物反应
预防保健情况	疫苗注射史、肿瘤筛查（乳腺 X 射线摄影、胃肠镜检查情况等）
营养状态	身高、体重、腹围、食量及体重变化、口腔和牙齿、吞咽能力、食物质地，饮水量、脱水或水肿情况，营养风险筛查
躯体功能状态	核心功能，如运动和平衡、步态、跌倒风险、日常生活活动能力
精神心理状况	认知功能或痴呆、抑郁、焦虑、谵妄等
老年症状回顾	病人 / 家人对口腔情况、味觉、嗅觉、营养、听力、视力、跌倒、骨折、疼痛、乏力、睡眠障碍、控制尿便功能的印象
衰弱	衰弱表型评分或缺陷累积评分（衰弱指数）
皮肤	既往压疮史及目前皮肤情况评估
社会支持	可获取的非正式照护和社会支持，法定照管，财政问题与贫困、社会活动参与情况、居住状况、家人的照护压力、转运设施，获取当地资源的可行性
环境	包括物理环境及社会环境，如住房、舒适度、设施和安全、使用远程医疗技术的可能性
医疗意愿	预嘱及健康代理人、照护目标、预嘱倾向性、灵性需求

二、CGA 发展史及目前在我国应用的现状

CGA 概念的提出及临床实践活动迄今已经开展 40 余年。第一代 CGA 工具是由各种单一维度量表拼凑而成的，量表组合更加灵活，但不可避免地会出现重复评估的情况，也不利于建立统一的数据库。1987 年美国在养老院中开始推行以居民评估工具最小数据集（minimal dataset-resident assessment instrument，MDS-RAI）为代表的第二代 CGA 工具。MDS-RAI 应用过程可以概括为：评估（MDS）、决策（CAA，care area assessment）、制订照护计划、实施照护计划、评价反馈五个环节。MDS-RAI 开启了针对特殊机构的有循证医学证据支持的老年评估和管理的时代。在此基础上，居民评估工具国际组织联合全球多个国家的医务工作者、统计学专家、政策制定者、信息工程师等，进一步研发了能够跨处所进行连续评估的多个国际居民评估工具（international resident assessment instrument，interRAI）及其软件系统，可以覆盖养老机构、社区居家、急性病医疗、康复、精神疾病等多个场景。这些评估套件有共同的核心评估条目，并能通过软件系统计算相关的风险或结局标尺，有利于转诊过程中的无缝衔接及评价照护资源的配置和照护质量，目前已经在 40 多个国家和地区推广使用。在借鉴国外成熟评估工具的基础上，结合我国实际情况，2013 年 8 月 29 日民政部在官网上发布了老年人能力评估标准。2019 年 8 月 26 日国家卫生健康委员会医政医管局也发布了"关于开展老年护理需求评估和规范服务工作的通知"（国卫医发〔2019〕48 号）。2022 年 2 月 21 日国务院印发的《"十四五"国家老龄事业发展和养老服务体系规划》中也明确提出要"建立老年人能力综合评估制度"。目前以 CGA 为核心架构

的各种评估工作已经在我国的医院、养老院、社区卫生服务机构等多方面开展。但因起步晚、专业人员匮乏等因素，我国 CGA 工作的广度、深度及规范化都受到一定制约，需要进一步深入开展相关工作。

三、护士在老年评估和管理中的作用

2017 年中华医学会老年医学分会发布了 CGA 技术应用中国专家共识，提出 CGA 是现代老年医学的核心技术之一。与现行的传统护理评估不同，CGA 主要关注有复杂问题或衰弱的老年人，更强调对功能状况和生活质量的评估，并通过多学科团队协作使评估结果在制订照护计划过程中发挥更大作用。多学科团队成员主要由老年医学专业的医生和护士、康复师、营养师、社工、心理师等组成。其中以护士为主导的老年综合评估（nurse-led models of comprehensive geriatric assessment）和协作护理（care coordination）模式有利于降低住院率、急诊就诊率和 28 天内的再入院率，是经过实践检验的有效的老年照护管理模式。这种模式的优点包括：第一，护理评估原本就是 CGA 的重要组成部分，是制订有效护理干预计划的核心；第二，护理人员在临床工作中与老年病人直接接触的时间最长，最容易收集信息并进行连续性观察，及时发现疾病和功能状况的变化；第三，CGA 有助于护士一次性完成对老年病人的系统性评估，减少漏诊，并能进一步挖掘病人和照护人员潜在的医疗和护理需求，能够更好地制订护理计划；第四，护士是多学科团队中的核心成员，可以起到组织者和协调员的作用，能够更高效地执行基于 CGA 的团队照护计划并可增加病人的依从性；第五，在该模式中护士还可以发挥健康宣教及协助寻找辅助医疗资源的作用。

为保障评估质量，要重视老年评估的规范化。主要包括如下方面：① CGA 是以病人为中心的，一方面要选择合适的病人，明确其参与评估的自主能力，如果不具备自主决策能力，则需要遵循伦理学原则；另一方面，要"应评尽评"，尽力使需要接受 CGA 的老年人能被有效评估，深入挖掘其"身、心、社、灵"多维度的需求，尽力为他们寻找匹配的社会及医疗资源并给予适当的干预；②要采用标准化评估工具，实施评估前，要对评估员进行专业培训，合格后才能上岗，以减少评估结果的误差；③要掌握必要的老年专科知识，还需要有评估技能和沟通技巧及团队协作的能力；④要通过面对面访谈或电话、视频、邮件等多种方式全面收集病史、病历、处方等相关信息来完成评估并验证信息的可靠性；⑤及时记录依据评估结果制订的干预计划，并进行动态评估和长期随访，追踪临床结局，及时调整照护方案；⑥要把病人和家属纳入决策过程中，及时获得反馈信息。

拓展阅读 5-2
协作护理

第二节　生理健康评估

情境导入

80 岁的王爷爷上周刚完成年度体检，没有发现新的问题或疾病，高血压和糖尿病均稳定。但最近 1 年，他在老伴去世以后，感到记忆力变差了，似乎"脑子变慢了"，走路也有点"发飘"，浑身没劲儿，他很害怕跌倒，所以都不怎么出门。半年前他感到自己以前的裤子都变得更肥大了，要缩进一个腰带扣才行。门诊医生帮助他检查后发现握力正常，但步

拓展阅读 5-3
衰弱

速下降，体重也下降了 8 kg（之前体重为 60 kg）。

请思考：

1. 该例病人是否符合衰弱的诊断？
2. 怎样进一步全面评估功能状况，制订更加详细的照护计划？
3. 怎样向家属交代可能的不良预后？

健康与疾病之间实际上并没有明确的分界线，在出现疾病之前，可能已经出现部分功能状况的下降。因此，老年人的生理健康评估，不仅要评估各项生理指标随年龄的变化情况和疾病的发生发展，还要重视功能状况及自我照护能力的评估，这是 CGA 的核心部分。

一、老年人生理指标变化与疾病评估

随着年龄的增长，老年人各个系统逐渐开始老化，容易罹患多种疾病，但又往往缺乏典型临床症状，在临床上容易误、漏诊。老年病的评估更依赖于对病史、体检的敏锐把握，如表 5-2 所示，全面回顾各系统情况有助于提高评估效率。

表 5-2 增龄相关各系统变化与易患疾病列表

系统分类	增龄相关生理变化特点	易患疾病
呼吸系统	胸廓运动受限	慢性支气管炎及慢性阻塞性肺疾病
	呼吸肌/辅助呼吸肌力量下降	肺部感染
	分泌物增多而气道廓清能力下降	肺源性心脏病
	肺组织萎缩、弹性回缩力下降、肺泡数目减少	呼吸衰竭
		肺间质疾病
	肺间质功能衰退	肺部肿瘤
循环系统	心脏瓣膜退行性改变	冠心病及心绞痛
	心脏扩大或心肌肥厚、心脏淀粉样物质蓄积	心脏瓣膜病
	心肌及心肌间质细胞老化	心肌病
	心包肥厚僵硬、心脏舒张功能减退	心力衰竭
	传导系统纤维化、脂肪浸润等使传导细胞数量减少	心律失常
		动脉粥样硬化
	冠状动脉及全身动脉粥样硬化，引起心肌供血减少而工作阻力增加	高血压
消化系统	咀嚼、吞咽能力下降	吞咽障碍
	胃黏膜萎缩、胃酸分泌减少、消化吸收不良	胃食管反流性疾病、食管裂孔疝
	胃食管反流增多	萎缩性胃炎、黏膜糜烂、消化性溃疡及出血
	胃肠动力下降	十二指肠、结肠憩室
	胰腺外分泌功能不足	消化不良、慢性胰腺炎
	肝细胞萎缩、解毒能力下降	脂肪肝、肝功能异常、药物性肝损伤、肝硬化
	肠壁薄弱	胆囊息肉、结石，胆囊炎
	胆汁淤积	腹泻、便秘、肠梗阻、缺血性肠病
	肠道菌群紊乱	消化系统肿瘤

续表

系统分类	增龄相关生理变化特点	易患疾病
骨关节系统	骨密度及骨强度下降 关节、滑膜、韧带等退行性变 骨质增生、全身骨骼解剖形态改变	骨量减少或骨质疏松 骨折 老年性骨关节病 椎间盘突出、脊柱侧凸／后凸、桶状胸
泌尿生殖系统	肾体积缩小、肾小球数量减少或硬化、肌酐清除率下降 肾小管数量减少 肾间质纤维化及炎症细胞浸润 肾血管硬化 前列腺增生 绝经、子宫内膜及阴道萎缩	急性或慢性肾衰竭 复杂尿路感染 间质性肾炎 肾血管疾病、肾性高血压 尿路结石、膀胱炎 良性前列腺增生、尿潴留 老年性阴道炎 泌尿系统肿瘤、妇科肿瘤
中枢神经系统	脑组织萎缩 记忆力、认知功能减退 感知觉（视、听、嗅、触、味觉）下降或异常 脑血管硬化	痴呆 帕金森病 一过性缺血性脑病或脑卒中（包括脑出血）
内分泌系统	唾液腺萎缩 甲状腺和甲状旁腺纤维化、炎症细胞浸润及结节形成 肾上腺腺体增生 胰岛增生能力下降 性腺萎缩、功能衰弱	口干燥症 甲状腺结节、甲状腺功能亢进／减退 甲状旁腺功能亢进 甲状腺癌 肾上腺皮质结节或腺瘤、慢性肾上腺皮质功能减退、原发性醛固酮增多症 胰岛素抵抗、糖耐量异常或糖尿病 更年期综合征

二、评估时的注意事项

根据老年病人的特点，评估时要注意如下事项：

1. 评估时要选择相对密闭、安静的环境；询问病史应谈话自然、认真细致，多采用共情的方法，了解个人偏好、治疗意愿。

2. 完整的首诊是建立医患关系的基础。首先要明确从哪里转诊和转诊的原因，近期最急迫解决的问题是什么。

3. 首诊应概括各方面的病史和体格检查，需要参考以往病历或处方等医疗文书。要尽可能从病人或家属、近身照护人员那里收集原始资料和客观体检证据。如果时间有限，可以分两步进行，先完成现病史和既往史相关资料收集和体格检查，再择期进行全面体检和系统性的CGA。

4. 对认知受损或语言障碍不能交流的病人，应借助体格检查提供的信息及询问家人。

5. 随访评估时应注意目前的主诉和近期治疗情况，尤其是病人或家属在特定时点上的需求，重点关注病情变化及对健康状况的影响，记录目前治疗方案。

6. 采集现病史时要记录症状缓急、严重程度和持续时间、症状对功能和自理能力的影响，缓解或加重因素，以前的医疗护理干预。

7. 采集既往史时，除了常规记录既往慢性病、传染病史及手术史之外，对老年病人还需要记录以往住院史、入住康复机构史及长期卧床史等。

8. 需要询问健康筛查情况及疫苗接种史，包括疫苗接种时间、类型，眼睛和牙齿年度检查，前列腺特异性抗原测定，乳腺 X 射线摄影，结肠镜筛查等。

9. 用药史中要详细记录药物过敏史，最近增加或中断的治疗，草药和非处方药物用药史，必要时可请病人携带药瓶来进行评估。

10. 在进行系统性回顾时，要关注老年相关症状变化，包括认知程度、视力、听力、移动、与目前主诉相关的症状等。

11. 社会因素评估中，老年人目前的婚姻状态、子女陪护、既往职业、教育水平、爱好、文化偏好、宗教信仰、生前预嘱等均应详细询问。

12. 生活自理能力评估可以使用相关量表（参见附录），此外还应该记录既往或目前使用社区或长期照护机构提供的照护服务、家庭雇用护工 / 保姆的情况，记录使用辅助设备（拐杖、助行器、轮椅等）的情况。

三、老年人体格检查注意事项

体格检查（physical examination）会提供客观证据，能有效弥补病史采集中的不足并有助于验证问卷评估结果的准确性。评估人员应充分对病人进行观察并运用常规体格检查技能采集信息。但同时要清楚老年病人的特殊性。

1. 首先对外表（体型、衣着、面色和表情、精神状态）、语言、肢体活动等进行初步观察。例如，体型消瘦者要警惕营养风险，驼背者要考虑有无骨质疏松及椎体压缩性骨折，面具脸需要考虑帕金森病，气色苍白病人要考虑贫血，全身色素沉着或腋窝等局部皮肤变黑要警惕内分泌疾病；衣着方面要观察衣服大小、清洁度、是否与天气相适应等，判断病人自主决策能力及照护支持是否充足；表情淡漠或焦躁不安时要考虑甲状腺功能及认知功能状况；躯体活动异常，可观察有无肢体震颤或抽搐、点头征或摇头征等，提示神经系统疾病或瓣膜疾病，出现口面部肌肉痉挛或伸舌时要考虑有无药物副作用出现（用药后迟发性运动障碍）；语言方面可观察语速快慢、表达与理解能力变化，病人与家属表述是否一致等。还可以观察外貌与实际年龄是否相符，以此推测经济、文化、自理能力等。

2. 测量生命体征时，不仅要测量体温、脉搏、血压、呼吸频率，还应测量血氧饱和度和评估疼痛评分。在天气变凉时，老年人体表温度可能偏低，应该以腋温测量为主。血压方面应注意询问家庭自测血压情况，注意识别"白大衣高血压"，观察左右肢体血压是否对称，必要时还需要测量卧、立位血压，尤其是在使用可能引起直立性低血压的药物时。呼吸频率和血氧饱和度的变化，可能是老年肺部感染的重要提示，可能早于发热、咳嗽等临床症状的出现，应该给予重视。疼痛的评估可以采用笑脸法或数字评估法，对于沟通障碍或意识障碍病人，还要注意非语言的症状，如皱眉、拒绝按压、躲避等表现。

3. 眼、耳、鼻、喉、口腔等五官方面的初步检查，有助于帮助识别听力、视力、口腔黏膜及牙齿问题。如发现咽喉部食物或唾液残留，应请言语康复师进一步评估吞咽功能。

4. 要重视外周动脉搏动的触诊及颈、胸、腹部大血管听诊，有助于发现动脉闭塞或动脉瘤；观察双下肢水肿情况及是否对称，有助于发现静脉曲张或血栓。

5. 肢体的对称性，关节触诊，关节活动度评估，有助于判断活动能力。

6. 心、肺、腹查体依然遵循常规查体模式，但需要结合老年病人疾病谱，更应关注心律、瓣膜杂音、心音强弱、肺部啰音或爆裂音及胸腔积液、腹水相关体征等。

四、实验室和影像学检查的注意事项

实验室和影像学检查是疾病诊断和判断疗效的重要环节。理论上，可以按照常规的诊疗原则来选择。还需要考虑到预期寿命和老年病人衰弱、共病等特殊性及化验和检查实施的难易程度。例如，老年病人外周血管条件差，应该尽量减少采血频率；对完全尿失禁的病人，尿液标本的采集也并不容易。此外在申请检查之前，应该思考为什么要做这个检查，检查结果会改变治疗、护理方法吗？可能选择的治疗、护理方法，病人和家属会接受吗？病人会获益吗？有什么副作用？权衡检查的利弊，才能最大限度避免过度医疗，是减少医源性损伤的重要环节。

护士是管理老年病人接受检验或检查的主要人员，要熟悉相关护理要点并对病人和家属充分宣教。可参考如下几点：①空腹检查项目。应关注老年病人是否在禁食水期间会出现低血糖或脱水情况。②能否耐受检查需要的体位。部分检查时间过长或需要完全平卧、俯卧、立位等，应提前判断有无误吸、跌倒及坠床等风险。③能否耐受检查的副作用。例如，增强 CT 引起的对比剂肾损伤，胃肠镜检查前服用泻药引起腹部不适，大量饮水或口服造影剂引起呕吐、误吸等。④谨慎解读结果。检查结果的正常值范围通常是从较年轻的健康人中抽样所得，因此在老年人中可能不太适用。例如，血肌酐水平有随年龄增长而下降的趋势，不能仅凭血肌酐水平来判断肾功能，需要结合肾小球滤过率，或采用纳入年龄的肾功能计算公式。

五、功能状况评估

功能状况（functional status）主要与日常生活活动能力相关，直接受到健康状况的影响，并与精神心理、环境和社会支持等密切相关。功能状况的变化会触发进一步的诊断评估和干预，还能评价治疗效果及预测长期照护方案的预后。日常生活活动能力（activity of daily living，ADL）可以从 3 个层面评估：①基本日常生活活动能力（basic activity of daily living，BADL），是个人为维持基本生活所需的自我照顾能力和自理能力，是每天必须从事的日常生活活动能力，包括洗浴、穿衣、如厕和控制尿便、剃须、吃饭和变换位置等。②工具性日常生活能力（instrumental or intermediate activity of daily living，IADL），是指老年人在家中进行自我照护活动的能力，包括购买杂货、驾驶车辆或使用公共交通工具、使用电话、做家务、准备食物、洗衣、理财和管理药品等。③高级日常活动能力（advanced activities of daily living，AADL），包括反映个人偏好和兴趣的职业活动、社会活动或娱乐活动等，如作志愿者、看电影、聚餐等，能够反映老年人的主动性及社会功能。通常会先出现 AADL 下降，IADL 和 BADL 的变化可能会滞后一些。例如，退休后丧偶独居的老人，可能先出现兴趣减退、不愿出门的情况，再逐渐出现忘记服药，继而因活动减少、肌量下降而出现步态不稳。研究表明，IADL 包含的项目均属于后天习得的技能，BADL 中包含的项目则多为维持生命的基本能力，因此在老年期 IADL 的丢失会早于 BADL 的丢失。Katz 等发现功能障碍的发生常按照一定的顺序，较复杂的功能先受影响，因此研发了 Katz 指数，也叫 ADL 指数。将 ADL 分为 6 个方面：沐浴、穿着、如厕、床椅转移、控制大小便、进食，共分 7 个等级。A 级为完全不依赖，B 级为只有一项依赖，C 级为只有沐浴和其余 5 项中的一项依赖，D 级为沐浴、穿着和其他 4 项中的一项依赖，E 级为沐浴、穿着、如厕和其他 3 项中的一项依赖，F 级为沐浴、穿着、如厕、床椅转移和其他 2 项中的一项依赖，G 级为所有项目均依赖。从另一个角度解读，在 BADL 中，通常吃饭、控制尿便等维持生命必需的技能会最晚丢失，而洗浴、修饰等非生命直接相关项目属于早丢失的项目。

老年人 ADL 评估主要使用量表进行，目前常用量表如表 5-3 所示。巴氏指数出现于 20 世纪 50 年代，于 1965 年正式称为巴氏指数（Barthel index），有 10 项和 15 项两个版本。目前在我国广泛使用的是基于 10 项版本的中文版巴氏指数，包括进食、洗澡、修饰、穿衣、控制大便、控制小便、如厕、床椅转移、平地行走、上下楼梯，具体参见附录 1。此外还有肯尼自护量表（Kenny self care scale），因使用起来比较烦琐，目前并未在我国广泛使用。

在评估 IADL 方面，中华医学会老年医学分会推荐使用 Lawton IADL 评分，主要对做饭、做家务、服药、外出、购物、理财、打电话 7 个项目进行评估。具体参见附录 2。

除了 ADL，躯体功能评估方面，还可以进行平衡、步态评估及跌倒评估。有研究表明，步速也可单独预测老年人的功能下降和早期死亡。肌力、平衡和步态评估通常由康复师等专业人员完成。护士则可以使用更简单一些的量表进行初步筛查。常用的初筛评估量表有起立 - 行走测试法（timed up and go test，TUGT）、简明身体执行功能测试（Mini-PPT）、改良的 Romberg 试验、Tinetti 量表及 Morse 跌倒评估量表等。在 interRAI 评估中，还需要进一步记录：①主要运动

表 5-3 评估日常生活活动能力的常用量表及主要评估内容

量表名称	主要评估内容	判定标准
Katz 日常生活活动能力评分（Katz ADL scale）	沐浴、穿着、如厕、床椅转移、控制大小便、进食	每个项目独立完成 1 分，依赖为 0 分。总分范围 0~6 分。6 分表示完全独立，3~5 分表示部分功能缺损，2 分以下表示严重功能缺损
巴氏指数	进食、洗澡、修饰、穿衣、控制大便、控制小便、如厕、床椅转移、平地行走、上下楼梯	完全独立 10 分，部分依赖 5 分，依赖 0 分。总分范围 0~100 分，得分越高独立性越好，依赖性越小
肯尼（Kenny）自护量表	床上活动（移动、坐起）、体位变换（坐位、站立、如厕）、移动（行走、上下楼梯、轮椅）、穿着（衣、裤、鞋袜）、个人卫生（洗脸、洗头、洗手臂、洗躯干、洗会阴、洗下肢）、大便失禁、小便失禁	0 分：各项均不能独立完成；1 分：只有一项能够独立完成，或在帮助监督下完成 1~2 项，其余各项均不能独立完成；2 分：能独立完成 2 项，或在帮助监督下完成 3 项，其余各项均不能独立完成；3 分：只有 1~2 项需要监督或帮助；4 分：均能独立完成 总分范围 0~24 分，0 分表示无任何生活能力，24 分表示独立生活功能良好，不需要其他人帮助
躯体生活自理量表（physical self-maintenance scale，PSMS）	如厕、进食、帮助清洗、备餐、穿衣、梳洗、行走、洗澡	每个评估条目中功能独立为 0 分，其他均为 1 分
工具性日常生活能力（IADL）量表	使用电话能力、购物、备餐、整理家务、洗衣、使用交通工具、服药、理财能力	每个评估条目中功能独立为 0 分，其他根据程度给予 1 分或 0 分。总分范围 0~8 分
洛文斯顿工具性日常生活能力（Lawton IADL）量表	做饭、做家务、服药、外出、购物、理财、打电话	总分范围 0~14 分，分值越高，提示日常生活活动能力越大

方式：步行还是轮椅，自助还是他人辅助，有没有使用手杖、助步器等辅具；②测算 4 m 步行时间；③过去 3 天里在一次都没休息的情况下行走或使用轮椅行走的最远距离；④过去 3 天锻炼或体力活动的总时间；⑤过去 3 天离开居所的天数；⑥老年人自己或专业的照护者是否有信心提高生理功能；⑦ 3 个月内 ADL 的变化情况。

躯体功能的评估，有助于真实呈现被评估老年人的生理功能概况和特征，协助制订个性化的照护方案，在护理评级中是核心判定标准。例如，在美国国家综合癌症网络（National Comprehensive Cancer Network，NCCN）老年肿瘤指南中提出，根据 CGA 结果可以将老年病人分成三种类型：第一种是功能自主的病人（标准为：无 ADL 和 IADL 依赖，且没有合并症及老年综合征的病人），可耐受同年轻病人一样的治疗。第二种为功能部分受损的病人（存在一项或者以上的 IADL 依赖，但无 ADL 依赖；有不威胁生命的合并症；轻度记忆力下降和抑郁；无老年综合征），需要给予个体化调整的治疗并提供适当的支持治疗。第三种为衰弱的病人（标准为：年龄≥85 岁；存在一项或者以上的 ADL 依赖；有一项或者以上的老年综合征；存在 3 个或以上的 3 级合并症，或是一个 4 级合并症伴有持续存在的日常生活活动受限），只能接受支持治疗。

因此，在老年人的健康综合评估中必须首先掌握对躯体功能的评估，并建立依据功能状况变化进行动态评估的机制。

第三节　心理健康评估

老年心理健康评估主要包括认知功能、焦虑、抑郁、谵妄等方面。一方面，通过心理评估可以明确发生相关精神心理疾病的风险，另一方面可以为疾病诊断、医患沟通、治疗决策等提供更多依据。与传统诊断过程不同，心理健康评估会受到访谈环境、沟通技能、家属辅助、被评估老年人的认知能力与感知觉障碍等多方面因素的影响，评估结果可能会出现偏倚。评估者应该经过培训考核合格后上岗。

一、基本方法

心理健康评估的基本方法包括观察法及交谈法。观察法是评估者借助感官对老年人的外形、言语、表情、动作、姿态及对外界刺激的反应等进行有目的的观察。交谈法则是一种带有目的性的谈话，通过提问或倾听了解老年人的性格特点、心境及心理表现并探讨其原因，兼具诊断和治疗双重作用。

二、注意事项及沟通技巧

1. 心理方面的关键病史包括既往精神疾病病史；因心理问题住院或门诊就诊的病史；目前或过去的压力水平及应对措施；目前和过去酗酒或欣快性药物滥用情况；治疗焦虑、失眠或抑郁的药物使用情况；记忆力、判断力或思维过程任何明确存在的问题；人格、价值观、个人习惯或生活满意度任何方面的变化；明确对自我价值或未来期望的感觉；对目前生活和健康情况适当的情绪感觉（对丧失的事物感到沮丧等）；目前有所爱的人，有人支持及鼓励老年病人；感到绝望或有自杀想法等。

2. 评估信息来源应该是多样的，可以用多种方式询问老年人本人及其家人、朋友及照护者，还可以直接从医疗文书、药物记录、保险记录等获取。

3. 在开始评估前，应先简单了解一下被评估者的情况，得到初步印象；预约最佳时间，并请照护者陪伴；安排相对密闭和安静的空间，双方均采用舒适的体位（尽量坐位），评估过程中尽量避免被电话等打扰。

4. 开始评估时，先做好自我介绍，遵循双方平等的基本人际规范，表现出对对方的尊重和兴趣。

5. 评估过程中应集中注意力，以更专业化的方式帮助被评估者表现自己的症状、困难、需求和关注等，尽力感知"对方的世界"，了解其情绪、观念、期望等。

6. 避免使用与老年人知识水平不符的专有名词，推荐使用直接、简单的句子。应注意语言的规范性和逻辑性，避免说话内容缺乏组织，令人难以理解。

7. 语速要稍缓，老年人对低频的声音更容易听清。适当使用安慰性、鼓励性、积极暗示性语言。对健忘、记忆力下降的老年人可用举例的方法来说明和解释问题，以加深记忆，并耐心、反复沟通，适时进行总结，确定双方真正明白彼此的意思；确认所收集信息的正确性，并求得被评估者的认同。最后要注意给予老年人提问的机会，以澄清误会。

8. 倾听的技巧包括耐心倾听老年人及家属的叙述，不要轻易打断或急于概括，也不要一边听一边做其他事情，没有听明白的要询问清楚；倾听时注意老年人的表情、眼神、姿势、说话与交流方式、对沟通的感受、对疾病的认识程度和对交流的期望值；要注意体会老年人的心理状态、言语中的潜台词，从中发现可能的症状线索，以及可能的心理、社会因素，辨别其真实意图；倾听过程中可以辅有恰当的言语动作反馈或用面部表情、目光接触、身体姿势，如点头等运动姿态，表示在听，鼓励继续述说；如果老年人说话太啰唆，离题太远时，可委婉恰当地加以引导，尤其提倡共情式的反馈。

三、抑郁评估

抑郁的特征是情绪低落，会使老年病人莫名不适、功能受损，增加死亡率及过度使用医疗资源。尤其是在生命晚期，抑郁漏诊率高，治疗不充分。抑郁在老年病人中表现不典型，可能会被认知功能损害掩盖，可以使用简单的问卷进行筛查。

老年抑郁量表（geriatric depression scale，GDS）有 5 项、15 项和 30 项等多个版本（30 项的版本参见附录 3）。简版老年抑郁量表（short form geriatric depression scale，GDS-15），共 15 个问题，总分 0~4 分为无抑郁，5~8 分为轻度抑郁，9~11 分为中度抑郁，12~15 分为重度抑郁，即超过 5 分提示存在抑郁可能，需要进一步评估。抑郁也可以使用自评量表进行评价，如 Zung 氏抑郁自评量表（self-rating depression scale，SDS）比较常用，具体见附录 4。共 20 项评估内容，每项 1~4 分，各条目累计分 /80= 抑郁严重度指数，范围为 0.25~1.0。抑郁严重度指数 <0.50：无抑郁风险；0.50~0.59：可能有轻微至轻度抑郁；0.60~0.69：有中度至重度抑郁；≥0.70：有重度抑郁。

四、焦虑评估

焦虑是个体感受到威胁时的一种紧张的、不愉快的情绪状态，可以表现为失眠、烦躁、不安、莫名紧张等。焦虑常伴有明显的自主神经症状，常被误诊为冠心病、胃肠功能紊乱等。因此对焦虑进行筛查和评估，具有诊断和鉴别疾病的双重临床价值。可以采用 Zung 氏焦虑自评量表（self-rating anxiety scale, SAS），其含有 20 个项目，每项 0~3 分，0 为无或很少时间，1 为小部分时间，2 为相当多时间，3 为绝大部分或全部时间。将 20 个项目的各项得分相加，结果乘以 1.25 后取整数部分，得到标准分。SAS 标准分界值为 50 分，50~59 分为轻度焦虑，60~69 分为中度焦虑，69 分以上为重度焦虑。具体见附录 5。也可以采用汉密尔顿焦虑量表（Hamilton anxiety scale, HAMA），其包括 14 个项目，每项 0~4 分，0 为无症状，1 为轻度，2 为中度，3 为重度，4 为极重度。总分大于 14 分为有肯定的焦虑，大于 7 分为可能有焦虑，小于 6 分则没有焦虑。

五、认知功能评估

认知能力主要是指学习、记忆、语言、思考、推理、专注及创造等能力。普遍认为老年人的认知功能有随年龄增长而降低的趋势。女性、受教育程度低、酗酒或缺乏娱乐活动的老年人认知功能减退的风险会更高，但个体异质性强，临床表现多样，认知功能评估是早期发现和诊断痴呆的重要手段，评估内容包含记忆力、定向力、注意力、计算能力、执行力、智力、语言能力、空间识别力、心理运动速度等。痴呆和谵妄的发病率随年龄增加，尤其是 85 岁及以上老年人，临床上漏诊率高。对认知功能评估需要全面回顾病史，进行简单的认知筛查、详细的认知状况评定、神经心理测试和其他测试来评价影响认知功能的疾病等。

常用的评估认知功能的工具：① Mini-Cog（包括三词回忆及画钟测试），满分 5 分，小于 3 分需进一步评估。其不受语言、受教育程度和文化的影响，可作为初筛工具使用。②简易智力状态检查量表（mini-mental state examination, MMSE），包括定向力、执行功能、注意力和计算、回忆、语言共 5 个领域内容，满分 30 分，认知功能缺陷的分界值受到受教育程度的影响，文盲（未受教育）为 17 分，小学（受教育年限≤6 年）为 20 分，中学或以上（受教育年限>6 年）为 24 分。③蒙特利尔认知评估（Montreal cognitive assessment, MoCA），包括视结构空间和执行功能、命名、记忆、注意、语言、抽象、延迟记忆、定向力等方面，主要用于轻度认知功能障碍的筛查。MoCA 对轻度痴呆比 MMSE 更敏感，但对中重度痴呆的区分能力不如 MMSE。其他评估工具还有临床痴呆评定量表（clinical dementia rating, CDR）、WHO 老年认知功能评价成套神经心理测验工具（World Health Organization battery of cognitive assessment instrument, WHO/BCAI），因操作复杂、专业性强，在此仅推荐了解。

六、谵妄评估

谵妄是急性发作的精神和认知功能紊乱，其诊断标准包括意识障碍（如注意力下降、环境识别能力下降），认知功能障碍（如记忆力减退、定向力障碍、言语障碍），快速起病（数小时至数日）并且 1 天中症状具有波动性。临床上可分为高活动型、低活动型、混合型，常与不良预后相关。

谵妄的危险因素：高龄、合并多种基础疾病且病情严重，视听力障碍或活动不便，酗酒或长期应用精神类药物，痴呆、抑郁状态、脑卒中病史、脑器质性损害等。谵妄的诱发因素包括内因和外因，常有多种因素并存。例如，新增加某些高危药物（糖皮质激素、利尿药等）、水电解质紊乱、甲状腺功能或血糖异常、疼痛刺激、泌尿系统或呼吸系统等部位感染、新发脑卒中、尿潴留、粪便嵌塞、心力衰竭、缺氧、物理约束等。在临床工作中，及时识别谵妄并给予干预非常重要。常用的谵妄评估工具为意识模糊评估法（confusion assessment method, CAM），详见表 5-4。

表 5-4 意识模糊评估法

项目	评估内容	结果	
急性发作和病情波动	1a 与平常比较，是否有任何证据显示病人精神状态产生疾病变化	否	是
	1b 这种不正常行为在一天中是否有波动	否	是
注意力不集中	2 病人集中注意力是否有困难？如是否容易分心或无法接续刚刚说过的话	否	是
思维紊乱	3 病人思考缺乏组织或者不连贯？或答非所问，或想法不合逻辑，或突然转移话题	否	是
意识状态改变	4 整体而言，您认为病人的意识状态有无过度警觉、嗜睡、木僵或昏迷？	否	是
结论	1a+1b+2 "是"，加上 3 或 4 任何一项 "是" 为存在谵妄		

第四节　社会健康评估

社会支持从性质上可以分为客观支持和主观支持两方面，还包括个体对这些支持的利用情况。社会评估有助于全面了解老年人的社会支持系统、角色和角色适应、物质和经济保障等。强有力的社会支持是老年病人能按时出院并留在社区养老的重要条件。社工可以分担此部分工作，有助于寻找更多的社会福利资源。

一、老年社会支持范畴及评估

对社会支持能力进行简单筛查的直接目的在于收集全面社会史并确定谁能为老年人提供照护。社会史评估的关键因素：既往的职业和退休状况，家族史，目前和既往的婚姻状况（包括两性关系的质量），家庭成员和参与照护程度（即照顾者的存在及充分性），居住处所和居住安排，家人和照护者的期待值，经济状况、健康保险的充分性，社会活动和爱好，交通出行的方式，参与社区活动的情况，参与宗教或灵性活动的情况等。尽早发现社会支持方面存在的问题有助于制订切实可行的照护计划，以及寻找合适的照护资源。对于功能受损的病人，要确定哪些照护者可以提供 ADL 方面的支持。了解功能受损者的财务状况也很重要，结合财务情况选择服务类型或申请相关的政府补助。如果有长期照护保险也会有帮助。可以采用社会再适应评定量表（SSRS）测量个体社会关系，有 3 个维度 10 个条目。分别对主、客观支持及支持的利用度进行评价。也有专门针对情感和信息支持方面的评估，如表 5-5 所示。

表 5-5 情感和信息支持评估

问题	从不	一点	偶尔	经常	总是
当您需要交流的时候可以有人倾听	1	2	3	4	5
有人可以提供信息来帮您解惑	1	2	3	4	5
有人会在您有困难的时候提供好的建议	1	2	3	4	5
可以对某人讲您的自身或自己的问题	1	2	3	4	5
有这样一个人，他的意见您真的希望得到	1	2	3	4	5
可以和某人分享您的忧虑和恐惧	1	2	3	4	5
可以向某人求助关于怎么处理您的私人问题	1	2	3	4	5
有人懂您的问题	1	2	3	4	5

二、老年角色和角色适应性评估

进入老年期后，随着退休和子女成长等，老年人由家庭的主要角色转变为次要角色，由工作角色变为休闲角色，并可能因为丧偶等变为独居。如果不能及时调整自己以适应角色的变化，就容易出现问题。因此，可以采用角色或角色功能评估量表（表5-6）等收集相关信息，并可以使用人际关系自我评定量表对老年期的人际关系进行评估和打分。此外，还可以对文化、经济、保险等进行评估。

表 5-6　角色功能评估量表

序号	问题	回答
1	您从事什么职业及担任什么职位或退休	
2	目前在家庭、单位、社会所承担的角色与任务有哪些	
3	您觉得这些角色是否现实、合理？您是否感到角色任务过重、过多或不足，您感到太闲还是休闲娱乐的时间不够	
4	您对自己的角色期望有哪些，他人对您的角色期望又有哪些	
5	您认为您的角色发生了哪些变化，对您有影响吗？是否感受到期望的角色受挫	

注：根据被询问老人的回答作出判断。

三、照护者评估

照护者（care giver）分为正式和非正式两种，家人及亲友提供无偿服务，属于非正式照护者，而医护人员等其他专业人员提供付费服务的为正式照护者。一方面，通过对老年人本身的综合评估，可以明确其优势和不足，让照护者更有针对性地提供服务，提高照护效率，避免过度替代；另一方面评估照护者的需求和负担，及时寻求支援或提供喘息服务，有利于保持或提高照护者的生活质量。可以采用刘腊梅编制的照护者需求评估量表（2个维度共28条，涵盖照顾老年人所需的专业知识和技能及社会支持需求）、照护者负担问卷（caregiver burden inventory，CBI）（5个维度共24条，包含时间依赖性负担、发展受限性负担、身体性负担、社交性负担和情感性负担），以及家庭照护者角色测量表（自评量表，5个维度共25条，包含适应新角色、应变需求及提供协助、处理个人情绪的需要、评估家人及社区的支持资源，以及调整个人生活和工作上的需求）等进行评估。照顾衰弱或失能老人需要一定的专业知识和技能，还应该适当评估非正式照护者提供照护服务的能力水平。

第五节　老年环境评估

老年人的健康状况与居住环境密切相关，通过环境评估，及时发现不良的物理或社会因素，有助于让老年人及其家人生活得更舒适，保持良好的心理状态，降低意外事件风险（如跌倒、骨折）。环境评估也是贯彻落实居家养老的重要举措。

一、适老化环境评估

随着年龄增长，老年人日常生活活动能力水平逐渐下降，某些日常生活活动在居家环境内难以实现，需要对居家环境进行适老化改造，以最大限度地维持老年人的自理能力。环境适老化定义为环境与老年人能力相匹配，能满足老年人个性化的生理、心理及社会需求，具有安全性、舒适性、便利性。2013 年发布的《中华人民共和国老年人权益保障法》中提出了"引导、支持老年宜居住宅的开发"的倡议。居家环境适老化改造是一个跨学科的领域，除了医学知识之外，还涉及建筑等领域，但其核心应基于老年人的能力状况，医疗专业人员仍然需要承担评估的关键角色，包括医生、护士和康复师等，环境改造与护理服务之间相互补充促进。

目前应用比较广泛的模式为以老人为导向的环境评估（elderly-oriented environmental assessment）。2002 年美国开发了老年居家环境综合评估与改造方案（Comprehensive Assessment and Solution Process for Aging Residents，CASPAR），由老年人基本信息、基本情况、居住环境问题检视、客户目标、居家环境改造的急迫度、评估者建议 6 个方面组成，主要针对安全性、便利性、服务可及性进行评估。CASPAR 环境问题正确识别率在 88% 以上。治疗环境筛查量表（the therapeutic environment screening scale）用于长期照护机构，目的是评估养老院和照护机构中痴呆老年人的治疗目标。其共 37 个条目，包括出口管理、维护和安全性，以及三个全球通用的评分项目：工作人员互动、居民在活动中的参与度、体育锻炼环境氛围，不包含对影响或促进躯体活动的环境因素的评估，如有没有可以散步的空地或适合老年人的锻炼器材。住房设施评估工具（Housing Enabler Instrument）是为社区居住老人研发的，但也可用于长期照护机构，来评估老年人与其家庭设施的适合度。首先，评估老年人功能受限程度；其次，评估环境障碍，包括大门、入口、屋里面的门和沟通设施等；再次，评价老年人与环境的适合度。对每一种环境障碍，给予严重程度评估，1~4 分严重程度逐渐递增。个体受限程度与环境的匹配度评估可以使用软件进行。

二、物理环境评估

老化带来的肌肉、骨骼、关节及神经系统等方面的改变，导致老年人肌力、步态、平衡能力变差，出现行走功能下降、活动范围减小等。普通的居家环境所提供的辅助支持无法满足其活动的需要，地垫、台阶等居家环境中的某些常规因素反而成为障碍或危险因素。在移动过程中需要使用轮椅、拐杖、助行器等辅助用具，对居家环境提出了更高的要求。此外，年龄相关的眼部疾病，如白内障等会导致视力下降、视野变小、景深感觉减弱、分辨黄绿色困难等问题。其他感官功能异常，可能导致听不到烟雾报警声、不能判断水温而烫伤等。以上均对居家环境提出了更高挑战。居家环境及居住地附近的周边安全是物理环境评估的重要内容。主要关键因素如表 5-7 所示，也可以参考住宅评估概况表（home assessment profile，HAP）。

此外还有针对各专项研发的环境评估工具，如居家跌倒与意外筛查工具（the home falls and accidents screening tool，HOME FAST），主要用于评估居家环境中可能导致老年人跌倒的危险因素，以及视力障碍老年人居家环境评估工具（the home environment assessment for the visually impaired，HEAVI）等。

表 5-7 物理环境评估主要项目

处所	评估内容
楼梯	光线是否充足 楼梯宽窄、高度、台阶稳固情况 扶手是否稳固，有无扶手或升降滑轨，有无安装电动升降装置的可能性，使用轮椅或助步器是否受限，老年人有无力量及平衡能力上下楼梯
浴室和厕所	光线是否充足 门锁、台阶等是否影响老年人安全出入 地上有无防滑措施，浴缸中有无足够大的防滑垫 是否需要升高坐便 有无扶手帮助老年人起坐 是否需要洗澡椅 热水水温是否能够保障低于49℃，以防止烫伤
厨房	炊具是否充足，有无烤炉或微波炉等便捷的加热工具 是否使用燃气灶，有无燃气泄漏或忘记关火的情况 有无烟雾报警装置或灭火装置 准备食物的环境是否清洁 冰箱内有无过期食物，家中有无充足的食物，食物种类是否单一，谁来购买食物及各种杂货 垃圾怎样处理
居室	居室温度是否合适，冬暖夏凉 光线充足吗，有无夜灯 到达卧室有没有台阶 家具放置是否稳固，座椅和床等舒适与否，是否阻碍通行 地面是否平整、干燥，地板上有无地垫、地毯等障碍物 有无宠物会突然窜出来 电线、插座等是否安全 电话上是否设置了紧急拨打号码
药物储存情况	药物储存在什么地方 房间内有无孙子辈的孩子或宠物会弄乱药物 旧的药物或过期药物是否处理好以防误服 能否保障及时服药 有无紧急情况下的药物列表
周边环境的安全性	周边噪声情况 老年人外出是否担心被袭击 门锁完备吗 邻居家距离有多远？如果有需要时，能就近提供服务吗

三、社会环境评估

社会环境包括文化背景、人际关系、社会支持、经济状况、生活方式、教育、家庭、社区等多个方面。首先针对家庭环境进行评估，可以采用家庭环境量表（中文版），其共90个条目，从多个方面评估家庭成员的关系。还可以使用简单的APGAR家庭功能评估量表，其共5个问题，包括适应度（adaptation），合作度（partnership），成长度（growth），情感度（affection）和亲密度（resolve）。每个问题 0 ~ 2 分，总分 7 ~ 10 分提示家庭功能无障碍，4 ~ 6 分提示家庭功能轻度障碍，0 ~ 3 分提示家庭功能严重障碍。其次针对社区环境评估，可以采用以功能评估为核心的环境评估（the function focused environment assessment，FF-EA）工具。例如，邻里满意度量表（the neighborhood satisfaction scale）和老人邻里生活质量调查表（the senior neighborhood quality of life survey），主要针对社区环境与躯体功能的匹配程度，而不是评价机构设施。评估条目包括社区内有无公园、图书馆、杂货店或犯罪行为。

四、居住环境迁移的评估

此外，还应该动态评估居住环境的变化，尤其是追踪老年人发生病情变化或功能变化时有无受到环境变化的影响。在新环境中，无论是物理因素还是社会因素均会发生变化，应重新启动评估，以便为老年人提供更好的适老化环境改造方案。

第六节 生活质量评估

生活质量（quality of life，QOL）的评估需要兼顾主观感受和客观功能，是老年人躯体功能、社会、心理、信仰等多因素的综合结果。通过评估生活质量，可以获得情绪、满意度、幸福感等在其他评估中难以体现的内容，也常作为结局参数来评价各种干预措施的效果。

通常采用标准化量表来进行评估。满意度可以采用生活满意度指数（life satisfaction index，LSI）进行评估，包括生活兴趣、决心与毅力、知足感、自我感念及情绪 5 个方面。幸福度可以采用纽芬兰纪念大学幸福度量表（Memorial University of Newfoundland scale of happiness，MUNSH），对正性和负性情感之间的平衡进行评估。生活质量综合评定可以采用诺丁汉健康量表、世界卫生组织生存质量测定量表（WHOQOL-100）、简版健康调查量表 36（SF-36D）等。因需要评估的内容繁多，多数量表均比较复杂。临床常用的为 SF-36D，该量表是为测量疾病结果设计的，内容涵盖 8 个领域：躯体功能、躯体角色、疼痛、社会功能、精神健康和健康变化、情绪、活力和总体健康状况。为方便临床应用，该量表进一步简化为 6 条（SF-6D），得分越高，提示生活质量越高。此外，还有为疾病专门设计的一些量表，如脑卒中专用生活质量量表（SS-QOL），添加了脑卒中人群特有的评估条目，如语言、认知、上肢功能、视力等。

（谢海雁）

数字课程学习

教学 PPT　　典型案例　　自测题　　本章小结

▶▶▶ 第六章
老年综合征与护理

【学习目标】

知识：

1. 解释老年综合征发生的原因。

2. 列举老年综合征常见的表现特点。

3. 描述老年综合征的评估内容。

4. 描述老年综合征的护理措施。

5. 列举老年综合征相关健康教育的要点。

技能：

1. 在对老年人进行健康评估过程中能选择恰当的评估工具并筛查出老年综合征。

2. 能按护理程序为伴有老年综合征的老年人制订护理计划并实施。

素质：

在评估老年人健康的过程中善于沟通，耐心对待老年人，体现人文关怀精神和老年护理专业技能。

老化是人类面临的一种复杂的自然现象。随着年龄的增长，人体各系统、器官、组织和细胞逐渐发生形态、功能和代谢等一系列退行性变化，出现了老年综合征。老年综合征（geriatric syndrome，GS）是指老年人因老化、多种疾病或多种原因造成的一组临床表现或症候群的统称，包括跌倒、疼痛、噎呛、营养不良、尿便失禁、便秘、老年瘙痒症、谵妄、头晕与晕厥、睡眠障碍、视听觉障碍、认知障碍、衰弱、多重用药等。老年综合征并不是传统意义上所描述的疾病，却严重影响老年人的身心健康和生活质量，也是老年人开始失能的信号。因此，老年专科护士需要关注此类健康问题，了解其发生原因、具体的表现特点，掌握预防原则和具体的护理措施，以提升老年人的照护质量。

第一节 跌 倒

情境导入

李奶奶，75岁，与80岁老伴一起居住。主诉头晕5天收入院。病人高血压病史10余年，一直服用2种降压药，具体药名不详。双膝骨关节炎20余年。曾有跌倒史，前一次跌倒是在3个月前洗澡时，当时可站立和行走，无其他不适。查体：T 37.1℃，P 65次/分，R 18次/分，BP 160/100 mmHg，全身体检未见明显异常。

请思考：

1. 李奶奶跌倒的危险因素有哪些？

2. 应该从哪几个方面指导病人预防再次跌倒的发生？

老年人跌倒发生率高，是老年人伤残和死亡的重要原因之一，可以导致各种骨折，如手臂、髋部、脊柱、颅骨骨折等。跌倒的发生是各种复杂因素相互作用的结果，包括内因（疾病因素）和外因（环境因素）等。跌倒不仅会导致机体各部分的损伤，造成日常活动能力的下降，降低老年人的生活质量，而且会加重家庭成员及社会的经济负担。因此，预防跌倒是老年护理工作中的重要内容。

【概述】

1. 定义 跌倒（fall）指突发的、不自主的、非故意的体位改变，倒在地上或更低的平面上。国际疾病分类（ICD-10）将跌倒分为两类：①从一个平面至另一个平面的跌落；②同一平面的跌倒。

2. 流行病学 跌倒是我国伤害死亡的第四位原因，在65岁及以上的老年人中居首位。我国是全世界老年人口最多的国家，国内一篇系统综述结果显示，老年人的跌倒率为14.3%，其中女性的跌倒率为15.8%，男性的跌倒率为11.0%。农村老年人的跌倒率为21.5%，而城市老年人的跌倒率为14.8%。欧美发达国家65岁及以上老年人1年内跌倒发生率为28%~35%。虽然数据显示我国老年人的跌倒率低于美国等发达国家，但因我国人口基数大，跌倒问题不容忽视。

3. 跌倒发生的危险因素 由于增龄的因素，老年人出现下肢力量弱、平衡功能下降、视力减退等，加之患某些慢性病等因素，导致老年人容易发生跌倒。

（1）内在危险因素

1）生理因素：随着年龄增长，老年人的前庭感觉功能、本体觉、深度觉均在减退，视力下降、反应迟缓、中枢神经系统和周围神经系统的控制能力下降、下肢肌力减弱、步态的稳定性下降、骨骼肌肉系统功能退化、夜尿增多等，以上老化改变使跌倒的危险性明显上升。

2）病理因素：神经功能受损，如帕金森综合征、脑血管疾病、椎基底动脉供血不足、前庭疾病、昏厥或癫痫发作；心肺功能受损，如充血性心力衰竭、心律不齐、冠心病直立性低血压、慢性肺部疾病；骨骼肌肉疾病，如下肢关节病变和（或）足畸形、胖胀或肌肉疾病、骨质疏松症；视空间、执行及理解判断能力障碍，以及泌尿系统疾病或伴随尿频、尿急、尿失禁等症状而匆忙去洗手间也会增加跌倒的危险性。

3）药物因素：镇静安眠药、抗抑郁药，尤其是阿片类药物会降低警觉或对中枢抑制，抗高血压药、抗心律失常药、利尿药等会减少大脑的血供，氨基糖苷类抗生素、大剂量利尿药引起前庭中毒，噻嗪类药物导致锥体外系反应增多等。以上药物影响人的神志、精神、视觉、步态、平衡等，从而引起跌倒。老年人服用多种药物也会导致跌倒危险性增加，有研究证实使用4种以上药物与老年人跌倒成强相关。

4）心理社会因素：如沮丧、抑郁、焦虑、情绪不佳及其导致的社会隔离均可增加跌倒的危险；存在害怕跌倒的心理也会使行为能力下降，活动受限，增加跌倒的风险。

（2）外在危险因素：许多外在因素也会导致老年人发生跌倒。

1）居住环境因素：光线昏暗或过于强烈、地面光滑或凹凸不平、家具位置改变或摆放不合适、床铺或座椅过高过低、楼道卫生间缺乏扶手、台阶间距过高或边界不清晰等。

2）个人因素：主要为个人穿戴不合适，如裤子裤腿过长，穿着过长或拖地的睡衣，穿拖鞋或尺码不合适的鞋，鞋底不防滑；佩戴度数不适合的眼镜，行动不便者未使用助行器或助行器不合适。

3）其他及社会因素：老年人的教育程度和收入水平、卫生保健水平、享受社会服务和卫生服务的途径、室外环境的安全设计，以及老年人是否独居、与社会的交往和联系程度等都会影响其跌倒的发生率。

【护理评估】

1. 跌倒风险的评估　老年人跌倒的发生不是一种意外，而是存在潜在的危险因素，老年人的跌倒是可以预防和控制的。前期通过跌倒风险评估，筛查出有跌倒风险的老年人，通过针对性的预防措施能在较大程度上降低老年人跌倒的发生。常用的跌倒风险评估工具有：Morse跌倒评估量表（Morse fall scale，MFS）、约翰霍普金斯跌倒风险评估工具（John Hopkins fall risk assessment tool，JHFRAT）、Hendrich Ⅱ 跌倒因素模型量表（Hendrich Ⅱ fall risk model，HFRM）等。可根据不同场所、不同老年人情况等针对性地选择使用。此外，北京协和医学院老年医学团队推出一个简单有效的跌倒筛查和评估工具（图6-1），包括2步：

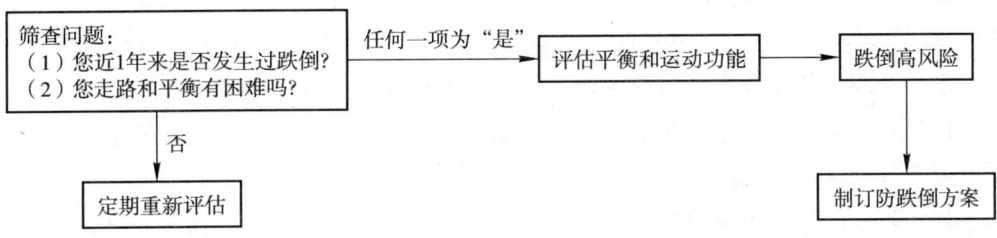

图6-1 跌倒风险评估

第一步：2个筛查问题

（1）您近1年来是否发生过跌倒?

（2）您走路和平衡有困难吗?

任意问题回答"是"，需要进一步评估。

第二步：评估平衡和运动功能

常用的平衡功能评估包括并足站立、半足距站立、前后足站立，每种站立姿势保持时间为10 s。如果半足距站立不能坚持10 s，则视为有跌倒风险。

常用的运动功能评估包括五次起坐测试、步行速度测试、起立－行走测试等。

2. 跌倒后的评估

（1）身体状况：老年人跌倒后可并发多种损伤，如软组织损伤、骨折。其中10%伴有严重损伤，骨折占5%。因此要重点检查着地部位、受伤部位，并对老年人做全面而详细的体格检查。

1）软组织损伤的一般表现：有局部疼痛、压痛、肿胀及瘀斑；重度软组织损伤还包括关节积血、脱位、扭伤、血肿，以及不同程度的活动受限。

2）头、胸、腹部及内脏损伤：对头部先行着地者，要检查有无外伤痕迹，鼻腔和外耳道有无分泌物流出；胸廓两侧呼吸是否对称；听诊呼吸音有无减弱或消失；触诊胸部有无触痛。疑有内脏损伤者，观察腹部有无膨隆，触诊有无肌紧张、压痛、反跳痛。必要时行腹腔诊断性穿刺。

3）骨折：由于骨质疏松、骨脆性增加，老年人跌倒时极容易发生骨折，特别是股骨颈骨折、椎骨骨折及髋骨骨折，易导致老年人长期卧床，使健康状况急剧恶化。骨折的典型表现：局部疼痛和压痛、肿胀、瘀斑，肢体功能障碍、畸形。老年人跌倒后髋部疼痛，不能站立和行走，应考虑股骨颈骨折。

4）避免长躺：如果老年人跌倒后躺在地上起不来，时间超过1 h，称为长躺。长躺可引起脱水、压力性损伤、横纹肌溶解、体温过低、肺炎等问题，甚至会导致死亡。因此跌倒风险高的老年人需有人照顾、避免独处，住院期间护士应及时巡查，及时发现不安全因素。

（2）心理社会状况：评估老年人是否存在因害怕再次跌倒而减少活动和外出的心理，继而导致活动能力降低、活动范围缩小、人际交往减少，影响步态、平衡能力和反应能力，继而进一步增加跌倒的危险。

【护理措施】

1. 跌倒的预防措施　开展全面、针对性的预防措施能在较大程度上降低老年人跌倒的发生。

（1）全面评估：对老年人跌倒的内在危险因素进行评估，并让老年人及家属清楚地了解老年人跌倒的风险级别。针对不同风险级别及高危因素，采取针对性的预防措施。

（2）活动锻炼：鼓励老年人坚持参加规律的体育锻炼，以增强肌肉力量、平衡能力、步态稳定性和灵活性，从而减少跌倒的发生。可根据情况选择散步、太极拳、快走等运动。针对性地进行转移训练、步态训练、平衡训练、关节活动训练，并给予适当的辅助用具或助行器。

（3）生活护理：穿着合脚、防滑的鞋子，尽量不穿拖鞋；裤子或裙子不宜太长；穿脱鞋袜或裤子时应采取坐位。个人常用物品如眼镜、电话、助行器等放在老年人方便拿取的地方。对住院的跌倒高危老年人，应加强巡视，及时提供帮助。

（4）环境改善：环境因素是跌倒的重要因素之一。为预防老年人跌倒，环境要求做到室内光线充足、柔和；地面干净、干爽，无水渍、油渍，遇到潮湿天气及时擦干地面；洗手间、浴室设扶手，为行动不便的老年人提供淋浴椅。老年人活动空间无障碍物，家具的数量尽量要少，摆放位置固定且适当，居室内活动路线简洁；床、椅子的高度以老年人取坐位、脚掌能完全踩到地面为宜；如有摇手的床，需注意摇手及时归位，避免拉出绊倒。

拓展阅读 6-1
国外预防跌倒干预措施

2. 跌倒后的处理

（1）医疗救助：老年人跌倒后，不要急于扶起，要分情况进行跌倒后的现场处理。

1）首先要检查确认伤情，就地评估血压、脉搏、意识、面色等变化，了解有无生命危险。其次，检查局部有无外伤及骨折，如查看有无肢体疼痛、畸形、关节异常、肢体位置异常、感觉异常及大小便失禁等，骨折者应及早固定；平卧伤者需要及时清创处理，如头部受伤者保持静卧，严密观察瞳孔变化及头痛的程度，早期发现异常，尽早处理。如需搬运应保持平稳，尽量保持平卧姿势。

2）意识清醒者，询问老年人对跌倒过程是否有记忆？查找跌倒危险因素，评估跌倒风险，制订预防措施及方案。

3）意识模糊者，需要特别注意，如有呕吐者，将头偏向一侧，并清理口腔、鼻腔呕吐物，保证呼吸道通畅；有抽搐者，移至平整软地面或身体下垫软物，防止碰伤、擦伤，要保护抽搐肢体，防止骨骼、肌肉损伤；如发生呼吸、心搏停止，应立即进行胸外心脏按压、口对口人工呼吸等急救措施。

（2）自我处置：有不少老年人独自在家时会发生跌倒。一旦跌倒，老年人一定要保持镇静，避免长躺，想办法自救或呼救。长躺可导致虚弱、疾病，甚至死亡。如为背部先着地，应弯曲双腿，挪动臀部到铺有毯子或垫子的椅子或床铺旁，然后使自己较舒适地平躺，盖好毯子，保持体温（图6-2A）；在休息片刻、体力有所恢复后，尽力使自己向椅子方向翻转身体，变成俯卧位（图6-2B）；双手支撑地面，抬臀、弯曲膝关节（图6-2C）；尽力使自己面向椅子跪立，双手扶住椅面（图6-2D）；以椅子为支撑尽力站起来（图6-2E）；再休息片刻，恢复体力，打电话寻求帮助。

【健康教育】

老年人症状不同，可能发生跌倒的危险因素也不同，护理人员应针对疾病及症状对老年人及家属进行针对性健康宣教，从而有效降低跌倒的发生率。

1. 告知老年人及家属与跌倒有关的疾病、环境及自身因素，介绍跌倒可造成的身心伤害，让老年人及家属认识到预防跌倒的重要性。

2. 坚持参加规律的体育锻炼，以增强肌肉力量、柔韧性、协调性、平衡能力、步态稳定性和灵活性，从而减少跌倒的发生。适合老年人的运动包括太极拳、散步等。研究发现，太极拳可以将跌倒的机会减少一半，是老年人保持平衡能力较有效的锻炼方式之一。

3. 选择适当的辅助工具，使用合适长度、顶部面积较大的拐杖。将拐杖、助行器及经常使用的物件等放在触手可及的位置。

4. 有视、听及其他感知障碍的老年人应佩戴视力补偿设施、助听器及其他补偿设施。

5. 合理用药，请医生检查老年人服用的所有药物，按医嘱正确服药，不要随意乱用药，避免同时服用多种药物，了解药物的副作用，注意用药后的反应；用药后动作宜缓慢，以预防跌倒的发生。

6. 防治骨质疏松，减轻跌倒后损伤。指导老年人加强膳食营养，保持饮食均衡，适当补充维生素 D 和钙剂；绝经期老年女性必要时进行激素替代治疗，增强骨骼强度，降低跌倒后的损伤严重程度。

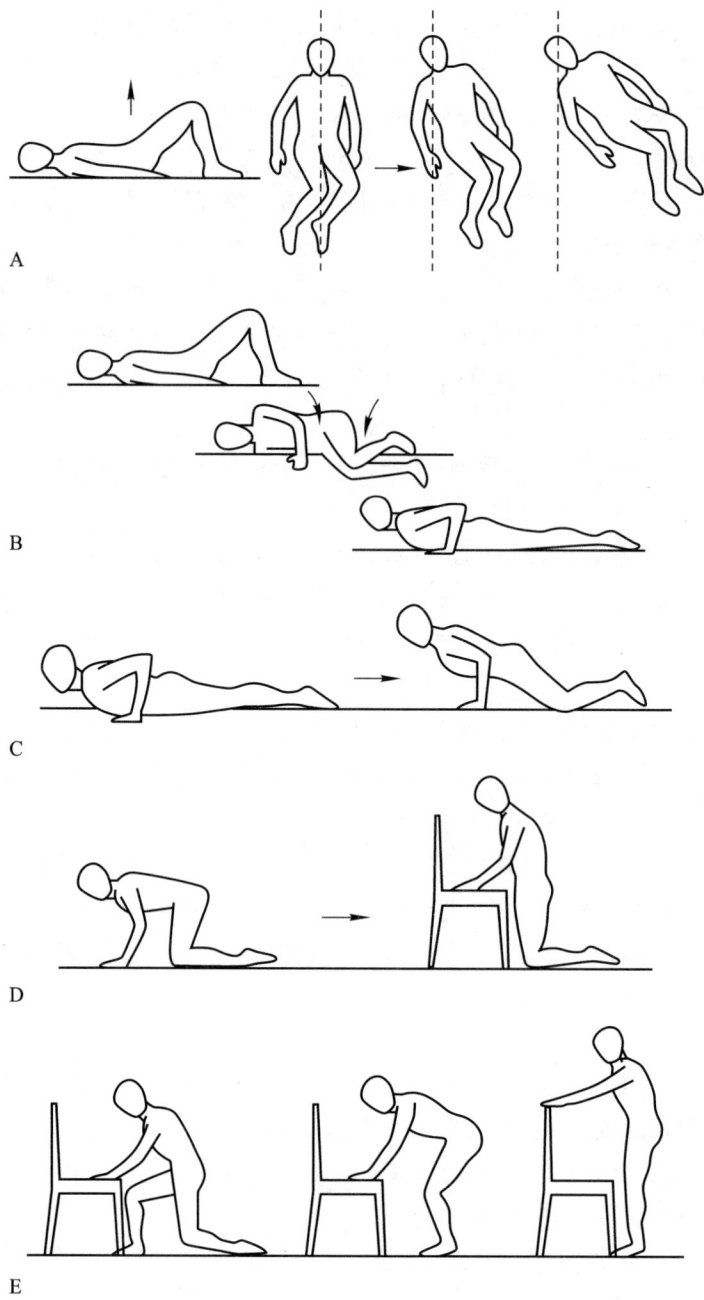

图6-2 跌倒自救

  7. 重视环境因素的干预，积极改善老年人的居住环境，洗手间、浴室设扶手，活动空间无障碍物等。

  8. 老年人跌倒后，不要急于扶起，要分情况进行跌倒后的现场处理。

（王芸芸）

第二节　疼　痛

情境导入

　　李奶奶，76岁，经常出现无明显诱因的全身酸痛，晨起加重，活动后减轻，以腰背部疼痛最为明显。今日在小区锻炼身体时不慎摔倒，用右手支撑地面，当即感到右手剧烈疼痛、肿胀，难以忍受，不敢活动。入院诊断为桡骨下端骨折。目前先接受非手术治疗，外固定石膏，限制活动，遵医嘱使用活血化瘀的口服药物。

　　请思考：

　　1. 请问如何对李奶奶进行疼痛评估？

　　2. 怎样对李奶奶进行疼痛的护理？

　　疼痛是人人都经历过的一种感觉和体验，它伴随着人类生、老、病、死全过程。疼痛是老年人常见的健康问题，可影响其躯体、心理和社会功能，导致生活质量下降。护理人员需了解疼痛的定义、特点，掌握老年人疼痛评估的方法，才能更好地为老年疼痛病人提供有效的护理措施，减轻病人疼痛，以达到有效疼痛管理的目的。

【概述】

　　1. 定义　国际疼痛研究学会（International Association for the Study of Pain，IASP）提出疼痛的定义为："疼痛是与真正的或潜在的组织损伤有关的一种不愉快的感觉和情绪体验。"2001年WHO将疼痛列为第五大生命体征。2004年确定每年10月11日为"世界镇痛日"，10月中旬的一周定为"镇痛周"。每年确定一个主题即"世界疼痛年"关注的焦点，如2020—2021年为全球防治腰背痛年。

　　2. 流行病学　作为老年人常见的症状之一，疼痛患病率正在不断升高。在我国大约30%的人口受到慢性疼痛的困扰，其中大部分是65岁以上的老年人，有80%～85%的老年人至少有一种明确的健康问题使之极易发生疼痛，严重者甚至会造成身体功能的长期衰退。在养老院的老年人中，有疼痛主诉者可高达45%～80%，并以肌肉骨骼原因引起的疼痛最常见，尤其是骨关节炎。足痛和腿痛是继关节痛和背痛之后第三大困扰老年人的因素。老年人是恶性肿瘤的高发人群，据统计，半数老年癌症病人在诊断时就存在中、重度疼痛，至少80%的老年癌症病人感到明显疼痛，老年癌痛治疗刻不容缓。许多老年人常年都生活在各种疾病的疼痛之中，不仅严重影响老年人的生活质量，而且增加了社会负担。因此，老年人疼痛已经成为全社会应当关注的普遍性社会问题。

　　3. 特点

　　（1）痛觉敏感性低，耐受疼痛能力减弱：老年人痛阈升高，对痛觉的敏感性下降，常常使得老年人对症状的描述有误，延误诊断。由于长期反复的疼痛刺激，使老年人对疼痛的耐受能力下降，表现为生活能力下降，并发情绪反应。

　　（2）准确感知及表述疼痛的能力减弱：由于感受能力下降，不能准确感知疼痛的部位、程度，也有部分病人由于认知能力下降或有精神疾病，不能准确表达自身疼痛特点。

（3）不正确使用止痛药：使用止痛药会掩盖症状并加速病情进展。老年人对药物的代谢及排泄能力下降，长期不规律使用止痛药会导致耐受性增强和戒断综合征。

【护理评估】

疼痛评估对识别老年人疼痛的原因、程度和影响，指导疼痛治疗和监测治疗效果非常重要。老年人疼痛病因复杂，且伴随年龄增长带来的生理和心理的改变，如语言及认知功能障碍或不配合，均会给老年人疼痛的评估带来困难。所以，老年人疼痛评估尤需注意评估的内容和方法。

1. 评估原则

（1）重视病人的主诉，获得详尽的病史。

（2）配合医生进行详尽的体格检查。

（3）重视评估病人的精神心理状况。

（4）评估疼痛的严重程度。

（5）注重病人的年龄、性别、性格和文化背景。

（6）注意治疗过程中的动态评估及疗效观察。

（7）全面考虑到病人的感觉水平、感觉因素、认知因素、行为因素。

2. 评估的内容

（1）健康史：详细询问疼痛的部位、性质、开始时间、持续时间、发作频率和强度，加强或缓解疼痛的因素。询问目前正在使用哪些药物治疗，疼痛对食欲、睡眠时间和日常生活的影响。

（2）疼痛的类型及原因：不同疼痛类型其原因不同，明确疼痛类型和原因有助于选择恰当的止痛方法。

1）根据起病缓急和持续时间划分的疼痛类型及其原因：①急性疼痛：有明确原因引起的急性发作，如骨折、手术等，持续时间多在 1 个月内。常伴有自主神经系统症状，如心搏加快、出汗，甚至血压轻度升高等；②慢性疼痛：起病较慢，一般超过 3 个月。多与慢性病有关，如糖尿病性周围神经病变、骨质疏松症等引起的疼痛。一般无自主神经症状，但常伴有心理障碍，如抑郁的发生。

2）根据发病机制划分的疼痛类型及其原因：①躯体疼痛：源自皮肤或骨筋膜或深部组织的疼痛，定位比较明确，性质为钝痛或剧痛；②内脏疼痛：源自器官的浸润、压迫或牵拉，疼痛位置较深且定位不清，可伴牵涉痛，以腹腔器官的炎症性疾病较为多见；③神经性疼痛：是由周围或中枢神经系统的病理生理改变引起的疼痛，性质常为放射样烧灼痛，常伴有局部感觉异常，常见于疱疹后神经痛、三叉神经痛、椎管狭窄、脑卒中后疼痛等。

（3）评估工具：对于老年人来说，疼痛主诉仍然是公认的诊断疼痛的"金标准"，应当重视老年人的任何疼痛主诉。在疼痛评估量表的选择上应结合老年人的实际情况，一般每位老年人应自始至终使用同一种量表。

1）视觉模拟评分法（visual analogue scale，VAS）：使用一条长约 10 cm 的游动标尺，一面标有 10 个刻度，0 为无痛，10 为难以忍受的最剧烈疼痛，让病人在直尺上标出相当于自己疼痛程度的位置，利用分数进行疼痛程度的评估（图6-3）。疼痛等级划分：0 分，无痛；≤3 分，有轻微疼痛，能忍受；4~6 分，中度疼痛并影响睡眠，尚能忍受；7~10 分，有强烈的疼痛，疼痛难忍。此种方法也可应用于对疼痛治疗后缓解程度的评估，临床应用较多。

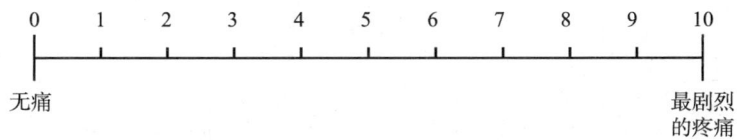

图 6-3 视觉模拟评分法

2）Wong-Baker 面部表情评估量表（faces pain scale，FPS）：不要求读写或表达能力，适用于老年人、文化程度较低者、表达能力丧失及认知功能障碍者。该方法是在视觉模拟评分法的基础上发展起来的，使用时让老年人自己指出一张最能表达疼痛程度的表情，为疼痛评估提供依据（图 6-4）。认知功能障碍的老年人容易思想不集中，因此疼痛评估应该为病人提供安静的环境及充分的时间。

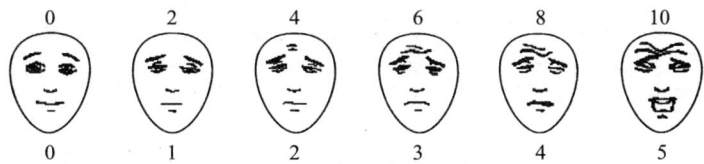

图 6-4 面部表情评估量表

3）语言分级评分法（verbal rating scale，VRS）：采用形容词来描述疼痛的强度。0= 没有疼痛，1= 轻度疼痛，2= 引起烦恼的疼痛，3= 重度的疼痛，4= 可怕的疼痛，5= 极度疼痛。VRS 也可用于疼痛缓解的评级。

4）按 WHO 的疼痛分级标准进行评估，疼痛分为 4 级（表 6-1）。

表 6-1 WHO 疼痛分级

级别	表现
0 级	无痛
1 级（轻度疼痛）	有疼痛但不严重，可忍受，睡眠不受影响
2 级（中度疼痛）	疼痛明显，不能忍受，睡眠受干扰，要求使用止痛药
3 级（重度疼痛）	疼痛剧烈，不能忍受，睡眠严重受干扰，需要使用止痛药

（4）辅助检查：根据临床表现进行有关的影像学检查及实验室检查，明确有无基础疾病。

（5）心理社会状况：患有慢性疼痛的老年人常伴随消极的情绪，应及时评估老年人的心理社会因素，如精神状态有无抑郁、焦虑，以及是否出现社会适应能力下降等情况。

【护理措施】

1. 药物止痛　是治疗疼痛最基本、最常用的方法。合理地选择和监测止痛药治疗效果，可以降低药物不良反应的发生率。护士应掌握止痛药的药理知识，了解病人身体状况和有关疼痛的治疗情况，正确使用止痛药。临床常用的止痛药分类见表 6-2。

老年人使用止痛药的注意事项：①老年人用药有起效慢、消除慢的特点。②遵循小剂量开始、小剂量调整的原则。③选择侵入性小、安全的给药途径。疼痛严重或急性疼痛时静脉给药，慢性或中度疼痛时口服给药，不能耐受时可选择直肠、舌下、透皮途径替代。老年人肌肉消瘦、脂肪组织少，应避免肌内注射途径给药。④联合用药，可起协同作用，减少每种药物的剂量，减少不良反应。⑤注意止痛药与其他药物间的相互作用。⑥做好药物疗效和不良反应的观察并记录。

表 6-2 临床常用的止痛药类别

止痛药类别	适应证	不良反应
非甾体抗炎药（阿司匹林、布洛芬）	主要用于轻度疼痛，尤其是骨和软组织疼痛的治疗，短期治疗风湿性关节疾病，肿瘤的早期和辅助止痛	较少，胃肠反应多见。宜饭后服用，长期服用可能引起消化道出血或发生溃疡
阿片类药物	提高老年人的痛阈，减轻或消除疼痛，可用于急性疼痛、恶性肿瘤引起的疼痛。老年人使用阿片类药物的半衰期长于年轻人，止痛效果好	恶心、呕吐、便秘、镇静、呼吸抑制
其他（盐酸曲马多）	中等程度的各种急性疼痛和手术后疼痛，由于对呼吸抑制作用弱，适用于老年人的镇痛	少见
外用止痛药（辣椒素）	关节炎、带状疱疹、糖尿病引起的周围神经病变，可缓解骨骼肌疼痛和神经痛导致的炎症反应和皮肤过敏	开始用药时，疼痛会增加，随后几天疼痛和皮肤过敏逐步消退

拓展阅读 6-2
癌性疼痛的控制标准

2. 运动锻炼 对于缓解慢性疼痛非常有效，运动锻炼在改善全身症状的同时，可调节情绪、缓解抑郁症状，振奋精神。运动可以增强骨承受负荷及肌肉牵张的能力，减缓骨质疏松的进程，帮助恢复身体的协调和平衡。因此，应尽可能鼓励病人保持一定的活动，并参与自我护理。

3. 心理调适 护士应重视、关心病人，并接受老年人对疼痛的反应，倾听病人的主诉，给予适当的安慰，减轻他们的心理负担。通过参加有兴趣的活动，如看报、听音乐、与家人交谈、深呼吸等方法，分散病人对疼痛的注意力，以减轻疼痛。

【健康教育】

1. 患有颈椎、腰椎、背部疾病的老年人，长距离行走或负重时，应适当使用支架、颈托、腰围，使关节制动休息及止痛。

2. 对于有痛风的老年人，急性发作时，应卧床休息，患肢抬高，避免受累关节负重。穿柔软宽松的鞋袜，注意饮食，食用不含嘌呤的食物。

3. 老年人对疼痛的耐受性加强，心绞痛常表现为一种模糊的疼痛，有冠心病的老年人，如表现为恶心、呕吐、上腹部疼痛、牙痛等症状时，应及时就诊，防止漏诊或误诊。

4. 在疼痛不影响日常生活的前提下，给予合理的膳食、适当的运动并保证充足的睡眠。

5. 指导家属多鼓励和支持病人进行正常的日常交往，减少病人独处引起的焦虑。

（刘红敏）

第三节 噎 呛

情境导入

李爷爷，65 岁。5 年前被确诊患有帕金森综合征。一日，病人在进食的过程中突然出现剧烈咳嗽、呼吸困难、双手乱抓、表情恐怖、面色青紫。

请思考：

1. 面对这种情况，应该怎么救助该病人？
2. 该病人发生此问题的原因是什么？

随着老年人的年龄增长，吞咽功能常常发生一定程度的退化，导致老年人容易出现噎呛的风险。因此，护理人员要仔细了解噎呛发生的原因，并掌握相应的护理方法。

【概述】

1. 定义　噎呛（choke）指进餐时，食物噎在食管的某一处狭窄处，或呛到咽喉部、气管，而引起的呛咳、呼吸困难，甚至窒息。

2. 流行病学　根据美国国家安全委员会数据，噎呛是美国意外伤害死亡的第四大常见原因。如 2015 年的数据显示，5 051 人因噎呛失去生命，其中 56% 的人年龄在 74 岁以上。我国虽没有确切数据，但在新闻报道中屡有提及。

3. 老年人容易发生噎呛的危险因素　噎呛的常见原因：进食速度过快；吞咽大块食物；食物过硬、过干、过黏、过于松散等；进食时注意力不集中，说话或大笑，情绪亢奋。老年人容易发生噎呛除以上原因外，还包括以下因素：

（1）年龄因素：随着年龄的增长，老年人的牙齿残缺或脱落，唾液分泌量减少，咀嚼功能降低，喉肌松弛，吞咽反射功能降低。

（2）疾病因素：脑部病变，阿尔茨海默病，帕金森病，慢性阻塞性肺疾病，抑郁等。

（3）照护因素：部分老年病人生活不能自理，需要照护。部分照护人员受教育程度低，或相关知识缺乏，喂食方法不当；或为老年病人鼻饲时，鼻饲速度过快，每次输注量过多，老年人体位摆放不当；或在鼻饲后短时间内给予吸痰等刺激性操作，出现胃内容物反流而引起噎呛。

【护理评估】

1. 噎呛的常见临床表现　老年人发生噎呛时，常被误认为是心绞痛发作，而延误最佳抢救时机，故应正确认识噎呛的常见临床表现，及时识别。噎呛的临床表现大致分为三期：

（1）早期：在进食过程中，老年人突然不能说话，欲说无声，大量食物积存在口腔内、咽喉部，面部涨红，有呛咳反射。如果有食物残渣进入气管，老年人可感到极度不适，大部分老年人常不由自主地将一只手摆成"V"形扶在颈前中部，另一手指向口腔，呼吸困难，甚至出现窒息的痛苦表情。

（2）中期：食物阻塞在咽喉部或呛入气管，老年人出现胸闷、窒息感，食物不能吐出，两手乱抓，两眼发直。

（3）晚期：老年人出现满头大汗、面色苍白、口唇发绀、意识不清、烦躁不安、突然猝倒，提示食物已误入气管，若不及时清除，老年人可出现大小便失禁、抽搐、鼻出血、昏迷，甚至呼吸、心搏停止。

2. 评估老年人的噎呛风险

（1）摄食 - 吞咽功能

1）口腔功能的评估：观察老年人的口唇闭合、舌部运动、有无流涎、软腭上抬、吞咽反射、呕吐反射、构音、发声（如开鼻声提示软腭麻痹，湿性嘶哑提示声带上有唾液等残留）、牙齿状态、口腔卫生、口腔内知觉和味觉等。

2）吞咽功能的评估：临床常使用反复唾液吞咽测试、饮水试验及进食评估工具 –10 对老年人的吞咽功能进行评估。①反复唾液吞咽测试：请老年人取坐位，或取放松体位卧于床上。首先，用人工唾液或 1 mL 水湿润老年人的口腔，检查者把手指放在老年人的喉结及舌骨处，让老年人尽快反复吞咽唾液，观察 30 s 内喉结及舌骨处随着吞咽动作越过手指所在位置、向上移动再复位的次数。评估标准：30 s 内吞咽 3 次为正常，30 s 内吞咽 2 次或少于 2 次则有噎呛的风险。②饮水试验：也叫洼田饮水试验；由日本学者洼田俊夫提出。请老年人取端坐位，喝下 30 mL 温开水，观察下咽所需时间和呛咳情况。评估标准：能 1 次，顺利地将水全部咽下为 I 级；分 2 次以上，能不呛咳地咽下为 II 级；能 1 次全部咽下，但有呛咳为 III 级；分 2 次以上咽下，但有呛咳为 IV 级；频繁呛咳，不能全部咽下为 V 级。老年人处于 I 级且在 5 s 内咽下全部温开水，为正常；II 级且用时在 5 s 以上，为可疑；III ~ V 级为异常。③进食评估工具 –10（eating assessment tool–10，EAT–10）：该工具共 10 个问题，对被检查者的各种吞咽障碍症状、临床特征、心理感受、社交影响进行评估，每个问题分为 5 个等级：没有 =0 分，轻度 =1 分，中度 =2 分，重度 =3 分，严重 =4 分，总分 ≥3 分为异常。

拓展阅读 6-3
容积 – 黏度吞咽测试

3）摄食过程的评估：①先行期：意识状态、有无高级脑功能障碍影响老年人的食欲或进食速度；②准备期：开口、闭唇、摄食、食物从口中洒落、舌部运动、下颌运动、咀嚼运动、进食方式变化；③口腔期：向咽喉推送的量、方式及所需时间，口腔内残留；④咽部期：喉部运动、噎食、咽部不适感、咽部残留感、声音变化、痰液的量有无增加；⑤食管期：胸口憋闷、吞入食物逆流。除此之外，还有必要留意食物种类、吞咽困难的食物性状、所需时间、一次摄食量、体位、残留物去除方法、身体状况、环境、辅助方法及照顾者状况等。

（2）其他功能状况　①注意老年人的体力、呼吸状态、疾病稳定性、脱水、营养状况等，确认老年人是否适合摄食；②确认老年人的意识水平，确保清醒进食，是否随着时间发生变化；③观察老年人的语言、注意力、记忆力、逻辑等认知状况，以及情感、行为状况，以确认其高级脑功能有无问题。

（3）基本健康状况　了解老年人有无脑损伤、肿瘤、重症肌无力等基础疾病及其发展阶段，并可作为制订康复策略的参考依据。

（4）辅助检查　可采用吞咽造影、内镜、超声波、吞咽压检查等手段进行动态评估。

【护理措施】

1. 老年人噎呛的预防措施

（1）提高预防意识：采用上述方式对老年人进行噎呛风险评估后，对风险度较高的病人在其床边悬挂"防噎呛"警示牌，告知老年人家属和照护人员，并进行针对性地预防和健康宣教。

（2）塑造舒适的进食环境：保持老年人所在进食环境空气清新、整洁、安静、舒适、安全，注意老年人的口腔卫生，对不能刷牙者需做好口腔护理。

（3）选择合适的食物：对于存在较高噎呛风险的老年人，可帮其选择米粥、烂面、蒸蛋、菜泥等糊状食物，避免球状、大块硬或黏性大的年糕、汤圆等食物，以避免噎呛的发生，同时注意食物的温度、色香味，以增进老年人的食欲，促进其吞咽反射。

（4）正确协助老年人进食：存在较高噎呛风险的老年人，应有照护人员在旁陪伴。

1）对于可取坐位的老年人，指导老年人选择稳固且有靠背的座椅，老年人双脚可着地，以减少老年人在进食过程中的体力消耗。

2）对于卧床老年人，尽量帮其取坐位或半卧位，身体可稍向前倾。

3）对不能取坐位的瘫痪老年人，可根据其病情取躯干抬高 30° 的仰卧位，头部前屈，健侧肢体在下，以防食物从口中漏出，并有利于食物向舌根推送，减少经鼻腔逆流及误吸的危险；或颈部垫一软枕，保持头部稍向前倾 45° 左右，使食物由健侧咽部进入食管；或将头轻转向患侧 90°，使健侧咽部扩大利于食物下咽。

4）嘱老年人要缓慢进食，细嚼慢咽，充分咀嚼，给予老年人充分的进餐时间。

5）叮嘱老年人集中精力进食，不看电视，保持情绪稳定，不激动或讲话，进餐量适度，少食多餐。

6）老年人进食时，可嘱其将食物放在口腔中最能感觉食物的位置，最好放在健侧舌喉部或健侧颊部，利于吞咽；对于需要喂食的老年人，喂食者可用小勺将少量食物送至老年人口腔，正常人每次 20 mL 食物，可先以 3~4 mL 试之，之后酌情加量；为防止吞咽时食物误入气道，在老年人进食时先嘱老年人吸足气，吞咽前及吞咽时憋气，使声带闭合封闭喉部后再吞咽，吞咽后咳嗽一下，将肺中的气体排出，带出残留在咽喉部的食物残渣；两次进食间隔 30 s 左右，待老年人完全咽下，并张口确认完全咽下后再送入第二口食物，避免两次食物重叠入口的现象；若出现噎呛现象，立即暂停进餐，等老年人呼吸完全平稳时再继续喂食，噎呛频繁且严重者应停止进食。

（5）鼻饲老年人的进食护理：为老年人鼻饲前，应先检查胃管的留置长度，观察胃管有无脱出或移位。同时，可采用回抽胃液的方式确认胃管是否在胃内。若发现回抽的胃液量大于 150 mL 时，应减少或暂停鼻饲，并联系咨询医生。对痰多且无力咳嗽的老年病人，床边应备好吸痰装置，鼻饲前吸净痰液和分泌物，将床头抬高 30°~50°，协助老年病人取坐位或半卧位，鼻饲液温度在 37~40 ℃，鼻饲速度缓慢，鼻饲量每次约 200 mL，少量多餐（每天 5~6 次），鼻饲时间 20~30 min，鼻饲后 30~60 min 不进行吸痰操作，以防吸痰时引起胃内食物反流误吸。

2. 老年人噎呛的急救措施 老年人进食或鼻饲时若出现噎呛，应立即停止进食，给予叩背，协助老年人尽快咳出食物。如发现老年人出现呼吸困难、喘鸣、面色苍白，则食物可能进入了气管，应根据不同状况采取相应急救措施。

（1）清醒状态下噎呛老年人的急救：通常应立即行站立位海姆利希手法（Heimlich maneuver）急救：

1）施救者一腿弓步向前，帮助老年人取站立位并倚靠在自己身前。

2）施救者在老年人后面用双手臂由老年人腋下环绕老年人的腰部。

3）施救者一手握拳，将拳头的拇指一侧放在老年人脐上两指处，另一手抓住拳头。

4）施救者肘部张开，迅速有力地向上向内冲击老年人的腹部，不断重复，直至食团被吐出。

在行海姆利希手法过程中，老年人的腹腔受到外力冲击时，腔内压力瞬时增高，横膈肌上升，肺部收缩，迫使肺内气体从气道内排出，气道内的食团也随之排出。

（2）昏迷噎呛老年人的急救：针对意识昏迷，呼吸、脉搏尚存，或腰部过于肥胖的老年人，可行卧位海姆利希手法急救：

1）施救者帮助老年人取仰卧位后，骑跨在老年人的大腿上。

2）施救者两掌根叠放于老年人的脐上两指处，并向内向上推压冲击老年人的腹部。

3）重复上述动作，直至食团被吐出。

（3）意识丧失噎呛老年人的急救：根据 2020 版美国心脏协会（American Heart Association，AHA）心肺复苏及心血管急救指南，针对严重窒息且失去意识的心搏、呼吸停止的病人应立即实施胸外按压进行急救：

1）施救者帮助老年人取仰卧位，仰额抬头，背部垫木板或平卧于地面上，解开老年人上衣及裤带。

2）施救者立于或跪于老年人一侧，两掌根叠放在老年人胸骨下半部，手指翘起，两臂伸直，垂直向下按压。

3）按压速度为 100~120 次 / 分，深度为至少 5 cm，但避免过深（超过 6 cm），每次按压后给予胸廓完全反弹的空间，再按压第二次。

4）重复胸外按压动作，以帮助老年人排出气管异物。

3. 老年人噎呛后的护理

（1）体位：老年人发生噎呛后，应协助采取半卧位、侧卧位。

（2）呼吸道护理：照护者应仔细清理呼吸道，定时帮助老年人翻身、拍背，指导老年人咳嗽、排痰，以保持呼吸道通畅，并尽量减少吸痰等容易引起恶心、呕吐等的操作。

（3）心理护理：给予老年人安慰，以缓解其紧张情绪。引导老年人接受由于吞咽障碍导致进食困难的现实，结合其个体的认知、情感及社会支持等因素实施心理护理，并告知老年人可以通过有效的预防措施来防止噎呛的再次发生，以减轻或消除老年人的焦虑、恐惧心理，保持良好心态。

（4）饮食护理：同"老年人噎呛的预防措施"。

【健康教育】

有关老年人噎呛的健康教育对象包括老年人及其照护人员。

1. 现场急救指导

（1）当老年人出现噎呛时，照护人员立即协助老年人低头弯腰，身体前倾，下颌朝向前胸。

（2）如果食物残渣堵在老年人的咽喉部危及呼吸时，老年人应再次低头弯腰，照护人员可在其肩胛下缘快速连续拍击，帮助食物残渣排出。如果仍不能排出，照护人员帮助老年人取头低足高侧卧位，以利于体位引流；用筷子或光滑的薄木板等撬开老年人的口腔，插在上下齿之间，或用毛巾卷成一个小卷撑开口腔，清理口腔、鼻腔、喉部分泌物和异物的同时，照护人员应尽早呼叫医务人员抢救。指导照护人员学会海姆利希手法，必要时给予老年人急救。

2. 教会老年人自救方法和步骤　若老年人独自进食时发生了噎呛，可自行低头弯腰，身体前倾，深呼吸咳嗽，帮助食物残渣排出。如果无效，可自行一手握拳，拇指朝向腹壁，另一手抓住，定位于脐上两指，并寻找一个稳定的椅背或桌角抵住拳头，向内向上冲击腹腔，重复上述动作，配合咳嗽，直至食物残渣被排出。

3. 吞咽功能训练指导　对于存在吞咽障碍的老年人，可指导其针对与摄食、吞咽活动有关的器官进行功能训练。

（1）发音运动训练：发音肌群与吞咽肌群有共同的作用，因此可对此进行训练。首先利用单音单字进行康复训练，如嘱老年人张口发"a"音，再向两侧运动发"yi"音，再发"wu"音，也可以嘱老年人缩唇发"f"音，像吹蜡烛、吹口哨动作，通过以上张口、闭口动作促进口唇肌肉的运动。

（2）颊肌、喉部内收肌运动训练：嘱老年人张口后闭上，使两颊充满气体，鼓腮，之后随呼气轻轻吐出；请老年人将手洗净，做吮手指动作，做颊部及轮匝肌收缩运动，每日 2 次，每次 5 下；请老年人将舌头向前伸出，做左右摆动至口角，再用舌尖舔下唇转舔上唇，之后按压硬腭部，每次 20 个循环。

（3）为提高软腭和咽部的敏感度，增强吞咽反射，还可用冰棉棒接触腭弓，并将之作为中心，在左右相同部位交替进行。

（4）为去除咽部残留物，强化吞咽意识，老年人还可做空吞咽动作，或在交替进食各种适合食物后行空吞咽动作。

（5）嘱老年人进行深呼吸—憋气—咳嗽训练，以提高咳出能力和防止误吸，建立排出气管内异物的防御能力，引起咽下反射，预防误咽。

在以上训练基础之上，还需进行肌力训练、排痰方法指导，上肢协助进食功能训练，辅助器具的选择与使用等方面的综合训练和指导，帮助老年人预防噎呛的发生。

（李小雪）

第四节 营养不良

情境导入

李奶奶，86岁，既往有高血压史及严重骨关节炎史，须依靠四爪拐杖行走。1个月前，因轻微卒中导致的右侧肢体活动障碍而住院，现已出院。住院前，有独立的日常生活活动能力，但出院后需要社区提供上门照护服务。出院后病人体重减轻，随即到老年科门诊就诊。多学科团队进行综合评估，结果显示病人认知功能良好，近期体重下降，BMI为16 kg/m^2。实验室辅助检查发现，轻度贫血及淋巴细胞计数下降、低蛋白血症和低钙血症，右侧膝关节炎症性改变。心理评估发现病人有抑郁症状，口腔检查发现龋齿及缺齿。言语治疗师进行会诊，结果显示病人吞咽功能正常。

请思考：

1. 导致该病人发生营养不良的原因有哪些？

2. 应如何对该病人进行营养不良的护理干预？

在整个生命过程中，营养是躯体健康、认知功能、生活力（vitality）、整体生活质量和寿命的重要决定因素。营养不良是指由能量、蛋白质及其他营养素摄入不足或过剩造成的组织、形体和功能改变及相应的临床表现。据调查，目前我国老年人存在营养缺乏和营养过剩的双重问题。营养缺乏的程度越重，持续时间越长，越有可能导致明显的体成分变化、功能损害或疾病。营养缺乏与疾病、临床结局之间存在复杂的相互关系。一方面，很多长期患病的老年人及在医院、疗养院和其他养老机构居住的老年人存在蛋白质缺乏或蛋白质-能量缺乏，导致非自愿性体重减轻。另一方面，持续摄入过量的某种营养物质也会产生类似的不良后果。过量摄入导致的营养不良的形式包括高胆固醇血症、维生素过多、超重和肥胖等。本节将重点介绍非自愿性体重减轻、超重和肥胖两种营养不良类型的评估及护理措施。

【概述】

1. 定义

（1）非自愿性体重减轻（unintentional weight loss）：与营养不良的严重程度相关，蛋白质-

能量营养不良（protein-energy malnutrition，PEM）是蛋白质和能量摄入不足的病理状态，出现在能量和（或）蛋白质不能满足代谢需求时，可由于饮食中蛋白质或热量摄入不足，疾病或创伤导致的代谢需求或丢失增加。按照单纯能量摄入不足、长期蛋白质摄入不足、二者均摄入不足可分为单纯饥饿型营养不良、低蛋白血症营养不良、混合型营养不良。显著性体重减轻被定义为在1个月内体重下降超过5%、3个月内超过7.5%、6个月内超过10%，或者体重低于90%的理想体重及血清白蛋白小于25 g/L，都会导致蛋白质-能量营养不良发生的风险增加。

（2）超重和肥胖：世界卫生组织（WHO）对肥胖和超重的划分主要是根据西方正常人群的体重指数（body mass index，BMI）分布，分类为：以BMI代表总体脂，BMI=体重（kg）/身高的平方（m²），BMI<18.5 kg/m²为体重过低，即消瘦；18.5≤BMI≤24.9 kg/m²为正常；BMI≥25.0 kg/m²为超重，其中25.0≤BMI≤29.9 kg/m²为肥胖前状态，30.0≤BMI≤34.9 kg/m²为一级肥胖，35.0≤BMI≤39.9 kg/m²为二级肥胖，BMI≥40 kg/m²为三级肥胖。

根据《中国成人超重和肥胖症预防控制指南》及《中国肥胖预防和控制蓝皮书》，我国成年人超重和肥胖的标准为：BMI<18.5 kg/m²为体重过低，18.5≤BMI≤23.9 kg/m²为正常，24.0≤BMI≤27.9 kg/m²为超重，BMI≥28.0 kg/m²为肥胖。此外，85 cm≤男性腰围<90 cm、80 cm≤女性腰围<85 cm为中心性肥胖前期，男性腰围≥90 cm、女性腰围≥85 cm为中心性肥胖。

2. 流行病学

（1）非自愿性体重减轻老年人的流行病学：老年人非自愿性体重减轻在调查时表现为低体重营养不良。2010—2012年我国居民营养与健康监测显示，我国老年人低体重营养不良率为6.2%。近年来，随着生活水平提高，我国60岁及以上老年人群低体重营养不良发生率大幅度下降，但营养问题依然存在，不同老年群体的营养水平差异较大。高龄、文化程度较低、未婚及丧偶、家庭收入低、因病住院的老年人具有较高的低体重营养不良率，农村男性老年人这一比例高达16%。老年住院病人处于营养不良或存在营养不良风险的比例高达65%，导致疾病负担加重。《中国居民膳食指南科学研究报告（2021）》报道，80%的老年人存在能量、蛋白质、维生素 B_1、维生素 B_2、叶酸及钙摄入不足。

（2）超重和肥胖老年人的流行病学：我国老年超重和肥胖人口不断增多。老年肥胖与糖尿病、高血压、心脑血管疾病等很多慢性病相关。中国慢性病监测项目课题组对2010年19 882名60岁及以上人群分析显示，我国老年人超重率为32.1%，男性和女性群体分别为31.0%和33.3%，城市和农村人群分别为38.3%和29.1%。老年人总体肥胖率为12.4%，男性和女性老年人分别为9.3%和15.3%，城市和农村人群分别为16.5%和10.3%。研究总体上显示，我国老年人中有近一半（44.5%）人口的体重超过正常标准。2015年中国发展研究基金会《中国老年人营养与健康报告》指出，整个老年群体超重和肥胖率分别为31.8%和11.4%。《中国居民膳食指南科学研究报告（2021）》报道，老年人整体肥胖率达到13%。

3. 营养不良的危险因素

（1）非自愿性体重减轻的危险因素：可分为四类，即生理因素、社会因素、心理因素和疾病因素。生理因素包括活动减少、生活不能自理、感官功能（嗅觉、味觉、视力）衰退、口腔及牙齿疾病、吸收不良、慢性病、酗酒、药物（非甾体抗炎类、地高辛、阿片、左旋多巴、抗生素、二甲双胍、铁剂）作用等；社会因素包括收入不稳定、社会隔离、食物存储不足、烹饪设施不足、营养知识缺乏与误解、照顾不足等；心理因素包括抑郁、焦虑、恐惧、丧亲、偏执、痴呆等；疾病因素包括急性疾病住院、代谢需求增加、医源性禁食及营养支持不及时等。

（2）超重和肥胖的危险因素：超重和肥胖的主要原因有以下几种：体力活动减少、饮食因素、内分泌因素、机体衰老所致身体成分改变。老年人运动能力下降，抑郁、孤独等心理不良情绪导致体力活动减少，新陈代谢减慢、热能消耗减少导致能量过剩而转化为脂肪；老年人营养认知水平低，饮食不均衡，造成热量摄入超过消耗；老年人内分泌系统异常变化，如胰岛素抵抗、垂体功能低下、肾上腺皮质激素变化造成脂肪合成增多，分解减少，形成肥胖；机体衰老导致老年人身体成分发生变化，表现为体内水分减少，脂肪增多，肌肉萎缩。25 岁青年人脂肪占身体组成成分的 15%，而 75 岁老年人脂肪占 30%，随着年龄的增长，男性脂肪的变化比女性更明显。

【护理评估】

1. 营养不良的筛查　老年人的营养状态常需要使用营养筛查工具进行评估。美国老年学会建议对所有社区及住院老年人进行常规营养筛查。筛查是筛选出容易发生营养不良的个体，并决定是否需要进行进一步的营养评定及营养干预。医院和社区常见的针对老年人营养不良风险筛查的工具有：微型营养评估 - 简化版（mini nutritional assessment-short form，MNA-SF）、营养不良通用筛查工具（the malnutrition universal screening tool，MUST）、简化版营养食欲问卷（simplified nutritional appetite questionnaire，SNAQ）、老年营养风险指数（geriatric nutritional risk index，GNRI）、营养风险筛查 2002（nutritional risks screening 2002，NRS-2002）、营养不良筛查工具（MST）、老年人营养量表（the nutritional form for the elderly，NUFFE）、社区老年人饮食营养评估量表 II 等。以上筛查工具内容多由体重指数、近期体重下降、饮食摄入状况、由慢性病加速营养不良发展的危险因素等一系列问题组成。根据问卷得分评定营养不良风险的等级。若评定等级为中、高等风险，需进一步进行营养不良的评定。

2. 营养不良的评定　在医院和社区进行筛查过程中，只要发现有营养不良风险的老年人，都要进行详细的营养评定。营养评定需要对病人的一般状况及饮食状况、体格检查、人体指标测量和辅助检查等进行综合判断。

（1）一般状况及饮食状况：询问老年人体重、饮食习惯和胃肠道功能改变等一般问题，并进一步询问体重变化及营养不良的病因。如是否有体重下降，日常正餐和加餐的摄入情况，是否有恶心、呕吐或腹泻症状的急性病，是否有手术或外伤史，是否有糖尿病、高血压、消化道溃疡等慢性病病史，是否有药物依赖、酗酒及多重用药史，是否有口腔及牙齿问题，是否有咀嚼及吞咽功能障碍，失能及社会支持状况，是否有抑郁等心理问题。

（2）体格检查：检查方法与临床常规体格检查一样，以视、触、叩、听诊为主。视诊主要针对营养消耗或某种营养素缺乏的外在表现，如黏膜和毛发改变、皮下脂肪消耗状态、舟状腹等；触诊了解肌肉及脂肪的储备、腹部柔软程度、水肿等；叩诊主要了解腹水或胸腔积液情况，有助于确定液体入量；听诊了解肠鸣音、呼吸音、心脏杂音等。

（3）人体指标测量：包括体重、身高、上臂围、三头肌皮褶厚度、腰围、臀围、腰臀比值、握力、步速等。体重下降是住院或养老机构中老年人患病率和死亡率的最强预测因子。评定目标体重的方法为实际体重 / 理想体重（%），以病人个人的最佳体重作为营养评定的参照标准来替代理想体重，其百分比能反映出近期或慢性体重减轻的程度。对于身体缺失不便测量身高的老年人，身高的替代测量方法有：全臂长、两臂展开宽及膝盖高度等。

拓展阅读 6-4
生物电阻抗分析法测定人体脂肪含量和体脂率

（4）辅助检查：许多生化及实验室检查可用于检出营养不良及其原因①血清白蛋白，半衰期为 21 天，是评价蛋白质状态的极佳指标，平均白蛋白水平是 35 ~ 45 g/L。住院老年病人的白蛋白水平少于 25 g/L 与死亡率升高相关。②其他血清蛋白，如前白蛋白、转铁蛋白，也是与死亡风险相关的指标。③血细胞计数，在营养不良的情况下，淋巴细胞计数可低于正常；叶酸和维生素 B$_{12}$ 缺乏导致大细胞性贫血，铁缺乏导致小细胞性贫血。④体重下降 20%、血清白蛋白 < 21 g/L、转铁蛋白 < 1 g/L 及淋巴细胞 < 800/μL，可作为重度营养不良的判断标准。⑤微量元素和矿物质测定，如锌、铜、钙及维生素可在临床需要时测定。⑥检查慢性病引起的营养不良病人的胸片，以排查结核及潜在的恶性肿瘤；体重减轻时，可进行甲状腺功能测定，以排除甲状腺功能亢进症。

（5）其他：包括肌力、生活质量等功能评价。握力是反映肌肉功能变化的一个非常有效的指标，可体现肌肉组织增长和减少，这与机体营养状况相关；生活质量的变化也反映了老年人的营养功能的变化，可用 SF-36 等量表进行评估。

【护理措施】

1. 非自愿性体重减轻老年人的护理

（1）营养支持的原则

1）选择合理的营养支持途径：不能获得足够的蛋白质和能量的老年人应给予营养支持。但是在接受营养支持前，应保证血流动力学基本稳定，调理各器官功能，纠正低血容量、酸中毒、低钠、低钾等水电解质、酸碱平衡紊乱。能够经口摄食者尽可能鼓励经口食入足够营养物质，肠道有功能者首选肠内营养（enteral nutrition，EN），当肠内营养支持连续 7 天内功能不足目标能量的 60% 时，应联合给予肠外营养（parenteral nutrition，PN）。应激或急性炎症状态（败血症、严重创伤）时，由于机体蛋白质分解代谢可导致肌肉丢失，应及早给予肠内营养（24 ~ 48 h）。

2）确定每日能量需求：一般维持在 25 ~ 30 kcal/kg，当老年病人处于应激状态时，维持在 30 ~ 40 kcal/kg，这种快速估计的方法对于老年人和肥胖者可能会高估。还可依据静息代谢率（resting metabolic rate，RMR，单位 kcal/d）估计，常使用 Harris-Benedict 法计算，如男性 RMR = 66 +（13.7 × 体重 kg）+（5 × 身高 cm）-（6.8 × 年龄）；女性 RMR = 655 +（9.5 × 体重 kg）+（1.8 × 身高 cm）-（4.7 × 年龄）。若老年人患某种疾病或创伤，应根据严重程度乘以调整因子估计总能量，如轻度病情或创伤老年病人每日总能量需要 = RMR × 1.3，中度病情或创伤老年病人每日总能量需要 = RMR × 1.5，重度疾病或创伤老年病人每日总能量需要 = RMR ×（1.7 ~ 1.8）。

3）常量营养素比例：建议总能量的 20% ~ 30% 来自脂肪（同时限制饱和脂肪酸和反式脂肪酸的摄入量）；45% ~ 60% 来自碳水化合物（限制精制碳水化合物摄入）；老年病人蛋白质合成能力下降，建议每天摄入 1.0 ~ 1.2 g/kg 的蛋白质或占合成能力的 15% ~ 20%，在应激或创伤情况下，每天蛋白质达到 1.5 g/kg，但有慢性肾病的病人，应适量限制蛋白质摄入；推荐每天摄入 25 ~ 30 g 膳食纤维。

4）微量元素及维生素：虽然老年病人推荐摄入标准与健康成人无显著差异，但在疾病应激或创伤情况下，要增加供给量。

5）液体量：老年人通常饮水量为 30 ~ 40 mL/（kg·d）或 1 mL/kcal。发热体温每升高 1℃，需要额外补充 300 ~ 400 mL，感染及使用利尿药或通便药物后需要额外补充丢失的液体量。

（2）检查体重减轻原因并纠正

1）检查老年人体重减轻的潜在原因并纠正。让老年人体会到维持平衡膳食并摄入足够热量和营养并非易事，应仔细寻找潜在原因并尽可能纠正。抑郁等情绪问题、牙齿问题都可纠正；有吞咽问题的老年病人，应调整饮食，注意降低误吸风险；功能受限的老年人，应由多学科团队进行评估并改善功能状况；注意就餐环境；为独居或不能备餐的老年人提供社会支持服务等。

2）有低血容量及水电解质酸碱平衡紊乱的老年病人，应尽早纠正。根据年龄、BMI、是否禁食、原发病及疾病的不同病程、引流量和是否伴随心、肺、肾疾病，选择合适的营养支持途径、适量的能量和营养物质，制订个体化营养支持方案。

3）警惕再喂养综合征。老年人严重营养不良时，在营养支持开始最初 2~5 天内，表现为严重的电解质紊乱，如低磷血症、低钾血症、低镁血症、糖代谢异常、维生素缺乏及其相关心血管系统症状。先补给所需营养素的半量，再逐步增至全量。

（3）健康教育：对非自愿性体重减轻的老年人及其照顾者进行健康教育：①注意在膳食结构均衡的基础上，不断更换各种烹饪方法和食物的花色品种；②对于咀嚼、消化吸收低下者，食物烹饪要注意采用炖或煮的方法，蔬菜和肉类要切细；③老年人对缺水的耐受性下降，要保证每日饮水量；④鼓励老年人适度运动及在家人或朋友陪伴下进餐，以增进食欲；⑤注意老年人饮食和体重变化，及时发现和纠正原因，预防疾病的发生和发展。

2. 超重和肥胖老年人的护理

（1）全面体格检查并制订减重方案：护理人员在帮助老年人设计减重方案时，要对其健康情况（包括体格检查和实验室检查）有较全面的了解，减重措施要个体化，重点针对产生肥胖的原因和存在的并发症制订。要考虑超重和肥胖可能使老年人患心血管疾病和糖尿病的危险性增加，肥胖引起的骨关节病使其关节活动功能受限等问题。在全面评估慢性病危险因素基础上，衡量减重措施的利弊，并评价减重是否能改善其机体的功能或减少疾病的危险因素。针对老年人个体设计个性化营养和运动方案，可预防因减重造成的机体损害。

（2）健康教育：对超重和肥胖老年人及其照顾者进行健康教育：①首先树立正确的观念，肥胖不仅损害身心健康，降低生活质量，而且与患慢性病息息相关。②超重和肥胖是可以预防和控制的，即使有遗传因素，也可通过改变生活方式来抗衡。可采取综合措施预防和控制肥胖，包括改变膳食、增加体力活动、纠正引起过度进食或活动不足的行为和习惯。③体重超重但尚未达到肥胖程度的老年人，可不必过分强调减重，而防止体重继续增长是非常重要的。④肥胖老年人要制订减重计划，且长期坚持，速度不宜过快，不可急于求成。⑤要鼓励老年人摄入低能量、低脂肪、适量蛋白质和碳水化合物，富含维生素和微量元素的膳食。⑥减重时应控制膳食和增加运动相结合，以克服因单纯减少膳食能量所产生的不利作用，二者结合可使基础代谢率不会因摄入量过低而下降，以达到更好的减重效果。积极运动不仅可防止体重反弹，还可改善心肺功能，产生更多、更全面的健康效果。

（倪翠萍）

第五节 尿 便 失 禁

情境导入

张奶奶，62 岁，5 年前开始出现在咳嗽、打喷嚏时尿液不自主溢出，并随着健康状况的好坏而时轻时重，近 2 个月来上述症状有所加重，经常不自主地尿裤子，因担心身体有异味，而不愿与人交流。

随着机体的老化及各种慢性病的困扰，尿便失禁问题已成为老年群体中常见的问题，也成为亟须照顾者给予帮助指导的主要日常工作。因此，护理人员应该掌握针对尿便失禁问题进行协助、评估、照护的知识和技能，为老年人提供规范、及时、有效的照护。

一、尿失禁

【概述】

1. 定义　尿失禁（urinary incontinence，UI）指各种原因导致尿液不受主观控制而从尿道口溢出或流出。尿失禁包括由各种原因引起的间断或持续性不自主漏尿现象。

2. 流行病学　国际尿控协会最新统计表明，UI 已经成为世界五大疾病之一。在国外，接受长期照护的人群中尿失禁的发生率高达 80%；在 80 岁以上的女性人群中，尿失禁发生率接近 40%；在老年男性人群中，尿失禁发生率为 10%～35%。在中国，60 岁以上老年人中男性尿失禁发生率为 5%～28%，女性尿失禁发生率为 25%～40%，且尿失禁的患病率会随着年龄的增长而不断增加。若未及时采取治疗措施，尿失禁会使老年人出现尿路感染、皮肤损伤等并发症，并且会使老年人发生抑郁、被社会孤立及跌倒的风险显著增加。尿失禁被称为"社交癌"，严重影响老年人的生活质量。

3. 尿失禁的分类、原因及特点　根据发病机制不同，尿失禁可分为五大类型，包括压力性尿失禁、急迫性尿失禁、充溢性尿失禁、真性尿失禁、混合性尿失禁，具体分类、原因及特点见表 6-3。

表 6-3　尿失禁的分类、原因及特点

分类	原因	特点	治疗
压力性尿失禁	盆底肌松弛，膀胱颈后尿道下移，尿道固有括约肌功能降低，控制尿液的排泄能力较差 诱因：精神紧张、用力咳嗽、打喷嚏、大笑、举重物等骤然增加腹内压	腹压增加时尿液不自主流出，流出量较少	轻度者可通过盆底肌锻炼和物理治疗得到改善，重度者需要手术治疗
急迫性尿失禁	部分上运动神经元病变或急性膀胱炎等强烈的局部刺激引起，常见于痴呆、脑瘫、绝经期女性激素缺乏	尿频、尿急，在膀胱充盈较少的情况下即出现尿意，且不能很好地控制	抗胆碱能药物治疗
充溢性尿失禁	前列腺增生、粪便嵌顿、尿道狭窄引起的慢性尿潴留，膀胱内压超过尿道阻力时，尿液持续或间断溢出	尿液自动从高压区流向低压区，随着膀胱内压力降低与括约肌压力达到平衡而自动停止，膀胱不能完全排空，存有大量残余尿，导致尿液不自主溢出。查体可扪及有大量残余尿的胀满的膀胱	积极治疗原发病以解除梗阻

续表

分类	原因	特点	治疗
真性尿失禁	尿道括约肌受损、先天性或后天获得性神经源性疾病	膀胱失去控制尿液的能力，膀胱空虚	
混合性尿失禁	同时有多种类型尿失禁的表现，以压力性尿失禁合并急迫性尿失禁多见		

【护理评估】

1. 一般资料　收集老年人的年龄、性别、认知功能、服药情况等。

2. 尿失禁的状况　评估老年人是否有神经系统的损伤或病变、肾的病变及泌尿系统肿瘤、结石、狭窄等疾病；询问老年人在咳嗽、打喷嚏时是否有尿失禁；是否伴有尿急、尿频，是否有尿道手术史及外伤史等。

3. 评估工具　国际尿失禁咨询委员会尿失禁问卷简表（ICI-Q-SF）包括溢尿次数、溢尿量、溢尿对日常生活的影响、发生溢尿的时间4项内容（表6-4）。该评估表以自我评估方式，结合近4周的症状，评估尿失禁的发生率及影响程度。前3个项目得分之和即为总分。总分0分为正常，1~7分为轻度尿失禁，8~14分为中度尿失禁，15~21分为重度尿失禁。

表6-4　国际尿失禁咨询委员会尿失禁问卷简表

序号	评估内容	评分细则	得分
1	您溢尿的次数是多少？	0分 = 从来不溢尿 1分 = 1星期大约溢尿≤1次 2分 = 1星期溢尿2~3次 3分 = 大约溢尿1次/天 4分 = 溢尿数次/天 5分 = 始终溢尿	
2	在通常情况下，您的溢尿量是多少（不管您是否使用防护用品）？	0分 = 不溢尿 2分 = 少量溢尿 4分 = 中等量溢尿 6分 = 大量溢尿	
3	总体上看，溢尿对您日常生活影响程度如何？	请在0（表示没有影响）~10（表示有很大影响）之间选择某个数字 没有影响 0 1 2 3 4 5 6 7 8 9 10 有很大影响	
4	什么时候发生溢尿？（请在与您情况相符合的空格处打"√"） 1. 从不溢尿□　　2. 在睡着时溢尿□ 3. 在活动或体育运动时溢尿□　　4. 在无明显理由的情况下溢尿□ 5. 未到达厕所就有尿液溢出□　　6. 在咳嗽或打喷嚏时溢尿□ 7. 在小便完毕和穿好衣服时溢尿□　　8. 在所有时间内溢尿□		第 项

4. 尿垫试验　试验开始前嘱病人排空膀胱，穿上已称重的纸尿裤，在15 min内饮水50 mL，然后散步和爬楼30 min，最后在15 min内进行以下活动：下蹲起立10次，原地跑步1 min，剧烈咳嗽10次，弯腰在地板上拾小物品5次，洗手1 min，根据尿垫试验结果，可分为轻度：溢

尿量≤1 g；中度：溢尿量 1～10 g；重度：溢尿量 10～50 g；极重度：溢尿量≥50 g。

5. 心理社会状况　尿失禁造成的身体异味、反复尿路感染及皮肤糜烂等，容易给病人及其家庭带来经济负担和精神负担。所以，有必要评估老年人是否发生自卑、孤僻、抑郁等心理问题，是否已发生社会交往障碍，以及其家庭的经济负担和精神负担等。

6. 辅助检查　根据情况选择相应辅助检查，如尿常规、尿培养和生化检查、尿流率、膀胱残余尿量测定、膀胱尿道造影、膀胱镜检查、尿流动力学检查等。

【护理措施】

老年人尿失禁的发生常是多种因素共同作用的结果，故在治疗尿失禁时应遵循个体化的原则，针对不同的情况采取相应的治疗措施。

1. 尿失禁护理用具的选择及护理

（1）失禁护垫、纸尿裤：是目前最为普遍也最安全的尿失禁护理用品，适用于所有类型的尿失禁病人。其优点是既可以有效处理尿失禁的问题，又不会对尿道及膀胱造成损害。使用过程中注意做好皮肤护理，每次更换纸尿裤时用温水清洗会阴和臀部，观察有无尿疹、皮肤破溃等情况。可以预防性使用皮肤保护膜，以防止尿液刺激皮肤。当出现尿疹时，可针对性地使用药膏等皮肤护理用品。

（2）高级透气接尿器：适用于长期卧床、不能自理的病人，分 BT-1 型（男）和 BT-2 型（女）两种。其优点是可以避免生殖器糜烂、皮肤感染、湿疹。使用方法：先用水和空气将尿袋冲开，防止尿袋粘连。再将腰带系在腰上，将阴茎放入尿斗中（男性病人）或接尿斗紧贴会阴（女性病人），把下面的 2 条纱带从两腿根部中间左右分开向上，并与三角布上的两个短纱带连接在一起即可使用。

（3）避孕套式接尿袋：适用于男性尿失禁病人。使用前清洗并擦干会阴部，选择适合病人阴茎大小的避孕套式接尿袋，先在病人腰间扎松紧带，再用较细松紧带在避孕套口两侧妥善固定，另一头固定在腰带上，接尿袋固定高度适宜，勤倒尿液。

（4）保鲜袋接尿法：适用于男性尿失禁病人。其优点是透气性好，价格低廉，不易引起泌尿系统感染及皮肤改变。保鲜袋内放置高吸收性材料，可有效防止尿液外漏。使用方法：将保鲜袋口打开，将阴茎全部放入其中，取袋口对折系一活扣，系时注意松紧适宜。应选择标有卫生许可证、生产日期、保质期的保鲜袋。

（5）一次性导尿管和密闭引流袋：适用于躁动不安及尿潴留的病人，优点在于为病人翻身按摩、更换床单时不易脱落；缺点是护理不当时易造成泌尿系统感染，长期使用会影响膀胱的自动反射性排尿功能。因此，护理上必须严格遵守无菌操作，尽量缩短导尿管留置时间。

2. 协助行为治疗

（1）生活方式干预：如合理膳食、减轻体重、戒烟、规律运动等。

（2）盆底肌训练：指导病人进行骨盆底部肌肉的锻炼，以增强控制排尿的能力。具体方法：病人取立位、坐位或卧位，试做排尿动作，先慢慢收缩肛门，再收缩阴道、尿道，产生盆底肌上提的感觉，在肛门、阴道、尿道收缩时，大腿和腹部肌肉保持放松，每次收缩维持 3～10 s，松弛 2～6 s，连续做 15～30 min，每天 3 次，以不觉疲乏为宜，持续 3 个月或更长时间。

（3）膀胱训练：可增加膀胱容量，以应对急迫性的感觉，并延长排尿间隔时间。让病人在白天每小时饮水 150～200 mL，并记录饮水量及饮入时间。根据病人平常的排尿间隔，鼓励病人在急迫性尿意感发生之前如厕排尿。若能自行控制 2 h 无尿失禁情况发生，可逐渐延长排尿间隔，直到将排尿时间逐渐延长至 3 ~ 4 h。

3. 用药护理　指导老年人严格遵医嘱用药，避免自行增减药量，并告知病人药物的作用及用药注意事项。

4. 手术护理　保守治疗失败者，或伴有盆腔脏器脱垂、尿失禁严重影响生活质量者可采用手术治疗。手术方法不断更新，可根据病人具体情况选择不同手术方法。对需要手术治疗的病人，做好围手术期护理。

5. 心理调适　老年人因长期尿失禁而自卑，对治疗信心不足，应给予充分理解，尽可能维护老年人的自尊，对老年人尿失禁不谈论、不责难，尽可能提供方便和照顾，注意保护其隐私，为老年人提供优质的服务；向病人讲解尿失禁形成和发展的机制，以及康复治疗措施的机制，从而使病人增强战胜疾病的信心；强调家庭支持的重要性，嘱病人家属与病人多沟通，鼓励家属多陪伴，有助于病人消除自卑、焦虑和抑郁等不良心理，树立面对现实、敢于战胜疾病的信心和勇气，提高康复治疗的依从性。

【健康教育】

1. 皮肤护理　及时更换尿失禁护理用具，注意会阴部清洁卫生，用温水擦洗，保持会阴部皮肤清洁干燥；变换体位、减轻局部受压、加强营养等，预防压力性损伤等皮肤问题的发生。

2. 饮水　尿失禁老年人因害怕小便带来的不便，会减少饮水，应向老年人解释尿液对排尿反射刺激的必要性，保持每日摄入的液体量在 1 500 ~ 2 000 mL，适当调整饮水时间和量，睡前限制饮水，以减少夜间尿量。避免摄入有利尿作用的咖啡、浓茶、可乐、酒类等。

3. 饮食与大便管理　告诉老年人宜均衡饮食，保证足量热量和蛋白质供给；摄取足够的纤维素，保持大便通畅。

4. 康复活动　鼓励老年人坚持做盆底肌训练与膀胱训练、健身操等活动，减缓肌肉松弛，促进尿失禁的康复。

5. 其他指导　指导家属尽可能地改善环境，如改良厕所、便器、衣裤等，减少因尿失禁给老年人带来的生活不便。

二、大便失禁

【概述】

1. 定义　大便失禁（fecal incontinence，FI）指反复发生不能控制的粪质排出。罗马Ⅳ的诊断标准将大便失禁时间定为 3 个月。

2. 流行病学史　大便失禁发病率随年龄增加而上升，65 岁以上的老年人大便失禁的发病率为年轻人的 5 倍。美国多项研究提示大便失禁患病率为 2.2% ~ 18.4%，大于 65 岁的老年人占 30%，其中 63% 为女性。长期住院老年人大便失禁患病率更高，加拿大为 46%，美国为 47%。大便失禁者粪便泻出物污染内裤，产生异味，影响老年人自尊，同时肛周可并发皮肤感染、破溃等并发症，给老年人带来极大的痛苦，增加社会及家庭负担，给照护造成较大困扰。

3. 病因与常见类型

（1）肌源性大便失禁：是由于肛门内外括约肌和肛提肌等肌肉松弛、张力降低、缺失或大面积瘢痕形成造成的排便失禁。常见于：①先天性疾病引起的肌肉萎缩或发育不良；②直肠脱垂、分娩困难、痔疮等原因引起的肌肉松弛；③肛门直肠脓肿、肛瘘、直肠癌等手术原因导致的括约肌损伤或切断；④药物不良反应，如使用泻药；⑤烧伤、烫伤、化学药品等造成的瘢痕形成；⑥肛管直肠癌等。

（2）神经源性大便失禁：由于脑卒中、痴呆、胸腰骶椎损伤等因素导致的神经功能障碍或损伤引起的排便失禁。

（3）功能性大便失禁：指无神经源性损害和结构异常，临床上出现持续至少1个月、反复发作的排便失控，90%以上的老年人有便秘史或粪便嵌顿史。由于便秘老年人长期用力排便，继发黏膜和盆底肌群损伤造成。另外，心理因素是发病原因之一。

4. 临床表现　不能随意控制排便、排气，气体及粪便不自主地溢出肛门，可伴有腹胀或腹痛。根据病因与严重程度不同，表现也有所不同。老年人会阴部受到粪水刺激，肛周皮肤会出现瘙痒、糜烂、溃疡或疼痛等表现，一些老年人会为此控制饮食，出现消瘦、体重下降。

【护理评估】

1. 询问病史，了解症状。

2. 观察病人排便的性质、量、规律及习惯。

3. 视诊肛门皮肤情况、直肠指检。

4. 分析引起病人大便失禁的因素。

5. 辅助检查，如肛管内镜超声、肛管动力检测、肛直肠生理学测定、排便造影检查等。

【护理措施】

1. 心理护理　大便失禁的病人心情紧张而窘迫，感到自卑和自尊丧失。护士应该给予心理疏导和情感支持，帮助老年人消除因大便失禁带来的困扰和窘迫，提高其生活质量。定时开窗通风，去除异味，使病人感到舒适。

2. 皮肤护理　大便失禁老年人最常见的并发症是会阴部、骶尾部、肛周皮肤炎性反应。在护理时应注意观察病人肛周皮肤有无皮疹、红肿、破损。及时清洁肛周皮肤，减少粪便对皮肤的刺激，也要避免频繁擦洗，必要时肛周皮肤涂擦鞣酸软膏等进行保护。应定时更换体位，减少局部皮肤受压。选择适当的护理用具，保持会阴部及臀部的清洁干燥。

3. 饮食护理　培养规律饮食习惯，合理改善饮食结构，鼓励进食高纤维素、低脂、清淡食物，恢复胃肠道正常功能并使粪便的质地正常化。避免进食产气、粗糙、刺激性强的食物。

4. 重建排便控制能力　了解病人排便时间的规律，定时给予便器，如没有发现规律，可定时（如每隔数小时）送便器促使病人按时排便。与医生协调定时应用导泻栓剂或灌肠，以刺激定时排便。教会病人进行肛门括约肌及盆底部肌肉收缩锻炼：指导病人取立、坐或卧位，试做排便动作，先慢慢收缩肌肉，然后再慢慢放松，每次10 s左右，连续10次，每次20~30 min，每天数次，以病人感觉不疲乏为宜。

【健康教育】

向老年人及其家属讲解大便失禁的原因及预防方法，指导老年人长期进行盆底肌锻炼，当发生便秘时不要随便使用通便药物，须在医生指导下用药，防止出现肠功能紊乱。

（刘红敏）

第六节 便 秘

情境导入

张爷爷，68 岁，退休后入住养老院，3 个月后，出现便秘，每周排便 1~2 次，伴随排便困难，粪便性质也变硬，颜色为褐色，未出现过黑便、柏油样便或便中带血。他既往职业为机械厂工程师，高血压 10 年，无糖尿病，无其他疾病。

请思考：

如何针对张爷爷的问题，进行个性化护理？

便秘是老年人的常见症状，便秘程度随增龄而加重。老年人便秘的发生除了与老化所致的胃肠蠕动减弱及排便反射下降有关外，还受疾病、药物、生活习惯及心理社会等方面的影响。因此，护理人员应掌握便秘的相关知识和护理技能，帮助和指导老年人预防及治疗便秘，使之获得最佳的健康及舒适状态。

【概述】

1. 定义　便秘（constipation）指一种（组）临床症状，表现为排便困难和（或）排便次数减少、粪便干硬。排便困难包括排便费力、排出困难、肛门直肠堵塞感、排便不尽感、排便费时及需手法辅助排便。排便次数减少指每周排便 < 3 次。

正常情况下，人的排便活动受意识控制，自然，无痛苦，无障碍。一般成人每天排便 1~3 次，量为 100~300 g，腹部无胀气。但许多因素会影响排便活动，进而导致排便、排气异常。根据罗马Ⅳ的诊断标准，符合便秘的诊断标准如下：

（1）以下 6 项必须包括 2 项或 2 项以上：①超过 25% 的排便感到费力；②超过 25% 的排便为干球粪或硬粪；③超过 25% 的排便有不尽感；④超过 25% 的排便有肛门直肠梗阻 / 堵塞感；⑤超过 25% 的排便需要手法辅助；⑥每周自发排便少于 3 次。

（2）不用泻剂时很少出现稀便。

（3）不符合肠易激综合征的诊断标准。

（4）诊断前症状出现至少 6 个月，且近 3 个月符合以上诊断标准。

2. 流行病学　随着饮食结构改变、生活节奏加快和社会心理因素的影响，我国老年人便秘的患病率逐年上升，并且随着年龄的增长呈逐渐增加的趋势。流行病学调查显示 60~64 岁老年人的便秘发生率为 8.7%，而 ≥85 岁者发生率则高达 19.5%，30%~40% 的社区老年人和 >50% 的养老机构老年人均存在慢性便秘。便秘不仅严重影响老年人的生活质量，也容易诱发或加重其他疾病。

3. 病因　老年人便秘可由多种原因引起，包括生理因素、不良饮食习惯、精神心理因素、药物因素、疾病因素等。

（1）生理因素：随着年龄增加，老年人的食量和体力活动明显减少，胃肠道分泌消化液减少，肠管的张力和蠕动减弱，腹腔及盆底肌乏力，肛门外括约肌肌力减弱，胃结肠反射减弱，直肠敏感性下降，肠内容物存留时间延长，使水分吸收过多、粪便干硬。

（2）不良饮食习惯：①膳食纤维摄入不足：日常生活中动物性食物摄入多，谷类食物、膳食纤维的摄入量较少，使得肠道蠕动缓慢、排便不畅而造成便秘；②饮水不足：老年人口渴感觉迟钝，对体内高渗状态调节能力下降，易出现轻度脱水，增加便秘的危险；③不良的饮食行为：如便秘与饮酒、喜食辛辣食物、偏食或挑食等不良的饮食行为有关。

（3）精神心理因素：老年人多病共存、负性生活事件、焦虑、抑郁等可导致或加重老年人便秘。

（4）药物因素：老年人往往合并多重用药，其中降压药、利尿药、治疗帕金森病药物及止痛药等均容易引起便秘。

（5）疾病因素：老年人常伴有多种慢性全身性疾病，如帕金森病、糖尿病、甲状腺功能减退症等，这些疾病可引起和加重便秘；另外，老年人常患有肛周疾病，如痔疮、肛瘘，因排便疼痛而惧怕排便，从而导致便秘。

4. 临床表现　排便次数减少、排便不畅和排便困难。严重者1~2周甚至更长时间排便一次。粪便质硬呈团块状，重者呈羊粪状。排便时肛门有堵塞感或肛门直肠部位疼痛。可有排便不尽感，想排便而排不出。部分老年人还伴有失眠、烦躁、多梦、抑郁、焦虑等情绪改变。便秘可诱发肛裂、痔疮、粪便嵌塞、不完全性肠梗阻等。老年人如过度用力排便可能会导致心绞痛、急性心肌梗死、心律失常、急性脑血管病，甚至猝死。

【护理评估】

1. 健康史评估　收集病人的性别、年龄、生活方式、心理状况、疾病史、用药史等信息。

2. 便秘状况评估

（1）排便情况：每周大便次数、大便形状、每次排便时间、排便是否用力、大便是否干燥，以及有无应用辅助排便的药物或措施等。

（2）排便伴随的症状：排便的过程中是否伴随排便费力、肛门疼痛、腹痛、腹胀、排便不尽感等症状。

（3）便秘的并发症：①粪便嵌塞：粪便持久滞留堆积在直肠内，坚硬不能排出；②粪瘤与粪石：粪质长期滞留在结肠形成坚硬的粪块称粪瘤，粪瘤钙化形成粪石；③粪性溃疡：粪块的滞留、粪石的嵌塞，可刺激结肠黏膜而成溃疡，易发生于直肠、乙状结肠，其次为横结肠，又称为宿便性溃疡；④大便失禁：持续便秘形成粪块的阻塞，由于粪块不能继续运行，上段肠管内的静止粪便被肠管内微生物液化为粪水，这些粪水通过阻塞粪块而流到直肠末端，加之肛门内、外括约肌的舒缩功能下降，缺乏灵敏的调节，致使粪液从肛门流出，造成大便失禁；⑤直肠脱垂：轻度者仅发生在排便时，还可自行还纳；患病日久，可引起肠黏膜糜烂、溃疡出血、黏液渗出，造成肛门功能失调。

3. 辅助检查评估　可选择结肠镜、直肠镜或钡餐灌肠等辅助检查，以排除结肠、直肠疾病或肛门狭窄等因素。

4. 心理社会状况　焦虑、抑郁、失眠、精神紧张、压力大等可能增加便秘发生的危险性。因此要评估便秘病人的心理社会压力等情况。

【护理措施】

老年人便秘的治疗和护理应针对引起便秘的原因进行。治疗和护理的总体目标：①病人便秘缓解或消失。②病人形成良好的生活习惯，定时排便。③病人掌握便秘护理知识，能描述引起便秘的原因；保证每日含纤维素食品和水分的摄入；坚持每日活动锻炼，预防便秘。

1. 一般护理

（1）饮食调整：是治疗便秘的基础。①多饮水：《中国居民膳食指南》（2016年版）指出常饮水（≥2 000 mL/d）可以在一定程度上缓解便秘。建议老年人不要等到口渴再喝水，要定时定量补水，尤其是晨起和运动后，但应注意患有特殊疾病（如心力衰竭、肾衰竭或胸腔积液、腹水）需限液的老年人饮水量应遵医嘱。②增加膳食纤维的摄入：建议每日摄入量为 25～35 g，老年人每天应至少摄入 200 g 水果和 300 g 蔬菜，同时注重粗细搭配，逐步增加膳食纤维含量的食物，如全麸谷物、绿叶蔬菜等。③多吃产气食物及富含维生素 B 的食物，如白薯、香蕉、木耳、黄豆、玉米及瘦肉等，利用其发酵产气，促进肠蠕动。

（2）排便护理：规律的排便习惯是防治便秘的有效措施。①养成定时排便的习惯，即使无便意，也要按时如厕；②提供隐蔽环境，时间充足；③采取最佳的排便姿势，以合理利用重力和腹内压；④排便时注意力要集中，不要看书、读报、看手机等，勿用力过猛，尽量不留宿便；⑤不宜长期使用泻药，防止药物依赖；⑥对于体质虚弱的老年人可使用辅助器（如便器椅），以保证排便安全、舒适。

（3）适度运动：运动可以刺激肠蠕动，有利于缓解便秘。指导老年人进行适当的有氧运动，根据身体状况选择适合自己的运动方式，如做操、散步、打太极拳和练气功等；指导老年人做提肛训练：收缩肛门和会阴 5 s，放松，重复 10 次，每日 3 次；坐轮椅或长期卧床者，定时变换体位。

（4）腹部环形按摩：以双手重叠，掌心贴腹，沿结肠解剖位置由右向左环形按摩（顺时针按摩），增强胃肠蠕动能力，促进排便。

2. 便秘的治疗

（1）通便：通过简便经济而有效的措施，帮助病人解除便秘，该方法适用于老年人及久病卧床所导致的便秘，常用的简易通便用品包括开塞露、甘油栓、肥皂栓等，经肛门插入使用，通过刺激肠蠕动，软化粪便，达到通便效果。严重便秘者可遵医嘱给予灌肠。

（2）药物治疗：常用药物：①容积性泻药（纤维素）：可加速全胃肠或结肠蠕动，吸附水分，使大便松软，易排出。②刺激性泻药（番泻叶、蓖麻油）：口服后，肠内可形成可溶性钠盐，刺激肠黏膜，促进肠蠕动，并阻止肠液被肠壁吸收。由于导泻作用强，易引起剧烈腹泻，应遵医嘱服用，且服用过程中应注意观察病人反应。③盐类泻药（甘露醇、硫酸镁等），可在肠道内形成高渗环境，增加肠道内水分，从而软化粪便，促进肠蠕动，加速排便。

3. 心理调适　耐心倾听病人倾诉，告知不良的心理情绪也会导致便秘，调节病人情绪，使其保持良好的心理状态。鼓励病人参加社会活动，以获得更多的家庭和社会支持。

【健康教育】

1. 养成良好的排便习惯　固定时间排便，有便意时应及时排便，防止有意识地控制排便。

2. 避免药物副作用性便秘　在治疗原发病时应避免药物副作用诱发便秘，若因药物副作用导致便秘，应及时告知医生。

3. 心理指导　保持乐观的精神状态，消除紧张因素，克服焦虑。

4. 预防意外　有高血压、冠心病、脑血管意外的病人应避免用力排便，以免发生意外。

（刘红敏）

第七节 皮肤瘙痒症

情境导入

李奶奶，72岁，主因"全身皮肤瘙痒半年，加重10余天"就诊于皮肤科门诊。近半年来病人无明显诱因常感全身瘙痒，以背部为甚，无红斑、丘疹、风团等，平时爱洗热水澡，平均每日一次，服用各种抗过敏药及外用激素类药膏后效果均不佳，搔抓不能控制，甚至夜不能寐。既往体健，否认糖尿病、肾病、肝病等病史。体格检查：全身皮肤明显干燥，可见较多细小鳞屑，散在抓痕，未见原发皮疹。

请思考：

1. 李奶奶为何会发生皮肤瘙痒？
2. 如何护理伴有老年皮肤瘙痒症的老年人？

随着年龄增加，皮肤、皮脂腺及汗腺分泌减少，皮肤含水量和油脂减少，导致皮肤屏障功能减退，容易发生皮肤干燥，进而产生瘙痒；同时，不良的饮食及生活习惯、环境及季节因素都会引起皮肤瘙痒，影响老年人的日常生活。

【概述】

1. 定义 瘙痒（pruritus）是皮肤科门诊老年人群最常见的主诉。老年皮肤瘙痒症是指≥60岁（或≥65岁）的人发生无原发性皮损而仅有瘙痒症状的皮肤病，是老年人常见的皮肤病，主要表现为皮肤干燥、变薄，瘙痒感最初发生于一处，逐渐扩大至全身，引发病人强烈地搔抓，引起继发性的皮损。此病易反复，病程长，影响老年人的睡眠、情绪等，对生活质量有显著的负面影响。

2. 流行病学 老年慢性瘙痒症的发病率为7%～60%，在西班牙老年人群的流行病学调查结果显示瘙痒的发生率为25%，国内对某地区疗养院中1 286名60岁及以上老年人进行调查，老年皮肤瘙痒症发病率高达42.4%。目前我国还缺乏老年皮肤瘙痒症的流行病学数据。

3. 危险因素

（1）生理因素：随着年龄增长，老年人的皮脂腺及汗腺分泌功能减退，皮肤屏障功能受损，皮肤不能阻止潜在的抗原，使细胞因子释放，启动皮肤屏障修复过程中的促炎过程，导致瘙痒发生。

（2）病理因素：有资料显示，32%的糖尿病病人会发生瘙痒，86%的慢性肾小球肾炎病人会伴有皮肤瘙痒，其他的如慢性便秘、肿瘤也会有不同程度的瘙痒。此外，胆汁淤积、慢性肾衰竭、贫血、甲状腺异常、淋巴瘤及其他恶性肿瘤等，也可能有皮肤瘙痒的表现。

（3）药物因素：药物同样可引起瘙痒，但容易被忽略。几乎所有的药物均可以诱发瘙痒，容易引起瘙痒的常见药物包括血管紧张素转化酶抑制剂、血管紧张素转化酶受体拮抗剂、抗心律失常药、抗菌药物、抗抑郁药、降糖药、抗惊厥药、非甾体抗炎药、β受体阻滞剂、钙通道阻滞剂、利尿药、免疫抑制剂、降脂药、精神类药物、镇静剂、降尿酸药、抗肿瘤靶向药物等。还有8%～15%的瘙痒原因不能明确，属于原因不明的瘙痒。

（4）恶性搔抓循环：皮肤瘙痒时会引起老年人搔抓，搔抓又可诱发和加重瘙痒，导致皮肤出现增厚、继发感染等情况，使老年人越痒越抓、越抓越痒，形成瘙痒 – 搔抓循环。

【护理评估】

瘙痒是一种渴望搔抓的不愉快感觉，也是一种复杂的情绪体验，因此除对瘙痒进行病因诊断外，还需对瘙痒本身进行评估，包括对瘙痒程度、搔抓行为及抓痕、瘙痒的性质、瘙痒变化、睡眠、精神心理并发症及生活质量等方面进行评估。推荐使用数字分级评分法（numerical rating scale，NRS）、视觉模拟评分法（visual analogue scale，VAS）和 5–D 瘙痒量表等。视觉模拟评分法（图 6-5）简单易操作，病人可根据自己感受的瘙痒程度用笔勾画在相应标尺位置上。5–D 瘙痒量表可以评估老年人慢性瘙痒的程度，该量表为多维度量表，包括瘙痒部位、瘙痒强度、当天瘙痒变化、瘙痒导致的功能障碍，以及过去数周这些症状是否有变化、变化程度如何。5–D 瘙痒量表有良好的信度和效度，并且对瘙痒程度的变化敏感，已被广泛运用。

拓展阅读 6-5
其他关于瘙痒评估的工具

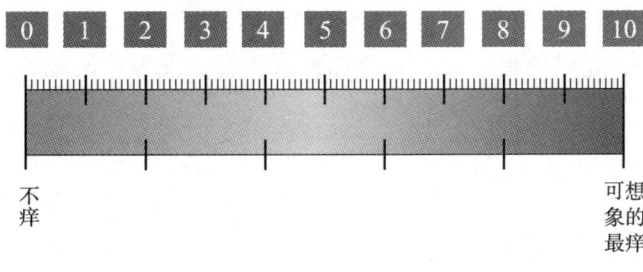

图 6-5 视觉模拟评分法

【护理措施】

1. 一般护理

（1）正确洗澡：由于老年人皮肤油脂较少，不应过度清洁，洗澡次数以 1 次 / 周为宜，在冬季及北方地区应尽量减少洗澡的次数，在夏季和运动后可适度增加洗澡频率。洗澡时水的温度不宜过高，以 36 ~ 38 ℃为宜。在日常生活中，尽量避免搓澡，同时避免使用碱性的清洁剂，可以使用弱酸性或中性较为温和的清洁剂，洗浴时间控制在 10 min 内；对于喜欢泡澡的老年人，可以尝试淀粉浴，用 250 g 的玉米淀粉与 150 L 温水混合，洗浴时间控制在 15 min 左右。淀粉中含有多种维生素和碳水化合物，既能改善皮肤干燥，又能滋润皮肤、安抚神经，具有减少瘙痒感和搔抓的作用。

（2）正确使用润肤剂：给老年人及家属强调润肤剂控制瘙痒的益处，提高老年人使用润肤剂的依从性。对于皮肤较为干燥的老年人，每天可以使用 2 次，如果效果不佳，可以增加使用次数或者更换保湿效果更好的产品，每次应用时需将润肤剂揉搓至完全吸收。

（3）合理饮食：避免辛辣、海鲜类食物及大量饮用咖啡或浓茶，多吃蔬菜水果，加快皮损愈合，降低继发感染的机会。

（4）衣着舒适：衣服尽量选择纯棉、柔软的材质，衣着宽松，避免化纤、毛类等易产生静电，导致皮肤水分减少、皮屑增加的材质衣物；床单等接触皮肤的用物也尽量选择纯棉材质，在洗涤过程中，避免使用碱性洗涤剂，而应选择中性洗涤剂，清洗彻底后进行太阳直晒，起到物理消毒的作用。

（5）控制搔抓行为：部分老年人出于本能反应会无意识地进行搔抓来暂时缓解瘙痒症状，而反复搔抓可引起皮肤继发感染，促使局部皮肤温度升高等诱发或加重瘙痒，形成越痒越抓、越抓越痒的恶性循环。目前可以采用认知行为疗法，通过改变老年人的认知，辅助干预策略，如转移注意力，或不搔抓给予奖励等，逐步矫正错误行为，从而控制搔抓行为，缓解皮肤瘙痒。

2. 对因处理 糖尿病、慢性肾小球肾炎、胆汁淤积及心理方面的异常都有可能出现皮肤瘙痒的表现，需要根据瘙痒的病因逐个检查筛排，并做出对因治疗。

3. 对症处理 可使用低浓度类固醇霜剂涂擦患处，适当应用抗组胺类药物及温和的镇静剂来减轻瘙痒，防止皮肤继发性损害。推荐使用含尿素、维生素 E、硅油等的软膏或使用药妆身体乳，每日数次；使用含尿素、聚桂醇和薄荷醇的止痒药物和外用制剂，如辣椒素制剂、多塞平软膏、氯环利嗪软膏、复方利多卡因软膏等。

【健康教育】

1. 指导老年人正确的生活方式，包括使用非碱性肥皂，正确使用保湿剂，控制洗浴时间不要长于 15 min，浴后轻轻擦干，涂抹保湿剂，穿着软棉质衣服等。

2. 避免干燥气候、热环境、饮酒、接触各种刺激物或过敏原、精神紧张焦虑等因素。

3. 指导老年人减少或避免搔抓，告知搔抓在疾病发生发展中的危害，控制瘙痒 – 搔抓循环等。

（王芸芸）

第八节 谵 妄

情境导入

王爷爷，78 岁。平日意识状态正常，可独立生活，大便正常，夜尿 3 次。5 天前因无明显诱因发热（T 39.6℃），咳黄痰、食欲减退送至医院急诊，查血常规示白细胞 7.28×10^9/L，中性粒细胞 86%，胸片示右下肺斑片影。给予莫西沙星抗感染治疗 4 天。退热后第 2 天，病人出现了睡眠倒错，烦躁，不认识家人，反复诉说有人要害他。

请思考：

1. 该病人发生了什么问题？
2. 该病人发生此问题的原因是什么？

随着年龄的增长，以及老年人内在各系统功能的下降，使得老年人在因各种原因出现机体失衡时，常常发生谵妄。预防谵妄、及时识别谵妄的发生并给予护理是老年护理工作中的重要内容。

【概述】

1. 定义 国际疾病分类 –11（International Classification of Diseases–11，ICD–11）将谵妄（delirium）定义为：以注意力障碍（指集中、维持及转移注意力）和意识障碍为特征，在短时间内产生并在一天内症状呈现波动变化的一组综合征，通常还可伴随着其他认知损害，如记忆力障碍、定向功能下降或言语紊乱，视觉空间、知觉感知障碍及睡眠觉醒周期的改变等。

2. 流行病学 在社区一般人群中，谵妄的患病率为 1%～2%，随着年龄的增加，其患病

率显著增加，85 岁以上的老年人患病率可高达 14%。在医院，一般住院老年病人的患病率为
6%~56%，急诊老年病人的患病率为 10%~30%。在长期照护机构，老年人的患病率为 11.5%。
然而，临床医护人员对谵妄的识别率和诊断率却较低，漏诊率甚至高达 70%，导致病人未能得
到及时的诊治，对老年病人预后产生不良影响，导致住院时间延长，躯体/认知功能康复延迟，
发生其他并发症（压力性损伤、肺部感染、尿路感染）的风险增高，再入院率增加。与未发生
谵妄的老年病人相比，发生谵妄的老年病人入住护理院的概率为其 2.41 倍，发生痴呆的风险是
其 12.52 倍，死亡风险为 1.95 倍，医疗资源消耗增多，加重了家庭及社会的疾病照护和经济负
担。因此，老年谵妄的预防和识别已成为各医疗机构关注的重点工作。

3. 老年人容易发生谵妄的危险因素　导致老年人发生谵妄的原因有很多，可分为易患因素
和促发因素（表 6-5）。其中，易患因素与病人的基础状况直接相关，由病人本身的生理状况和
既往健康状况所决定，如男性、高龄、视听觉受损、抑郁症状、轻度认知障碍、痴呆（往往未
能及时识别）、功能性残疾、严重的共病、实验室指标异常和物质（如酒精）滥用等。以上因素
是病人固有的，有些无法干预，有些虽能干预，但短时间内无法彻底解除其影响。促发因素是
指躯体、心理的急性疾病损伤及治疗干预措施造成的脑功能异常，包括服用镇静催眠/抗胆碱
能等药物、外科手术、严重的疼痛、麻醉、感染、急性疾病或突然加重的慢性病等。为了清晰
阐述易患因素和促发因素间的关系，Inouye 等于 1996 年提出了谵妄多因素模型。该模型指出当
个体的易患因素损伤性较高时，有害性较低的促发因素即可导致谵妄的发生，这也解释了高龄、
身体状况较差、多病共存的老年人容易发生谵妄的原因。

表 6-5　老年谵妄的常见病因

分类	因素	具体情况
易患因素	生理因素	高龄、男性
	躯体疾病	高血压、心肌梗死、心律失常、心力衰竭、低血压、严重贫血、慢性阻塞性肺疾病恶化、低氧血症及高碳酸血症等
	颅内疾病	颅内出血、卒中或肿瘤、阿尔茨海默病
	其他	维生素 B_1（硫胺）、维生素 B_{12}、叶酸等营养素缺乏，尿潴留、便秘，视、听觉功能下降等，酗酒，物质滥用
促发因素	药物使用	药物（抗胆碱能药等）、毒物中毒，铅或汞重金属中毒等；使用新的药物、调整药物剂量、药物相互作用，非处方药物和酒精的使用；酒精戒断、长期服用镇静剂后突然停用
	电解质紊乱	低血糖、甲状腺功能亢进或低下、甲状旁腺功能低下、肾上腺功能障碍等引发的电解质紊乱、休克
	感染	中枢神经系统感染（脑膜炎、脑膜脑炎），尿路、呼吸道及软组织等外周感染
	其他	疼痛、焦虑、抑郁、制动、睡眠剥夺等

【护理评估】

1. 谵妄的常见临床表现　老年谵妄以注意力障碍和意识障碍为主要临床特征表现。注意力
障碍主要表现为不能集中注意力，聚焦、维持和转移注意力的能力下降，逻辑混乱，导致病人
易被其他无关的刺激影响而分神；病人在与他人的对话过程中常停留在之前的问题，或沉溺于

自己的想法中而不能随着问题的改变恰当地转移注意力，病人出现答非所问或沉默不语的表现，意识水平下降。此外，病人还可出现除注意力下降外的其他认知功能异常和精神行为异常。其中，其他认知功能异常包括时间、地点、人物定向力下降，近期记忆力减退，言语功能障碍等。在老年谵妄病人中，最常出现的精神行为异常为幻觉和错觉，还可出现焦虑、抑郁、淡漠等情感症状，以及易激惹、喊叫、呻吟、尖叫等激越行为。老年谵妄进展较快，常短时间内突然出现，一天内波动变化，在傍晚开始加重，出现昼轻夜重、睡眠 - 觉醒紊乱的现象。老年谵妄的持续时间不定，取决于易患因素和促发因素的改善状况。由于老年谵妄病人易患因素较多且较难改变，其持续时间长于其他年龄段病人。

2. 谵妄的分型　美国精神病协会（American psychiatric association，APA）制定的精神疾病诊断与统计手册 - V（Diagnostic and Statistical Manual of Mental Disorders Ⅴ，DSM - Ⅴ）将谵妄分为 3 个亚型：活动亢进型（hyperactive）、活动抑制型（hypoactive）和混合型（mixed）。活动亢进型以躁动、烦躁不安、过度亢奋为特征，活动抑制型以情感淡漠、言语减少、嗜睡为特征，混合型则兼具以上两种类型的临床特征。其中，老年人群中以活动抑制型和混合型多见，但由于以上两种亚型症状较为隐匿，医护人员易忽视，未能及时诊治，导致症状持续时间长，死亡率较高，应给予重视。活动亢进型则由于症状较为外显，易受到医护人员的关注，采取及时有效的治疗措施，死亡率相对较低。

3. 常用谵妄评估工具　早期诊断和筛查是治疗老年谵妄的关键。诊断金标准为 DSM - Ⅴ 或 ICD - Ⅹ 评分，但以上两种评分较为复杂，难以及时诊断，并需专科医生进行全面而深入的神经精神评估，故不适合在临床环境中推广。意识模糊评估法（confusion assessment method，CAM）和护理谵妄筛查量表（nursing delirium screening scale，Nu-DESC）被推荐用于早期、快速筛查谵妄。

（1）意识模糊评估法：由美国精神病学家 Inouye 教授于 1990 年根据 DSM - Ⅲ 中谵妄的诊断标准编制（见本书第五章表 5-4）。该量表是为护士和其他医师等非精神病学专业人员设计，用于评估谵妄的主要症状并快速正确地确定老年人是否存在谵妄。CAM 分为 4 个方面：①急性发病和病情波动；②注意力不集中；③思维紊乱；④意识状态改变。如果①和②并存，加上③或④的任意一条，即认为 CAM 阳性，提示谵妄存在。该量表的灵敏度和特异度分别为 0.94 ~ 1.00 和 0.90 ~ 0.95。李娟等于 2003 年将该量表翻译为 CAM 中文版（CAM Chinese reversion，CAM-CR），以 22 分为界值，敏感度为 0.90，特异度为 0.94。高浪丽等于 2019 年将 CAM 简短版引入，并在老年谵妄病人中进行信度和效度的验证，发现其灵敏度为 0.97，特异度为 0.97。由于 CAM 评估时需要病人具有一定的配合度，要求病人具有一定的语言表达能力。在重症监护病房（ICU）中，由于气管插管、药物镇静等影响，病人难以配合评估。因此，Ely 等人于 2001 年根据 DSM - Ⅳ 对 CAM 进行改良，形成了 ICU 病人意识模糊评估法（CAM-ICU）。中文版 CAM-ICU 量表的敏感度为 0.90，特异度为 0.91。

（2）护理谵妄筛查量表：为了更迅速地筛查出谵妄病人，加拿大学者 Gaudreau 等于 2005 年编制了护理谵妄筛查量表，其比 CAM 更加快速、方便、易用，适用于忙碌工作环境下谵妄病人的筛查（表 6-6）。梅伟等于 2010 年将该量表译为中文版，并在术后病人中进行效度验证。研究发现以 3 分为界，该量表的灵敏度为 0.80（95%CI：0.63 ~ 0.91），特异度为 0.92（95%CI：0.87 ~ 0.95）。

拓展阅读 6-6
3 min 谵妄诊断量表

【护理措施】

1. 老年谵妄的预防　老年谵妄重在预防，应全面评估老年病人，发现其存在的危险因素，

表 6-6 护理谵妄筛查量表

症状	评分
定向障碍 言语或行为上表现为分不清时间或地点或周围其他人的身份	
行为异常 病人的行为与其所处场合和（或）本人身份不相称，如在不允许的情况下，仍然拉扯身上 的导管或敷料，或者试图下床及类似行为	
言语交流异常 病人的言语交流与所处环境和（或）本人身份不相称，表现为语无伦次、缄默及发表荒谬 或莫名其妙的讲话	
错觉 / 幻觉 看见或听见不存在的事物，视物扭曲	
精神运动性迟缓 反应迟钝、无或少有自发活动 / 言语，如病人对针刺反应迟钝和（或）不能被唤醒	

注：0= 不存在，1= 轻度，2= 中重度。总分≥3 分，可认为存在谵妄。

制订个体化护理计划，实施个性化预防方案。英国 NICE 和欧洲麻醉学会谵妄指南强调针对以下 12 条危险因素制订综合性预防措施（表 6–7）。

表 6-7 多因素研究中的危险因素及干预措施

危险因素	干预措施
认知损害	改善认知功能：鼓励病人进行打牌、下棋、拼图等益智类活动 改善定向力：提供明亮舒适的环境，病房中设置时钟和挂历，钟表和日期的数字要求 　　大号数字；反复介绍环境和人员，如这里是哪里、你是谁、主管医护人员是谁 鼓励病人亲友探访 避免应用影响认知功能的药物
活动受限	避免使用约束，尽量减少可能限制使用老年人活动或功能的医疗设备 鼓励病人早期活动 为病人提供步行器 不能行走者，指导并鼓励床上关节主动运动 每日进行理疗或康复训练
水电解质失衡	维持血清钠、钾正常 控制血糖 及时发现并处理脱水或液体过负荷
低氧血症	监测病人的血氧浓度，保持氧饱和度高于 90%，及时发现低氧血症
感染	避免不必要的插管或长时间留置管道（如尿管等） 严格执行感染控制措施（如手卫生等） 若发生感染，及时寻找病因并治疗
高危药物	在临床药师的参与下，评估药物 减量或停用苯二氮䓬类、抗胆碱能药、抗组胺药和哌替啶等加重谵妄症状的药物 减量或停用其他药物，以减少药物相互作用和副作用

续表

危险因素	干预措施
疼痛	正确评估老年病人疼痛水平，对不能有效沟通的病人可对其身体动作、表情等进行评估 有效控制术后疼痛，避免治疗不足或过度治疗
视觉、听觉损害	帮助解决可逆的听觉和视觉障碍，如清除耳道盯聍 建议老年病人佩戴眼镜或使用放大镜改善视力 帮助老年病人佩戴助听器改善听力
营养不良	必要时在营养师的参与下给予营养支持，改善营养不良 指导正确使用义齿 独立进食困难者，注意辅助喂食技巧
医疗性并发症	术后尽早拔除导尿管，避免尿潴留或尿失禁 加强皮肤护理，预防压力性损伤 促进胃肠功能恢复，必要时可用促进胃肠蠕动的药物 必要时进行胸部理疗或吸氧 适当的抗凝治疗
睡眠剥夺	减少声音和灯光等环境干扰 非药物措施改善睡眠 调整夜间给药时间，避免打扰老年病人睡眠
脱水和便秘	鼓励病人多饮水，不能保证饮水量者，考虑给予静脉输液 鼓励进食蔬菜、水果等高纤维食物，定时排便 如病人需要限制入量，考虑相关专科的会诊意见并保持出入量平衡

2. 保护病人安全，预防意外 对于活动亢进型病人，精神行为症状突出者，允许病人用言语表达自己的情绪，鼓励家属或照护人员与其进行情感交流，安抚病人。确保病人不离开医护人员的视线，高度警惕并及时发现病人在幻觉、妄想的支配下发生自伤或跳楼等意外伤害，或对他人造成伤害，但尽量不采用制动的方式，以避免加重谵妄症状。虽然抗精神病药和镇静剂可减轻病人的焦虑和行为紊乱，但也有延长谵妄持续时间的可能，或将活动亢进型转为活动抑制型，故关于使用抗精神病药和镇静剂治疗谵妄的意见尚未达成一致。

3. 积极治疗原发病 治疗或改善原发病是老年谵妄病人最重要的治疗措施，只有控制或消除了原发病，才能从根本上消除谵妄的根源。不过引起谵妄的病因十分复杂，可能难以在短时间内查明，护理人员应积极协助医生明确诊断、及时治疗。

【健康教育】

1. 医护人员应向有谵妄风险或已确诊为谵妄的老年病人及其家属进行健康教育，提供有关谵妄的知识，以提高其对疾病的认知，减轻对疾病的恐惧，并提高应对谵妄症状的能力。

2. 健康教育内容应包括谵妄的征兆、症状及其危险因素、谵妄的预防措施。

3. 若发现老年病人有突然发生的意识、行为改变，应及时与医护人员沟通。

4. 确认老年人发生谵妄后，应注意与其沟通交流的方式，如用清晰、平和的声调告知老年人当前的时间、地点。

5. 强调家人、照顾者在治疗谵妄过程中的重要性，鼓励其积极配合、参与相关治疗和干预措施的制订与实施工作。

（李小雪）

第九节　头晕与晕厥

情境导入

张奶奶，72 岁，头晕 1 周，头动即晕，走路右偏，Romberg 测试示右倾。2 周前患上呼吸道感染，听力正常，MRI 异常，诊断：脑干海绵状血管瘤。

请思考：

1. 引起该病人头晕的原因是什么？

2. 应该如何对该病人进行评估？

3. 如何对该头晕病人进行健康指导？

头晕与晕厥是老年人常见的症状，随着年龄的增长其发生率增高。晕厥发作时肌肉失张力可导致老年人跌倒，甚至会威胁老年人的生命健康。

一、头晕

【概述】

1. 定义　头晕（dizziness）指自身不稳感和头脑不清晰感，是一种机体的空间感觉、定位觉的变形和扭曲，其症状可包括头重脚轻、站立不稳、眩晕、晕厥前感觉等。根据头晕发作的持续时间，可将头晕分为急性头晕（时间≤2 个月）和慢性头晕（时间＞2 个月），老年人的头晕往往持续时间较长。

2. 流行病学　头晕是老年人的常见症状。头晕是综合门诊排在前 5 位的主诉，年龄≥65 岁人群头晕的发生率为 30%，≥80 岁人群发生率为 50%。美国和英国基于社区人群的调查发现，头晕的发生率分别为 21% 和 29%。另一社区研究显示，头晕每天发作的人群占 35%，每月发作的人群占 51%。在我国 60 岁以上人群中，头晕的总体患病率为 4.1%；在 65 岁以上的人群中，年龄每增长 5 岁，头晕发生的可能性增长 10%；在 85 岁以上的人群中，这一数字可达 50%。

3. 分类

（1）前庭系统疾病性头晕：分为中枢性及周围性两大类。

1）周围性前庭系统疾病性头晕：主要为前庭周围器官和第Ⅷ对脑神经病变引起，患者眩晕程度常较重，但平衡障碍程度轻。主要有良性发作性位置性眩晕（benign paroxysmal positional vertigo，BPPV）、梅尼埃病、前庭神经（元）炎、迷路炎、淋巴管瘘等。

2）中枢性前庭系统疾病性头晕：主要为前庭中枢性结构病变引起，包括后循环缺血（指椎基底动脉系统短暂性缺血发作和脑梗死）、脑出血、脑肿瘤、脑炎或脱髓鞘病、前庭性偏头痛、眩晕性癫痫等。

（2）非前庭系统疾病性头晕：主要指由于各种原因损伤维持平衡的其他系统，如眼部和颈部本体感觉系统，病人多表现为头晕和姿势性症状。由内科系统疾病（如血压高或低、心律失常等心血管疾病、血液病、内分泌疾病）或活动过度、环境条件改变（严寒、酷暑、高原、低氧）、头部轻微外伤后综合征、视觉疲劳及眼部疾病、上呼吸道等感染性疾病、药物不良反应或药物中毒等引起。此外，还有心因性头晕，如抑郁、焦虑、强迫症、失眠症等也可以引起头晕。

【护理评估】

1. 头晕发生的危险因素及临床特点

（1）良性发作性位置性眩晕（BPPV）：眩晕与头位有关，起病突然，当头处于某一位置时即出现眩晕，可持续数十秒，转向或反向头位时眩晕可减轻或消失，但可见显著眼球震颤。

（2）梅尼埃病：常伴有耳鸣、耳聋、眩晕、耳内闷胀感，眩晕呈间歇性反复发作，开始时眩晕即达到最严重的程度，头部活动及睁眼时加剧，伴恶心呕吐、面色苍白、心率缓慢、血压下降和眼球震颤。

（3）后循环缺血：有眼球震颤伴随神经系统其他症状和体征，常有高血压、糖尿病和心脏病病史。按临床表现可分为：

1）短暂缺血发作型：可一日内数次或数日一次发作，一般数分钟至半小时缓解。轻者仅有眩晕、不稳，重者频繁发作可进展为完全性迷路卒中。

2）进展性卒中型：发病后头晕、耳鸣持续进行性加重，数日后达高峰，明显眼球震颤，伴神经系统局灶性体征。

（4）前庭性偏头痛：反复发作伴有或不伴有头痛的眩晕发作，发作持续时间短则数十秒，长则数天。多伴有恶心、呕吐，可伴有畏声、畏光，视物模糊症状。发作期间，头位变化可使眩晕加重，一般安静休息或睡眠后症状即可好转。

（5）心因性头晕：也称精神性头晕。与精神障碍或心因性因素有关，如抑郁、焦虑、惊恐或躯体障碍。常伴随躯体症状，如心慌、胸闷、消化不良、睡眠不佳，症状持续时间长，往往持续数月甚至数年。

（6）系统性疾病：老年人常患有高血压、冠心病、充血性心力衰竭、糖尿病、甲状腺功能减退症、贫血和眼部疾病等，使其容易发生头晕。其特点是头晕眼花，无眩晕感和眼球震颤，通常不伴有恶心和呕吐。

（7）直立性低血压：老年性头晕有 2%～15% 是直立性低血压导致的，其标准是：由平卧位变为直立时收缩压下降 20 mmHg，舒张压下降 10 mmHg，或从仰卧位或坐位站立后，任何血压下降时出现的典型症状。

（8）药物所致头晕：多种药物可引起头晕，包括抗高血压药、抗心律失常药、抗抑郁药、抗焦虑药、抗组胺药、非甾体抗炎药、抗生素、感冒药和安眠药的过度应用等，通过不同的机制造成头晕。

2. 类型评估　在临床工作中，对头晕持续时间、发作频率、伴随症状的评估有助于判断头晕的类型。

（1）根据头晕持续时间评估：持续数秒者考虑为 BPPV，持续数分钟至数小时者考虑为梅尼埃病、短暂性脑缺血发作或偏头痛相关眩晕，持续数小时至数天者考虑为前庭神经元炎或中枢性病变，持续数周到数月者考虑为心因性头晕。

（2）根据头晕发作频度评估：单次严重头晕应考虑前庭神经元炎或血管病，反复发作性头晕应考虑为梅尼埃病或偏头痛，伴有其他神经系统表现的反复发作性头晕考虑为后循环缺血，反复发作性位置性眩晕考虑为 BPPV。此外，许多全身系统性疾病，如低血压、贫血、睡眠呼吸暂停综合征等，药物源性原因也会表现为慢性持续性头晕，尤其是老年人需注意。

（3）根据伴随症状评估：不同疾病会伴随不同症状，包括耳闷、耳痛、头痛、耳鸣、耳聋、面瘫、失衡、畏光、畏声或其他局灶性神经系统体征。

3. 检验和检查评估

（1）耳科检查：包括外耳道检查、前庭功能检查、听力检查等。

（2）神经系统检查：包括位置试验、视力和眼底检查、眼震电图检查等。

（3）心血管检查：包括心电图检查，动态心电图检查，动态血压监测等。

（4）影像学及电生理相关检查：头颅 CT、CT 血管造影（CTA）、磁共振成像（MRI）、数字减影血管造影（DSA）、经颅多普勒超声（TCD）、颈部血管彩超等。

（5）血液生物化学检查。

【护理措施】

1. 病因治疗 前庭功能尚属可逆损害性头晕，如 BPPV、浆液性迷路炎等，应针对病因进行治疗，一旦病因解除，头晕症状即消失。前庭功能一次性损害不可逆转的头晕，如化脓性迷路炎、突聋、前庭神经元炎等，病因虽除，迷路或前庭功能完全破坏，前庭功能不能恢复，需要依靠前庭中枢代偿消除头晕。病因难治的前庭功能波动性损害或不可逆损害，保守治疗无效者可行外科治疗。

2. 对症及康复治疗 选择舒适体位，避免声、光刺激。必要时服用药物治疗，如镇静药、止吐药、血管扩张药、利尿及脱水药、激素类药物等。经过前庭康复训练，达到重建视觉、本体感觉和前庭传入信息的整合功能，建立平衡感。

3. 护理要点 提供安静、光线充足、空气流通、地面平整及无障碍的环境。监测血压及血糖变化，采取措施预防直立性低血压或低血糖。头晕发作时，协助平卧休息，头偏向一侧，加床档予以保护。发现有面色苍白、心慌、出冷汗、恶心及呼吸困难等晕厥征兆时，协助取平卧位，头偏向一侧，并告知医生。头晕伴有频繁呕吐者，协助头偏向一侧，遵医嘱使用止吐药，补充水分及营养。剧烈咳嗽时，协助取坐位或手扶固定物。根据头晕发作情况给予相应生活照护。采取措施预防跌倒或坠床。协助进行站立平衡训练、头动平衡训练、视物平衡训练等头晕康复训练。

【健康教育】

1. 指导头晕老年人及时就医。头晕是很多疾病的先兆，要及时检查、明确病因、针对病因及时治疗。

2. 指导老年人预防在先。在日常生活中保持心胸开阔，避免紧张、焦虑的情绪。适当开展一些体育锻炼，如散步、慢跑等，促进血液循环，改善食欲，有利于身体健康。饮食以富于营养、清淡为原则，多食蛋类、瘦肉、青菜、水果。对于有高血压、糖尿病等疾病的病人要定时服药，经常检查，改善血液供应，控制好血糖、血压，防止血管硬化的加重。

二、晕厥

【概述】

1. 定义 晕厥（syncope）是全大脑半球及脑干血液供应减少，导致发作性短暂意识丧失伴姿势性张力丧失的综合征。该疾病可由血管迷走神经反射、直立性低血压、心排血量减少引起全脑低灌注，或由于椎基底动脉缺血引起脑干选择性低灌注所致。老年人常因姿势性张力丧失导致不能站立而倒地，历时数秒至数分钟，随后自动完全恢复。有些晕厥有先兆症状，更多的是无先兆症状。

2. 流行病学 晕厥的发生率随年龄的增加而增高，据不完全统计，老年性晕厥的发生率为 76.16%。反射性晕厥是目前最常见的晕厥类型，在 65 岁以上人群中呈现高峰。养老院中的晕厥发生率比居家老年人高 6%，复发率可高达 30%。老年人晕厥的预后取决于晕厥的病因、所受外伤情况及年龄，且高龄本身为预后不良的标志。

3. 分类

（1）反射性晕厥：因血压调节、心率反射弧功能障碍及自主神经功能不全导致血压急剧下降、心排血量突然减少所致，包括血管迷走性晕厥（单纯性晕厥）、直立性低血压性晕厥、特发性直立性低血压性晕厥、颈动脉窦性晕厥、排尿性晕厥、吞咽性晕厥、咳嗽性晕厥、舌咽神经痛性晕厥等。直立性低血压是老年人晕厥的重要原因之一，32% 的 65 岁及以上老年人存在直立性低血压。颈动脉窦性晕厥也称为颈动脉窦综合征，为颈动脉窦反射过于敏感所致。在健康老年人群中，30% 患有颈动脉窦综合征，而伴有高血压或冠心病的老年人患病率更高。

（2）心源性晕厥：是因心排血量突然减少，血压急剧下降导致脑血流减少而引起的晕厥。发生迅速，无任何预感，与直立体位无关。运动诱发晕厥提示心脏性原因，患各种心脏病是其独有的特点，常见的原因为严重的心律失常。老年人需特别关注其晕厥原因是否为心源性。

（3）脑源性晕厥：为严重闭塞性脑血管疾病、主动脉弓综合征、高血压脑病、基底动脉型偏头痛及脑干病变如肿瘤、炎症和延髓血管运动中枢病变所致。

（4）其他晕厥：除上述类型外，晕厥还包括哭泣性晕厥（情感反应）、过度换气综合征、低血糖性晕厥和严重贫血性晕厥等。

【护理评估】

1. 病史评估　详细询问病史，并通过详细的体格检查、测量卧立位血压、颈动脉窦触摸，可以明确诊断 50% 以上的晕厥。采集病史时应重点关注药物清单、症状发生的前后顺序及重要的伴随症状、有无目击人等。在老年人中，直立性低血压常不易被诱发，特别是与药物相关或年龄相关的直立性低血压应反复进行检查。如果怀疑晕厥的原因是药物性低血压或直立性低血压，24 h 动态血压监测将有助于诊断。

2. 临床特点

（1）晕厥前期：症状通常持续 10～60 s，表现为倦怠、全身无力、头晕目眩、昏沉眼花、面色苍白、恶心、出汗、流涎、视物模糊、恍惚和心动过速等。有预感时立刻躺下可减少损伤。

（2）晕厥期：老年人感觉眼前发黑、站立不稳、意识丧失而跌倒，伴面色苍白、大汗、血压下降、脉缓细弱和瞳孔散大，心动过速变为心动过缓，肌张力降低等。一般无括约肌障碍，偶有尿失禁。偶见强直或角弓反张、强直－阵挛样发作，易误诊为癫痫。数秒至数十秒恢复，神经系统检查无阳性体征。

（3）晕厥后期：老年人平卧后意识迅速（数秒至数分钟）恢复，脉搏逐渐变得有力，面色开始恢复正常，但仍可见面色苍白、头痛、恶心、出汗、周身无力和便意感等。休息数分钟或数十分钟缓解，不留任何后遗症，偶有极短暂的（＜30 s）发作后模糊状态伴定向力障碍和易激惹。

3. 检查和测量　年龄本身不是检查和干预的禁忌证，不同体位血压的测量、颈动脉窦触摸和直立倾斜试验为耐受较好的检查，也适用于认知功能障碍的老年人。但对于虚弱的老年人，应在评估各项检查可能给老年人带来的利弊之后再作出决定。

【护理措施】

1. 原发病的防治　老年人机体功能逐渐减退，且通常并发多种疾病，还往往伴随就医不及时、平时对原发病控制不到位等因素，晕厥后所造成的意外伤害就更加严重，如晕厥跌倒所造成的骨折、软组织甚至器官的损伤，成为导致老年人死亡的重要因素之一。因此，对导致老年人晕厥的原发病的防治应引起重视，从而减少晕厥的发生。

2. 药物管理　抗高血压药、精神活性药物、阿片类药物和其他类别的药物具有血管活性作用，可使病人易患直立性低血压和晕厥。药物治疗的适当管理可以减少晕厥复发及其后果。

拓展阅读 6-7
晕厥老年人抗高血压药管理要点

【健康教育】

1. 告知晕厥的诱发因素及应急处理措施。

2. 告知老年人低头、起坐及站立等变换体位时动作应缓慢，避免登高、游泳等幅度大的活动。

3. 告知老年人穿舒适衣服，避免穿高领及硬领衬衣。

4. 避免不良刺激，如恐惧、悲伤、紧张、过度劳累等。

5. 告知严重头晕者，外出活动应有人陪同。

6. 指导居家老年人进食低脂、低盐及高蛋白且易消化的食物，避免食用油炸、生冷、辛辣等刺激性食物。

7. 指导老年糖尿病病人外出时携带糖果类食品，以备发生低血糖时使用。

（孙丹丹）

第十节　睡眠障碍

情境导入

张老师，61 岁。自去年退休以来，一直觉得睡眠情况不佳，医院体检显示无明显器质性病变。追问平时作息习惯，自述以前工作较忙，每日睡眠时间在 7 h 左右，目前晚间睡眠时间仅为 5 h，多梦，早醒，为弥补夜间睡眠的不足，现每日下午睡眠达 2~3 h，没有锻炼的习惯。

请思考：

1. 张老师的睡眠状况不佳可能与哪些因素有关？

2. 采用哪些措施可有效改善张老师的睡眠状况？

睡眠是人类最基本的生命活动，人一生中大约有 1/3 的时间在睡眠中度过，睡眠是人体精力和体力恢复的过程，是人类生存的必要条件、获得健康的必要因素。老年人的睡眠质量随着年龄增长和身体功能衰退而下降。长期睡眠障碍可导致焦虑抑郁情绪、认知能力下降、跌倒，影响老年人日常生活活动能力，因此，应重视对睡眠障碍老年人的照护，保持老年人健康睡眠卫生，改善老年人的睡眠，有助于老年人身心健康和疾病的康复。

【概述】

1. 定义　睡眠障碍（sleep disorder）指睡眠的始发和（或）维持发生障碍，导致睡眠时间或睡眠质量不能满足个体的生理需要，并且影响日间社会功能的一种综合征。

2. 流行病学　老年睡眠障碍是威胁老年病人身心健康的主要因素，且随着年龄的增加，睡眠障碍的患病率也增高。国外研究显示，60 岁及以上老年人群睡眠障碍患病率为 30%~40%；

我国相关研究显示，60 岁及以上老年人群睡眠障碍患病率为 47.2%，其中老年女性人群患病率（58.2%）高于男性（49.2%）；身体伴有其他疾病较无疾病伴随的病人更容易产生睡眠障碍；农村老年人睡眠障碍患病率（52.8%）远高于城市（41.4%）；丧偶老人睡眠障碍患病率（50.1%）明显高于有伴侣者（33.1%）。

睡眠障碍是老年人较常见的症状之一，长期反复睡眠障碍会影响老年人原发病的治疗和康复，导致免疫力降低并加重或诱发某些躯体疾病，如冠心病、脑血管病、阿尔茨海默病及神经衰弱等，严重影响老年人的生活质量。

3. 病因　老年人睡眠障碍的原因错综复杂，与躯体疾病、精神疾病、社会心理或药物等多种因素有关。

（1）年龄因素：随着年龄的增加，老年人大脑皮质功能减退，新陈代谢也随之减慢，体力活动减少，因此所需睡眠时间也随之减少；同时，老年人易出现睡眠时相提前，表现为早睡、早醒；也可出现多相性睡眠模式，即夜间睡眠减少，白天睡眠增多，且夜间易惊醒。

（2）疾病因素：老年人器官功能退化，易患多种疾病而影响睡眠。常见疾病有心脑血管疾病，如脑动脉硬化、高血压、脑梗死等致脑部血流量减少而引起失眠；慢性疼痛性疾病，如十二指肠溃疡、退行性骨关节病等影响睡眠；呼吸系统疾病，致咳痰、呼吸困难影响睡眠。

（3）精神疾病：焦虑、抑郁是老年人常见的精神障碍。抑郁症睡眠障碍主要表现为早醒和深睡眠减少，焦虑症一般表现为入睡困难，阿尔茨海默病老年人出现睡眠觉醒周期紊乱，昼夜睡眠方式倒置，睡眠效率下降。

（4）社会心理因素：老年人因独居、丧偶、退休、经济压力等社会心理因素引起情绪变化，表现为失落感、衰老感、老来无用感等，进而引起入睡困难、易醒多梦等失眠症状。

（5）环境因素：老年人对环境因素的改变较年轻人更为敏感，如搬家、住院、光线、温度、噪声等改变均可造成老年人失眠。

（6）睡眠卫生习惯：睡前喝咖啡、饮茶、吸烟、饮酒等均可造成神经系统兴奋，引起入睡困难或易觉醒。

（7）药物因素：老年人常需服用一些药物治疗疾病，很多药物在治疗疾病的同时也会引起睡眠障碍：①异烟肼、麻黄碱、氨茶碱等易使老年人产生兴奋而难以入睡；②安定类药物可抑制老年人的深睡眠状态；③甲状腺素、西咪替丁、左旋多巴等可延迟入睡时间，也可使深睡眠减少；④β 受体激动剂及奎尼丁可致多梦，扰乱睡眠；⑤夜间服用利尿药会增加夜尿次数，造成再入睡困难。

4. 老年人睡眠障碍的临床表现

（1）失眠：是最常见的老年睡眠障碍，通常指病人对睡眠的质和（或）量不满足，且明显影响日间社会功能的一种主观体验。临床表现形式多样，包括难以入睡、睡眠不深、易醒、多梦、早醒、醒后不能再睡、睡醒后仍觉疲乏、白天困倦等。其核心是睡眠的启动和维持困难。

（2）快动眼时相相关行为障碍（REM sleep behavior disorder，RSBD）：其特征是睡眠分离，睡眠过程中间断出现肌张力不消失的现象，并出现与梦境相关的复杂运动为特征的发作性疾病，可导致病人受伤和（或）睡眠障碍。

（3）睡眠呼吸暂停综合征（sleep apnea syndrome，SAS）：指在睡眠时由多种原因导致的反复发作的呼吸暂停，可引起夜间低氧血症和（或）高碳酸血症。SAS 的临床表现包括习惯性打鼾，睡眠中出现呼吸暂停，夜间睡眠多次短暂觉醒，白天嗜睡，并可出现抑郁、焦虑、易激惹、注意力不集中、幻觉等症状。老年 SAS 须结合病史、临床表现、体格检查和睡眠监测的结果综合判断。SAS与高血压、脑卒中、缺血性心脏病等关系密切，持续的夜间间断性缺氧和日间嗜睡还可能影响老年人的认知功能，造成记忆力减退、反应迟钝、性格改变等，甚至可造成夜间猝死。

（4）不宁腿综合征（restless legs syndrome，RLS）：在静息状态下出现难以名状的肢体不适感，而迫使肢体发生不自主运动。通常表现为夜间睡眠时，双下肢出现极度的不适感，病人描述为虫爬蠕动感，或以"难受，说不清楚"描述，以小腿内侧肌肉明显。运动可以暂时缓解症状，迫使病人不停地移动下肢或下地行走，导致病人严重的睡眠障碍。

（5）周期性肢体运动障碍（periodic limb movement disorder，PLMD）：是一种睡眠中部分肢体呈现周期性抽动的神经运动性障碍，以足踝部的快速背缩弯、脚的大趾外展、膝盖和髋骨同时内弯最为常见。因为夜间多次发生肢体运动破坏睡眠质量，病人常表现为白天嗜睡。

【护理评估】

1. 评估内容

（1）睡眠状况

1）评估病人的作息时间：如每天需要的睡眠时间、具体就寝的时间、起床时间等。

2）睡眠质量：如睡眠深度、夜间醒来的次数及原因，睡眠中是否有异常情况（呼吸暂停、失眠等）影响睡眠效果。

3）睡眠习惯：如是否需要午睡及午睡时间、睡前是否需要服用助眠药物及药物的名称和剂量，对温湿度、光线等的需求。

（2）疾病史：了解病人的疾病史、用药史，明确病人是否有影响睡眠的疾病及是否服用影响睡眠或帮助睡眠的药物。

（3）心理社会状况：评估病人的心理社会状况，如性格特征、精神状态、与子女的关系、有无配偶及有无家庭的重大事件等。

2. 评估工具

（1）匹兹堡睡眠质量指数（Pittsburgh sleep quality index，PSQI）量表（表6-8）：由美国匹兹堡大学医学中心精神科睡眠和生物节律研究中心睡眠专家Buysse博士等编制，该量表将睡眠的质和量相结合，适用于睡眠障碍病人、精神障碍病人及一般人群的睡眠质量评价。我国刘贤臣等于1996年将量表译成中文，并进行了信效度检验，PSQI有较好的内部一致性、重测信度和效度，且与多导睡眠脑电图的测评结果相关性较高。该量表从主观睡眠质量、入睡时间、睡眠时长、睡眠效率、睡眠连续性、是否应用催眠药物及日间功能七个维度评价睡眠质量。各个维度的得分相加即为睡眠质量的得分，总分为21分，得分越高，代表睡眠质量越差（表6-9）。

表6-8 PSQI量表评估项目

指导语：下面问题是关于您最近一个月的睡眠状况，请选择或填写符合您实际情况的答案。

条目	选项
1. 最近一个月，您晚上上床睡觉通常是_____点	
2. 最近一个月，您从上床到入睡通常需要_____ min	
3. 最近一个月，您早上通常_____点起床	
4. 最近一个月，您每夜通常实际睡眠_____ h（不等于卧床时间）	
5. 最近一个月，您是否因为以下问题而睡不好（在适合您的选项数字上打"√"）	
5a. 30 min内不能入睡	①无；②＜1次/周；③1~2次/周；④≥3次/周

条目	选项
5b. 夜间易醒或早醒	①无；②<1次/周；③1~2次/周；④≥3次/周
5c. 夜间上厕所	①无；②<1次/周；③1~2次/周；④≥3次/周
5d. 呼吸不畅	①无；②<1次/周；③1~2次/周；④≥3次/周
5e. 咳嗽或鼾声高	①无；②<1次/周；③1~2次/周；④≥3次/周
5f. 感觉冷	①无；②<1次/周；③1~2次/周；④≥3次/周
5g. 感觉热	①无；②<1次/周；③1~2次/周；④≥3次/周
5h. 做噩梦	①无；②<1次/周；③1~2次/周；④≥3次/周
5i. 疼痛不适	①无；②<1次/周；③1~2次/周；④≥3次/周
5j. 其他影响睡眠的事情（如有，请说明）	①无；②<1次/周；③1~2次/周；④≥3次/周
6. 最近一个月，总体来说，您认为自己的睡眠质量	①很好；②较好；③较差；④很差
7. 最近一个月，您用药物催眠的情况	①无；②<1次/周；③1~2次/周；④≥3次/周
8. 最近一个月，您在开车、吃饭或参加社会活动时，有无难以保持清醒状态的情况	①无；②<1次/周；③1~2次/周；④≥3次/周
9. 最近一个月，您在积极完成事情上是否有困难	①没有困难；②有一点困难；③比较困难；④非常困难
10. 您是否与人同睡一床或有室友	①与人同床；②与人同住一室，但不同床；③有同伴在另外房间；④无
如果你是与人同睡一床或一室，请询问同伴关于您最近一个月来的下列情况	
10a. 您睡觉时，有无大鼾声	①无；②<1次/周；③1~2次/周；④≥3次/周
10b. 您睡觉时，呼吸之间有无长时间停留	①无；②<1次/周；③1~2次/周；④≥3次/周
10c. 您睡觉时，腿是否有抽动或痉挛	①无；②<1次/周；③1~2次/周；④≥3次/周
10d. 您睡觉时，是否出现不能辨认方向或混乱状态	①无；②<1次/周；③1~2次/周；④≥3次/周
10e. 您睡觉时，是否有其他睡觉不安宁的情况，请描述	①无；②<1次/周；③1~2次/周；④≥3次/周

表 6-9　PSQI 量表积分方法

成分	内容	评分			
		0分	1分	2分	3分
1. 睡眠质量	条目6计分	□很好	□较好	□较差	□很差
2. 入睡时间	条目2和5a计分	□0分	□1~2分	□3~4分	□5~6分
3. 睡眠时间	条目4计分	□>7h	□6~7h（不含6h）	□5~6h（含6h）	□<5h
4. 睡眠效率	以条目1、3、4的应答计算	□>85%	□75%~85%（不含75%）	□65%~75%（含75%）	□<65%
5. 睡眠连续性	条目5b~5j计分累计	□0分	□1~9分	□10~18分	□19~27分

续表

成分	内容	评分			
		0分	1分	2分	3分
6. 是否应用催眠药物	条目7计分	☐无	☐<1次/周	☐1~2次/周	☐≥3次/周
7. 日间功能	条目8和9计分累计	☐0分	☐1~2分	☐3~4分	☐5~6分

注：睡眠效率计算方法：睡眠效率 = $\dfrac{\text{条目4（睡眠时间）}}{\text{条目3（起床时间）} - \text{条目1（上床时间）}} \times 100\%$

（2）睡眠评定量表（sleep dysfunction rating scale，SDRS）：由武汉大学人民医院精神卫生中心与北京大学精神卫生研究所根据中国精神障碍分类与诊断标准，借鉴其他睡眠障碍评定量表制订而成。量表共10个条目（表6-10），采用0~4级评分，各条目均有评定指导语和评分标准。量表总体信度Crobach系数为0.88，重测信度0.89，与CGI-S的校标效度为0.70。

表 6-10 睡眠评定量表

条目	具体说明
1. 睡眠是否充足	睡眠时间及其对社会功能影响的总体主观感受
2. 睡眠质量	睡眠质量的主观体验
3. 睡眠长度	总睡眠时间的客观记录
4. 早段失眠，频度	难以入睡发生的频率
5. 早段失眠，程度	入睡困难程度及睡眠潜伏期的客观记录
6. 中段失眠，频度	睡眠不深，中途醒转频率
7. 中段失眠，程度	睡眠不深，而醒转后再次入睡困难程度
8. 末段失眠，频度	早醒发生频率
9. 末段失眠，程度	早醒时间
10. 醒后不适感	因睡眠而造成的不适感，如头晕、困倦、疲乏等

注：该量表评定三天来的睡眠情况。

【护理措施】

老年人睡眠障碍治疗的总体目标是尽可能提高老年人的睡眠质量，缓解症状，保持正常的睡眠结构，维持和恢复社会功能，提高老年人的生活质量。

1. 消除病因　积极治疗原发病，解除老年人身心不适，促进睡眠。

2. 睡眠习惯指导

（1）进行睡眠卫生教育：培养良好的睡眠习惯，坚持规律的就寝和起床时间；白天午睡时间尽量不要过长；醒来后15~20 min离开卧室；只有在困倦的时候才去睡觉。

（2）保持运动和休息的平衡：坚持每日进行适当锻炼，就寝前避免做激烈运动。

（3）改善睡眠环境：保持环境的安静、整洁、舒适、空气流通，选择适宜的温、湿度，一般老年人适宜的室温在22~24℃，湿度在50%~60%；光线要柔和，避免卧室强光刺激；为老年人选择软硬适度的床垫，枕头可用中药成分的物质填充，如夜明砂、成桑叶等，并保持床的干燥清洁，及时更换潮湿、污染的被罩床单等；减少居家环境中的噪声，如开关门声、移动物体的声音等。

（4）注意饮食：睡前不可饱食，亦不可饥饿；就寝前 6 h 不要饮用含咖啡因的饮料，不要吸烟和饮酒。

（5）避免情绪紧张和用脑过度。

（6）维持适当的体重。

3. 非药物治疗护理措施　老年睡眠障碍的非药物治疗是除治疗伴发疾病以外的首选方法，包括睡眠限制治疗、松弛疗法、认知行为治疗等。

（1）睡眠限制治疗：该疗法采用系统的、可控的部分睡眠剥夺方式，旨在快速巩固睡眠，提高睡眠效率。睡眠限制疗法通过缩短在床上的清醒时间，以增加入睡的驱动力。具体内容：①减少卧床时间，以使其和实际睡眠时间相符，并且只有在 1 周的睡眠效率超过 85% 的情况下才可增加 15～20 min 的卧床时间；②当睡眠效率低于 80% 时，则减少 15～20 min 的卧床时间，睡眠效率在 80%～85% 时，则保持卧床时间不变；③避免日间小睡，并且保持起床时间规律。

（2）松弛疗法：应激、紧张和焦虑是诱发失眠的常见因素。松弛疗法可以缓解上述因素带来的不良效应，因此是治疗失眠症最常用的非药物疗法。实施方法：安静平卧、先调匀呼吸，力求自然地使呼吸变深变慢，同时依次放松全身各部肌肉，脑海里想象某种宁静的情景，以求身心同步松弛，这样使生理觉醒水平下降，缩短入睡潜伏期，改善睡眠。

（3）认知行为治疗：是一大类合并了认知治疗和行为治疗的心理治疗方法，是在睡眠卫生习惯指导、睡眠刺激控制和（或）睡眠限制等行为治疗基础上进行认知干预的治疗。认知行为治疗在老年睡眠治疗中有着重要地位，能明显减少使用药物治疗的概率及药物剂量。认知行为治疗干预失眠的五要素见表 6-11。

表 6-11　干预失眠的五要素

要素	说明
1. 强调 / 正确认识不恰当的睡眠认知	失眠病人往往过分夸大睡眠对其生活的影响及他们需要更多的睡眠来恢复。这种不正确的信念会促使他们更加担心失眠带来的影响，且树立不切实际的期望
2. 睡眠卫生	建立固定的睡眠型态，减少夜间打扰刺激控制疗法（stimulus control therapy，SCT）：美国睡眠医学会认为 SCT 是治疗慢性失眠的一线行为干预措施。慢性失眠可导致病人产生床和睡眠之间的消极联想，认为在床上很难放松
3. 干预方法	①感到困倦时才躺床上；②避免与睡眠不相容的行为（不要把床当做读书、看电视或工作的地方）；③醒来时间超过 15 min 时离开卧室，无法睡着或开始感到焦虑时离开卧室
4. 睡眠限制疗法（sleep restriction therapy，SRT）	许多失眠病人试图通过睡更多时间来弥补睡眠不足。而睡眠限制通过引起部分睡眠剥夺反过来增加失眠病人在床上的实际睡眠。最终目标是打破失眠循环
5. 放松训练（relaxation training）	对以"不能放松"为特征的病人（或伴有躯体疼痛不适者），这类干预最合适，包括渐进性肌肉放松法、腹式呼吸、冥想

4. 合理使用药物　遵医嘱合理用药。对于已经使用催眠药物的老年人应注意观察药物的不良反应和睡眠改善情况。

（1）苯二氮䓬类药物：是临床上常用的治疗睡眠障碍的药物。根据药物效力可分为：①短效制剂，包括咪达唑仑、三唑仑；②中效制剂，包括艾司唑仑、阿普唑仑、劳拉西泮；③长效制剂，包括地西泮、硝西泮、氯硝西泮。苯二氮䓬类药物可以延长总睡眠时间，缩短睡眠潜伏期。但在老年人中不良反应明显，包括日间困倦、头晕、跌倒、认知功能减退等。对有入睡困难的老年人推荐使用短效制剂；对睡眠维持困难的老年人推荐使用中效制剂；长效制剂可能增加老年人髋骨骨折风险，不推荐在老年人群中使用。

（2）非苯二氮䓬类药物：包括唑吡坦、唑吡坦控释剂、佐匹克隆等。由于此类药物半衰期短，次日残余效应被最大程度降低，一般不产生日间困倦，较传统治疗失眠的苯二氮䓬类药物更安全，但有可能会在突然停药后发生一过性的失眠反弹（表6-12）。

表 6-12　常用助眠药物的特点及选择

药物名称	达峰时间 /h	半衰期 /h	抗焦虑	肌松作用	记忆影响	依赖性	起始剂量 /mg	适合人群
艾司唑仑	1～3	12～18	+	+	+	±	1	睡眠维持困难 早醒 伴焦虑
劳拉西泮	2	8～12	+	+	+	++	0.5	睡眠维持困难 早醒 伴焦虑
佐匹克隆	1.5～2	6	–	–	+	±	7.5	入睡困难 睡眠维持困难 早醒
唑吡坦	0.5～2	0.7～3.5	–	–	+	±	5	入睡困难

（3）褪黑素：参与调节睡眠 – 觉醒周期，可以改善时差变化引起的症状、睡眠时相延迟综合征和昼夜节律失调性睡眠障碍。褪黑素受体激动剂包括雷美尔通、特斯美尔通、阿戈美拉汀等。雷美尔通是目前临床使用的褪黑素受体 MT1 和 MT2 激动剂，可缩短睡眠潜伏期、提高睡眠效率、增加总睡眠时间，可用于治疗以入睡困难为主诉的睡眠障碍。

【健康教育】

1. 合理用药　催眠药可暂时性缓解睡眠障碍，但长期应用可导致依赖，停药后还会出现反跳性失眠，因此护士应指导病人及家属严格遵医嘱用药，告知其遵医嘱服药的重要性，避免私自停药或改变剂量，提高病人用药的安全性和依从性。

2. 培养良好的生活与睡眠习惯　劝说老年人戒烟，少喝咖啡或茶等刺激性饮品；适当增加锻炼，减少日间睡眠时间，午睡不超过 1 h；合理饮食，晚餐不宜过饱或过饥，睡前可饮热牛奶，以帮助睡眠；睡前停止紧张的脑力或体力劳动，不谈论兴奋的话题；排尽小便，避免夜间如厕干扰睡眠；睡前用温水泡脚，水温控制在 40℃左右，同时按摩足背和足底涌泉穴；睡眠时穿宽松舒适的棉质内衣；建议老年人采用正确的睡眠姿势，即右侧卧位，该卧位有利于血液循环。

3. 心理社会支持　鼓励家庭成员为老年人提供亲情支持，协助其妥善处理各种引起不良心理刺激的事件，稳定情绪，减轻精神压力，以减少对睡眠的影响。

（刘红敏）

第十一节 视听觉障碍

情境导入

郭爷爷，73岁，从65岁开始出现视物模糊，去医院就诊时诊断为白内障，但尚不需要进行手术，近年来视力逐渐下降，不能看清报纸上的字，只能放弃既往读报的习惯，改为听广播以了解新闻。3年前又开始出现左耳听力下降，逐渐延展到双耳听力明显下降，听不到身边人用正常语音说话。听力障碍严重影响了郭爷爷的日常生活，他自述与家人和朋友的沟通均减少，因此表现得非常焦虑，情绪不稳定。

请思考：

1. 郭爷爷的视听觉功能出现了什么问题？

2. 对伴有视听觉障碍的此类老年人如何进行护理？

老年人随着机体的老化及各种慢性病的长期影响，常常会出现视听觉障碍。严重的视听觉障碍会影响老年人的生活质量。因此，护理人员应了解老年人常见的视听觉障碍，并为老年人提供具有针对性的、个体化的照护和指导。

一、老年视觉障碍

【概述】

1. 定义　视觉障碍（visual disorder）是由于先天或后天原因，导致视觉器官（眼球视觉神经、大脑视觉中心）的构造或功能发生部分或全部的障碍，经治疗仍对外界事物无法做出视觉辨识，包括视力下降、视物模糊、眼前黑影飘动、视物变形、视野缩小、复视等，也可伴有眼痛。老年视觉障碍一般见于年龄相关性白内障、青光眼、年龄相关性黄斑变性和老视。

2. 流行病学　据国内学者报道，60岁及以上的老年人中80%患有一种或几种眼病，这些眼病所引起的视力障碍人数急剧增多，严重影响老年人的自理能力，降低生活质量。如老年性白内障是白内障中最常见的一种类型，占了半数以上，女性多于男性，常多发生于50岁以上的人群。年龄相关性黄斑变性在70岁以上老年人中的患病率可高达34.11%。

3. 年龄相关性视觉改变机制　随着年龄的增长，眼部肌肉弹性减弱，眼眶周围脂肪减少，血液循环障碍，内分泌及交感神经系统失调，使得老年人的角膜、巩膜、晶状体、玻璃体、视网膜等均发生改变，进而导致各种类型的老年视觉障碍。表6-13列举了上述相应的老化改变特点。

表6-13　年龄相关性视觉改变机制

部位	病理特点
角膜	角膜缘毛细血管硬化、闭塞，使角膜营养缺乏，同时鳞状细胞微绒毛减少，泪液和环状细胞的黏液分泌减少，使角膜透明度降低，视力减退。角膜表面细胞数随增龄减少，使角膜变得扁平，屈光力减退引起远视和散光。角膜的边缘出现白色环状类脂质沉积，形成"老年环"

续表

部位	病理特点
巩膜与虹膜	巩膜内水分减少，巩膜弹性降低，前房角变窄，组织纤维变形和硬化，使房水回流受阻，导致老年人容易产生眼压增高和青光眼。虹膜萎缩，瞳孔缩小，对光反射迟钝，调节功能减弱，暗适应差
晶状体	体积和重量增加，晶状体中非水溶性蛋白质逐渐增多，使晶状体透光度降低，加上弹性减弱、睫状肌收缩乏力等，调节和聚焦能力逐渐降低，导致看近物不清，形成"老花眼"。随年龄增长，晶状体透明度可发生混浊，增加了老年性白内障的发病率。晶状体老化变黄，对短波长光线吸收多，使老年人对红绿光的感觉减退。另由于瞳孔缩小，光线只能通过厚度最大、黄色最深的晶状体中心部位，使老年人视物发黄
玻璃体	玻璃体逐渐出现液化和后脱离现象，玻璃体纤维增粗，排列不整或消失，以及失水后色泽改变，形成光学空隙，出现混浊、飞蚊症和幻视。玻璃体后脱位也增加视网膜脱离的可能性
视网膜	视网膜周边带变薄，出现老年性黄斑变性，还可出现视网膜动脉硬化，甚至阻塞，色素上皮层细胞及其细胞内的黑色素减少，脂褐质增多，使视力显著下降。视网膜色素上皮变薄和玻璃体的牵引，增加了老年人视网膜脱离的危险
其他	瞳孔括约肌张力相对增强，使瞳孔始终处于缩小状态，对光线的利用率下降。视野明显缩小，因瞳孔缩小使进入眼内的光线减少，老年人可能主诉视物不够明亮，同时对强光特别敏感，到室外时往往感到耀眼，或从明亮处转入暗处时，感觉视物有困难

【护理评估】

1. 健康史　①评估老年人年龄、性别、经济状况、生活方式、饮食习惯等一般情况。②评估视觉障碍发生的特点及原因，询问老年人是否存在一过性视力下降或丧失，视力下降是突然性的还是逐渐下降的，是否伴有眼痛。③了解有无多重用药、家族史、疾病史等。

2. 临床表现　①是否有眼部充血，评估老年人是否存在结膜充血、睫状充血和混合充血三种类型。②是否有视力下降，一般指中心视力，正常视力一般在 1.0 以上，一过性视力下降一般可于 24 h 内恢复。不同类型的老年视力障碍的临床表现特点见表 6-14。③是否有眼压升高，常见于青光眼病人。④是否有角膜上皮脱落、角膜混浊、晶状体混浊、视网膜脱离等。

表 6-14　不同类型的老年视力障碍临床表现特点

视力障碍类型	临床表现特点
老视	近视力减退，远视力不受影响。初期感到阅读小字困难，不自主地将目标放远。看近时由于调节增加而使睫状肌过度收缩及过度集合，易致眼疲劳、胀感、头痛、视物模糊，随年龄增长，近点远移
白内障	多为双眼先后发病，主要表现为进行性、无痛性视力减退和视物模糊，并出现逐渐加重的视力下降问题；易出现视疲劳、视物变形，或有眩光感，呈双影，白天尤为明显，视力逐渐降低甚至失明
青光眼	根据临床不同类型和分期表现复杂，可无症状，随疾病进展出现不同程度的眼痛、视力减退、视野缺损、眼球充血、头痛、头晕、恶心、呕吐等
年龄相关性黄斑变性	早期多无明显视力改变；中期出现视力下降、视物变形、中央黑点等症状；晚期可出现视网膜出血、视网膜渗出、视网膜新生血管形成，视力急剧下降
糖尿病视网膜病变	出现视物模糊、视力下降、失明等

3. 辅助检查 ①视力：主要反映黄斑区的视功能，可分远、近视力。视力好坏直接影响人的工作及生活能力。②外眼检查：检查眼睑是否有刺激因素；眼球位置及活动有无异常；角膜大小，有无血管翳、浸润等；瞳孔形状大小、边缘，对光反射是否正常。③玻璃体及眼底检查：观察玻璃体有无混浊、出血、液化变化等，检查眼底全貌、视网膜血管和黄斑有无渗出、变性畸形等。④特殊检查：裂隙灯显微镜检查、视野检查、检影试镜、眼压及眼球突出度测量。

4. 心理社会状况 评估老年人是否由于眼部疾病引起的视力减退导致日常生活起居及社会交往受到影响，使其自信心降低，产生焦虑、抑郁等不良情绪。评估老年人的情绪状态、应对眼部疾病的信心、可获取帮助的社会支持资源等。

5. 治疗原则

（1）老视：根本原则是需要佩戴合适的凸透镜（又称老花镜），来弥补调节力的不足。

（2）老年性白内障：初期要注意全身营养，合理饮食，在医生的指导下可服用维生素 C、维生素 E、维生素 B$_2$ 等，也可用吡诺克辛钠（白内停滴眼液）、卡他林等眼药水滴眼，以延缓白内障的发展。老年性白内障中后期最有效的治疗方法是手术治疗，分为晶状体摘除术和人工晶状体植入术。

（3）青光眼：密切监测老年人眼压情况，遵医嘱正确使用滴眼剂降低眼压；避免增加眼压的活动，如剧烈运动、长时间低头、弯腰等。开角型青光眼药物治疗不理想时可选择激光治疗或手术治疗，闭角型青光眼常选择手术治疗。

（4）年龄相关性黄斑变性：多采用药物治疗和光动力疗法，服用叶黄素、维生素 C 等抗氧化剂防止自由基对细胞的损害。多摄入含叶黄素、维生素 C 等的食物，保护视细胞。光动力疗法后 48 h 内避免强光照射，特别是强烈的阳光，防止皮肤暴露在阳光下，降低光敏反应。

【护理措施】

1. 提供适宜的环境 保证室内光线充足，可通过提高房间内的照明度来弥补老年人的视力下降的不足。但是要避免强光直接照射老年人的眼睛。白天可以使用纱帘调整光线的强度，晚间设置夜灯以调节室内光线。为老年人提供字体较大、印刷清晰的阅读材料，条件允许者可以用淡黄色的纸张，避免反光。为老年人提供手拿式或镜架式放大镜，便于老年人阅读。

2. 保证老年人安全 要注意评估老年人的视力是否影响其行走和外出活动。如有安全隐患，一定要有专人陪同，并尽可能白天外出，光线过于强烈时可以佩戴抗紫外线的太阳镜。夜晚行走在外时，由于视野变窄等问题，要叮嘱老年人多左右看几次后再行走。从亮处到暗处时，应等眼睛适应后再进行后续的动作，以防发生意外。同时，居室内生活物品的摆放要固定、有序、特征性强，便于老年人识别。地板和桌面采用不反光材质的物品。

3. 滴眼剂的正确使用 ①使用前要了解滴眼剂的性能、维持时间、适应证和禁忌证，检查有无浑浊、沉淀、变色及是否超过有效期。滴药时用示指和拇指分开眼睑，嘱老年人眼睛向上看，将滴眼剂滴在下穹窿内。闭眼，再用示指和拇指提起上眼睑，使滴眼剂均匀地分布在整个眼结膜腔内，注意滴药管不可触及角膜和巩膜。②注意药物的副作用。滴药后必须压迫内眼角数分钟，防止药水进入泪小管，影响循环、呼吸系统；缩瞳剂应晚上临睡前使用，因为使用后容易出现视物模糊。β 受体阻滞剂用于原发性开角型青光眼的老年人，但患有哮喘、慢性阻塞性肺疾病的老年人及心率低于 60 次 / 分的老年人不宜使用。

4. 饮食护理和适当的水分摄入 ①指导老年人多食用新鲜蔬菜和水果。避免食用在冰箱内存放多日的食品，合理膳食，尤其是有利于视功能的营养素摄入，如维生素 A、维生素 B 等，鱼类、牛奶、花生、豌豆类食品。进食低脂、清淡饮食，忌辛辣食物，减少含咖啡因食物的摄入。②保证摄入足量的水分。对于患有青光眼的老年人，每次饮水量以 200 mL 为宜，间隔 1~2 h，每日饮水量最好在 1.5 L 以内，以免引起眼压升高。其他老年人的每日饮水量建议达到 2 500 mL，包括食物中的含水量，这样有助于眼部的血液供应。

5. 指导配镜　配镜前要做好验光，然后按照年龄和视力情况及具体原因增减屈光度。因为老年人的眼睛调节力随着年龄的增长而在动态衰减变化中，因此要注意提醒老年人定期做眼科检查，并根据检查结果更换适合的眼镜。

6. 心理护理　老年人由于视力下降，影响日常生活和社会交往，部分老年人会存在焦虑、抑郁等情绪，一些老年人会有对自我评价的降低、产生无用感等。要向老年人详细介绍视力障碍发生的原因，以及与年龄增长相关的正常生理变化，并为老年人提供各种可以补偿视力不足的方法，帮助其调整生活方式和活动安排。指导老年人主动配合治疗及护理，增加其应对视力下降的自信心。

【健康教育】

1. 指导老年人和家属知晓老年人应每年进行一次眼科检查，患有糖尿病、心血管疾病的老年人应每半年进行一次视力检查，近期自觉视力减退或眼球胀痛伴头痛的老年人，应及时就医。

2. 指导老年人和家属学会滴眼剂的正确使用。平时可多备一瓶滴眼剂供额外需要时使用，注意眼药的保质期，眼药一旦开封，应尽量在 28 天内使用完毕，过期应停止使用。

3. 做好老年人的相关疾病管理指导。老年人常多病共存，当老年人患有高血压、冠心病、高脂血症、糖尿病等慢性病时，应教育老年人的家属积极治疗。同时对抗胆碱药、抗震颤麻痹药、抗精神病药等的使用要慎重，尽量避免。

二、老年性聋

【概述】

1. 定义　老年性聋（presbycusis）指随着年龄增加，双耳听力对称性进行性下降，以高频听力下降为主的感音神经性聋。多从高频听力受损开始，逐渐向低频音域扩展，当耳聋涉及主要言语频率后，便会表现为言语识别能力降低，是听觉系统不可逆的损害。老年性聋是老年人最常见的听觉障碍。

2. 流行病学　老年性聋的发病年龄通常在 60 岁左右，性别差异不明显。WHO 的统计数据显示，65 岁及以上人群中老年性聋的发病率为 70%~80%。老年性聋的发生年龄和进展速度因人而异，其取决于影响生物老化的内因和外因，即遗传与环境因素。

3. 病因与病理分型　在老年性聋的病因中，年龄老化并不是主要因素，而一些未知因素，如遗传、饮食、环境、精神压力、代谢异常等因素，以及一些老年性疾病，如高血压、冠心病、动脉硬化、高脂血症、糖尿病等是加速老年性聋的重要因素。

根据病理表现，Schuknecht 等将老年性聋分为 6 个类型，分别为感音型老年性聋、神经型老年性聋、血管纹型老年性聋、耳蜗传导型老年性聋、混合型老年性聋、未确定型老年性聋。有关各型的具体病理特点、症状表现见表 6-15。

【护理评估】

1. 健康史　①评估老年人听力下降的程度，是否影响正常交流，是突然下降还是逐渐下降；②了解老年人最近有无耳部感染、眩晕、耳鸣、耳痛等症状，是否接受过手术或其他治疗等；③询问老年人有无使用过或正在使用的药物，特别是有无使用耳毒性药物；④了解老年人是否存在高血压、冠心病、动脉硬化、高脂血症、糖尿病等慢性病。

表 6-15 老年性聋的病理分型及特点

病理分型	病理特点	症状表现
感音型老年性聋	自耳蜗底周向顶周逐步发展的内耳毛细胞缺失，缺失区域的耳蜗螺旋器萎缩变平	高频听力下降 听力损失常从中年开始
神经型老年性聋	以耳蜗螺旋神经节和神经纤维的退行性改变为主要特征	言语识别能力明显下降 听得见却听不懂 依靠传统助听设备的声音放大作用难以满足需求
血管纹型老年性聋	血管纹萎缩和功能下降	全频呈均等听力减退 言语识别力尚好 具有家族性特点，从 30~60 余岁不等，进展缓慢 佩戴助听设备效果好
耳蜗传导型老年性聋	基底膜弹性减退	耳聋常始于中年，进展缓慢
混合型老年性聋	不能单独定义为上述某一类型但又混合了这些病理类型特点的病例	基于上述症状的混合表现
未确定型老年性聋	耳蜗结构变化未达到显著水平，听力改变不符合耳蜗传导型的特点	约占 25% 的老年性聋

2. 临床表现　老年性聋的听力变异很大，无独特的鉴别特征，一般表现为：① 60 岁及以上出现原因不明的双侧对称性听力下降，以高频听力下降为主。②听力下降缓慢地进行性加重，对语言的分辨能力逐渐产生影响，老年人有听得见声音、听不清内容的情况，需要别人重复，后来发展到要求说话者提高声音与之交流。③"音素衰退"现象，即尽管纯音听力基本正常，但仍然不能理解讲话的内容，语言辨率与纯音听力不成比例。④常有听觉重振现象，即老人主诉"别人说话声音低时听不到，但大声时又觉得太吵"。⑤在嘈杂环境中，老年人对语言的理解更差。⑥部分老年人伴有耳鸣，常为高频声。开始为间歇性，在夜深人静时出现，以后逐渐变为持续性，白天也可听见。耳鸣常始于 30~40 岁，60~70 岁时达到顶点。

3. 辅助检查　①纯音听力测试：有不同程度的听阈提高，以高频听阈提高为主。②耳蜗电图（ECochG）：动作电位（AP）阈值提高，潜伏期延长，波幅有所下降。③脑干听觉诱发电位（BAEP）测试：各波潜伏期均随年龄增加而延长。④言语识别率：在噪声混响环境中，有听力损害的老年人识解言语的困难程度要比听力正常的年轻人大得多，理解言语的难度更大。

4. 心理社会状况　评估老年人的年龄、职业、情绪状态，对听力下降的适应程度。还需评估老年人家庭经济与情感支持状况，为考虑配备助听器作参考。

5. 治疗原则　老年性聋属听觉系统的老年性不可逆的退行性变化，目前尚无有效的疗法。平时应注意节制饮食，积极治疗心血管系统疾病，控制高脂血症和糖尿病。能量合剂（维生素 A 及维生素 E 类的药物）对缓解老年性聋可能有一定作用。有文献报道，补充锌和维生素 D_3 对老年性聋亦有一定的治疗效果。此外，正确选配适宜的助听器，辅助特殊的听力言语训练，对多数老年性聋老年人具有积极有效的作用。随着社会的进步，老年人居住的环境也应有所考虑，建筑学家在设计老年宜居环境与公共场所时，应注意混响及噪声对老年人言语识别能力的影响。

【护理措施】

1. 注意老年人行走、外出活动的安全，外出宜有人陪同或佩戴助听器。

2. 促进交流的技巧和方法。与老年人交流时，保持面对面和良好的光线，使老年人能够看清说话者的脸、口型、表情、动作，以借助肢体语言促进交流。交流时减少或去除周围的噪声。以正常的速度和音调对老年人说话，不用刻意大声或以过慢的速度讲话。尽量用短句，每句话结束要有明确的停顿。与老年人交流时要表示出对老年人耐心、放松和积极的态度。必要时用书写帮助交流。

3. 向老年人讲解助听器的相关知识，根据老年人耳聋情况和经济承受力等，帮助其选择合适的助听器（有条件者可以推荐使用电子耳蜗），并教会使用，以提高老年人的自信心和社交能力。

【健康教育】

1. 向老年人及家人介绍，虽然机体的衰老是人类生命过程中的必然规律，但周围环境、营养条件及老年性疾病等加速老年性聋的因素是可以预防的。

2. 尽可能地避免噪声环境的影响，遵医嘱慎用有耳毒性的药物。

3. 积极治疗和预防某些老年性全身性疾病，如高血压、动脉硬化、糖尿病等。

4. 均衡饮食，注意补充维生素和微量元素，对慢性锌缺乏症老年人，遵医嘱补锌。

5. 指导老年人及家属，听力丧失除老年性聋外，还有其他特殊耳科疾病的可能，如感染、耳硬化症、梅尼埃病和听神经瘤等，对这些附加因素或特殊疾病应积极预防，及时鉴别与治疗，以延缓老年性聋的发生和进展速度。

（冯晓玉）

第十二节 认 知 障 碍

情境导入

张奶奶，65 岁。4 年前无诱因开始出现记忆力下降，以近事记忆下降为主，如忘记一天前做过的事情，或在熟悉的地方找不到回家的路。近来，早期记忆也开始下降，异常行为增多，如不主动洗澡洗衣服，莫名哭泣，发脾气，有时不认识家人，叫不出家人的名字。体格检查无异常。

请思考：

1. 该病人可能出现什么问题？目前处于哪一阶段？

2. 对于此阶段的病人，应给予哪些护理措施？

随着年龄的增长，老年人群中认知障碍的发生率也在增加。认知障碍不仅影响老年人自身的生活质量，也对照顾者造成了较大的照护负担。老年护理人员必须具备照护认知障碍老年人的相关知识和技能，进而指导老年人的照顾者，共同为认知障碍老年人提供更高质量的护理。

【概述】

1. 定义　老年认知障碍指发生在老年期的智能障碍，根据其发病进程可分为轻度认知障碍（mild cognitive impairment，MCI）和痴呆（dementia）。其中，轻度认知障碍为正常老化和轻度痴呆的过渡期，表现为老年人主诉不符合正常老化进程的认知功能下降，且知情人确认，基本日常生活活动能力正常，或可并发精神行为症状。痴呆则指较严重的、持续的认知障碍，是以缓慢出现的认知功能缺损为主要临床表现的一组综合征，日常生活活动能力受损，伴有不同程度的痴呆的行为和精神症状（behavioral and psychological symptoms of dementia，BPSD）。为了使公众、病人及其家属走出"痴呆"带来的病耻感，目前对该病有一些新的名称，如认知症、认知障碍症、失智症。为与相关教材医学术语统一，本部分仍沿用"老年痴呆"，且主要阐述该阶段认知障碍病人的护理内容。

2. 流行病学　截止到 2020 年，全世界有近 6 000 万痴呆病人，预计到 2050 年人数将超过 1.52 亿，意味着平均每 3 s 就有一名新确诊病人。在我国，60 岁及以上人群中痴呆的患病率为 5.60%，结合第七次人口普查结果，我国已有 2.6 亿老年人口，说明我国已有 900 万老年痴呆病人，估计到 2050 年该数字将为 4 000 万。痴呆是老年人残疾和依赖他人的主要病因，并已成为导致老年人死亡的第四大原因，严重影响病人及其家属的生活质量，给家庭、社会和国家带来沉重的经济和照护负担。

3. 老年人发生认知障碍的原因　引起老年人发生认知障碍的原因很多（表 6-16），且治疗效果欠佳。内分泌障碍、神经梅毒及部分颅内占位性病变等所致的痴呆若能及时被发现和及早治疗，则可能获得部分程度的改善。根据不同病因，痴呆可分为不同类型，如阿尔茨海默病（Alzheimer disease，AD）、血管性痴呆（vascular dementia，VD）、混合性痴呆和其他类型痴呆，如额 – 颞叶变性、路易体病、HIV 感染等引起的痴呆。其中，以 AD 和 VD 为主，占全部痴呆的 70% ~ 80%。

表 6-16　引起老年痴呆的病因

病因	疾病 / 健康问题
中枢神经系统变性疾病	阿尔茨海默病、额 – 颞叶变性、匹克病、路易体病、帕金森病、亨廷顿病、皮质 – 纹状体 – 脊髓联合变性等
脑血管病变	多发梗死性痴呆、颈动脉闭塞、皮质下动脉硬化性脑病、血栓性血管炎等
代谢性疾病	甲状腺功能亢进或减退、甲状旁腺功能亢进或减退、肾上腺皮质功能亢进、肝豆状核变性、尿毒症、慢性肝功能不全、艾迪生病（Addison disease）、库欣综合征（Cushing syndrome）、高胰岛素血症
颅内感染	各种脑炎、脑膜脑炎、神经梅毒、艾滋病、库鲁病等
颅内占位性病变	肿瘤、硬膜下血肿等
低氧和缺氧血症	缺血性（心搏骤停、严重出血和贫血）、缺氧性（呼吸衰竭、哮喘、窒息、麻醉）、淤滞性（心力衰竭）和组织中毒性等各类低（缺）氧血症
营养缺乏性脑病	维生素 B_1 缺乏性脑病、糙皮病、维生素 B_{12} 和叶酸缺乏等
中毒性脑病	酒精、重金属、一氧化碳中毒及有机物中毒等
颅脑外伤	头部的开放性或闭合性外伤、拳击员痴呆等
其他	正常压力性脑积水、类肉瘤病等

AD 是一组病因未明的原发性退行性脑变性疾病。其最显著的组织病理学特征为神经细胞之间形成大量以沉淀的 β 淀粉样蛋白（β-amyloid，Aβ）为核心的老年斑（senile plaque，SP）和神经细胞内存在神经原纤维缠结（neurofibrillary tangles，NFT）。AD 起病可在老年前期，但在老年期的发病率更高。

VD 是指各种脑血管病导致脑循环障碍后引发的脑功能降低所致的失智。VD 大都在 70 岁以后发病，在男性、高血压和（或）糖尿病病人、吸烟过度者中较为多见。如能控制好血压、血糖，并戒烟等，一般能使进展性 VD 的发展有所减慢。

【护理评估】

1. 老年认知障碍病人的常见临床表现　AD 和 VD 均有 ABC 三个症状群，即认知障碍（cognitive impairment）、日常生活活动能力下降（activities of daily living decline）及 BPSD 的临床表现，但是又存在一定差异，见表 6-17。VD 还有脑损害的局灶性神经精神症状，如偏瘫、感觉丧失、视野缺损等，并与病损部位、大小及发作次数密切相关。

表 6-17　阿尔茨海默病与血管性痴呆的区别

区别点	阿尔茨海默病	血管性痴呆
起病	隐匿	起病迅速
病程	缓慢持续进展，不可逆	阶梯式进展
认知功能	可出现全面障碍	有一定的自知力
人格	常有改变	保持良好
神经系统体征	发生在部分病人中，多在疾病后期发生	在疾病早期就有明显的脑损害的局灶性症状、体征

AD 根据其病情严重程度，分为三期：

第一期：轻度，遗忘期，早期。①认知功能下降：以近期记忆力减退为首发症状；语言能力下降，找不到合适的词汇表达思维内容；空间定向不良，容易迷路。②日常生活活动能力，尤其是工具性日常生活活动能力下降，如做家务、管理钱财等出现困难。③情绪不稳或人格改变，出现抑郁、焦虑、淡漠、易激惹等表现。该时期可持续 1~3 年。

第二期：中度，混乱期，中期。①认知功能进一步下降，近期记忆力下降明显，不能学习和回忆新近发生的事情，远期记忆力也有受损表现但仍保留；注意力不集中；定向力进一步丧失，在熟悉的地方也易迷路，并出现失语、失用，逻辑和判断能力进行性减退。②工具性日常生活活动能力下降显著，基本日常生活活动能力也开始下降，如洗漱、进食、穿衣及如厕等需要他人协助。③精神行为症状增多，除淡漠、抑郁等情绪症状外，还可出现言语粗俗、无故打骂家人、无意义行为或语言、藏匿废物、徘徊等激越行为，睡眠节律紊乱，昼夜颠倒。此阶段是护理照管最困难的时期，持续时间可长达 5~8 年。

第三期：重度，晚期。①认知功能趋于丧失。②日常生活完全依赖他人，两便失禁。③无自主运动，缄默不语，整日卧于床上。此期的病人常因吸入性肺炎、压力性损伤、泌尿系统感染等并发症而死亡。该阶段持续时间为 1~3 年。

2. 老年认知障碍的常用神经心理学评估工具　在老年认知障碍的评估过程中，认知功能评估、精神行为症状评估及日常生活活动能力评估占重要地位。

（1）认知功能评估：通过对总体认知功能、记忆力、执行功能、视空间定位能力等方面的评估，可为痴呆的诊断、痴呆类型和原因的判断提供客观意见，并有助于评价治疗效果和转归情况。①总体认知功能：在临床环境中，最常用的为 MMSE，对鉴别正常老年人和痴呆有较好的价值，但对区别 MCI 和痴呆灵敏度不高。蒙特利尔认知评估（Montreal cognitive assessment，MoCA）可用于区别正常老年人和轻度痴呆。阿尔茨海默病评估量表认知部分（Alzheimer disease assessment scale-cognitive section，ADAS-cog）常用于轻、中度 AD 的疗效评估。②记忆力：不同类型痴呆记忆力受损各有特点，韦氏记忆量表可区别 AD 和 VD，并可区别 AD 和路易体痴呆（dementia with Lewy body，DLB）。③执行功能：韦氏成人智力量表相似性亚测验侧重抽象概括能力、连线测验 A 侧重信息处理速度等，临床可根据评估侧重点的不同选用。④视空间定位能力：画钟测验、Rey-Osterreith 复杂图形测验和重叠图形测试等均可评价病人的视空间定位能力。

（2）日常生活活动能力评估：日常生活活动能力减退是痴呆的核心症状之一，是诊断痴呆的必要条件。在临床评估中，常用的评估工具包括日常生活能力评估（ADL）、阿尔茨海默病协作研究日常生活活动能力量表（Alzheimer disease cooperative study group-activities of daily living inventory，ADCS-ADL）、Lawton 工具性日常生活活动能力量表（instrumental activities of daily living scale of Lawton）、社会功能问卷（functional activities questionnaire，FAQ）、Barthel 指数等，可根据病人病情程度选择合适的评估工具。

（3）精神行为症状评估：几乎所有痴呆病人在病程的某一阶段都会出现精神行为症状，采用合适的评估工具加以评估有助于了解病人的病情特征。常用评估工具包括神经精神问卷（neuropsychiatric inventory，NPI）、阿尔茨海默病行为病理评定量表（rating scale of the behavioral pathology in Alzheimer disease，BEHAVE-AD）、Cohen-Mansfield 激越问卷（Cohen-Mansfield agitation inventory，CMAI）。

3. 老年认知障碍的其他辅助检查　影像学检查：对于 AD 病人，CT 或 MRI 可发现有进行性加重的脑萎缩现象；正电子发射体层成像（positron emission tomography，PET）可发现大脑的葡萄糖利用和灌流的降低情况。对于 VD 病人，CT 或 MRI 检查可发现多发性脑梗死、多发性腔隙性脑梗死或皮质下动脉硬化性脑病。

【护理措施】

针对老年认知障碍病人的护理，遵从防治结合的原则：重在预防，早期发现，早期诊治，积极治疗已知的血管疾病和防治卒中危险因素。对于已进展为痴呆的老年人，总体护理目标主要为根据不同阶段病情特征，帮助病人最大限度地保持认知功能，改善日常生活活动能力，减少精神行为症状，能够较好地发挥残存的功能，提高其生活质量，延缓病情进展，帮助其所在家庭提高应对和照顾能力。

1. 轻度老年痴呆病人的护理　在轻度痴呆阶段，疾病进展速度相对缓慢，病人有较多机会改变和保持生活质量、参与干预方案和生活计划的制订。此阶段的病人认知功能有一定保留，因此可以综合使用多项干预措施。

（1）认知治疗：以认知训练和记忆康复为首选。鼓励老年人回忆过去的生活经历，帮助其记忆目前生活中的人和事，减少错误判断。鼓励老年人参加其感兴趣和力所能及的社交活动或文娱活动，如进行拼图游戏，对其熟悉的图片、实物、词语进行归纳和分类，进行由易到难的数字计算等，通过动作、语言、声音、图像等信息刺激，提高记忆力；加强语言表达能力，如在讲述一件简单的事情后，请老年人回答一些问题，或解释一些词语。

（2）躯体锻炼：在病人耐受的范围内进行关节锻炼，提高老年人的肌力、平衡力和协调能力。

（3）日常生活活动护理及指导：帮助老年人编写日常生活活动安排表、制订作息计划、挂放数字较大且清晰的日历等，帮助老年人记忆。对容易忘记的事情或经常出错的事情，设立醒目的标识，帮助老年人维持现存功能。

2. 中度老年痴呆病人的护理　对于此阶段的病人，照护人员应继续开展认知训练和躯体锻炼。生活护理方面应尽可能地提供舒适的环境，加强日常生活护理、精神行为症状护理和安全护理。

（1）日常生活护理及照料指导

1）穿着：①帮助老年人按照穿着的先后顺序叠放衣服；②选择带拉链的衣服和弹性裤腰的裤子；③选择不用系带的鞋子；④选择宽松的内裤，女性内衣选择前扣式；⑤若病人存在乱穿衣物的情况，应耐心地引导病人接受合适的衣着，不应与之争执，如告知病人这件衣服很适合他，然后告知穿着步骤。

2）进食：①鼓励病人定时进食，并最好与他人一起进食；②如果病人反复要求进餐，可将用过的餐具放入洗涤池，提醒病人刚刚已经进餐完毕；③注意营养搭配，鼓励病人不要偏食；④进餐前协助病人清洁双手，允许病人用手拿取食物，或指导病人使用一些特别设计的碗筷，以降低病人使用餐具的困难度；⑤对于进食困难的病人，可逐一解释和示范进食步骤，必要时予以喂食；⑥食物要简单、软嫩，最好切成小块或制成糊状；⑦将固体和液体食物分开，指导病人充分咀嚼固体食物；⑧辅助正确安装和清洁活动性义齿；⑨鼓励病人多次饮水，且水温不能过高。

3）睡眠：①提醒病人在睡前上洗手间，减少夜间起夜次数；②根据病人以前的兴趣爱好，安排病人在白天参与一些兴趣活动，减少白天睡眠时间；③若病人出现日夜颠倒的情况，切勿与之争执，可采用轻声安慰和陪伴的方式，帮助病人入睡，并调节室内光线的明暗度，塑造良好的睡眠环境。

（2）精神行为症状护理：中度痴呆病人的精神行为症状较多，在护理的过程中应注意采用个性化的干预活动，根据病人的兴趣爱好和实际能力制订以人为本的个性化家庭活动，使其家属及病人共同参与；加强心理护理和沟通，满足病人的生理、心理、医疗和社会需求，增加团体活动，有助于改善抑郁、淡漠、激越行为等症状；改善病人的生活环境，尽量保持家具的摆放位置，预防病人跌倒、在家中迷路等情况的发生。经常使用合适的精神心理评估工具评估病人的精神行为症状，及时发现诱发因素，预防精神行为症状加重。若出现激越行为，尤其是攻击性激越行为时，不要以暴制暴，应保持镇定，尝试采用转移注意力的方式，安抚病人的情绪，减少异常行为。如果病人的精神行为症状严重影响自己和他人的人身安全，应与医生协商，给予药物控制，谨慎使用或不要使用身体约束。

（3）安全护理

1）维护固定的生活环境：尽可能避免搬家和改变家庭环境设置。如果病人要到一个新的地方，最好能有他人陪同，直至病人熟悉了新的环境。

2）佩戴标识：病人需在他人陪同下外出，并佩戴写有联系人姓名和电话的卡片或手环，以便于在病人不慎迷路时被他人送回。

3）预防意外的发生：将病人的日常生活用品放在其看得见、找得到的地方，减少室内物品位置的变动，铺设防滑地板，以防老年人跌倒。病人的洗澡水、饮用水温度不能太高，热水瓶应放在病人不易碰撞之处，以防烫伤。不要让病人单独承担家务劳动，以免发生煤气中毒、触电，或因缺乏应急能力而导致烧伤、火灾等意外。将有毒、有害的物品锁入柜中，以免病人误服中毒。尽量减少病人单独行动，将锐气、利器收纳至隐蔽处，以防病人在自责、抑郁、幻觉、妄想的支配下自伤或伤人。

拓展阅读 6-8
老年痴呆病人进食困难管理

3. 重度老年痴呆病人的护理　针对此阶段的病人，应强调降低并发症，保证营养，预防压力性损伤，防止关节畸形和肌肉萎缩。每月采用微型营养评估表简化版（mini nutritional assessment short-form，MNA-SF）或营养危险筛查 2002（the nutritional risk screening 2002，NRS 2002）等营养评估工具评估一次病人的营养状况，以及时发现营养不良的状况。对于存在吞咽障碍后期的病人，是否进行肠内营养的推荐意见尚有争议。昆士兰科技大学（Queensland University of Technology，QUT）的指南不推荐管饲。英国国家卫生与临床优化研究所（National Institute for Health and Clinical Excellence，NICE）指南提出除非有潜在的可逆性合并症，否则不建议频繁使用肠内营养。新加坡卫生部（Ministry of Health，MOH）的指南推荐实施个性化管饲决策。对于长期卧床的病人，应定时进行肢体关节的被动活动，保持功能位，防止关节畸形和肌肉萎缩。此外，保持病人各部分皮肤清洁干燥，预防压力性损伤的出现。在此期间，提供病人与家属的独处时间，使病人享受家庭生活。

4. 用药护理　老年痴呆病人的常用药物主要有两大类：一类为改善认知功能的药物，包括胆碱酯酶抑制剂、兴奋性氨基酸受体拮抗剂、脑代谢赋活剂、影响自由基代谢的药物；另一类为减少精神行为症状的药物，如非典型抗精神病药、抗抑郁药、抗焦虑及镇静催眠药。另外，为积极治疗脑血管疾病以预防和缓解 VD 症状，部分病人还需服用抗高血压、抗血小板、控制糖尿病及调血脂等药物。在照料老年痴呆病人服药过程中需要注意以下几点：

（1）全程陪伴：照护人员定时在病人身旁帮助其将药物全部服下，以免病人遗忘或错服。如果病人不承认自己有病，或因幻觉、妄想认为所服药物为毒药而拒绝服药时，应耐心说服和解释，劝其服用，并要看着病人将药物吃下，让病人张开嘴检查是否确实咽下，以防病人将含着的药物吐掉。另外，也可将药物研碎拌在饭中让病人吃下。

（2）对于存在吞咽障碍的老年人，可将药物研碎后溶于水中帮助其服用；昏迷病人则可由胃管注入研碎的药物。同时要注意改变药物常规用法后可能带来的药物副作用。

（3）观察不良反应：痴呆老年人常不能准确表达不适，因此照护人员应细心观察病人的反应，从面部表情、肢体动作发现可能的不良反应，及时告知医生，调整给药方案。

（4）药物管理：对伴有抑郁、幻觉、妄想，甚至自杀倾向的老年病人，一定要将药物保管好，放置在病人找不到或拿不到的位置。

5. 心理护理　照护人员在与老年痴呆病人接触时，应维护老年人的自尊心，注意尊重老年人的人格，对话时要和颜悦色，耐心倾听，语言清晰、缓慢，使用简单、直接、形象的语言；鼓励、赞赏、肯定病人的努力和表现，切忌用刺激性语言。鼓励家人多陪伴老年人，如多陪老年人外出散步，参加一些社交、家庭活动，让病人感受到充分的社会支持。当老年人出现抑郁、淡漠等情绪问题时，应耐心询问，予以开导和解释，并播放一些轻松愉悦的音乐或通过其他方式转移老年人的注意力。杜绝歧视和虐待老年痴呆病人。

6. 照顾者的支持与指导　长期、繁重的照护工作往往使照顾者本人也容易出现抑郁、焦虑等负性情绪，因此应教会照顾者和病人家属自我放松的方法，合理休息，寻求社会支持，适当利用家政服务机构、社区卫生服务机构、医院或专门机构等资源，鼓励有老年痴呆病人的家庭参与到支持小组活动中，相互交流、相互支持和帮助。

【健康教育】

1. 告知病人及其家属和照护者疾病相关知识，共同制订康复计划，交流家庭护理知识和技能，增进家庭成员间的沟通，讨论病人安全和环境设施等问题，向家属讲解示范所需的基础护理技能、注意事项及相关症状应对技巧等，强调安全护理相关内容。

2. 提高公众意识，及早发现和诊断。2021年，我国国务院发布的《"十四五"国家老龄事业发展和养老服务体系规划》中提出，鼓励有条件的地方开展阿尔茨海默病等神经退行性疾病的早期筛查和健康指导。相关机构应继续大力开展科普宣传，普及相关知识，全社会参与到痴呆防治工作中，让公众掌握痴呆早期症状的识别方法。重视对老年痴呆前驱期的及早发现，鼓励有记忆力减退主诉的老年人及早就医，及时发现轻度认知障碍，对老年痴呆做到早诊断和早干预。

3. 早期预防。告知公众老年痴呆的预防应从中年开始，合理用脑，劳逸结合，保证充足睡眠，注意脑力活动多样化。培养广泛的兴趣爱好，坚持规律的体育锻炼。养成良好的饮食习惯，多吃富含锌、锰、硒、锗类的健脑食物，如海产品、乳类、豆类、坚果类等，补充维生素E。戒烟限酒。积极治疗高血压、脑血管病、糖尿病等慢性病。

（李小雪）

第十三节 衰 弱

情境导入

齐奶奶，72岁，自从退休后，生活缺少了重心，睡眠不好，体重莫名其妙地下降，总觉得全身乏力，一点小的家务活都不愿意干。自己和家人都很重视出现的情况，入院做了系列检查：T 36.4℃，P 71次/分，R 19次/分，BP 125/86 mmHg，身高160 cm，体重55 kg。肿瘤筛查未见异常，内分泌代谢检查未见异常。

请思考：

1. 造成齐奶奶体重下降、乏力、睡眠不好的原因可能是什么？

2. 针对齐奶奶的情况，应该如何进行进一步的评估？

3. 应如何对齐奶奶进行护理？

衰弱是老年综合征的一个核心症状，随着年龄的增长，老年人生理功能逐渐减退，多系统损伤，机体储备减少后，呈现出易患病的状态。

【概述】

1. 定义 衰弱（frailty）指由于个体脆弱性增加，保持自我内在平衡能力下降所产生的临床综合征，表现为机体储备能力和抵御能力下降、对不良健康结局的易感性增加。目前，尚未有公认的"金标准"来确诊老年衰弱综合征，而是将老年人生理、心理和环境等各方面因素都考虑其中。一般认为衰弱的核心病理基础为肌少症。老年肌少症是指与年龄相关的持续骨骼肌量流失，导致骨强度、功能下降而引起的综合征。

2. 流行病学　衰弱的患病率随年龄增长而增加、女性高于男性。我国 60 岁及以上的社区老年人中约有 10% 患有衰弱，75～84 岁老年人约有 15%，85 岁以上老年人约有 25%，住院老年人约有 30%。衰弱可以较确切、客观地反映老年人慢性健康问题和医疗需求，预测残疾、意外伤害（如跌倒或骨折）、住院率、急诊就诊率甚至死亡发生，还可以解释疾病预后、康复效果和生活质量的差异。

3. 衰弱发生的危险因素　严格来说，衰弱并不是一种疾病，而是个体在不可逆转的衰老过程中呈现出的一种状态。衰弱是一种多因素的状态，往往是一系列慢性病、一次急性事件或严重疾病的后果。高龄、跌倒、疼痛、营养不良、多病共存、多重用药、活动功能下降、睡眠障碍、焦虑、抑郁等均与衰弱相关。

（1）增龄：年龄被认为是衰弱的独立危险因素之一，衰弱的患病率随增龄成倍上升，这与增龄相关的器官退行性变和储备能力下降有关。

（2）多种疾病共存：老年人的特点是多病共存，部分慢性病和某些亚临床问题与衰弱的患病率及发病率呈显著相关性，高血压、冠状动脉粥样硬化性心脏病、脑卒中、糖尿病、慢性肾病、慢性疼痛、关节退行性变、骨质疏松、急性感染、手术、痴呆、住院和医源性问题等均可促进衰弱的发生。

（3）营养不良与营养摄入不足：机体的营养状况与衰弱密切相关，营养不良相关的不良结局如肌少症、认知障碍、跌倒等，易促进衰弱的发生和发展。衰弱老年人出现食欲下降、进食和吞咽问题的可能性更大。衰弱与营养不良相互影响、相互促进，形成了恶性循环。营养评分较差和摄入营养素（包括蛋白质、锌、钙、叶酸和维生素 A、C、E）少于 3 种的老年人易发生衰弱。

（4）不合理用药：老年人不合理的多重用药情况可增加衰弱的发生。研究证实，抗胆碱药和抗精神病药与衰弱有关，过度使用质子泵抑制剂可引起维生素 B_{12} 缺乏、减少钙吸收，增加衰弱的发生率。

（5）生长发育：生长发育期的营养供给、体力活动（劳动、体育锻炼）等尤为重要，如果生长发育不良，则可因体能积累不足导致老年衰弱综合征的发生。

【护理评估】

1. 临床特点

（1）衰弱的症状：虚弱、疲惫、活动耐力下降、进食减少、体重减轻、头痛、头晕、失眠、健忘、注意力不集中、精神萎靡、孤独感等。

（2）衰弱的体征：肌肉减少、步态减慢、骨量减少、平衡能力降低、失用性肌萎缩、营养不良、焦虑性神经症、癔症、强迫症、社会隔离等。

（3）衰弱的不良结局：衰弱与失能、移动能力变差、跌倒、需住院治疗、死亡率密切相关。衰弱可导致社区老年人骨折、急性病住院、失能；对于住院老年人来说延长了住院时间；对于入住长期照护机构的老年人，生活依赖和死亡的风险增加。抑郁、痴呆既是衰弱的结局，也是其发生、发展的重要因素。

2. 评估工具

（1）Fried 衰弱躯体表型：根据衰弱循环的理论，以活动力、营养状态、平衡性、力量、持久力、机动性作为评估标准，建立衰弱躯体表型。此评估工具被广泛应用于社区和养老机构，进行老年衰弱风险评估和调查。该工具包含以下 5 项指标：无意识体重下降、步速缓慢、握力不足、倦怠感、活动力低下。每项计 1 分，总分为 5 分。得分越高，衰弱情况越严重。3 分或以上判定为衰弱。

（2）临床衰弱量表（clinical frailty scale，CFS）：评估老年衰弱，并计算衰弱指数，比较准确、可靠且敏感，将老年人的衰弱状况分为9级（表6-18），可以进一步评估痴呆老年人的衰弱情况。

表6-18 临床衰弱量表

衰弱等级	具体测量内容
1. 非常健康	身体强壮、积极活跃、精力充沛、充满活力，定期进行体育锻炼，处于所在年龄段最健康的状态
2. 健康	无明显的疾病症状，但不如等级1健康，经常进行体育锻炼，偶尔非常活跃
3. 维持健康	存在可控制的健康缺陷，除常规行走外，无定期的体育锻炼
4. 脆弱易损伤	日常生活不需他人帮助，但身体的某些症状会限制日常活动，常见的主诉为行动缓慢或感觉疲乏
5. 轻度衰弱	明显的动作缓慢，工具性日常生活活动需要帮助（如去银行、乘公交车、干重的家务活、用药等）；轻度衰弱会进一步削弱老年人独自在外购物、行走、备餐及干家务活的能力
6. 中度衰弱	所有的室外活动均需要帮助，在室内上下楼梯、洗澡等需要帮助，可能穿衣服也会需要（一定限度的）辅助
7. 严重衰弱	个人生活完全不能自理，但身体状态较稳定，一段时间内（<6个月）不会有死亡的危险
8. 非常严重衰弱	生活完全不能自理，接近生命的终点，已不能从任何疾病中恢复
9. 终末期	接近生命终点，生存期<6个月的垂危老年人

（3）其他评估工具：如衰弱指数（frailty index，FI）、老年综合征评估量表、爱特蒙特衰弱量表（Edmonton frail scale，EFS）、基于老年综合评估的衰弱指数—照顾者评价（care partner derived frailty index based upon comprehensive geriatric assessment，CP-FI-CGA）等。

【护理措施】

1. 营养与运动　与老年人及照护者一起探讨老年人的饮食习惯，征求老年人的建议，获得老年人的认可，为老年人制订个性化的饮食方案，营养治疗需要配合运动锻炼才能更好地发挥作用。

（1）营养支持：可以有效改善衰弱老年人的体重下降和营养不良，补充蛋白质可以减少并发症、提高握力、增加肌容积，并且与运动锻炼有协同作用。另外，鼓励老年人多食用富含钙和维生素D的食物，如牛奶、大豆、禽、蛋、肝、鱼肝油等，能提高神经、肌肉的功能，并能预防跌倒、骨折和改善平衡功能。研究显示，维生素D在衰弱治疗中可能占有重要地位，该物质的缺乏可导致肌肉无力，并常见于老年人群，故建议每天补充适量维生素D，以改善下肢的力量和功能。

（2）减轻体重和锻炼：可改善老年肥胖人群的衰弱综合征，如适量做打太极拳运动，对预防跌倒也有积极的效果。老年人进行运动治疗的过程中，应特别注意安全防护，预防跌倒、意外碰撞伤等情况的发生。

有针对性地对柔韧性、平衡、力量和移动速度进行锻炼，如抗阻力运动、耐力运动与有氧运动。同时，我国民族传统健身运动有着悠久的历史，种类繁多，包括太极拳、五禽戏、八段锦等，均对身体功能的促进有着积极的作用，建议老年人群长期练习。指导老年人及照护者运动的注意事项，如评估环境安全，评估老年人身心状态，意外情况的紧急处理，根据慢性病病情随身携带哮喘发作、心绞痛发作、低血糖发作的急救药品和食品。

拓展阅读6-9
多维度运动计划方案

2. 用药护理

（1）加强药物管理、提高用药依从性：住院期间，老年人的药物应由护士按医嘱统一管理和发放，耐心向老年人介绍各类药物的作用。出院前，帮助老年人整理药品，详细向老年人及照护人员讲解药物的正确保管和使用方法，避免使用过期变质药品，强调按医嘱用药、定期随访药物使用情况的重要性。

（2）减少多重用药：多重用药被认为是衰弱发生的主要危险因素之一，评估衰弱老年人的用药，合理并及时纠正不恰当的药物使用，减少多重用药，不仅可以减少医疗费用，还可以降低多重用药带来的药物不良反应。

（3）严格遵循老年人用药原则：避免不良用药带来的伤害，同时密切观察和预防药物不良反应。

3. 生活照护 评估老年人的生活自理能力、认知情况、个性需求、居住方式、家庭社会支持系统，根据老年人的综合评估情况，制订住院治疗期间的照护计划，如协助按时配送营养餐、按需喂食、清洁皮肤、协助着装修饰、如厕照料等。老年人出院后，根据老年人选择的居住方式，给予生活指导和照护者指导。如选择在长期照护机构生活的失能老人，可将"老年人生活照护计划"以出院护嘱的方式交给家属并带到照护机构。

4. 访视护理 老年人居家访视护理是社区护理和医院延伸护理的重要内容，也是目前我国老年人居家护理的薄弱环节。各类居家护理、照护相关的政策法规和服务体系还处于不断完善中。一些市场化运行的健康服务与管理机构已经开始以护理产业化的方式涉足和推进老年人居家访视、评估、护理、照护、转诊等服务方式。衰弱老年人访视护理的内容主要有生活自理能力动态评估、肢体肌力评估、生命体征及皮肤情况评估、饮食营养评估、情绪状态评估、睡眠评估、用药依从性评估、慢性病监测指标随访情况及家庭支持情况等，根据评估的结果，给予个性化的居家护理指导、就诊建议。

5. 心理护理 衰弱老年人的心理护理应建立在充分了解老年人个性化的身心状态、性格情绪特点、居住生活方式、支持系统情况的基础上进行，特别是高龄、失能、独居老年人，伴有视力、听力下降及认知障碍的衰弱老年人。心理护理需要做到的第一步是亲近老年人，获得老年人的信任和认可，以便了解到老年人真实的心理状态和问题点，做到有针对性的心理护理。

【健康教育】

1. 充分利用以社区卫生服务中心为主的预防保健网络，提供健康教育资料（包括印刷资料和音像资料）、设置健康教育宣传栏、开展公众健康咨询活动、举办健康知识讲座、建立健康档案，加强对老年人群的健康支持和保障。

2. 健康教育的对象包括老年人、家属及照护者。健康教育方式根据情况采用一对一当面沟通、老年人健康知识小讲座、老年人照护者活动沙龙、长期照护机构照护人员集中培训等方式。

3. 随着现代信息化交流平台的发展，也可以利用QQ群、微信群、公众号、健康教育互动APP等方式进行各种形式的健康教育。

4. 对不良生活方式的干预是衰弱预防的基本措施，应倡导健康的生活方式和生活习惯，维护和提高老年人的心身健康水平，主要包括：规律的生活起居、合理的饮食、良好的卫生习惯、维持口腔健康、合理膳食、适当的户外运动和锻炼、戒烟限酒、保持心理健康、充足的睡眠和保持排泄通畅、定期预防接种等。鼓励老年人多晒太阳，每日前臂暴露日晒 15~20 min，帮助维生素 D 吸收。

（孙丹丹）

第十四节 多重用药与老年安全用药

情境导入

张爷爷，87 岁，主因"意识不清 2 h"入院。入院检查：头颅 CT 示右侧小脑出血约 10 mL，第四脑室受压变形。急行开颅血肿清除术＋去骨瓣减压术。术后病人呼吸机辅助呼吸，因痰量多，自主排痰差，行气管切开。病人长期住院，间断发生肺部感染和泌尿系统感染。临床给予美罗培南、头孢他啶、氨溴索片、吸入用异丙托溴铵溶液、枸橼酸钾口服液、多巴丝肼片、氨氯地平片等十余种药物。

请思考：

1. 该病人容易发生何种药物不良反应？
2. 该病人出现多重用药的原因有哪些？
3. 该病人应该如何避免多重用药？
4. 该病人出院后应如何对其家属进行用药指导？

老年人生理功能下降，且多病共存，不可避免地要联合用药，常常导致一系列后果，如增加药物所致不良反应，药物相互作用、用药依从性降低，同时给家庭和社会带来较大的经济负担。因此，加强老年人多重用药的评估、识别和管理，减少药物不良反应的发生非常重要。

一、多重用药

【概述】

1. 定义 多重用药（polypharmacy）通常指老年人接受药物治疗时使用了一种潜在的不适当药物或者同时使用≥5 种药物，或老年人使用超出临床需要的药物。多重用药非常复杂，不仅仅是指老年人所服用的药物的数量，还涉及药物与药物之间的相互作用及其产生的不良反应等。研究发现，老年人多重用药的比率在许多国家均很高，其中不适当用药又有相当大的比例。所谓不适当用药，是指使用的药物较容易造成药物不良反应（adverse drug reaction，ADR）。根据世界卫生组织（WHO）的定义，ADR 是指人们为预防、诊断或治疗疾病而使用药物时所发生的任何有害或非期望的反应。

2. 流行病学 老年人随着年龄的增加，生理功能逐渐减退，多数罹患多种慢性病，容易多病共存，因此多重用药的概率特别高，由此导致的 ADR 也十分普遍。有研究报道，50% 以上的老年人同时使用 3 种药物，25% 以上的老年人同时使用 4~6 种药物，老年人平均用药量是青年人的 5 倍以上，且用药时间较长，老年人药物不良反应的发生率比年轻人高 2～7 倍，60 岁及以上者为 16.6%，80 岁及以上者为 25%。

3. 多重用药的危险因素

（1）多病共存：衰老带来了许多慢性病和老年综合征，需要复杂的药物治疗。同时服用治疗每种疾病的药物，是老年人多重用药的最主要原因。

（2）多科就诊：专科化的单病种诊疗模式易导致老年人多重用药，甚至重复开药。

（3）用药来源多：除医生处方外，老年人还常自行购药或亲友赠药。老年人之间的交流，听说某药治某病有效，未经医生允许自行加药，或家中的剩药过多且常与家人或邻居分享自己的药物。

（4）医护人员缺乏老年药理学知识：医护人员缺乏老年药理学知识，不能及时识别或使用老年人不宜使用的药物。

（5）老年人生理功能减退：可因视力下降、记忆力下降、认知障碍等，导致重复用药。

4. 多重用药的不良后果

（1）ADR 的发生率升高：老年人生理功能下降，对药物的代谢减慢，容易发生药物的中毒或不良反应，再加上老年人的多重用药，除每种药物本身的不良反应外，药物与药物之间的相互作用有可能更加增强其药物的不良反应，增高 ADR 的发生率。这也正是老年人 ADR 发生率较年轻人高的重要因素之一。

拓展阅读 6-10
中国老年人潜在不适当用药判断标准（2017 年版）

（2）老年综合征的风险升高：老年综合征（geriatric syndrome）指老年人由于多种疾病或原因造成的同一种临床表现或问题的症候群，常见的综合征有跌倒、痴呆、谵妄、抑郁、晕厥、疼痛、尿失禁、睡眠障碍、衰弱、药物滥用等。多重用药后由于药物相互作用或药物作用叠加，一些老年综合征的风险大大增加，如老年人多重用药易引起意识混乱，进而导致老年谵妄的发生。另外，抗高血压药、催眠药、利尿药能够加大跌倒和骨折的风险。服用≥2 种作用于中枢神经系统药物的老年人，跌倒风险升高 2.37 倍。

（3）影响老年人的生活质量：老年人不适当的多重用药增加了老年病的管理费用，老年人的住院率、病死率、ADR 发生率升高，医疗照顾费用上升，严重影响老年人的生活质量。

（4）浪费有限的医疗资源：老年人群使用不适当的多重用药，常常造成药品和有限的社会医疗资源浪费。

【护理评估】

1. 病史评估　病史是老年人多重用药评估的重要内容，需要采集以下几个方面的病史：

（1）重点采集老年人的病史和用药现状，并考虑是否已经存在多重用药。

（2）老年人是否服用非处方药物和补充替代治疗药物。

（3）老年人是否有认知障碍，这可能影响其用药的正确性和依从性。

（4）是否有人监督老年人用药。

（5）老年人有无药物过敏史等。

2. 体格检查　对于联合用药的老年人，全面而有针对性的体格检查有助于发现 ADR。主要检查老年人有无以下症状：

（1）直立性低血压（利尿药、抗高血压药、血管紧张素转化酶抑制剂或联合以上几种药物一起使用时）。

（2）步态障碍（服用抗精神病药、抗癫痫药、抗抑郁药或其他已知的可能引起跌倒的药物时）。

（3）精神状态（服用抗胆碱药、抗精神病药、抗抑郁药或催眠药时，比较服药前后精神状态的改变）。

（4）便秘（使用镇痛药时）。

（5）广泛性皮疹（药物变态反应）。

（6）心律失常和视觉改变（使用地高辛时）。

（7）出血情况（使用抗血小板药、抗凝剂时）等。

3. 辅助检查　主要包括电解质、尿素和肌酐，肝功能，甲状腺功能，全血细胞计数，国际标准化比值（international normed ratio，INR）及血清药物浓度等。

【护理措施】

1. 护理原则

（1）识别老年人多重用药及其影响因素，进行适当的干预和处理。

（2）定期评估老年人的用药情况，防止多重用药。

（3）降低老年人 ADR 发生率、住院率、病死率及医疗相关费用，提高老年人的生活质量。

2. 避免多重用药的方法

（1）在诊断及病因还没有确定之前，不要随意给药；确定病因之后，先尽量以非药物手段治疗老年人。

（2）用药之前，应确定药物适应证，仔细评估是否有潜在的、影响疗效的疾病。

（3）熟悉所开处方药物的药理作用、不良反应及禁忌证，未经评估禁止用多种药物来治疗另一种药物的不良反应。

（4）尽可能一种病只给一种药及一天服药一次。

（5）避免新处方药物与已用药或目前疾病间的不良交互作用。

（6）定期或常规检查老年人用药的疗效及不良反应。

（7）每次就诊要理清老年人服用的全部药物，及早停止并丢弃不需要或者没有疗效的药物。

（8）按体重或标准公式计算药量，并考虑肝肾功能情况。

（9）指导老年人及其照护者正确使用药物，药品的标识要清楚。

3. 多学科干预　多学科团队的干预有利于避免老年人在科室间奔波。

（1）医生、药师联合指导老年人及其家属遵医嘱服药，详细掌握老年人用药情况及用药史，评估老年人用药效果，监测药物与药物、药物与疾病和药物与营养物之间的相互作用，药物不良反应及治疗失败等情况，调整用药，有利于做好多重用药不良反应管理。

（2）护理人员要详细了解老年人的视力、听力、阅读理解能力、记忆力、吞咽功能，了解老年人文化程度、饮食习惯、家庭经济状况，从而全面评估老年人的用药情况。密切观察药物不良反应，及时处理不良反应。

【健康教育】

1. 建立合作性的护患关系，帮助老年人保管药品，定期整理、及时与医生、药师沟通，以提高老年人服药的依从性。

2. 鼓励老年人首选非药物性治疗措施，加强老年人用药的解释工作，指导老年人不随意购买及服用药物，加强家属的安全用药知识教育等。

二、老年安全用药

（一）概述

老年安全用药是指根据疾病种类、病人状况和药理学理论选择最佳的药物及其制剂，制订或调整给药方案，以期有效、安全、经济地防治和治愈疾病的措施。老年人随着年龄的增长，其记忆力减退，学习新事物的能力下降，对药物的治疗目的、用药时间、用药方法常不能正确理解，影响药物安全和药物治疗的效果。因此，指导老年人正确用药，减少用药差错是护士的一项重要任务。老年人由于各器官储备功能及身体内环境稳定性随年龄而衰退，对药物的耐受程度及安全幅度均明显下降。有关资料显示，在 41~50 岁的病人中，ADR 的发生率是 12%，80 岁及以上的病人上升到 25%。美国老年协会根据 Mark H.Beers 博士等的研究确定了老年人高危险药物，提出老年人不宜使用的药物 Beers 标准，包括普通老年人不宜使用的药物及特殊疾病或症状的老年人不宜使用的药物。Beers 标准已用于指导美国养老机构与医院中老年人的用药。在国内，蹇在金教授推荐老年人用药五大原则可作为临床合理用药的指南。

（二）老年用药原则

1. **受益原则** 首先要求老年人用药要有明确的指征。其次，要求用药的受益风险比 > 1。只有在治疗好处 > 风险的情况下才可用药。有适应证而用药的受益风险比 < 1 者，不用药，同时选择疗效确切而毒副作用小的药物，如无危险因素的非瓣膜性心房颤动的老年人，若用抗凝治疗，并发出血的危险约为 1.3%，而未采用抗凝治疗，发生脑卒中的危险仅为 0.6%，故建议这类病人不需抗凝治疗。对于存在心律失常的老年人，当既无器质性心脏病，又无血流动力学障碍时，长期用抗心律失常药可使死亡率增加，故应尽可能不用或少用抗心律失常药。选择药物时要考虑既往疾病及各器官的功能情况，当有些病症可以不用药物治疗时，则不要急于用药，如针对失眠、多梦的老年人，可通过避免抽烟、喝浓茶等，减少引起晚间精神兴奋的因素来改善症状。

2. **5 种药物原则** 过多使用药物不仅增加经济负担，还增加药物相互作用。有资料表明，2 种药合用可使药物相互作用增加 6%，5 种药合用增加 50%，8 种药合用增加 100%。虽然并非所有药物的相互作用都能引起 ADR，但无疑会增加潜在的危险性。40% 的非卧床老年人处于药物相互作用的危险之中，其中 27% 的老年人处于严重危险。联合用药种类越多，药物不良反应发生的可能性越高。对患有多种疾病的老年人，不宜盲目应用多种药物，可单用药物时绝不联用多种药物，用药种类尽量简单，最好在 5 种以下，治疗时分轻重缓急，注意药物间潜在的相互作用。

3. **小剂量原则** 老年人用药量在《中华人民共和国药典》中规定为成人量的 3/4；一般开始用成人量的 1/4~1/3，然后根据临床反应调整剂量，直至出现满意疗效且无 ADR。剂量要准确适宜，老年人用药要遵循从小剂量开始逐渐达到适宜于个体的最佳剂量。有学者提出，从 50 岁开始，每增加 1 岁，剂量应比成人药量减少 1%，60~80 岁应为成人量的 3/4，80 岁以上为成人量的 2/3 即可。只有把药量掌握在最低有效量，才是老年人的最佳用药剂量。除此之外，还要遵守剂量个体化原则，主要根据老年人的年龄、健康状况、治疗反应等进行综合考虑。

4. **择时原则** 根据时间生物学和时间药理学的原理，选择最合适的用药时间进行治疗，以提高疗效和减少毒副作用。因为许多疾病的发作、加重与缓解都具有昼夜节律的变化，如夜间容易发生变异型心绞痛、脑血栓和哮喘，类风湿关节炎常在清晨出现关节僵硬等，药代动力学也有昼夜节律的变化。因此，进行择时治疗时，主要根据疾病的发作、药代动力学和药效学的昼夜节律变化特点来确定最佳用药时间。

5. 暂停用药原则　老年人在用药期间，应密切观察，一旦出现新的症状，应考虑为药物的不良反应或是病情进展。前者应停药，后者则应加药。对于服药老年人，若出现新的症状，停药受益可能多于加药受益。因此，暂停用药是现代老年病学中最简单、有效的干预措施。

对老年人来说，药物是他们最危险的"朋友"，我们应重视老年人多重用药的问题，根据老年病人的年龄和临床情况，能用较小剂量达到治疗目的的老年病人，就没有必要使用大剂量来加重老年病人的负担。对于吞服片剂或胶囊有困难，药物种类较多时更难吞服的老年病人，尽可能地为其选用颗粒剂或口服液等。

（孙丹丹）

数字课程学习

📥 教学 PPT　　💬 典型案例　　📝 自测题　　🖥 本章小结

第七章

老年期各系统常见疾病的护理

【学习目标】

知识：

1. 理解老年人各系统的老化特点。

2. 描述老年人常见疾病的发生原因与主要临床表现。

3. 比较老年人常见疾病与成人发病时临床表现的不同点。

4. 列举老年人常见疾病的护理要点和健康教育要点。

技能：

按照护理程序为老年病人进行评估并为其制订护理计划和实施。

素质：

1. 关心尊重老年人，善于沟通、耐心指导，体现人文关怀精神。

2. 具备高度的责任感，具有团队协作精神和批判性思维能力。

随着增龄，人体各系统器官功能开始出现老化表现，逐渐导致各种疾病的发生。了解老年人各器官系统的老化特点，熟悉老年人常见的健康问题与特殊表现，有效使用护理程序对老年病人进行评估并及时发现护理问题，进而为老年人提供符合其特点的护理服务，真正有效地提高老年人的生活质量。

第一节 老年期常见疾病特点与基本护理原则

情境导入

陈爷爷，78 岁，因"摔伤致右髋部疼痛伴双下肢活动受限 10 天"由平车推入院。10 天前乘公交不慎摔倒，右侧臀部着地，右髋部疼痛，不能站立及行走，当即送往医院，6 天前外院行"右侧全髋关节置换术 + 自体骨植骨术"，术后予以消肿、止痛、预防感染、预防下肢静脉血栓等对症支持治疗。住院期间，持续 3 天血压高达 184/100 mmHg，请心内科会诊后，予以苯磺酸氨氯地平片、厄贝沙坦口服对症降压治疗。现为进一步康复治疗，门诊以"右侧全髋关节置换术后"收入院。既往史：10 年前诊断 2 型糖尿病，目前通过服用瑞格列奈片、盐酸二甲双胍肠溶片及注射胰岛素进行降糖治疗，空腹血糖维持在 5～6 mmol/L；5 年前诊断冠心病，予以冠状动脉前降支（LAD）置入药物涂层支架一枚，目前长期口服硫酸氢氯吡格雷片治疗。

查体：T 37.1℃，R 20 次 / 分，BP 140/92 mmHg，神志清楚，精神稍差，体型消瘦。专科情况：右髋部术区敷料干燥，无渗血、渗液，右下肢肌力 2 级，右髋部疼痛，右下肢活动受限，下床活动能力不能查及；诉夜间睡眠差，现因疼痛失眠更加严重，影响日间精神及活动；家人请陪护在院照顾，服药常需医务人员提醒。

入院诊断：右侧全髋关节置换术后；高血压 3 级；2 型糖尿病；冠心病。

治疗：①给予物理因子治疗、运动疗法等康复治疗。②患者睡眠障碍，给予止痛药、催眠镇静药口服。③继续目前降糖药、降压药、抗血小板聚集药治疗。

请思考：

1. 该病人主要有哪些疾病特点？

2. 该病人主要有哪些护理诊断 / 问题？

3. 应从哪些方面对此老年病人进行护理？具体怎么做？

由于老年人生理功能、组织形态、解剖上逐渐发生退行性改变，具体表现为各器官生理适应能力减弱、免疫力降低、反应迟钝等衰老现象，所以老年人疾病有其特殊的类型和特点。临床工作中，根据老年人的疾病类型及特点做好老年病人的护理尤为重要。

一、疾病类型

老年人的疾病类型既有与全人群共通之处，即高血压、心脑血管疾病的发病率较高；也有其特殊性，如白内障、关节炎的发病率较高，这类疾病与增龄所致老化和身体功能退化有关。

同时老年人疾病类型亦受到性别、遗传、生活地域等诸多因素的影响。女性老年人更易患白内障，受胃肠溃疡疾病的影响更大；男性老年人更易患支气管炎，受中风影响更大。西部的老年人更有可能患关节炎，东部的老年人更有可能患心脑血管疾病，但随着时代的发展、生活水平的提高，此类地域差异在逐渐减小。

老年人特有和非特有疾病可分为以下三类：

1. 老年人特有的疾病　老年人特有，并伴有老年人的特征。随着增龄，身体各项功能日渐衰退，各系统相继出现不同程度的障碍，如阿尔茨海默病、老年性聋、老年性精神病等。此类疾病会随着年龄的增加而增多和加重。

2. 老年人常见的疾病　此类疾病在老年期的发生率较各年龄组高。与病理性老化、免疫功能下降、长期劳损或青中年期患病使体质下降等因素有关，如高血压、冠心病、老年性白内障、老年性慢性支气管炎、老年性变性骨关节病、肺源性心脏病、老年性骨质疏松症、老年肺炎、前列腺肥大等。此类疾病与年龄的增长密不可分。

3. 各年龄层都会发生的疾病，但老年期发病有其特点　老年人身体功能衰退，使其疾病症状不典型，一旦发病可能就为重症；即便是同类疾病，老年人的临床表现也有其不同之处。如肺炎，老年人常无明显呼吸系统表现，但病情进展快，常一发病就有呼吸困难或意识障碍等重症症状；再如消化性溃疡，老年人腹痛轻微甚至无腹痛感，但出血、梗阻、癌变的概率较年轻人高。

二、老年疾病主要特点

由于衰老，老年人身体形态结构、生理功能发生改变，通常表现为身体器官萎缩，各系统生理功能减退，致使老年人对外部刺激反应减弱、敏感性下降，免疫力与储备能力下降，老年人患病后有其自身的疾病特点。

（一）临床症状不典型

1. 起病隐匿，发展缓慢　老年人以慢性病居多，病情发展缓慢，患病后较长时间可能无任何不适或临床症状，老年人仍然能正常工作或生活。有时轻微的不适易被忽视，被误认为是正常老化现象。如高血压，约1/5的病人仅在体检或偶然测量血压时才被发现。老年人肾糖阈值增高，老年糖尿病空腹血糖升高不明显。

2. 症状、体征不典型　随着增龄，机体各系统发生退行性改变，对体内外异常刺激的反应性减弱、敏感度下降，如温度调节、感觉、呼吸、咳嗽、呕吐等神经中枢反应性降低，反应迟钝，往往疾病发展到严重程度，老年病人都并无明显的不适或症状，体征不典型。

老年肺炎病人多无明显的畏寒、发热、咳嗽、咳痰、胸痛等典型呼吸道症状，典型肺炎的语颤增强、支气管呼吸音等肺实变体征也极少出现。老年心肌梗死有典型症状的不到1/3，高龄老人更少，有的老年人表现为牙、肩、腹等部位的疼痛。脑出血的老年人在早期可能只表现为轻微的头痛。老年糖尿病病人的"三多一少"，如烦渴多饮、多尿、多食、不明原因体重下降等典型糖尿病症状仅占14%左右。急性感染时体温不升、白细胞不升高，却表现为胸闷、少尿等。因此，老年人的疾病容易误诊或漏诊而错失最佳治疗时机。

（二）多病共存

由于各器官功能老化及身体免疫力下降，老年病人基础疾病多，多病共存已经成为一种普遍现象。

多病共存有 4 种类型：①同时存在几种老年人常见疾病，如同时患有高血压、冠心病、骨质疏松症；②同时患有几种老年综合征，如睡眠障碍、衰弱、营养不良；③老年人常见疾病与老年综合征同时具备，如糖尿病、老年慢性支气管炎合并跌倒、多重用药；④在前 3 种基础上，有的老年人还会有精神心理问题和药物成瘾问题等。多种疾病同时或先后发生，致使老年人病情错综复杂。

（三）多重用药

1. 用药种类多　老年人因多种疾病同时存在，服用药物种类多已成为普遍现象。同时服用 5 种或以上药物，即多重用药。

2. 药物不良反应多　由于老年人肝肾功能减退，吸收不好、排泄缓慢，导致药物容易在体内蓄积，致使药物不良反应明显增多。由于老年人个体差异较大，对药物反应性不同，用药剂量亦存在差异。

3. 依从性差　老年人常常出现不遵医嘱服药、自行停药或更换药物、用药方法错误、用药时间不规律等服药依从性差的情况。老年人服药依从性受到多种因素的影响，如药物改变，饮食调整，记忆力、理解力下降等。

拓展阅读 7-1
社区老年多病共存患者多重用药情况

（四）易出现意识障碍、并发症和后遗症

老年人各器官功能减退、脑血管硬化，发生发热、感染、脱水、心律失常等，更易发生嗜睡、谵妄、神志不清甚至昏迷。一旦某系统疾病发生，就会引起其他系统疾病的发生，机体各系统间相互影响，最终导致疾病急剧恶化。

老年肺炎病人易发生水电解质及酸碱平衡紊乱、低氧血症、呼吸衰竭、低蛋白血症、心律失常及休克等严重并发症，死亡率高。老年脑卒中病人易并发脑水肿与颅内压增高，脑梗死后出血性转化，癫痫，肺炎，排尿障碍与尿路感染，深静脉血栓形成和肺栓塞，压力性损伤，营养不良，卒中后情感障碍等。老年糖尿病病人年龄大、病程长，较非老年病人而言，其慢性并发症的风险更高，病变更重，致残率、致死率也更高，部分病人在诊断糖尿病之前即已经出现糖尿病慢性并发症。

（五）病程长、康复慢

老年免疫力下降，自身恢复能力降低，合并症多，使得病程长、恢复慢，若预后不良，多表现在治愈率低、死亡率高。

（六）容易受到心理精神因素、社会文化因素影响

良好的心理素质对体质有增强作用，可提高老年人抗病能力。积极的人生观能促进老年病人配合治疗，而固执己见、健康观念陈旧等可能让其消极面对，产生更多心理负担。

1. 心理精神因素　老年人常常随着年龄的增长，社交活动逐渐减少，进而社交能力减弱，易产生孤独、失落、多疑、自我否定，甚至恐惧紧张、怪僻任性等心理问题，导致内分泌紊乱，病情加重，不易恢复。

2. 社会文化因素　老年病人的文化水平、个人性格、修养素质、经济条件、家庭环境、职业关系、人生经历等社会文化因素各不相同，对待疾病的看法也会大相径庭。

三、护理原则

（一）老年人健康综合评估

对老年人进行的全面健康评估包括身体健康、精神心理健康及社会健康等方面的健康综合评估，全面反映其健康状况，以便进行更加系统的有针对性的护理。具体评估内容详见第五章。

（二）密切观察病情

老年病人常常病情严重而临床表现较轻，甚至没有明显的症状。因此，应仔细观察症状、体征等的微小变化，及时发现和处理。

1. 观察症状、体征不典型的病情　老年病人新陈代谢低下，感觉迟钝，患重病时常常表现不明显，护士在进行病情观察时应做到更细致和全面，如出现低热、气短、乏力、周身不适等症状时，应及时准确判断病情变化。

2. 观察有无心脑血管意外　对患心脑血管意外的高危病人，护士应仔细观察疾病相关先兆症状，以便及时采取救治措施。

3. 观察并发症　老年人患病后更易发生并发症，因此，在观察疾病相关症状时，还应注意并发症的发生情况。密切观察意识、排痰、排尿、皮肤、肢体活动等情况的变化，警惕病情突然恶化，预防肺部感染、压力性损伤、下肢深静脉血栓等的发生，做好翻身、拍背、体位摆放等基础护理工作。

（三）加强基础护理

安全舒适的环境、柔软整洁的衣物、合理有序的治疗、高质量充足的睡眠，有利于老年人疾病的康复。

1. 环境　病房的设置要充分考虑老年人的特点及特殊需求，室温控制在 22 ~ 26℃为宜，湿度保持在 50% ~ 70% 为宜。地面平整，无障碍物，防滑，标识醒目，增加安全相关防护设施，保持清洁、安静、舒适、温湿度适宜，防止跌倒、走失等安全问题。

2. 衣着　老年人衣裤、鞋袜宜宽松，面料舒适柔软，易于穿脱。

3. 处置　严格遵守医嘱执行相关治疗措施，各项护理尽量集中进行，做好并发症的预防。如治疗时间安排在早餐后半小时，多种治疗有序集中进行，积极预防肺部感染、压力性损伤、失禁性皮炎、泌尿系统感染等。

4. 睡眠　保持病房安静，不影响病人休息，保证其足够的睡眠。

（四）重视用药护理

口服药物治疗是老年人最常见的治疗方式，而服药种类繁多已成为一种普遍现象。由于老年人的记忆力减退，学习新事物的能力下降，对服药的目的、剂量、时间、方法等模糊不清，服药依从性差，用药安全得不到保障，因此，护士应重视老年人用药管理。具体做法如下：

1. 服药前应全面评估药物过敏史、用药史、服药依从性等。

2. 服药后密切观察和预防药物不良反应。

3. 提高老年人用药依从性。用药应从小剂量开始，且选用老年人便于服用的剂型，用药时间和用药间隔需符合老年人作息；鲜明地分装和标记内服、外服的药物，做好服药指导。

4. 加强用药的健康指导。应告知严格遵医嘱服药，说明药物不良反应，教会老年人发生紧急情况时的应急措施，进行疾病护理要点指导，实施个性化护理。

5. 保障用药安全。有夜间服药时，应完全叫醒老年人后再服药，防止呛咳及窒息的发生。

拓展阅读 7-2
家庭医生护理服务的
老年人用药指导方式

（五）合理膳食

1. 以谷类为主，粗细搭配，适量摄入全谷物食品。

2. 提供鱼、禽、蛋和瘦肉类等优质蛋白，保证优质蛋白供应量。

3. 适量摄入奶类、大豆及其制品。

4. 摄入足量蔬菜、水果，多吃深色蔬菜，注意菜品的多样化。

5. 饮食清淡、少油、限盐。尽量食用多种植物油。

6. 根据病情的特殊要求指导老年人进食。

（六）做好心理护理

病人的心理状态与疾病的发生、发展关系密切，良好的心理可促进疾病康复，而不良的心理则会延误或加重病情。自尊心强、自信心不足、敏感多疑、性格改变、常感孤独等是老年人常见的心理特点，因此，护理人员需要根据老年人的心理特点进行个性化的心理护理。

1. 自尊心强　老年病人自尊心强，希望得到他人的关注、认同和尊重，应当尽量满足其合理的需求，避免忽视，不要让其变得失去耐心，烦躁易怒。

2. 自信心不足　由于机体老化，老年人记忆力、活动能力下降，多数老年人认为是自身能力不足导致，担心成为他人的负担，因此，护士应重视老年人自信心的重塑。例如，定期组织老年人参加力所能及的文娱活动，转移情绪；鼓励老年病人与他人沟通，改变交际现状等。

3. 敏感多疑　老年人常把一些道听途说的无关信息同自己联系起来，怀疑亲属和医务人员不告知自己真实病情，文化层次高的老年病人更甚。护士应根据个人需求，在遵守保护性医疗原则下，向老年人讲解疾病的发展变化，列举同种疾病恢复较好的案例，及时告知治疗效果，减轻甚至消除其思想顾虑，增强战胜疾病的信心。

4. 性格改变　随着老年人所患疾病逐渐增多，无论是生理上还是心理上，都会给老年人带来一定负面影响，表现为不愿意说话、易激动、遇事固执己见、郁郁寡欢，甚至与周围环境格格不入，无法适应新环境等。护士积极主动介绍病区环境、作息时间、同室病友，不仅可以使老年人很快熟悉环境，还能帮助其建立病友关系；询问老年人生活习惯、爱好等，使其充分感受到尊重和重视，消除忧虑恐惧心理。

5. 孤独　随着年龄增长，离开工作岗位，子女有属于自己的生活和工作，很多老年人觉得无所事事，自己被冷落了，心理上变得比较淡漠。护理人员应以热情关怀的态度对待老年人，护理过程中多关心老年人的生活和身体状况，鼓励老年人与他人沟通，参与感兴趣的活动，丰富自己的生活；动员家属勤探视、勤沟通，避免老年人产生被遗弃感。

（七）健康指导

健康指导应遵循关心、尊重、个性化的原则，切合实际，积极消除老年人陌生、不安等情绪，让老年人感到被关注和认同，从而使其积极配合，得到身心的治疗，树立疾病康复的信心。

秋冬季节是老年人患病的高发时期，早发现、早治疗效果较好。家人应多关注老年人的饮食、起居及精神状态，尤其对新出现的不适症状要重视，及时就医，不要在家观察，以免错失最佳治疗时机。

向老年病人做好疾病预防和治疗的知识宣传，积极提供健康咨询和卫生指导，鼓励老年人参与社团活动，定期进行老年疾病保健和检查。

根据老年病的流行特点，本章选取了人体 7 个系统中老年人常见疾病进行介绍，重点突出老年护理的特点。

（邓仁丽）

第二节　老年人呼吸系统的老化特点与常见疾病的护理

随着年龄的增加，老年人呼吸系统的结构和功能都发生了相应的变化，致使老年人易患呼吸系统疾病。对老年人呼吸系统的评估和检查较年轻人复杂，影响因素较多。因此，护理人员需要了解老年人呼吸系统的老化特点，熟悉老年期常见呼吸系统疾病的临床表现与护理要求，为老年人提供满足其需要的护理。

一、老年人呼吸系统的老化特点

（一）形态结构改变

1. 鼻　老年人鼻腔很少发生与年龄相关的结构变化，但软骨细胞会随着年龄的增长而减少，鼻黏膜变薄，腺体萎缩，嗅觉和分泌功能减退，鼻道变宽。鼻黏膜加温、加湿和防御功能下降，容易发生呼吸道感染；鼻腔比较干燥，血管收缩力差、脆性增加，容易发生血管破裂出血。

2. 咽喉　老年人的咽黏膜和淋巴组织萎缩，尤其是腭扁桃体明显萎缩，所以老年人易发生下呼吸道感染。老年人因咽喉黏膜、肌肉退行性改变或神经通路障碍，容易导致吞咽功能失调。在进食流质饮食时容易发生呛咳，一些高龄老人甚至将食团误入气管，造成窒息。老年人喉黏膜随年龄增长而变薄，上皮角化，固有膜浅层水肿，甲状软骨钙化，防御反射变得迟缓，因此老年人比年轻人更容易患误吸性肺炎。

3. 气管和支气管　老年人的气管和支气管黏膜上皮萎缩，黏膜下腺体退行性变，纤毛倒伏、运动减弱，防御和清除能力下降，易患支气管炎。老年人小气道杯状细胞数量增加，分泌亢进，黏液分泌增加、滞留，影响气道通畅。细支气管黏膜萎缩、管腔狭窄、管壁弹性减退，周围组织弹性牵引力减弱，致使气道内阻力增加，肺残气量增加，也可影响分泌物的排出。老年人支气管内分泌性免疫球蛋白比年轻人少，易使细菌在呼吸道内黏附、定植、入侵而发生感染。

4. 肺　老年人肺组织老化，其特点主要表现为：①肺组织萎缩、弹性下降、顺应性差；②肺实质减少、体积变小、重量减轻、质地松软，是肺实质减少而含气量增多所致；③肺泡相互融合、数量少但肺泡腔扩大，残气量增多；④肺泡壁薄，壁间毛细血管及血流量均减少；⑤肺泡管及呼吸性支气管均增大；⑥长期吸入性尘粒沉积在肺组织导致肺组织呈灰黑色。

5. 胸廓与呼吸肌　老年人因普遍发生骨质疏松和椎骨退行性变，使椎体下陷、胸椎后凸、胸骨前突，引起胸廓前后径增大、横径变小，形成桶状胸。肋软骨钙化甚至骨化使胸廓的顺应性降低，活动度减小。胸壁肌肉弹性下降，会进一步影响胸廓运动，使肺通气和呼吸容量减少。呼吸肌的肌纤维数量减少，肌肉萎缩，呼吸肌的肌力下降。膈肌退行性变，膈肌收缩时下降幅度每减少 1 cm，能使肺容积减少 250 mL。这一老化改变还可造成咳嗽、排痰运动减弱，致使气道内分泌物不易排出，导致呼吸道阻塞。故老年人容易发生肺部感染，进而导致肺功能进一步损害，严重时引起呼吸衰竭。

（二）呼吸功能的改变

1. 肺通气功能改变

（1）肺活量（VC）：由于老年人胸壁硬度增加、肺的弹性回缩力下降、呼吸肌肌力减退，肺活量呈进行性减退趋势。

（2）最大通气量（MVV）：老年人由于呼吸肌的收缩力减弱、收缩速度减慢和关节僵硬等因素，使最大通气量随年龄增加而减少，60 岁时只有原来水平的 50%。

（3）残气量（RV）：肺组织的弹性随着增龄而减小，残气量随着增龄而增大，从 30 岁到 90 岁几乎增加 100%。

（4）其他：老年人肺动脉扩张能力降低，毛细血管数量减少，肺小血管内膜纤维化、玻璃样变及胶原沉着等因素造成运动后肺动脉压力增高较中青年人明显。同时因生理无效腔的增大，中枢及外周感受器反应性减弱，呼吸肌的协调性下降，使老年人运动时耗氧量增加，易于疲劳。

2. 肺换气功能改变　由于氧和二氧化碳分压随年龄而改变，呼吸膜厚度增加、有效呼吸面积减少，肺通气血流比例（V/Q）失调，肺换气功能下降。

3. 老年人运动时肺功能的改变　随着年龄增长，呼吸储备功能下降，老年人从事体力活动的能力也降低。肺功能减退在急性疾病、外科手术或运动时更容易凸显出来。因胸廓顺应性降低，运动时的通气功能更多由腹部肌肉完成，引起呼吸频率增快、吸入气体速度减慢、吸气时间延长，潮气量减少。因此，健康老年人在活动后也易出现胸闷、气短。

二、老年肺炎病人的护理

情境导入

　　李大爷，74 岁，吸烟史 50 年，每天一包。患者自诉患有"老年慢性支气管炎"，经常咳嗽，痰液为白色泡沫状、黏稠，量少。1 周前外出淋雨，咳嗽、咳痰有轻微加重，咳黄色黏痰，伴有恶心、呕吐、食欲不振、嗜睡等表现。查体：T 37.7℃，呼吸急促，R 26 次 / 分，右下肺有小的水泡音。血常规：WBC 4.7×10^9/L，N 0.53。X 线胸片提示右肺渗出性病灶。医生诊断为肺炎。

　　请思考：

　　1. 此病例中肺炎的表现与典型肺炎表现有何不同？

　　2. 病人主要存在哪些护理诊断 / 问题？

　　3. 为此病人制订护理计划时，针对老年病人的特点应重点考虑哪些内容？

　　老年肺炎（elderly pneumonia）指 65 岁以上的老年人终末气道、肺泡和肺间质的炎症，是老年人的常见病、多发病，可由理化因素、病原微生物等引起。老年肺炎占老年感染性疾病的54%，无论是发展中国家还是发达国家，肺炎均是导致老年人死亡的主要原因之一，一般病死率为 5.6% ~ 23.3%，为青壮年肺炎的 10 ~ 20 倍。老年肺炎好发于冬季，多为支气管肺炎。因本病患病率高，病情进展快，但临床症状多不典型，故误诊率和漏诊率均较高。

【护理评估】

1. 病因　老年肺炎病因复杂，主要有以下几方面：

（1）感染：老年人基础疾病多，免疫功能低下，发生感染的可能性增加。导致老年肺炎的主要细菌有肺炎球菌、流感嗜血杆菌等。近年来老年肺炎中金黄色葡萄球菌感染有增多趋势，另外真菌性肺炎也有增高趋势。流感病毒感染在老年肺炎感染中起到重要作用，并可继发严重细菌感染。除此之外，老年肺炎常为多种病原菌合并感染，耐药情况多见，病灶吸收缓慢。

（2）吞咽障碍：老年人喉反射降低、吞咽动作不协调，导致阻止病原菌入侵的能力减弱，胃内容物和咽喉分泌物容易误吸入气管内而致肺部感染。

（3）医源性因素：长期住院，抗生素、糖皮质激素、细胞毒性药物和免疫抑制剂、抑酸剂的长期使用；胸腹部手术及留置鼻胃管，气管插管和气管切开等。

（4）呼吸功能减退：呼吸道黏膜萎缩，纤毛运动减弱，细胞免疫功能降低，咳嗽，排痰能力下降等容易诱发肺炎。

2. 临床表现　同许多老年疾病一样，老年肺炎的临床表现往往不典型，病情进展快，易发生漏诊、误诊。典型症状弱化或缺如，多无明显的畏寒、发热、咳嗽、咳痰、胸痛等肺炎的典型呼吸道症状，有症状者仅占 35% 左右。

（1）首发症状：常以非呼吸道症状突出。老年肺炎病人可首先表现为腹痛、腹泻、恶心、呕吐及食欲减退等消化道症状，或心悸、胸闷、气促、心律失常等心血管症状，或精神萎靡、表情淡漠、烦躁不安、嗜睡、意识障碍等神经精神症状。高龄老人常出现老年病五联征（尿失禁、精神恍惚、不想活动、跌倒、丧失生活能力）中的一项或几项，也有个别老年人突发难以解释的败血症、休克或呼吸衰竭。

（2）缺乏典型体征：极少出现典型肺炎的语颤增强、支气管呼吸音等肺实变体征。可出现脉速、呼吸快、呼吸音减弱，肺底部可闻及湿啰音，但容易与并存的慢性支气管炎、心力衰竭等相混淆。

（3）并发症多而重：老年人常多病共患，基础疾病多，易发生多器官功能衰竭，并发症多且重。如老年肺炎病人易发生水电解质及酸碱平衡紊乱、低氧血症、呼吸衰竭、低蛋白血症、心律失常及休克等严重并发症，死亡率高。

（4）老年肺炎的分类：见表 7-1。

拓展阅读 7-3
老年肺炎病人出现重症肺炎的表现

表 7-1　老年肺炎的分类

分类依据	老年肺炎的类型
根据老年肺炎发生机制分类	坠积性肺炎（hypostatic pneumonia，HP）
	误吸性肺炎（aspiration pneumonia，AP）
	阻塞性肺炎（obstructive pneumonia，OP）
根据患病环境和宿主状态分类	社区获得性肺炎（community-acquired pneumonia，CAP）
	医疗保健相关性肺炎（healthcare-associated pneumonia，HCAP）
	医院获得性肺炎（hospital-acquired pneumonia，HAP）

　　因此，对老年肺炎病人的评估应包括：①一般病史评估：对病人的一般情况进行评估，包括年龄、现病史、既往史、过敏史、生命体征、意识状态，以及全身症状如发热、咳嗽、咳痰、胸闷、乏力、腹泻、肌肉酸痛等。同时评估老年病人的生活自理能力。②专科评估：对病人的血氧饱和度、呼吸型态、肺部听诊音等呼吸系统症状和体征进行评估。同时还要评估老年病人的认知功能、营养状态，这些评估内容对于护理人员全面了解病人的基本情况，进行综合管理具有重要的意义。

　　3. 辅助检查

　　（1）血液检查：与典型肺炎相比，白细胞总数增高不显著，约半数病例白细胞计数在正常范围，但多有中性粒细胞总数升高和核左移、C 反应蛋白阳性、红细胞沉降率增快等炎症表现。

　　（2）影像学检查：老年肺炎病人的 X 线胸片表现呈多样性，缺乏特异性，绝大多数病人的胸片表现为支气管肺炎的改变，表现为中下肺肺纹理增多紊乱，沿肺纹理分布的小斑片状模糊影，密度不匀，而典型的大叶性肺炎的表现则相当少见。老年人由于合并肺气肿，病灶呈斑片状、网状、条索状阴影居多。误吸性肺炎病变多位于上叶后段或下叶背段，以右肺多见，容易化脓、坏死，形成空洞，且常并发脓胸。另有 10%~20% 病人的 X 线检查完全正常。胸部 CT 检查易于显示病灶中的小空洞，对显示弥漫型慢性肺炎的改变较为敏感，但缺乏特征性。若为肺段、肺叶或团块状局限型慢性病变，CT 表现为高密度肺段肺叶实变影，多见于两肺下叶背段及右中叶，病变的肺叶或肺段体积缩小。

　　（3）细菌学检查：痰培养不仅能明确病因，而且是选择抗生素的主要依据。但老年病人排痰能力弱，或者由于意识障碍，较难以获得适宜的痰标本。

　　（4）动脉血气分析：通过血气分析可以判断病情的轻重，监测血气变化可以判断病情的转归。呼吸衰竭有 PaO_2 减低和（或）$PaCO_2$ 升高。

　　4. 心理社会状况　老年肺炎病人的不适症状如呼吸困难、咳嗽等会影响老年人的睡眠，进而影响病人的生活质量。另外，部分老年病人反复发作肺部感染、病程迁延，使得病人出现烦躁、焦虑、抑郁等不良情绪。护士应仔细评估病人的心理精神状态，同时还应了解病人家属的心理状态及家属的关心和支持度，做好心理支持，避免家属的不良心理情绪对病人造成负面影响。

　　5. 治疗与处置　老年肺炎病人的治疗原则以控制感染、促进排痰、纠正缺氧、防止误吸及重视并发症的观察和防范为主。其中抗生素及早合理应用直接关系到本病的预后，对病情较重的老年病人宜静脉给药，因为老年人胃酸分泌减少，胃排空时间长，肠蠕动减弱，易影响药物的吸收。对中、重症病人，应以静脉给药为主，病情好转后改为口服。抗生素的选择要考虑个体差异。对于高龄老人应遵循"早期足量、强效广谱、安全低毒"的原则，起始治疗选择最佳广谱和发生耐药性较少的抗生素，或强有力的联合用药；对检出致病菌者，可参考药物敏感试验选择适当的抗生素治疗。老年人肺炎吸收缓慢，常在 2~8 周吸收，病程长者可达 12 周，故用药时间应长，防止反复。一般体温下降，症状消退后 7~14 天停用，特殊情况时，如军团菌肺炎的用药时间可达 3~4 周。抗生素治疗同时要兼顾厌氧菌、真菌，采取增强病人免疫力的措施。

　　评估老年肺炎病人的治疗现状时，应重点评估老年人使用的药物种类、剂量、疗程，药物的作用与副作用，以及病人、家属对治疗过程的了解程度和所需知识。

【主要护理诊断 / 问题】

护理诊断 / 问题要根据老年肺炎病人的特殊临床表现而制定。

1. 清理呼吸道无效　与肺部感染、分泌物增多而黏稠、无效咳嗽等有关。

2. 气体交换受损　与氧供不足、肺泡毛细血管膜病变有关。

3. 无效呼吸型态　与老年病人呼吸肌疲乏有关。

4. 潜在并发症：水电解质酸碱平衡失调、感染性休克、心力衰竭、呼吸衰竭、肝肾功能不全。

5. 体温过高　与肺部感染有关。

6. 焦虑　与病情反复、疾病迁延、自理能力下降等有关。

【护理措施】

老年肺炎病人除了按照常规护理进行照护外，还要根据老年人的特殊性提供相应的护理措施。

1. 病情观察　由于老年肺炎病人并发症多且重，严重影响疾病预后，因此护士要注意密切观察病人的生命体征，有无精神和意识状态的改变，警惕呼吸衰竭、心力衰竭、感染性休克的发生。同时注意观察病人的咳嗽、咳痰情况，注意痰液颜色、性质及量。记录病人的出入量，注意出入量平衡。

2. 一般护理　注意保持病室内空气流通及适宜的温湿度。温度以控制在 22～26℃ 为宜，湿度以保持在 50%～70% 为宜。发热病人要卧床休息，减少活动，平卧时头部抬高 60°，侧卧时头部抬高 15°，长期卧床的老年人在无禁忌证的情况下尽量保持床头抬高 30°～45°，减少误吸性肺炎的发生。活动困难者应定时协助翻身，避免皮肤发生压力性损伤。鼓励老年病人经常漱口，必要时做口腔护理，防止继发感染发生。

3. 维持合理的饮食和水的摄入　呼吸增快可以使热量和蛋白质消耗增多，导致营养不良，应给予高热量、高蛋白、高维生素饮食。避免油腻、辛辣、刺激性食物，戒烟酒，避免产生过度的咳嗽。指导病人和家属进行正确的进食或喂食，进食或鼻饲时均采取坐位和半卧位。休息时取患侧位或头高位，减少咽部刺激，防止误吸；食欲差或不能进食者，可遵医嘱静脉补液或管饲流质饮食。老年人要保持适量的水的摄入，在水入量有限制的情况下，建议每天饮水1 500 mL 以上，以保证呼吸道黏膜的湿润和促进病变黏膜的修复，利于痰液的稀释和排出。

4. 保持呼吸道通畅及合理氧疗　指导痰多黏稠、不易咳出的老年病人多饮水，或者遵医嘱进行雾化吸入，以达到湿化气道、稀释痰液的作用；指导病人进行有效咳痰，尤其是晨起和睡前，前者可以排出夜间积聚在肺内的痰液，后者则有利于病人睡眠；同时可以配合胸部叩击和体位引流的方法促进分泌物的排出；对于无力咳出痰液、意识不清或昏迷者，可考虑采用机械吸痰的方法排出痰液。氧疗时要控制氧气的流量与浓度，如果病人存在低氧血症或高碳酸血症，通常使用低流量（1～2 L/min）、低浓度（30%）、持续鼻导管或面罩给氧，此时呼吸运动主要靠缺氧对血管化学感受器的刺激得以维持。若高浓度给氧，缺氧完全纠正反而导致呼吸抑制，加重高碳酸血症，使病情恶化。重症肺炎病人应及早使用无创或有创呼吸机治疗。

5. 降温护理　老年肺炎病人较少出现高热，一旦出现高热要尽量使用物理降温的方法逐渐降低体温，不宜大剂量使用阿司匹林或其他解热药物，防止病人大量出汗造成虚脱。降温过程中注意及时为病人擦汗、更换衣服，避免受凉。

6. 用药护理　遵照医嘱静脉滴注抗生素及补液，以及给予止咳祛痰药物、气管解痉剂等。注意观察药物的疗效及不良反应，随时与医生沟通。由于老年肺炎病人的治疗疗程相对较长，要教育病人与家属坚持治疗，避免中途停药，导致细菌的耐药性发生。对于年老体弱、肺功能不全者，应用镇静剂和镇咳药后，要密切观察用药后的反应，避免强效镇咳剂、麻醉剂、大剂量镇静剂的应用，以免呼吸中枢和咳嗽中枢的抑制。

7. 心理护理 老年肺炎病人因病情反复，担心自己健康状况而出现失眠、焦虑等，导致生活质量下降。医护人员应与病人家属相互协助，尽可能帮助和指导老年人有效咳嗽，做好生活护理，改善负性情绪，以积极的心态配合治疗与康复。

【健康教育】

除了对肺炎病人进行常规健康教育外，由于老年肺炎反复发作率高，还需要加强对老年病人疾病预防方面的指导。

1. 向病人和家庭照顾者讲解老年肺炎的病因及常见诱因，指导老年人在生活中尽量避免受凉，防止过度疲劳，保持心情舒畅，以减少肺炎再次发生的可能；保持口腔清洁；戒烟；在疾病高发季节，尽量减少去人群密集的公共场所，防止交叉感染。

2. 肺炎球菌是老年肺炎最重要的致病菌，因此鼓励老年病人接种肺炎球菌疫苗，以预防肺炎球菌感染，或减轻其严重性。老年肺炎易感人群如慢性肺疾病、糖尿病及慢性肝病等病人，应每5~6年重复接种一次。

3. 老年人是流感病毒感染的高危人群，流感病毒感染可引起严重的病毒性肺炎、继发性细菌性肺炎、脑炎、心肌炎等严重并发症及原有慢性病的急性加重，可导致病人出现严重的临床结局甚至死亡。接种流感疫苗是目前预防老年人罹患流感的有效手段。因流感病毒容易发生变异，建议60岁及以上老年人每年流感流行季节前接种一剂流感疫苗，以获得较好的保护作用。

三、老年慢性阻塞性肺疾病病人的护理

情境导入

赵大爷，71岁，反复咳嗽、咳痰、喘息20余年，活动后气促5余年，伴双下肢水肿1周。20年来无明显诱因反复出现咳嗽、咳痰、喘息，多为白色黏液痰，无发热、无咯血，持续2~3个月，经积极抗感染、止咳、平喘治疗后症状稍有缓解。近5年来咳喘加重且伴有活动后心悸、气促。1周前受凉感冒后症状加重，并出现尿少、下肢水肿，抗感染治疗效果欠佳。发病以来精神、食欲差，有时夜间发作呼吸困难，不能平卧。既往有慢性支气管炎病史20余年，吸烟40年，每日20支。否认高血压、冠心病、糖尿病、结核等病史。查体：T 37.3℃，R 28次/分，BP 132/75 mmHg，神志清楚，口唇略发绀，桶状胸，双肺叩诊过清音，听诊双肺呼吸音弱，呼气延长，有散在哮鸣音，肺底可闻及少许湿啰音。双下肢水肿（++）。辅助检查：血常规检查示 WBC $5.3×10^9$/L，N 0.91。X线检查：可见双肺纹理增粗。

请思考：

1. 该病人最可能的疾病诊断是什么？

2. 病人主要存在哪些护理诊断/问题？

3. 为此老年病人制订一份活动指导计划，应重点考虑哪些内容？

慢性阻塞性肺疾病（chronic obstructive pulmonary disease，COPD）是一种以持续气流受限的不完全可逆为特征的慢性肺部疾病，与慢性支气管炎和阻塞性肺气肿密切相关，可因呼吸功能不全导致肺动脉高压，进而发展为慢性肺源性心脏病和右心衰竭。COPD是老年人的常见病、多发病，且随增龄而增加。据 WHO 报告，至2020年 COPD 居全球死亡原因的第三位，

世界疾病经济负担排名中居第五位。COPD 全球患病率为 11.7%，且随着年龄增大明显升高。我国流行病学调查显示，40 岁以上人群的 COPD 总患病率为 9.9%，已成为严重的公共卫生问题。

【护理评估】

1. 病因　老年 COPD 发生的确切病因尚不清楚，与其发病相关的危险因素有以下几点：

（1）个体易感因素：老年人呼吸功能减退、免疫功能低下、自主神经功能失调，肾上腺皮质功能和性腺功能减退等。

（2）环境因素：吸烟、室内外空气污染、过敏、感染及其他理化因素等均有可能参与 COPD 的发生、发展。其中吸烟是目前导致 COPD 的最常见危险因素，呼吸道感染已被认为是诱发老年 COPD 急性加重的重要因素。

2. 临床表现　老年 COPD 主要表现为咳嗽、咳痰、气促或呼吸困难，慢性咳嗽通常为首发症状，初起咳嗽呈间歇性，晨起加重，以后早晚或整日均有咳嗽。气短、呼吸困难是 COPD 的标志性症状，也是导致病人焦虑不安的主要原因。老年 COPD 病人同一般成年病人相比，具有以下特点：

（1）呼吸困难更严重：老年病人随着气道阻力增加，呼吸功能发展为失代偿时，轻度活动甚至静息状态即可出现胸闷、气促发作。

（2）机体反应能力差，症状不典型：当发生急性感染时，病人主要表现为厌食、胸闷、少尿等，体格检查示精神萎靡、颜面发绀、呼吸音低或肺内啰音密集等，但病人体温不升、白细胞不高、咳嗽与气促症状并不显著。

（3）易发生感染，并发症多：老年人气道屏障功能和免疫功能降低，体重下降，易反复发生感染，且肺源性心脏病、休克、电解质紊乱、呼吸性酸中毒、肺性脑病、弥散性血管内凝血（disseminated intravascular coagulation，DIC）等并发症的发生率增高，尤其是心血管系统疾病是最重要的并发症，是导致老年 COPD 病人死亡的首要原因。

因此，对老年 COPD 病人的评估应包括（表 7-2、表 7-3）：①病史评估：对病人的一般情况进行评估，包括年龄、现病史、既往史、过敏史、生命体征、体重指数（BMI）、意识状态，以及全身症状如咳嗽、咳痰、胸闷、气促、乏力、呼吸困难等。同时评估老年病人的生活自理能力。②专科评估：对病人的面色、血氧饱和度、呼吸型态、肺部听诊音、呼吸功能等呼吸系统症状和体征进行评估。③其他：询问有无吸烟等不良生活嗜好。同时还要评估老年病人的认知功能、气道高反应性、居住环境等状况，了解室内外环境中有无空气污染的因素。

拓展阅读 7-4
老年 COPD 的评估

表 7-2　COPD 病人气流受限分级

气流受限分级	病人肺功能（$FEV_1/FVC<70\%$） 基于吸入支气管舒张药后 FEV_1 值
GOLD1 级（轻度）	FEV_1 占预计值百分比 ≥80%
GOLD2 级（中度）	50%≤FEV_1 占预计值百分比 <80%
GOLD3 级（重度）	30%≤FEV_1 占预计值百分比 <50%
GOLD4 级（极重度）	FEV_1 占预计值百分比 <30%

表 7-3　改良呼吸困难指数（mMRC）

分级	表现
mMRC 分级 0	仅在费力运动时出现呼吸困难
mMRC 分级 1	平地快步行走或步行爬小坡时出现呼吸困难
mMRC 分级 2	由于气短，平地行走时比同龄人慢或需要停下来休息
mMRC 分级 3	在行走 100 m 左右或数分钟后需要停下来休息
mMRC 分级 4	因严重呼吸困难而不能离开家，或穿、脱衣时出现呼吸困难

3．辅助检查

（1）肺功能检查：是老年 COPD 诊断的金标准，可用于判断病程和预后，表现为用力肺活量（FVC）和第一秒用力呼气量（FEV_1）均下降。在吸入支气管扩张剂后，FEV_1<80% 预计值且 FEV_1/FVC<70% 时，表明存在持续性、不完全可逆性气流受限。

（2）影像学检查：X 线检查早期可无明显变化，后可出现肺纹理增粗、紊乱等，主要 X 线征为肺过度充气、肺容积增大、胸腔前后径增长等。CT 一般不作为常规检查，但高分辨率 CT（HRCT）有助于鉴别诊断肺气肿类型，如小叶中心型或全小叶型，了解肺大疱的大小与数量、预估肺气肿的程度，对预测肺大疱切除或外科减容手术效果有一定价值。

（3）动脉血气分析：通过血气分析可以判断病人是否存在低氧血症、高碳酸血症、酸碱失衡及呼吸衰竭的严重程度及类型。FEV_1<50% 预计值或有呼吸衰竭或右心衰竭的病人均应监测血气分析的变化。

（4）其他：当老年 COPD 病人并发细菌感染时，痰培养可以检出病原菌。当 PaO_2<55 mmHg 时，血红蛋白及红细胞可增高。

4．心理社会状况　老年 COPD 病人不适症状如呼吸困难、咳嗽、喘息等会影响老年人的睡眠，进而影响病人的生活质量。另外，部分老年病人病情反复发作、病程迁延，可产生焦虑、恐惧甚至抑郁等不良情绪。护士应仔细评估病人的心理、精神状态及文化教育背景，同时还应了解病人家属对其给予的关心和照顾支持度，做好心理干预，避免家属的不良心理情绪对病人造成负面影响。

5．治疗与处置　老年 COPD 病人的治疗原则以减轻症状、阻止 COPD 病情发展，缓解或阻止肺功能下降，改善老年人的症状和活动能力，预防和治疗并发症为主。治疗方法包括非药物治疗、药物治疗和其他治疗。非药物治疗包括戒烟、接种疫苗、肺康复和营养支持。治疗药物有支气管扩张剂、止咳药、祛痰药、糖皮质激素等。其他治疗方法有长期氧疗、无创机械通气和手术治疗。急性加重期的处置要点包括：控制感染、改善症状、支持呼吸功能、稳定内环境和防止并发症。另外，老年人在用药时宜充分，疗程应稍长，且治疗方案应根据监测结果及时调整，还应关注病人及家属对治疗过程的了解程度和所需知识。

【主要护理诊断／问题】

1. 清理呼吸道无效　与分泌物增多而黏稠、无效咳嗽等有关。

2. 气体交换受损　与气道阻塞、通气不足有关。

3. 无效呼吸型态　与老年病人呼吸肌疲乏有关。

4. 潜在并发症：肺源性心脏病、休克、呼吸性酸中毒、肺性脑病、DIC 等。

5. 焦虑　与病情反复、疾病迁延、自理能力下降等有关。

【护理措施】

微课 7-1
老年 COPD 病人的护理

1. 病情观察 观察病人咳嗽、咳痰症状，尤其注意痰液的颜色、性状、量，观察呼吸频率、深度、节律变化及呼吸困难的程度，有无精神和意识状态的改变，警惕肺性脑病的发生。同时注意监测病人的动脉血气分析和水、电解质、酸碱平衡等情况。

2. 一般护理 注意合理休息与活动，老年 COPD 急性期应卧床休息，协助病人采取舒适的体位，稳定期则根据病人情况适当安排活动，以老年人不感到疲劳、不加重症状为宜。

3. 排痰护理 老年人常因咳嗽无力，出现排痰困难，因此要鼓励病人补充足够的水，达到稀释痰液的目的。还可通过雾化吸入、胸部叩击、体位引流的方法促进排痰，病情严重或体质虚弱不能耐受的老年人应禁用体位引流。

4. 氧疗护理 对晚期严重的 COPD 病人应给予持续性氧疗，注意控制吸氧的流量和浓度，一般采用鼻导管持续低流量（1～2 L/min）吸氧，湿化吸氧时间为 10～15 h/d 或以上。

5. 用药护理 老年 COPD 病人常用药物有支气管扩张剂、糖皮质激素、止咳药及祛痰药。反复感染者多数需要长期应用抗生素，治疗方案应根据病原菌的药物敏感试验及时调整用药种类。同时还应考虑到由于老年人肝、肾功能减退，用药过程中应密切监测各种药物的疗效与不良反应，及时与医生沟通。如茶碱类在使用过程中应监测血药浓度，当大于 15 mg/L 时，有恶心、呕吐等胃肠道反应；大剂量 β_2 受体激动剂可引发心动过速、心律失常，长期使用还有可能出现肌肉震颤；抗胆碱药与 β_2 受体激动剂联合使用可以加强支气管扩张，但合并有前房角狭窄的青光眼，或因前列腺增生而导致尿道梗阻的病人应慎用，还可出现口干、口苦等副作用；糖皮质激素则可引发老年人高血压、白内障、糖尿病、骨质疏松及继发性感染等，因此对老年 COPD 病人不推荐长期口服糖皮质激素，长期吸入治疗也仅适用于有症状且治疗后肺功能有改善的病人；可待因有麻醉性中枢镇咳作用，常因抑制咳嗽而加重呼吸困难，容易出现恶心、呕吐、便秘等。

6. 心理护理 老年 COPD 病人往往因病情反复发作或者有严重呼吸困难而出现焦虑与恐惧心理。这种不良的心理状态会使病人对呼吸困难的感觉阈值降低，还会使耗氧量增加，二氧化碳产生增多而加重呼吸困难。护士除了要及时给予缓解呼吸困难、促进呼吸功能的措施（如保持适宜体位、促进房间内空气流通），还应注意主动倾听病人的主诉，理解病人的需要，及时提供支持与帮助，做好心理护理。

【健康教育】

1. 向老年人和家庭照顾者讲解老年 COPD 的病因及常见诱因，教育和督促病人戒烟；教会病人和家属进行长期家庭氧疗的方法及注意事项，注意用氧安全；指导老年人保持室内空气流通，居室温度一般冬季保持在 22～24℃，夏季在 26～28℃，相对湿度为 50%～70%；尽量避免或减少有害粉尘、烟雾及气体吸入；生活中根据气候变化及时增减衣物，防止呼吸道感染。

2. 指导老年人进食高热量、高蛋白、高维生素食物，其中优质蛋白占 50% 以上，避免摄入产气或引起便秘的食物。

3. 介绍老年 COPD 康复训练的目的与意义，包括呼吸肌运动训练和骨骼肌运动训练两个方面。呼吸肌运动训练有腹式呼吸、缩唇呼吸、对抗阻力呼吸等，骨骼肌运动训练包括步行、慢跑、踏车、打太极拳等。训练计划应根据老年人情况进行个性化制订，训练强度应为无明显呼吸困难情况下接近病人的最大耐受水平，才能奏效。

操作视频 7-1
肺康复训练

4. 提醒老年人了解就诊时机和定期随访的重要性，同时注意控制自己的情绪，保持乐观、良好的心态。

四、老年睡眠呼吸暂停综合征病人的护理

情境导入

黄大爷，72岁，诉反复夜间打鼾10余年，加重伴头晕、乏力3个月。近3个月来，夜间频发憋醒并伴有四肢不自主运动甚至抽搐，白天感觉头晕、乏力。既往有高血压20余年，口服降压药治疗，否认吸烟史。查体：T 36.3℃，R 21次/分，BP 142/78 mmHg，神志清楚、精神差，体型肥胖。入院行多导睡眠监测（PSG），结果提示：呼吸暂停通气指数（AHI）57.5次/h，最低血氧饱和度为71%。

请思考：

1. 该病人最可能的疾病诊断是什么？

2. 该病人主要存在哪些护理诊断/问题？

3. 为此老年病人进行护理评估时，应特别注意考虑哪些内容？

睡眠呼吸暂停综合征（sleep apnea syndrome，SAS）是指在睡眠时因多种原因导致的反复间断出现低通气和（或）呼吸停顿，引起夜间间歇性低氧血症伴高碳酸血症及睡眠结构紊乱，进而使机体发生一系列病理生理改变的临床综合征。呼吸停顿（apnea）指口和鼻腔气流停止持续≥10 s；低通气（hypopnea）指呼吸气流降至正常50%以下，并伴血氧饱和度下降4%。SAS被认为是高血压、冠心病、脑卒中的危险因素，且与夜间猝死关系密切。临床上常见有中枢性睡眠呼吸暂停综合征（CSAS）和阻塞性睡眠呼吸暂停低通气综合征（OSAS），其中OSAS患病率为3%~7%，男性略高于女性。

【护理评估】

1. 病因　老年睡眠呼吸暂停综合征发生的病因主要有以下几方面：

（1）上呼吸道局部结构异常：上呼吸道结构异常容易导致气道机械性阻塞，虽然此时有吸气肌肉收缩，但因上呼吸道间歇性闭合阻碍了气流的流动。

（2）肥胖：此类疾病中多数老年病人比较肥胖，导致上呼吸道脂肪堆积，睡眠时肌肉松弛，咽部活动减少，使上呼吸道狭窄或接近闭塞，从而出现呼吸暂停。

（3）中枢神经系统调节功能下降：老年人的中枢神经系统调节功能降低，化学感受器对低氧和高碳酸血症的敏感性降低，中枢神经系统对呼吸肌的支配能力下降，以及呼吸肌无力等容易发生呼吸暂停。

（4）呼吸中枢活动抑制：老年人呼吸中枢活动受抑制时，表现为膈肌和肋间肌活动消失，主要由脑肿瘤、癫痫、代谢不平衡等原因引起。

2. 临床表现　老年睡眠呼吸暂停综合征主要有习惯性打鼾、睡眠中出现呼吸暂停和日间嗜睡等临床表现，多发于老年男性。

（1）夜间症状：打鼾是主要症状，因气流通过狭窄的咽部时软组织发生颤动所致，老年病人即使病情较重，鼾声也可能较小；呼吸暂停，常伴随喘气、憋醒或响亮的鼾声终止，OSAS病人常有明显的胸腹矛盾呼吸；夜间憋醒，伴有翻身，四肢不自主运动甚至抽搐或突然坐起，个别严重者因窒息而死亡；多动不安，夜间频繁翻身、转动；多汗，以颈部、上胸部明显，与气道阻塞后呼吸用力和呼吸暂停导致的高碳酸血症有关；部分老年病人伴有失眠、恐惧、惊叫、遗尿、夜游等睡眠行为异常的表现。

（2）日间症状：常表现为嗜睡、头晕、乏力、头痛等，其中嗜睡是最常见的症状。部分病人还可出现烦躁、易激惹、焦虑、抑郁等个性变化，老年病人尤其明显。

因此，对老年睡眠呼吸暂停综合征病人的评估应包括：①病史评估：对病人的一般情况进行评估，包括年龄、现病史、既往史、用药史、家族史、生命体征、体重指数（BMI），及全身症状如嗜睡、乏力、头晕、头痛等，同时评估老年病人的精神状态及生活自理能力。②专科评估：对病人的睡眠姿势和体位、上气道形态学改变等进行评估，同时进行睡眠状态初始调查问卷评估，见表7-4，如果初始调查问卷提示存在睡眠质量问题，则进一步询问症状，见表7-5。③其他：评估老年病人的身体协调性及对事物的认知功能、居住环境等状况，了解居住环境中有无影响睡眠舒适感下降的因素，包括与睡眠相关的症状和体征（呼吸暂停、打鼾、多汗、憋醒、多动不安、幻觉异常等）。

表7-4　睡眠状态初始调查问卷

1. 您早上几点醒来？

2. 您晚上几点入睡？

3. 您是否存在入睡困难？

4. 您需要多长时间入睡？

5. 您每晚睡多长时间？

6. 您夜间要醒来几次？每次醒来后再次入睡是否困难？

7. 您白天是否会昏昏欲睡？

8. 同屋睡觉的人是否曾说过您睡觉时有打鼾、喘息或有呼吸暂停？

9. 同屋睡觉的人是否曾说过您睡觉时有踢腿、下肢划水等动作？

10. 您白天是否会打盹？

11. 您在白天是否经常不经意地打盹？

表7-5　睡眠状态进一步调查问卷

1. 您在休息或睡觉时总有双腿不舒服的感觉或者总是双腿来回摩擦吗？

2. 您是否经常起夜上厕所？

3. 您每日白天体力活动量有多少？

4. 您每天在户外待多长时间？

5. 您每天服用什么药物？这些药物都在什么时候服用？服用这些药物有什么副作用？

6. 您每日白天和晚上分别服用多少咖啡因（包括咖啡、茶、可乐）和酒精？

7. 您是否经常感到悲伤或焦虑？

8. 您的记忆力是否有问题？

9. 您最近是否遭受了巨大的创伤？

3. 辅助检查

（1）血液检查：红细胞计数和血红蛋白可有不同程度的增加。

（2）动脉血气分析：可出现不同程度的低氧血症和二氧化碳升高。

（3）肺功能检查：部分老年病人表现为限制性通气功能障碍。

（4）多导睡眠图：是目前最详细、最准确记录睡眠状态的检测方式，主要用于睡眠障碍的评估和鉴别诊断。可同步记录患者睡眠时的脑电图、肌电图、口鼻气流、胸腹部呼吸运动、动脉血氧饱和度、心电图等多项指标，还可了解患者睡眠时呼吸暂停与通气的情况，并能确定睡眠障碍类型及病情轻重。

4. 心理社会状况　老年睡眠呼吸暂停综合征病人常表现为烦躁、易激惹、焦虑和多疑等，家庭和社会均受到一定影响，也可表现为抑郁症状。

5. 治疗与处置　老年睡眠呼吸暂停综合征的治疗原则以消除低氧血症和睡眠结构紊乱、减轻临床症状、防止并发症发生，提高病人生活质量，改善预后为主。治疗方法包括控制体重、侧位睡眠、抬高床头、戒烟限酒、睡前禁服镇静安眠药，积极治疗原发病如肥胖症、扁桃体肥大、黏液性水肿、甲状腺肿大等。病情较重者考虑给予无创气道正压通气（NPPV）治疗，还可选用合适的医疗器械装置如口腔矫治器、鼻扩张器等改善通气，治疗效果不明显者可进行手术治疗，以纠正鼻咽部的狭窄，解除上气道阻塞或降低气道压力。

拓展阅读 7-5
无创气道正压通气治疗

【主要护理诊断/问题】

1. 睡眠型态紊乱　与睡眠中出现打鼾、呼吸暂停和憋醒等有关。

2. 气体交换受损　与睡眠时呼吸暂停或低通气有关。

3. 潜在并发症：高血压、冠心病、继发性红细胞增多症、脑血管病、精神异常等。

【护理措施】

1. 病情观察　注意观察老年人有无因睡眠通气障碍而出现憋醒、精神行为异常、惊恐，以及气道正压通气治疗过程中的适应与配合情况。

2. 饮食护理　饮食以清淡为主，注意合理搭配膳食，营养均衡，晚餐不宜过饱。

3. 经鼻持续气道正压通气治疗的护理　保证夜间治疗时间，每晚使用≥4 h；选择合适的鼻罩或面罩，尽量选择舒适度较高、漏气小、对睡眠干扰小的鼻罩，使用时还应注意皮肤减压，防止因长期受压而出现压力性损伤；注意气道温湿化，提高老年人对配合正压通气治疗的依从性。

4. 一般护理　指导老年人避免服用镇静安眠药，并保持健康的生活方式，如减肥、戒烟、限酒等。同时应养成良好的睡眠习惯，采用侧卧位入眠，减轻气道狭窄。

5. 心理护理　睡眠呼吸暂停综合征严重危害老年人的身心健康和安全，给家庭和社会带来巨大负担。护士应仔细评估病人的精神心理状态，同时还应了解病人家属对其给予的关心和照顾支持度，做好心理干预，避免家属的不良心理情绪对病人造成负面影响。

【健康教育】

1. 指导老年人保持休息和运动的平衡、控制饮食，以达到减肥目的；养成良好的睡眠习惯，睡前注意避免饮酒和服用镇静、安眠药，尽量侧卧入睡。

2. 行持续气道正压通气治疗的老人应加强随诊，提高病人对长期使用气道正压通气治疗的依从性。

3. 教会家属或照顾者注意观察病人睡眠中出现的异常情况，及时处理，避免因低氧血症而导致夜间猝死。

（王小琳）

第三节 老年人循环系统的老化特点与常见疾病的护理

随着年龄的增长，心脏和血管系统会发生老化，不仅在形态结构上，而且在生理功能方面也会发生一系列变化，导致老年人循环系统疾病的发生率较高。护士要掌握老年人循环系统疾病的相关知识和护理要求，为老年人提供更好的服务。

一、老年人循环系统的老化特点

（一）形态结构改变

1. 心肌 随着年龄的增长，心肌细胞数减少，但是心脏重量与大小不一定发生改变。老年人心脏结构最明显的改变是左心室肥厚，左心室腔相对变小，主要是心肌细胞体积增大所致。左心室厚度随老龄化而呈进行性增大，室间隔厚度明显增加，老年人的室间隔肥厚有重要的临床意义，如同时合并高血压，可能是某些老年人非家族性肥厚型心肌病的原因。另外，心肌细胞内染色质聚集、缩小、破碎，线粒体数量减少，并且出现膨胀。心肌细胞结构的改变，使心肌收缩力下降，心肌顺应性降低。

2. 心脏瓣膜 老年人心脏瓣膜因纤维化和钙化而增厚变硬，甚至引起瓣叶粘连、瓣膜畸形及瓣环扩大，这是导致老年人心脏瓣膜病的主要原因之一。伴随着年龄的增长，心脏瓣膜发生的生理性退变、冠心病危险因素增多，均可引起瓣膜及血管内膜损伤、脂质沉积，最终导致心脏瓣膜增厚、钙化及冠状动脉斑块形成。主动脉瓣受血流冲击最大，因此瓣膜增厚、钙化和硬化最为明显；其次是二尖瓣肥厚和钙化；三尖瓣和肺动脉瓣很少发生钙化，增厚也轻微。二尖瓣的瓣环和房室束密切相关，瓣环的钙化可导致传导障碍。

3. 传导系统 老年人心脏窦房结内起搏细胞数目明显减少、结缔组织增多，使其功能发生生理性衰退，并且迷走神经对窦房结功能的影响逐渐减弱，使老年人易发生病态窦房结综合征。结间束与房内束的正常组织亦明显减少，并有纤维化及脂肪浸润；房室结表层的小白色细胞、中层的小星状细胞、深层的纵行排列大细胞，由于纤维增生或脂肪浸润使连接疏松。心脏传导系统的其他部分亦发生改变。房室束（希氏束）中浦肯野细胞数目减少，代之以结缔组织（多见于左束支），导致房室传导阻滞和左束支部分阻滞，是构成老年心脏电生理特征性变化的基础。

4. 血管 随着年龄的增长，冠状动脉粥样硬化逐渐显著，管壁变性，出现明显钙化。主要表现为三条冠状动脉（前降支、回旋支及右冠状动脉）的狭窄，狭窄到一定程度则出现冠状动脉缺血的表现。另外，血管中的弹力纤维逐渐变僵直、脆弱，动脉的弹性减弱。主动脉等大血管发生增宽、迂曲、延长等改变。弹力型动脉的中层、肌肉型血管的弹力层均发生弹性组织钙质沉积。老年人血管中胶原蛋白绝对值增加，胶原蛋白纤维相互交联而形成越来越大的纤维束，进一步削弱了血管的扩张性。主动脉中层有局限性胶原增加，从而使脉压和收缩压增加，但不影响舒张压。

（二）生理功能改变

1. 心肌收缩力 进入老年期后，心肌收缩力每年约下降 0.9%；心肌收缩时室内压上升速度变慢，等容收缩期延长。这种渐进式的收缩力下降虽然对静息状态下的泵血功能影响较小，但却降低了心脏储备功能。随着心肌组织间质的老化，心肌僵硬度进一步升高，二尖瓣硬化和心室肥厚，心室舒张期充盈阻力加大，舒张期储备力下降，收缩力恢复延缓。

2. 心排血量　老年人由于肌质网状组织不足，受体数目减少，导致心肌收缩时钙离子泵出胞外减慢，舒张时钙离子的回摄也减慢，以及心肌细胞萎缩、心室壁顺应性下降等因素，造成心肌收缩和舒张能力下降。由于老年人静脉壁弹性下降，血管周围肌群收缩力减弱，静脉管腔变大和血流缓慢，导致回心血量减少。上述因素可引起心排血量减少，对各脏器的血供减少，但不同脏器的血供减少程度不相同。总体来说，流向脑部和冠状动脉的血流量高于按比例减少的量，而流向肾的血流一般低于按比例减少的量。

3. 心肌重塑　老年人心脏由于心肌细胞数量减少和主动脉阻抗增加等，常出现代偿性肥大和扩张，这与细胞凋亡、心肌胶原纤维的移行等因素有关。在这种结构重塑的基础上，心肌纤维增粗、胶原成分改变，心肌纤维轴心与毛细血管距离加大，血液中营养物质和氧气向心肌细胞弥散的距离加大，并影响心肌细胞代谢。另外，老年人心脏心肌细胞内线粒体出现减少、膨胀等退行性变化，线粒体内酶活性下降，亦使能量的利用、转化发生障碍。上述因素均使心脏的收缩和舒张功能受到影响。

4. 左心室负荷　老年人左心室充盈度（前负荷）降低，老年人舒张早期左心室充盈度约为年轻人的1/2，但是舒张晚期充盈即左心房收缩流向左心室的血量随年龄增长而增加或无改变。因此，老年人静息时，左心室充盈度减小，当心率增快或心律失常时，可使充盈度进一步减小。老年人左心室后负荷在静息时是增加的。随着年龄的增长，血管弹性逐渐丧失，动脉收缩压逐渐升高，因此，左心室后负荷随之升高。

二、老年高血压病人的护理

情境导入

王大爷，68岁。高血压病史5年。间断服用抗高血压药治疗，平日血压波动在160～170 mmHg/80～90 mmHg。社区护士电话随访得知王大爷近半个月因为家中有事而忙碌，夜间睡眠不佳，而导致头痛、头晕，但休息后可缓解。病人平素喜欢打麻将、下棋；饮食方面喜欢重油重辣；无吸烟史，喝白酒2两／日。

请思考：

1. 王大爷的哪些行为不利于高血压的控制？

2. 病人主要存在哪些护理诊断／问题？

3. 根据王大爷的情况，如何对其进行健康教育？

高血压（hypertension）是老年人较常见的疾病之一，是导致冠心病、心力衰竭、脑卒中等的首要危险因素。老年人高血压的患病率逐年增加，60岁及以上老年人患病率达30%，65岁及以上老年人患病率达50%，80岁及以上老年人患病率达65%，其中半数是收缩期高血压。高血压有原发性及继发性两类，老年人以原发性为主。老年高血压的定义和分级与一般成年人相同。年龄≥65岁，在未使用降压药物的情况下非同日3次测量血压，收缩压≥140 mmHg和（或）舒张压≥90 mmHg，即可诊断为老年高血压。曾明确诊断高血压且正在接受降压药物治疗的老年人，虽然血压<140/90 mmHg也应诊断为老年高血压。

【护理评估】

1. 病因　老年高血压主要与下列因素有关。①遗传因素：高血压具有明显的家族聚集性。②内在因素：包括与血压相关的各种老化因素，如血管粥样硬化程度及压力感受器敏感性的变化等。③饮食：摄盐过多导致血压升高主要见于对盐敏感的人群；钾摄入量与血压升高呈负相关；饮酒量与血压呈水平线性相关，每天摄入乙醇 >50 g 可明显增加高血压的发病率。④精神应激：长期反复的过度紧张和精神刺激可引起高血压。⑤其他不健康的生活方式：如吸烟、缺乏锻炼、超重或肥胖等。

2. 临床表现

（1）大多数起病缓慢，一般早期多无症状，约 1/5 的病人仅在体检或偶然测量血压时被发现。有症状的病人主要表现为头痛、头晕、失眠或眩晕、鼻出血、视物模糊、球结膜出血等。

（2）单纯收缩期高血压多见。由于老年人主动脉硬化，心脏射血时不能充分扩张，动脉系统骤然增加的血容量得不到缓冲，导致收缩压升高；而且由于血管弹性减退，舒张压在 60 岁以后呈降低趋势。

（3）血压波动大。老年人血压波动与其压力感受器调节血压的敏感性减退有关。血压易随季节、情绪和体位的变化而明显波动。1/3 老年高血压病人的血压呈季节性变化，通常夏季低、冬季高。老年病人餐后低血压发生率高，进食高糖高脂类食物后更明显，常发生于早餐后 0.5 ~ 1 h，一般血压下降幅度：收缩压为 20 ~ 40 mmHg，舒张压为 10 ~ 25 mmHg；并且进餐后会出现头晕、晕厥等相关症状。

（4）易发生直立性低血压。直立性低血压指从卧位改变为直立体位（或至少 60° 的直立倾斜试验）的 3 min 内，收缩压下降 ≥20 mmHg 或舒张压下降 ≥10 mmHg，严重时可伴有头晕或晕厥等脑循环灌注不足的症状。

（5）血压昼夜节律异常。老年高血压病人常伴有血压昼夜节律的异常，表现为夜间血压下降幅度 < 10%（非勺型）或 > 20%（超勺型），甚至夜间血压比白天升高（反勺型），血压昼夜节律异常更易发生心、脑、肾等靶器官损害。

（6）诊室高血压，又称白大衣高血压，是指病人就诊时由医生或护士在诊室内测出血压升高，而在家中自测血压或动态血压监测正常的现象。诊室高血压在老年人中常见，常伴有代谢异常，心脑血管风险增加。

（7）并发症多且严重。与老年高血压本身有关的并发症，如心力衰竭、脑出血、肾小动脉硬化、肾衰竭、主动脉夹层；与加速动脉粥样硬化有关的并发症，如冠心病、短暂性脑缺血发作、脑梗死、肾动脉狭窄等。因此，老年高血压病人的致残率和死亡率均高。

因此，对老年高血压病人的评估应包括：①病史评估：评估老年病人患高血压的时间、高血压的特点、采取的治疗方案、遵医行为、家族史、用药史。②专科评估：重点评估病人的血压，要结合老年高血压的特点，针对不同情况进行监测。评估病人是否合并心、脑、肾等靶器官损害。③其他：询问摄入钠盐、乙醇、饱和脂肪、咖啡因的饮食习惯及有无吸烟、饮酒等不良生活嗜好。评估社会心理和环境因素，以了解其对血压控制的影响。

3. 辅助检查

（1）实验室检查：尿常规、血糖、血脂、肾功能检查等，有助于发现相关的危险因素和靶器官的损伤。

（2）心电图：早期可正常，晚期可有左心室肥厚或伴劳损。

（3）超声心动图：早期可无改变或仅见主动脉增宽，晚期并发高血压心脏病，可有左心室肥厚和（或）室间隔肥厚，左心室顺应性降低。

（4）动态血压监测：连续 24 h 监测病人血压。可用于诊断白大衣高血压，判断高血压程度，了解血压昼夜节律，指导降压治疗和评价降压药物疗效。

（5）颈部及下肢动脉超声检查：可有动脉内膜中层增厚及动脉粥样硬化斑块形成。

（6）眼底检查：可有高血压眼底改变，如动脉硬化变细、眼底出血或渗出、视神经乳头水肿。

4. 心理社会状况

（1）评估病人对高血压的认识，了解病人有无紧张、焦虑，有无因高血压影响社会交往活动等。

（2）评估病人及家属对其患高血压的态度及家庭经济承受能力。

5. 治疗与处置　　老年高血压的治疗目标是把血压控制在适宜水平，最大限度地降低心脑血管病的发病率和致死率。老年收缩期高血压的降压目标是收缩压 140 ~ 150 mmHg，舒张压 < 90 mmHg，但不低于 65 ~ 70 mmHg，合并糖尿病或肾病的高血压病人，血压应控制在 130/80 mmHg。主要包括生活方式干预和降压药物治疗。

（1）生活方式干预：限制食盐的摄入、补充钙和钾、平衡膳食、戒烟限酒、适当减重、坚持规律有氧运动、保持心理平衡等。

（2）药物治疗：在控制老年人的高血压时，药物的选择不仅取决于降压能力，还取决于对老年人潜在的危害。另外，老年人血压波动增加了降压治疗的难度，需谨慎选择降压药物。因为老年病人对降压药物的许多不良反应的敏感性增加，一般来说，低剂量噻嗪类利尿剂、钙通道阻滞剂或血管紧张素转化酶抑制剂（ACEI）/ 血管紧张素 II 受体阻滞剂（ARB）风险最低。钙通道阻滞剂和噻嗪类利尿剂可降低脑卒中风险。由于老年人对利尿剂失钾敏感，因此使用利尿剂时应合用保钾利尿剂或同时补钾。降压药物联合应用：老年高血压病人常需服用 2 种及以上的降压药物以使血压达标。确定联合治疗方案时，应考虑病人的基线血压水平、合并的心血管危险因素及靶器官损害情况。

拓展阅读 7-6
老年高血压的降压目标及原则

【主要护理诊断 / 问题】

1. 疼痛：头痛　与血压升高有关。

2. 有受伤的危险　与头晕、直立性低血压、视物模糊等有关。

3. 活动无耐力　与血压升高所致的心、脑、肾循环障碍有关。

4. 潜在并发症：脑卒中、心力衰竭。

【护理措施】

1. 病情观察　定期监测血压，一旦发现血压急剧升高、剧烈头痛、呕吐、视物模糊等表现，立即通知医生。

2. 一般护理　保持安静、舒适的生活环境，温湿度适宜、光线柔和等，以利于老年病人休息。护理人员操作时间应相对集中，动作轻柔，尽量减少对病人的干扰。

3. 休息与活动　根据老年高血压病人的危险分层确定活动量。极高危组病人需卧床休息，抬高床头，保证充足睡眠；高危组以休息为主，可以根据身体耐受情况，指导其做适量的运动；中危组及低危组病人可以选择个体化的运动方式。

4. 饮食护理　给予低盐、低脂、丰富维生素及纤维素的食物。限制钠盐摄入，以食盐量 < 6 g/d 为宜，但同时应警惕过度限盐导致的低钠血症；限制脂肪摄入，膳食中脂肪控制在总热量的 25% 以下；多吃富含钾和钙的食物；多吃新鲜蔬菜，增加粗纤维食物的摄入，如多吃芹菜、

韭菜等，以预防便秘。限制饮酒。

5. 药物护理 老年高血压病人使用降压药物的原则：用药前检查有无直立性低血压；从小剂量开始，减少不良反应；联合用药，达到最大的降压效果；使用长效降压药，提高治疗的依从性；用药期间，定时监测血压；观察药物的不良反应，如虚弱、眩晕等。

6. 心理调适 病人避免情绪波动，保持心情愉快和生活规律。鼓励老年病人使用正向调适法，与家人、朋友建立良好关系以得到情感支持；指导家属尽量避免导致病人情绪紧张的因素，减轻病人的心理压力和矛盾冲突。

【健康教育】

1. 疾病知识指导 对老年高血压病人进行培训，提高其对高血压相关知识的认知，使病人明确定期监测血压、长期坚持治疗的重要性。避免出现不愿意服药、不难受不服药、不按医嘱服药的三大误区。

2. 生活方式指导 鼓励病人纠正不良的生活习惯。饮食要注意低盐、低脂、高纤维素、高维生素；忌咖啡、浓茶等刺激性饮品，忌暴饮暴食。控制体重：将 BMI 控制在 $20 \sim 23.9 \ kg/m^2$。

3. 运动锻炼 老年高血压病人可以根据个人爱好和身体状况选择有氧运动，如快走、游泳等，一般 5 次 / 周，每次 30 min。但是对于合并多种疾病、跌倒高风险或衰弱的病人，应进行综合评估，以判断运动的安全性。

4. 血压监测 老年高血压病人的血压波动范围大，对老年人的健康影响非常大，应督促病人定时测量血压，遵医嘱按时服药；起床、活动时动作应慢，预防跌倒等意外发生。

三、老年缺血性心脏病病人的护理

情境导入

陈大爷，70 岁，糖尿病病史 5 年。病人于 2 h 前无明显诱因出现胸闷、气急不适，紧张不安。急诊查心电图：急性心动过速，Ⅱ、Ⅲ、aVF ST 段压低。急诊初步以"急性心肌梗死"收入院。查体：T 37.8℃，P 94 次 / 分，R 22 次 / 分，BP 135/75 mmHg。入院后给予进一步检查和治疗。

请思考：

1. 此病例中急性心肌梗死的表现与典型心肌梗死的表现有何不同？

2. 病人需要进行哪项辅助检查，以帮助明确诊断？

3. 病人主要存在哪些护理诊断 / 问题？

缺血性心脏病（ischemic heart disease）指各种原因导致的心肌在血液（氧）供需之间产生的不平衡所引起的心肌缺血的一组临床综合征。在老年人中常见，70 岁及以上老年人患病率高达 60% 左右。尽管患病率高，但是仅有 20% 的老年病人有缺血性胸痛症状，临床表现常不典型，可表现为气急、意识混乱或功能衰退，可能与老年人活动减少，或伴有神经病变导致痛觉减退有关。

【护理评估】

1. 病因 导致心肌缺血的状况有很多，主要包括冠状动脉粥样硬化导致的无症状心肌缺血、心绞痛、心肌梗死，严重者导致猝死。另外，先天性冠状动脉畸形、冠状动脉损伤、严重的主动脉瓣关闭不全、某些心律失常等均可导致心肌的局部或广泛供血不足。其中冠心病是缺血性心脏病中最常见和最重要的疾病。

2. 临床表现

（1）无症状性心肌缺血：病人有冠状动脉狭窄引起心肌缺血的客观证据，但是老年人对疼痛的敏感性下降，往往胸痛症状轻微甚至无症状。部分老年病人冠状动脉侧支循环的建立也会导致无症状心肌缺血的发生。

（2）心绞痛：老年人由于各种生理性老化及其退行性变等特点，少有典型心绞痛发作，可表现为不明原因的头颈部、咽喉、下颌部疼痛，还有部分病人以牙痛、颈痛、肩背部疼痛等为首发症状，且疼痛程度大多比中青年人轻；呼吸困难也是老年心肌缺血常见的症状之一。另外，会出现恶心、呕吐、乏力、晕厥或迷走神经兴奋等非疼痛症状，严重者以左心衰竭的症状为主要表现，易造成漏诊或误诊。

（3）急性心肌梗死：①多无前驱症状，发热和感染（多数为呼吸道感染）是老年人尤其是高龄老年人的常见诱因。②疼痛典型者约占30%。无痛性心肌梗死的发生率随增龄而增加，是老年人心肌梗死的重要特征。主要表现为无典型胸痛或心前区隐痛、胸闷，亦有表现为下颌（牙）、颈部、上腹部疼痛，或仅有一些非特异性的全身症状，如不明原因的呼吸困难、恶心呕吐或呃逆等。③以其他症状为首发表现，如不明原因的突发呼吸困难、血压明显下降、表情淡漠、意识障碍等常掩盖心肌梗死症状；亦常以心律失常、心力衰竭、休克为首发表现，应密切观察心电图和心肌标志物，以免延误诊断。

（4）合并症：①心律失常：老年人传导系统随着年龄的增长逐渐衰弱，加上冠心病时心肌细胞缺血缺氧进一步损伤传导系统，易导致心律失常；②心力衰竭：老年冠心病病人的冠状动脉病变比年轻人严重且广泛，常伴有冠状动脉钙化及左主干病变，缺血程度严重，导致心脏舒缩功能明显下降，容易出现心力衰竭，甚至有部分病人以心源性休克为首发症状；③多种表现共存：老年冠心病病人常以多种类型的冠心病同时出现，特别是心绞痛或心肌梗死合并心律失常者多见；④神经精神系统表现：可有短暂性脑缺血或类似脑卒中发作，可继发于脑动脉粥样硬化的病人心排血量减少时；也可出现恐惧或突然出现躁狂和谵妄发作。

因此，对老年缺血性心脏病病人的评估应包括：①病史评估：评估老年人是否有胸痛，胸痛的性质、频率、诱因（如体力活动、情绪激动）、缓解因素（如休息、硝酸酯类药物），需要注意，只有少数的老年冠心病病人出现典型的缺血性胸痛症状。评估老年人是否有心血管危险因素，如吸烟、高血压、高脂血症、糖尿病、肥胖及家族史等。既往是否有心肌缺血的表现及其主要症状，还要询问既往是否有冠状动脉搭桥术或冠状动脉成形术史。②专科评估：重点关注老年人是否有呼吸困难的表现，症状持续时间及对病人的影响。心力衰竭引起的急性呼吸困难可能是心肌缺血或心肌梗死最早出现的症状。另外，评估老年人是否有突发的意识混乱或功能衰退。

3. 辅助检查

（1）静息心电图检查：近半数病人ST段压低可反映无症状性心肌缺血。心电图是诊断急性心肌梗死最有价值的检查方法，可判断心肌梗死的部位、范围和病程演变。除特征性的心电图改变外，老年急性心肌梗死病人的心电图可仅有ST-T改变，且无病理性Q波的检出率高。

（2）冠状动脉造影：选择性冠状动脉造影可使左右冠状动脉及其主要分支得到清晰显影，帮助确定和了解冠状动脉病变的部位和程度，为进一步治疗提供依据，是诊断冠心病最可靠的方法。

（3）心肌损伤标志物：包括肌钙蛋白 T 或 I、肌酸激酶同工酶（CK-MB）增高等，对于确诊、病情监测、病期判断有重要意义。

（4）超声心动图：可提供心脏及其血管结构和功能的变化，对临床表现不典型、无胸痛而心电图又无典型改变的老年心肌缺血病人有特殊诊断价值。

（5）冠状动脉 CT：经静脉注入造影剂，随后行 CT 检查快速扫描冠状动脉，从而进行三维重建冠状动脉的结构，可以明确冠状动脉管腔有无狭窄、狭窄的具体部位、狭窄的严重程度，从而评估冠心病的风险和预后。

（6）24 h 动态心电图检查：应用动态心电图进行 24 h 监测，如有特征性的 ST-T 改变对心肌缺血的诊断有价值，可以发现无症状心肌缺血，了解病人在日常生活中心肌缺血发作的频率和持续时间。

（7）运动心电图检查：老年病人静息心电图中的 ST-T 异常降低了运动试验心电图的特异性，但是运动试验的持续时间比 ST 段下降更为重要。但其在老年人的应用中往往受到一定的限制，主要与老年人的年老体弱、多种疾病共存、难以耐受有关。

（8）放射性核素检查：^{201}TI（铊）随冠状动脉的血流很快被正常心肌摄取，明显的灌注缺损见于运动后缺血区周围心肌。其在冠状动脉病变程度和范围的评估、疗效评估及预后判断中具有一定的价值。

4. 心理社会状况

（1）评估病人对缺血性心脏病的认识，了解病人有无紧张、焦虑；有无因缺血性心脏病影响社会交往活动等。

（2）评估病人及其家属对患缺血性心脏病的态度及家庭经济承受能力。

5. 治疗与处置　对于引起心肌耗氧量增加及心肌供血减少的疾病如贫血、甲状腺功能亢进症、心律失常等，需要进行及时、恰当的治疗。另外，控制高脂血症、高血压、糖尿病及戒烟、控制体重等对降低长期心血管事件风险也很重要。

（1）心绞痛：①抗血小板药物：阿司匹林 75～325 mg/d 可减少缺血性心脏病病人的冠状动脉事件；氯吡格雷 75 mg/d，疗效与阿司匹林相当。两者联合应用可进一步减少冠状动脉事件或死亡率，但也导致增加出血风险。②β 受体阻滞剂：可降低心率、心肌收缩力和血压，从而减少心肌耗氧量，改善病人的心绞痛症状，减少死亡率或再梗死率。③硝酸酯类药物：主要通过扩张静脉降低心脏前负荷。急性发作时给予硝酸酯类药物舌下含服。④钙通道阻滞剂：扩张冠状动脉，减少心脏氧耗，减低心肌收缩力和血压。氨氯地平 2.5 mg/d、维拉帕米缓释剂 160 mg/d 或地尔硫草 180 mg/d，但是后两者不宜与 β 受体阻滞剂联用，也不宜用于左心室功能不全或传导阻滞的老年病人。⑤伊伐布雷定：5～7.5 mg，口服，每日 2 次，可有效减少运动相关性心绞痛。对于 β 受体阻滞剂或钙通道阻滞剂不能控制的心绞痛，可联用伊伐布雷定。⑥他汀类药物：具有降脂、抗炎、稳定动脉粥样硬化斑块和保护心肌的作用，可减少缺血性心脏病病人的风险管理。

（2）急性心肌梗死：对经过适当选择的老年病人进行半剂量溶栓治疗（ST 段抬高型心肌梗死 6 h 内）可减少死亡率并最大限度地减轻左心室功能受损，与进行冠状动脉造影及经皮冠脉介入治疗（percutaneous coronary intervention，PCI）（6 h 内）效果相似。但是老年人溶栓治疗可增加出血并发症的风险，因此治疗方案（剂量）应个体化。阿司匹林和 β 受体阻滞剂的应用可减少再发心肌梗死的风险，并且提高生存率。

（3）其他治疗：①瓣膜病变：如果严重主动脉瓣狭窄是心肌缺血的病因，对于合适的病人可进行瓣膜置换术。如果病人较虚弱，可选择经导管主动脉瓣植入术。②心律失常：如果心律失常是心肌缺血的诱因，则需采用适当的药物或复律治疗。

【主要护理诊断/问题】

1. 疼痛：胸痛　与心肌缺血、缺氧有关。

2. 活动无耐力　与心排血量减少有关。

3. 知识缺乏：缺乏控制诱发因素及疾病防治的知识。

4. 潜在并发症：心源性休克、心力衰竭、心律失常。

5. 恐惧　与担心病情加重有关。

【护理措施】

1. 病情观察　严密观察病人胸痛部位、性质、程度、发生和持续时间、诱因及缓解方式及其他不典型症状。监测生命体征、心律、心率、心电图的变化，必要时给予心电监护。备好抢救药品和除颤仪等。

2. 一般护理　保持环境安静、整洁，减少探视。①心绞痛发作时，立即休息、舌下含服硝酸甘油 0.5 mg，必要时可间隔 5 min 再次含服；②心肌梗死：急性期卧床休息 12 h，若无并发症，24 h 内应鼓励病人在床上行肢体活动。对于有严重并发症及高龄、体弱者需适当延长卧床时间，下床活动需有人照顾，给予吸氧 2~4 L/min。

3. 心绞痛用药护理　①硝酸酯类药物：是老年心绞痛病人的常备药。针对老年人口干的特点，含服硝酸甘油前先用水湿润口腔，再将药物粉碎置于舌下，以利于药物快速融化，有条件的老年人可以使用硝酸甘油喷雾剂。首次使用硝酸甘油时宜平卧，因老年人易出现减压反射而导致血容量降低。注意观察有无头痛、面色潮红等不良反应。②β受体阻滞剂：从小剂量开始，使心率维持在 55 次/分以上。老年人用药剂量较中年人要小，伴有心力衰竭或心脏传导系统病变的老年人对β受体阻滞剂很敏感，易出现不良反应，应逐渐减量、停药。③钙通道阻滞剂：该药物扩张周围血管，可引起老年人低血压，应从小剂量开始使用。长效制剂氨氯地平血药浓度与肾功能损害无关，因此适用于老年心绞痛合并高血压的病人。④他汀类药物：对于伴有高脂血症的老年人，应坚持使用此类药物，但是应监测转氨酶、肌酸激酶等指标，及时发现可能引起的肝和肌肉损害。

4. 急性心肌梗死用药护理　①溶栓药物：对有适应证的老年心肌梗死病人，应积极、谨慎地开展溶栓治疗。溶栓过程中，密切观察有无头痛、意识改变及肢体活动障碍，及时发现脑出血的征象。②镇痛剂：吗啡或哌替啶，老年病人对吗啡的耐受性降低，使用时密切观察有无呼吸抑制、低血压等不良反应。③并发症：心律失常：老年急性心肌梗死病人窦性心动过缓发生率高于中青年，而老年人多患有青光眼或前列腺增生，用阿托品治疗时易发生尿潴留和青光眼急性发作；用异丙肾上腺素治疗可导致室性心律失常甚至扩大梗死面积，应慎重使用并密切观察。心力衰竭：利尿剂对急性心肌梗死伴有中度心力衰竭有较好的疗效，但老年人过度利尿可引起头晕、心慌等不良反应，故应尽量口服给药；老年人易发生洋地黄中毒，故在选用快速制剂和控制剂量的基础上，还应动态监测肾功能和电解质。

5. PCI 术前、术后护理　① PCI 术前：迅速建立静脉通路、心电监护，抽血查心肌损伤标志物等重要指标；② PCI 术后：老年心肌梗死病人经 PCI 治疗后并发症较多，应密切观察有无再发心前区疼痛，心电图有无变化，及时判断有无新的缺血性事件的发生，观察有无出血。

6. 心理护理　安慰病情稳定的老年病人，指导病人运用放松技术，缓解紧张情绪，减轻精神负担。对于急性心肌梗死病人，解释监护室和监护仪器的作用，告知病人医护人员会随时监

拓展阅读 7-7
心脏康复五大处方

测其病情变化并及时治疗处理，减轻恐惧感和紧张情绪，树立战胜疾病的信心。

【健康教育】

1. 疾病知识指导 通过健康教育与咨询，使病人及家属了解缺血性心脏病的发生机制、危险因素、治疗及康复方法，提高他们在治疗、护理和康复中的配合程度。

2. 生活方式指导 指导病人低盐、低脂、优质蛋白、丰富维生素及纤维素饮食，少食多餐，戒烟限酒，饮酒不超过 50 g/d，保持大便通畅。根据老年人的心功能状态合理安排活动，避免过度劳累。老年人心脏储备功能差，稍微增加心脏负荷的活动即可诱发心绞痛，防止诱因特别重要。保持乐观、稳定的情绪，注意防寒保暖。

3. 康复锻炼指导 在全面评估老年病人病情的基础上，结合其运动习惯，制订个体化的运动处方，实施要循序渐进。

4. 用药指导 指导病人坚持遵医嘱用药，监测药物的不良反应。硝酸甘油片应放于棕色瓶中避光保存，放置于明显、易取的地方，6 个月更换一次。

5. 自我监测指导 告知病人及家属疾病发作的诱因、各种表现，以及发生时的应急措施。指导病人外出时随身携带硝酸甘油片和疾病诊疗卡。

四、老年退行性瓣膜病病人的护理

情境导入

张大妈，72 岁，独居。近半年来常于干家务活后出现呼吸困难、胸痛，休息后缓解。近期发生夜间阵发性呼吸困难，晕厥 1 次，由家人送医院就诊。查体：T 36.9℃，P 82 次 / 分，R 26 次 / 分，BP 145/85 mmHg。听诊：胸骨右缘第 2 肋间可闻及粗糙而响亮的吹风样收缩期杂音。心电图示：左心室肥厚伴继发性 ST-T 改变。

请思考：

1. 该病人最可能的疾病诊断是什么？

2. 病人主要存在哪些护理诊断 / 问题？

3. 请为此老年病人制订一份活动指导。

老年退行性瓣膜病是由于瓣膜老化、退行性变和钙质沉积引起单个或多个瓣膜的结构（包括瓣环、瓣叶、腱索、乳头肌）异常导致瓣膜狭窄和（或）关闭不全。本病也称为老年钙化性瓣膜病。随着人群平均寿命的延长，老年退行性瓣膜病发病率日益增加，是引起老年人心力衰竭、心律失常、传导功能障碍、晕厥和猝死的重要原因之一。60 岁及以上老年人瓣膜钙化占 67% 以上，90 岁以上占 100%。钙化以主动脉瓣及二尖瓣最多见。

【护理评估】

1. 病因 老年退行性瓣膜病主要与下列因素有关：①骨钙转移性沉积，老年人骨质脱钙，钙盐转移性沉积在瓣膜或瓣环上；②瓣膜退行性病变，随着年龄的增长，组织细胞出现退行性病变；③性别，主动脉瓣钙化常见于老年男性，二尖瓣瓣环钙化常见于老年女性；④瓣膜所承受的压力，左心瓣膜钙化发生率高，因为左心高压、高速的血流易造成瓣膜、瓣环的损伤，引起组织变性、钙盐沉积，导致瓣膜钙化。

拓展阅读 7-8
引起瓣膜钙化性损害的因素

2. 临床表现 老年退行性瓣膜病的病变进展缓慢，相当长的时期内可无明显症状，呈亚临床型。临床主要以主动脉瓣狭窄多见，少数为二尖瓣关闭不全或狭窄。

（1）主动脉瓣狭窄：典型的主动脉瓣狭窄表现为呼吸困难、心绞痛和晕厥三联征。当主动脉瓣中度狭窄时，开始出现活动后心绞痛、晕厥。引起左心衰竭，早期出现劳力性呼吸困难或夜间阵发性呼吸困难，严重时端坐呼吸。体征：胸骨右缘第 2 肋间闻及喷射性、吹风样、粗糙的收缩期杂音伴震颤。并发症：发生心律失常，以心房颤动多见，或出现窦性心动过缓、病态窦房结综合征及房室传导阻滞。由于心房颤动可形成附壁血栓，钙化斑块或栓子脱落，可发生体循环栓塞如脑栓塞。

（2）二尖瓣关闭不全：退行性二尖瓣膜病可终身无症状，少数严重的二尖瓣关闭不全，表现为乏力，晚期出现呼吸困难等肺淤血症状，可并发感染性心内膜炎。体征：心尖冲动向左下移位，心尖区可闻及吹风样收缩期杂音。可因瓣环的钙化及其钙化物的向心性突出致二尖瓣口及瓣膜狭窄，出现心尖区隆隆样舒张期杂音伴震颤等。并发症：可出现房性期前收缩、心房颤动等房性心律失常，房室传导阻滞。

因此对老年退行性瓣膜病病人的评估应包括：①一般病史评估：评估病人的年龄、现病史、既往史、用药史等，评估病人的症状，如呼吸困难、胸痛、晕厥、乏力等。同时评估老年人的日常生活自理能力。②专科评估：评估病人的心脏听诊、触诊等心脏体征及呼吸型态、肺部听诊音等呼吸系统体征。

3. 辅助检查

（1）超声心动图：可直观地观察瓣膜钙化的部位、程度和瓣叶的形态、运动及瓣下结构情况。连续多普勒测定主动脉瓣及二尖瓣的最大血流速度，可计算出平均和峰跨瓣压差及瓣口面积。主动脉瓣狭窄超声检查可见瓣膜或瓣环回声增强大于主动脉根部，病变以瓣环、瓣膜基底部和瓣体部明显，显示局部增厚、活动度减低、瓣膜开放及闭合功能障碍。二尖瓣瓣环钙化，M 型超声心动图可见二尖瓣后叶与左心室后壁之间有一条强回声带，二尖瓣前叶活动度减小，EF 斜率减慢，左心室扩大等。

（2）心电图：可见左心室高电压，P 波增宽或切迹；另外，可出现房室传导阻滞、左束支传导阻滞、左前分支传导阻滞、心房颤动等。

（3）X 线和 CT 检查：胸片可显示主动脉结、主动脉瓣及二尖瓣瓣环的斑片状、线状或带状钙化阴影；左心室或左心房增大，晚期可有肺淤血征。CT 可更清楚地显示心脏内结构的钙化征象。

（4）心导管术：当超声心动图不能确定狭窄程度，并且病人需要做人工瓣膜置换术时，可做心导管检查同步测定左心室—主动脉收缩压差，根据压差计算出瓣口面积。

4. 心理社会状况

（1）评估病人对老年退行性瓣膜病的了解程度及应对方式。评估家属对病人所患疾病的认识，对病人的关心和支持程度。

（2）评估病人有无焦虑、抑郁、悲观等心理反应及其严重程度。

5. 治疗与处置

（1）治疗原则：老年退行性瓣膜病虽然进展缓慢，但是随着年龄的增长，病情逐渐加重。治疗的主要原则：去除易患因素（如冠心病、高血压、糖尿病等），控制心瓣膜结构钙化性退变；防治心力衰竭、心律失常、感染性心内膜炎、栓塞等并发症；定期随访，观察心瓣膜钙化病变进展情况，为有手术指征者选择合理的手术方式。

（2）治疗措施：①内科药物治疗：改善钙磷代谢，可能会延缓瓣膜的钙化性退行性病变。伴有心力衰竭者，限制钠盐摄入，应用洋地黄制剂或其他正性肌力药物。有频发房性期前收缩、心房颤动者，可给予抗心律失常药物治疗，尤其是主动脉瓣狭窄者应积极治疗。②瓣膜置换术：对瓣膜严重钙化有明显血流动力学障碍、有症状的病人，瓣膜置换术是一种有效的治疗方法。机械瓣膜需要终身抗凝，而老年病人往往具有抗凝禁忌证，而生物瓣也有可能再发生退行性变，因此，瓣膜的选择也是老年病人的一大难题。③球囊瓣膜成形术：已成为老年退行性狭窄性瓣膜病的一种重要的介入治疗手段。主要适用于不宜开胸手术治疗的病人，扩张后狭窄的瓣口面积至少可以增加50%，血流动力学各项指标也显著改善。但是术后瓣口再狭窄是目前一个尚未解决的重要问题。

【主要护理诊断 / 问题】

1. 活动无耐力　与心排血量下降有关。

2. 有感染的危险　与机体抵抗力下降有关。

3. 焦虑　与担心疾病预后有关。

4. 潜在并发症：心力衰竭、心律失常、栓塞、感染性心内膜炎。

【护理措施】

1. 病情观察　监测有无左心衰竭征象，如呼吸困难、咳嗽、咳痰，观察痰液的颜色、性质，检查肺部湿啰音情况。观察神志、瞳孔及肢体活动等。如病人出现头晕、肢体功能障碍甚至昏迷等征象时应警惕脑栓塞的可能。

2. 起居护理　保持病室的温、湿度适宜，减少探视，保持环境安静。病情加重期病人应卧床休息，减少心肌耗氧量。病情稳定后可根据病人的心功能分级适当安排活动。

3. 饮食护理　给予低脂、低盐、优质蛋白、高维生素、易消化饮食，宜少食多餐。避免饮用浓茶、咖啡等刺激性饮品。

4. 用药护理　遵医嘱使用抗心律失常药、利尿剂、洋地黄类药物，密切观察药物疗效及副作用。

5. 对症护理　①预防血栓形成：鼓励病人勤换体位，避免长时间坐位，经常按摩，用温水泡脚，以防止下肢静脉血栓的形成；②防止附壁血栓脱落：病人有心房附壁血栓时，应卧床休息，避免剧烈活动或体位突然改变，以防血栓脱落，形成栓塞。

6. 术前和术后护理　如病人需要进行瓣膜置换术或者球囊瓣膜成形术，需要考虑老年人的年龄、身体状况等因素，做好术前、术后护理。

7. 心理护理　安慰病人，稳定病人情绪，保持心态平和，避免情绪激动，以减轻心脏负荷。

【健康教育】

1. 疾病知识指导　告诉病人及家属疾病的病程进展特点，定期门诊复查。有手术适应证者告知病人尽早择期手术，以免失去最佳手术时机。

2. 起居指导　保持居家环境空气流通、温湿度适宜、阳光充足，避免居住在阴暗、潮湿的环境中。加强营养、适当锻炼，提高机体抵抗力。注意防寒保暖，预防感染。避免重体力劳动、剧烈运动、情绪激动等，防止加重病情。

3. 用药指导　告知病人坚持遵医嘱服药的重要性，指导药物用法及注意事项。定期门诊复查。

五、老年心律失常病人的护理

情境导入

李大爷，73岁。2年前出现发作性心悸，休息数分钟可自行缓解，发作时心电图示心房颤动。开始数月发作一次，多于活动时发作，近3个月来发作次数增多，持续时间延长，遂入院进一步诊治。病人无烟酒嗜好。查体：T 36.7℃，P 86次/分，R 18次/分，BP 135/80 mmHg。双肺呼吸音清，未闻及干湿啰音。心率108次/分，心律不齐，各瓣膜区未闻及病理性杂音。

请思考：

1. 该病人的护理评估要点有哪些？
2. 老年人心房颤动有哪些临床特点？
3. 病人主要存在哪些护理诊断/问题？

心律失常（cardiac arrhythmia）是老年人的一种常见疾病，主要包括病态窦房结综合征、期前收缩、心动过速、心房颤动、房室传导阻滞等。随着年龄的增加，心律失常的发生率也增高。而且老年人对心律失常的耐受性或适应性均较差，心律失常造成心排血量减少、机体器官和组织供血不足，不仅会进一步加剧老年人因老化所造成的组织器官功能减退和疾病因素所引起的器官损害，还易导致病情恶化或诱发心脑血管意外，如心力衰竭或脑卒中，甚至猝死。

【护理评估】

1. 病因　在老年人心律失常的病因中，以冠心病多见，占59.6%，高血压心脏病占12.5%，慢性肺源性心脏病占10%，甲状腺功能亢进症占3.9%，风湿性心脏病占3.5%，心肌病占1.8%。其他病因包括电解质紊乱、内分泌失调；药物如洋地黄、茶碱类、抗抑郁药等也可引起心律失常。

2. 临床表现

（1）病态窦房结综合征：简称病窦征，是窦房结及其周围病变所致的窦房结激动形成或传导障碍，出现心律失常。轻者可无明显症状，或仅表现为胸闷、心悸、疲乏等，重者可因严重心动过缓或长时间窦性停搏，而出现重要器官及组织供血不足的表现，如头晕、黑矇、乏力等。最严重者可反复出现晕厥，阿-斯综合征，甚至猝死。心电图特点：窦性心动过缓伴窦性停搏、窦房传导阻滞，或窦性心动过缓伴阵发性心动过速等。

（2）期前收缩：包括房性期前收缩、房室交界性期前收缩、室性期前收缩。老年人常见的是房性期前收缩和室性期前收缩。①房性期前收缩：约90%的老年人可发生房性期前收缩，与老年人心房肌退行性纤维病变、心房顺应性减低、心房压力增高等有关。房性期前收缩如为二联律、三联律，病人可感到心悸及心搏停顿感。心电图特点：提前出现的P′波，其形态与窦性P波不同；P′波后的QRS-T波群形态大致正常；其后有一个不完全代偿间歇。②室性期前收缩：是最常见的心律失常。主要症状是心悸，或伴有胸闷、头晕、乏力等。心电图特点：提前出现宽大畸形的QRS波，时限大于0.12 s，其前无有关P波，T波与主波方向相反，其后有完全代偿间歇。频发（>5次/分）、成对、多源性、R-on-T现象的室性期前收缩，因有进一步发展为室性心动过速甚至心室颤动的可能，称为危险性室性期前收缩，需要密切关注。

（3）心房颤动：简称房颤，是老年人常见的心律失常。部分老年人有风湿性心脏病、急性心肌梗死、心肌病等器质性心脏病，部分老年人无明显病因。完全找不出原因的房颤称为孤立性房颤。症状取决于心室率的快慢，心室率较慢者，可仅表现为疲乏无力、头晕；心室率快者可出现心悸、气促、胸闷，严重者可诱发心绞痛发作、心力衰竭体征。心电图特点：P 波消失，代之以连续、不规则的、形态与振幅及时间间距不一致的颤动波，称为 f 波，其频率为 350~600 次 / 分，QRS 波群大致正常，心室律绝对不规则，脉搏短绌。房颤的主要并发症是血栓栓塞，其中脑栓塞是常见的严重并发症。老年人器质性心脏病、慢性房颤、左心房肥大、纤维蛋白原升高是促进血栓形成的危险因素。

（4）室性心动过速：简称室速，是一种高度危险的心律失常，可导致严重的血流动力学障碍，心排血量减少，从而出现心力衰竭或休克，严重者发生心室颤动而致命。室速临床症状的轻重视发作时心室率、持续时间、基础心脏病变和心功能状态不同而异。非持续性室速（<30 s）病人通常无症状，持续发作者（>30 s）则可出现呼吸困难、晕厥、心绞痛发作、低血压，甚至可发生猝死。心电图特点：3 个或 3 个以上的室性期前收缩连续出现；QRS 波群宽大畸形，时限 >0.12 s，ST-T 波与 QRS 主波方向相反；心室率通常为 100~250 次 / 分，节律规则或略不规则；可出现心室夺获或室性融合波。

（5）房室传导阻滞：在老年人中较常见。按严重程度分为不完全性（一度、二度）和完全性（三度）房室传导阻滞。①一度房室传导阻滞：病人通常无症状。心电图特点：仅有房室传导时间的延长，PR 间期延长 >0.2 s，每个心房冲动都能传导至心室。②二度房室传导阻滞：病人可出现心悸和心脏漏搏感。心电图特点：二度Ⅰ型：较常见，PR 间期进行性延长，相邻 RR 间期逐渐缩短，直至一个 P 波受阻不能下传至心室；QRS 波群正常。二度Ⅱ型：心房冲动传导突然阻滞，但是 PR 间期固定不变且时限大多正常，QRS 波群正常，则阻滞可能位于房室结内，QRS 增宽、形态异常时，阻滞位于希氏束 – 浦肯野系统。本型易转变成三度房室传导阻滞。③三度房室传导阻滞：病人的症状与心室率的快慢、心脏基础病变的严重程度相关，可出现疲乏、无力、头晕、黑矇、晕厥等症状，甚至猝死。心电图特点：PP 间期与 RR 间期有各自的固定节律；心房率与心室率之间互不相关；心房率大于心室率；QRS 波群形态可基本正常，亦可宽大畸形。

因此，对老年心律失常病人的评估应包括：①评估病人有无冠心病、高血压及其他器质性心脏病病史。②了解病人心律失常发生的诱因及药物治疗的依从性。③评估病人心律失常的类型、发作的频率及起止时间。

3. 辅助检查

（1）心电图：是诊断心律失常最重要的一项无创性检查技术，通常记录 12 导联心电图。

（2）动态心电图：记录 24 h 心脏动态的变化，心律失常的类型、频率等。

4. 心理社会状况

（1）评估病人对老年心律失常的了解程度及应对方式。评估家属对病人所患疾病的认识，对病人的关心和支持程度。

（2）评估病人有无焦虑、抑郁、悲观等心理反应及其严重程度。

（3）评估病人的经济状况及其他社会支持情况。

5. 治疗与处置

（1）病态窦房结综合征：无症状者无须特殊治疗，定期随诊观察；症状明显者，植入人工心脏起搏器；病情紧急又无起搏条件时，可用阿托品和（或）异丙肾上腺素。

（2）期前收缩：房性期前收缩通常无需治疗；如病人心悸不适可服用胺碘酮、普罗帕酮等药物。室性期前收缩病人无症状时，无须治疗；症状明显、有器质性病变者，在病因治疗的基础上，可用胺碘酮、β受体阻滞剂如阿替洛尔、普罗帕酮等药物。有心力衰竭、低钾血症、洋地黄中毒者，应首先给予纠正。

（3）心房颤动：急性发作时，如有血流动力学不稳定，立即行同步电复律。控制心室率的药物包括β受体阻滞剂、钙通道阻滞剂（地尔硫䓬或维拉帕米）、胺碘酮。地高辛也可选用，但是肾功能损害的老年病人应尽量避免使用。心室率过快者可给予洋地黄制剂，以控制心室率。房颤如伴有室性期前收缩，需要注意是否有洋地黄过量。对于部分病人，可行射频消融术。另外，老年慢性房颤病人应进行抗凝治疗，可选用华法林口服，使国际标准化比值（INR）维持在2.0～3.0，预防血栓形成和脑卒中。

（4）室性心动过速：由于老年人室速多伴有器质性心脏病，应积极针对病因治疗。终止室速发作可选胺碘酮、利多卡因、普罗帕酮等药物。药物治疗无效者，可行同步直流电复律术。

（5）房室传导阻滞：首先针对病因治疗。一度和二度Ⅰ型房室传导阻滞，心室率不太慢且无症状者，无须特殊治疗。二度Ⅱ型房室传导阻滞或三度房室传导阻滞，心室率慢且伴有明显症状或血流动力学障碍者，首选植入人工心脏起搏器；无心脏起搏条件者，给予阿托品、异丙肾上腺素。

【主要护理诊断／问题】

1. 活动无耐力 与心排血量减少有关。

2. 有受伤的危险 与心律失常引起的头晕及晕厥有关。

3. 潜在并发症：猝死。

【护理措施】

1. 病情观察 严密观察病人的生命体征及意识状态。给予心电监护，及时发现严重心律失常。备好纠正心律失常的药物及其他抢救药物、除颤仪、临时起搏器等，一旦发生猝死，应立即抢救。严重的病人安排在心脏病监护病房，一旦发现频发、多源性、成对或R-on-T现象的室性期前收缩、二度Ⅱ型或三度房室传导阻滞、室性心动过速等，应立即报告医生，协助积极处理。

2. 一般护理 保持病室环境安静、舒适，减少干扰，以降低猝死的发生率。病情较轻者可适当活动，有血流动力学不稳定的心律失常病人需要绝对卧床休息，以减少心肌耗氧量。协助做好生活护理，保持大便通畅，避免和减少不良刺激。

3. 休息与活动 指导老年人心律失常发作时，如有胸闷、心悸、头晕症状，应取坐位或卧床休息，尽量避免左侧卧位，因左侧卧位时病人感到心脏的搏动而加重不适感。评估病人活动受限的原因和程度，与病人、家属一起制订活动计划，指导病人和家属观察活动过程中的不适反应。

4. 饮食护理 进食低脂、高维生素、高纤维素、含钾丰富的食物，少食多餐。合并心力衰竭者应限制钠盐的摄入。鼓励进食含钾丰富的食物，如菠菜、香蕉、豆类、鲜蘑菇等，避免低血钾诱发心律失常。鼓励多食纤维素丰富的食物，如韭菜、芹菜、红薯等，保持大便通畅。避免咖啡、浓茶及刺激性食物。

5. 用药护理 遵医嘱给予抗心律失常药，密切观察病人心律、心率、血压、呼吸及意识状态，以判断疗效。因为老年人通常患有多种疾病，同时服用多种药物，加上老年人听力减退和反应性下降，因此，应口头和书面向病人及其家属交代药物治疗过程及注意事项。

6. 心理护理 经常与老年病人交流，倾听病人心理感受，鼓励其保持情绪稳定，增强治疗的信心。

【健康教育】

1. 向病人和家属讲解心律失常的病因、诱因、临床表现及防治知识。

2. 生活方式指导，指导病人注意劳逸结合、生活规律，保证充足的休息和睡眠。无器质性心脏病的病人应积极参与适当的锻炼，有器质性心脏病的病人根据心功能情况酌情活动。戒烟限酒，避免摄入刺激性食物，如咖啡、浓茶等。避免感染、饱餐、劳累等。

3. 指导病人及家属正确测量脉搏和心律的方法，教会病人家属心肺复苏术，以备急用。

4. 向病人及家属交代遵医嘱服药的重要性，不可自行停药、减药，指导观察药物可能发生的不良反应。定时门诊复诊。

（杨莉莉）

第四节 老年人消化系统的老化特点与常见疾病的护理

随着年龄的增加，老年人消化器官的形态结构、功能和动力学也在进行性地改变，加之老年人免疫功能低下，机体反应性降低，容易产生病理变化，因此，衰老与老年病的发生也同样出现在消化系统。护理人员需要掌握老年人消化系统的老化特点，熟悉老年期常见消化系统疾病的表现特点与护理要求，为老年人提供满足其需要的护理。

一、老年人消化系统的老化特点

随着年龄的增长，老年人的消化道结构发生了改变，功能亦受到一定的影响，主要有以下几方面的变化。

（一）口腔

牙齿组织退变，牙釉质与牙本质磨损脱落，牙龈萎缩，牙齿部分或全部脱落，导致咀嚼功能减退，吞咽功能欠佳。老年人唾液腺分泌量减少，容易口干、说话不畅及味觉减退，且易发生感染。

（二）食管

随着年龄增长，食管运动改变可有上食管括约肌的收缩力下降和松弛延缓，食管收缩幅度减少，老年人食管上括约肌的静息压力降低，吸气时空气进入胃里，引起腹胀；食物反流到咽以下的气管，容易发生误吸性肺炎。食管下括约肌松弛不完全和食管扩张减退等，老年食管疾病如食管裂孔疝、真菌性食管炎、反流性食管炎、食管癌的发生率增高。食管体部的主要生理功能是发动蠕动，干食之类的固体食物蠕动持续时间要长些。另外，由于老年人的多病性，服药剂量、种类、剂型不同也会导致食管损伤，形成食管炎。

（三）胃

随着年龄的增长，胃黏膜组织中血管扭曲，容易发生萎缩性胃炎。腺体分泌胃酸功能逐渐减退，细菌容易繁殖，胃内的消化酶不容易激活，常表现为食欲减退。老年人胃黏膜受损的敏感性增加，如与非甾体抗炎药接触，容易出现消化道出血。胃蛋白酶、脂肪酶及盐酸等分泌减少，影响蛋白质、维生素、铁、钙等营养物质的吸收，导致老年人出现营养不良、缺铁性贫血等。胃蠕动减慢，胃排空时间延长，容易发生消化不良、便秘、胃癌等。

（四）肠

随着年龄增加，小肠黏膜萎缩，小肠黏膜中的几种主要酶，如淀粉酶、蛋白酶、蔗糖酶的活性降低，故老年人容易出现消化不良。70 岁后，回肠的乳酸酶、双糖酶活力下降，对脂肪吸收只剩有限的储备能力，因此老年人稍多食脂肪即易发生腹泻。结肠组织中的隐窝细胞生长率高，故老年人结肠有恶变倾向，如结肠多发性息肉及结肠癌。老年人消化道结缔组织退化，肠道结构削弱，肠管弹力下降，当肠腔内压力升高，或腔外有牵拉即可形成结肠憩室。结肠的神经肌肉解剖或功能改变，结肠运动缓慢加之老年人纤维素摄取减少，因而易发生排便困难。

（五）胰腺

人体 70 岁以后胰腺重量减轻，胰腺分泌的胰酶也较 30 岁时减少，老年人常有非溃疡性消化不良。慢性胰腺炎和胰腺癌也是老年人常见消化病。胰腺分泌胰岛素的生物活性下降，导致葡萄糖耐量降低，容易发生老年糖尿病。

（六）肝胆

随着年龄增长，老年人肝细胞数量减少，肝细胞萎缩，肝功能代偿力也逐渐下降，加之老年人肝血流量减少、肝细胞受损之后再生能力削弱，更容易影响肝的摄取、运转、代谢及排泄功能。老年人用药品种多，导致肝药代动力负担重，容易发生药物性肝炎。老年人脂质代谢的紊乱也容易导致脂肪肝。老年人血脂异常时常有胆囊胆固醇结晶形成结石。

二、老年胃食管反流病病人的护理

情境导入

王阿姨，65 岁。于 1 年前出现胸骨后灼烧感，伴有腹胀、口苦，与进食无明显关系，时有腹痛，伴有咳嗽、咳少量黏痰，无咯血及呼吸困难，无恶心及呕吐，无吞咽不适及饮水呛咳，无头痛及头晕，无视物旋转及耳鸣，无憋喘、胸闷、心悸，无尿频、尿急及尿痛，无肉眼血尿。为进一步诊治，来院就诊，门诊做胃镜示：反流性食管炎（2 级），浅表性胃窦炎伴糜烂。心电图示：窦性心律，部分 T 波轻度改变。遂以"反流性食管炎"收入院。自患病以来，饮食、睡眠欠佳，大小便正常，近期体重较前无明显减轻。

请思考：

1. 此病例中反流性食管炎的表现与消化性溃疡的表现有何不同？

2. 该病人的治疗方法有哪些？

3. 该病人主要存在哪些护理诊断 / 问题？

胃食管反流病（gastroesophageal reflux disease，GERD）是指由于胃、十二指肠内容物反流入食管，引起烧心、反流、胸骨后疼痛等症状或食管黏膜损伤的疾病。根据是否导致食管黏膜糜烂、溃疡，分为反流性食管炎（reflux esophagitis，RE）和非糜烂性胃食管反流病（non-erosive gastroesophageal reflux disease，NERD）。GERD 也可引起咽喉、气道等食管邻近组织的损害，出现食管外症状。

GERD 是一种常见病，发病率随年龄增长而增加。西方国家 GERD 发病率为 10%～20%，亚洲国家 GERD 发病率约为 5%。国内尚缺乏大规模流行病学资料，有 Meta 分析资料显示，国内 GERD 的发病率为 12.5%。虽然我国的 GERD 发病率较西方国家低，但随着我国人民生活方式的改变、人口老龄化，GERD 发病率亦呈增加趋势。

【护理评估】

1. 病因

（1）抗反流屏障结构与功能异常：贲门失弛缓症术后、食管裂孔疝、腹内压增高（如妊娠、肥胖、腹水、便秘、呕吐、负重劳动等）及长期胃内压增高（如胃排空延迟、胃扩张等），均可使食管下括约肌（lower esophageal sphincter，LES）结构受损；上述部分原因、某些激素（如缩胆囊素、胰高血糖素、血管活性肠肽等）、食物（如高脂肪食物、巧克力等）、药物（如钙通道阻滞剂、地西泮）等均可引起 LES 功能障碍或一过性松弛延长。在上述情况下，当食管黏膜受到反流物损伤时，可导致 GERD。

（2）食管清除作用降低：常见于导致食管蠕动异常和唾液分泌减少的疾病，如干燥综合征等。食管裂孔疝时，部分胃经膈食管裂孔进入胸腔不仅改变 LES 结构，还降低食管对反流物的清除作用，从而导致 GERD。

（3）食管黏膜屏障功能降低：长期饮酒、吸烟、进刺激性食物或服用药物可使食管黏膜保护屏障的功能降低。

2. 临床表现

（1）典型症状：反流和烧心是本病最常见和典型的症状。反流是指胃、十二指肠内容物在无恶心和不用力的情况下涌入咽部或口腔的感觉，含酸味时称反酸。烧心是指胸骨后或剑突下烧灼感，常从胸骨下段向上延伸。反流和烧心常发生于餐后 1 h，卧位、弯腰或腹内压增高时可加重，部分病人也可发生于夜间睡眠时。

（2）非典型症状：主要有胸痛、吞咽困难。胸痛由反流物刺激食管引起，严重时表现为剧烈刺痛，可放射至心前区、后背、肩部、颈部、耳后，有时酷似心绞痛，伴或不伴反流和烧心。GERD 是非心源性胸痛的常见病因之一，对于不伴典型反流和烧心的胸痛病人，应先排除心脏疾病后再进行 GERD 的评估。吞咽困难或胸骨后异物感可能为食管痉挛或功能紊乱所致，呈间歇性，进食固体或液体食物均可发生，少数病人由食管狭窄引起吞咽困难是呈持续或进行性加重。

（3）其他症状：由反流物刺激或损伤食管以外的组织或器官引起，如咽喉炎、慢性咳嗽、哮喘和牙侵蚀症。对于原因不明、反复发作的上述疾病病人，特别是伴有反流和烧心症状，应考虑是否存在 GERD。小部分病人以喉炎、慢性咳嗽或哮喘为首发或主要表现。部分病人诉咽部不适，有异物感、棉团感或堵塞感，但无真正吞咽困难，称为癔球症，目前也认为与 GERD 有关。

（4）并发症：①上消化道出血：食管黏膜糜烂及溃疡可导致呕血和（或）黑便；②食管狭窄食管炎：反复发作引起纤维组织增生，最终导致瘢痕狭窄；③巴雷特（Barrett）食管：有恶变为腺癌的倾向。

因此，对老年胃食管反流病病人的评估应包括：①一般情况评估：包括年龄、现病史、既往史、饮食习惯、体重、用药情况等，同时评估老年病人的生活自理能力。②专科评估：对病人的症状如反酸、胸痛、烧心、恶心、吞咽困难、胸痛、消瘦、咳嗽等进行评估。③GERD 问

拓展阅读 7-9
胃食管反流病问卷
（GerdQ）

卷（GerdQ）：是评估和诊断 GERD 最简单有效的工具。问卷设计基于病人就诊前 1 周内的症状，诊断精确度高，且能评价 GERD 对病人生命质量的影响，评价病人的治疗效果。

3. 辅助检查

（1）胃镜：是诊断 RE 最准确的方法，并能判断 RE 的严重程度及有无并发症。胃镜下分级（洛杉矶分级法，LA）如下。正常：食管黏膜无破损；A 级：一个及以上食管黏膜破损，长径 < 5 mm；B 级：一个及以上食管黏膜破损，长径 > 5 mm，但没有融合性病变；C 级：食管黏膜破损有融合，但小于 75% 的食管周径；D 级：食管黏膜破损融合，至少累及 75% 的食管周径。

正常食管黏膜为复层鳞状上皮，胃镜下呈均匀粉红色，当其被化生的柱状上皮替代后呈橘红色，多位于胃食管连接处的齿状线近端，当环形、舌形或岛状病变 ≥ 1 cm 时，应考虑为 Barrett 食管。

（2）24 h 食管 pH 监测：应用便携式 pH 记录仪监测病人 24 h 食管 pH，明确食管是否存在过度酸、碱反流。

（3）食管钡剂造影：该检查对诊断 GERD 的敏感性不高，对于不愿意或不能耐受胃镜检查者，该检查有助于排除食管癌等其他食管疾病。

（4）食管测压：可了解食管动力状态，用于抗反流手术术前评估。

4. 心理社会状况　老年人由于患本病在进食及餐后出现不适，会对进餐产生恐惧。同时会因在食物选择方面的有限性而减少与家人、朋友共同进餐的机会，减少正常的社交活动。难治性 GERD 病人常常存在抑郁、焦虑等精神心理因素。护士应评估病人是否对进食有害怕、恐惧感，评估病人治疗疾病的态度及经济承受力，以便为制订治疗方案提供参考。

5. 治疗与处置　目的在于控制症状、治愈食管炎、减少复发和防治并发症。

改变生活方式是治疗的基础，避免过饱、餐后仰卧；避免使用降低食管下段括约肌压力的药物（如肾上腺素受体激动剂、茶碱、钙通道阻滞剂等）。对症状明显影响生活质量者应予正规治疗，可供选择的药物有：①抑酸剂：H_2 受体拮抗剂（H_2RA），如西咪替丁、雷尼替丁、法莫替丁等；质子泵抑制剂（proton pump inhibitor，PPI），如奥美拉唑、兰索拉唑、泮托拉唑、雷贝拉唑、埃索美拉唑等。②促胃肠动力药：如多潘立酮、莫沙必利、依托必利等。③黏膜保护剂：硫糖铝、三钾二橼铬合铋、甲基前列腺素 E 等。对轻至中度症状者可予 H_2 受体拮抗剂或莫沙必利，疗程 8 ~ 12 周；对症状重或重度食管炎病人应使用质子泵抑制剂治疗，疗程为 4 ~ 8 周或更长，每日第一餐和晚餐前分 2 次服用；对于以反流为主要症状的难治性食管炎病人，以及有客观检验证明存在胃食管反流异常的病人，可考虑抗反流手术。

【主要护理诊断 / 问题】

1. 疼痛　与反酸引起的烧心及反流物刺激食管痉挛有关。

2. 营养失调：低于机体需要量　与厌食和吞咽困难导致进食少有关。

3. 有孤独的危险　与进餐不适引起的情绪恶化及参加集体活动次数减少有关。

4. 潜在并发症：消化道出血、食管穿孔。

【护理措施】

护理的总体目标：老年人能描述引起胃部不适的原因，掌握用药方法及日常生活中的护理技巧；不适症状减轻或消失；减少并发症的发生；老年人能描述营养失调的主要原因，按照计划调整饮食，营养不良有所改善；无社交障碍发生。具体护理措施如下：

1. 病情观察　观察病人疼痛部位、性质、程度、持续时间及伴随症状，及时发现和处理异常情况。

2. 休息与活动 每餐后取直立位，平卧位时抬高床头 15~20 cm，或将枕头垫在背部以抬高胸部。利用胃的解剖特点，促进胃排空，多取左侧卧位。注意减少引起腹内压增高的因素，如便秘、肥胖、紧束腰带等；避免反复弯腰及抬举动作。

3. 饮食护理

（1）进餐方式：协助老年人采取高坐卧位，告诉老年人进食速度要慢，少食多餐。

（2）饮食要求：根据个体的饮食习惯，注意食物的色、香、味以增加食欲，食物的搭配合理且多样化。选择易消化、低脂、高蛋白、高维生素饮食，避免进食过饱。避免进食易引起胃食管反流的食物，如烟熏腌制的食物；避免进食高酸性食物，如柑橘汁、西红柿汁等；避免食用降低 LES 压力的食物，如高脂肪食物、巧克力、咖啡、浓茶等。

（3）营养监测：监督病人采取合理的膳食结构，定期监测体重、血清白蛋白等指标。

4. 疼痛的护理 胃烧灼痛主要是反流物对食管黏膜的感觉神经末梢的化学刺激所致。禁饮酒、避免饱餐及餐后取立位均能缓解疼痛症状，遵医嘱应用促进胃排空和制酸药物能较好地减轻反流，缓解症状。另外，教会病人一些疼痛时分散注意力的技巧，如深呼吸、听音乐等以缓解疼痛。

5. 用药护理 注意观察药物的疗效，同时注意药物的副作用。使用 PPI 应注意观察有无头痛、腹痛、嗳气、呕吐、腹泻、便秘和肠胃气胀等不良反应；H_2 受体拮抗剂应在餐中或餐后服用，西咪替丁用药期间应监测肾功能；黏膜保护剂均可引起便秘；由于铋剂的不溶性和局部作用的特点，服药期间口中可能带有氨味，并可使舌、大便变黑，牙齿短暂变色，停药后能自行消失。慎用降低 LES 压力的药物，如抗胆碱药、肾上腺素受体拮抗剂、地西泮、前列腺素 E 等。对合并心血管疾病的老年人应适当避免服用硝酸甘油制剂及钙通道阻滞剂，合并支气管哮喘者则应尽量避免应用茶碱及多巴胺受体激动剂，以免加重反流。慎用损伤黏膜的药物，如阿司匹林等。为防止因服药所致的食管炎及其并发症，服药时饮水量应在 150 mL 以上。

6. 围手术期护理 术前 1 周口服抗生素，术前 1 日经鼻胃管冲洗食管和胃。手术后严密监测生命体征；持续胃肠减压 1 周；胃肠减压停止 24 h 后，如无不适，可进食流质，逐步过渡到软食；避免进食生、冷、硬及易产气的食物。

7. 心理护理 由于病程长、不舒适、治疗效果个体差异大，病人对预后及经济等方面产生担忧。加之疼痛、吞咽困难等影响病人的生活质量，病人会产生焦虑、抑郁、悲观情绪。应向病人耐心细致地解释引起不适症状的原因，并教会其减轻疼痛的技巧与方法，减轻焦虑、恐惧心理，增加对疾病治疗的信心。与患病老年人家属协商，创造机会让老年人参加各种集体活动，如家庭、朋友聚会等，以增加老年人的归属感。

【健康教育】

1. 疾病知识指导 讲解本病的相关知识，使病人对本病的病因及发病机制有所认识，加深对诱发因素的了解，进一步提高自我保健意识。

2. 生活指导 改变生活方式及饮食习惯是保证治疗效果的关键。指导老年人休息、运动、饮食等各方面的注意事项，避免一切增加腹压的因素，如防止便秘。肥胖者要采用合适的方法减轻体重等。

3. 用药指导 指导老年人掌握抑酸剂、胃肠动力药、黏膜保护剂的种类、剂量、用法及用药过程中的注意事项。

4. 病情监测 病人出现胸骨后灼烧感、胃内容物反流、吞咽困难等症状加重时，应及时就医。

三、老年口腔干燥综合征病人的护理

情境导入

张阿姨，73岁，于2021年8月2日就诊。主诉：口干、眼干3年。病史：2008年行下肢血管瘤术后，渐觉全身皮肤干燥，皮屑增多，尤以冬季最为明显，未予重视，之后口腔干燥、眼睛干涩、泪液减少。

请思考：

1. 老年口腔干燥综合征病人的评估内容有哪些？

2. 该病人主要存在哪些护理诊断/问题？如何护理？

3. 口腔干燥综合征病人的健康教育内容有哪些？

口腔干燥综合征（oral Sjögren syndrome）是一组由多因素引发，主要表现为口腔干燥的症候群，它在老年及女性人群中发生率较高。临床表现为唾液黏稠、口内烧灼感、吞咽困难、依赖汤水进食及味觉减退，严重者甚至出现顿挫性语言中断等，常常伴有咽喉肿痛、眼干燥症、皮肤干燥、贫血、糖尿病、内分泌失调等症状。

口腔干燥综合征在老年人中很常见，健康老年人中约有40%主诉口腔干燥。健康人每天唾液分泌量为 1 000 ~ 1 500 mL，具有机械冲洗口腔、加强味觉、辅助发音、润滑食物及促进消化和保护口腔黏膜的作用。此外，唾液中存在可抑制微生物生长的多种蛋白质，唾液还能促进牙釉质的再矿化。

【护理评估】

1. 病因 口腔干燥综合征的原因有生理性和病理性、药物性因素。

（1）生理性因素：是由于老年人唾液腺分泌的唾液较少，随着年龄的退化，新陈代谢比较缓慢，唾液量就会减少而导致口腔干燥。

（2）病理性因素：口腔炎症、头颈部放射治疗病人可因唾液腺组织受损，造成长期口腔干燥。鼻饲或吸氧的病人，唾液蒸发较快，引起口腔干燥。绝经期女性多由于自身免疫病、干燥综合征侵犯唾液腺，导致口腔干燥、干燥性角膜炎与风湿性疾病（类风湿关节炎等）三联征。

（3）药物性因素：可于糖尿病等病人服用降糖药时引起。

2. 临床表现

（1）口干：80%以上的病人有口干，这是唾液腺分泌的唾液减少所致，伴有干性食物吞咽困难，可伴有牙龈炎、口角干裂、口臭等。不良生活习惯会导致口干，如抽烟、嚼烟草，会影响唾液的分泌。

（2）口腔溃疡：由于病人口腔内唾液分泌减少，不能维持口腔环境的稳定，使各种微生物生长紊乱，局部炎症，口腔黏膜被破坏，会在唇、颊、软腭等部位出现单个或多个不同大小的溃疡。

（3）龋齿：唾液腺分泌的唾液较少，牙齿失去唾液的滋润、洗涤和营养功能，使牙齿逐渐变黑脱落，只剩下残根。

（4）腮腺肿大：表现在面颊和脸颊的弥漫性肿胀，严重者会出现全身发热症状，每年发作几次，并有感冒和疲劳症状。

（5）舌头表现：表现为舌痛，舌面干、裂、潮红，舌乳头萎缩，呈"镜面舌"样改变。

对老年口腔干燥综合征病人的评估应包括：①一般情况评估：包括年龄、现病史、既往史，日常刷牙和义齿护理、生活习惯等。同时评估老年病人的生活自理能力、营养状态。②专科评估：口腔干燥的严重程度，是否伴有干性食物吞咽功能低下或障碍；口干、口臭、唾液腺情况，有无龋齿及口唇、口腔黏膜溃疡等。

3. 辅助检查

（1）唾液流率：作为评价口腔干燥综合征的敏感指标之一，是指非刺激情况下，在一定时间内受检者舌下口底唾液积聚的总量。

（2）腮腺造影或核素显像：腮腺造影是在腮腺导管内注入造影剂（40%碘油）后观察各级导管的影像。

（3）CT 和 MRI：可检出主要唾液腺的炎症、阻塞或肿瘤的情况。

（4）唇腺活检：对诊断干燥综合征具有较高的敏感性和特异性。

4. 心理社会状况　患有口腔干燥综合征的老年人常伴有口臭、语言不流畅等，这使得他们往往不愿意与他人进行近距离沟通与交流，长此以往会使得老年人产生孤独感和自卑感等负面情绪，需要及时评估其心理社会状况。

5. 治疗与处置　积极治疗引起口腔干燥综合征的原发病。口腔干燥综合征的治疗主要是替代和对症治疗，口干明显的病人，可适当饮水或者应用人工唾液来缓解症状，注意口腔卫生。继发感染者用康复新液漱口，有龋齿者要及时修补，口腔念珠菌感染者可用制霉菌素治疗。必要时用人工唾液，能起到润滑或者湿润口腔的作用；也可以应用刺激唾液腺分泌的方法，如口服毛果芸香碱。

【主要护理诊断/问题】

1. 有感染的危险　与唾液分泌减少所致口腔自洁能力下降、口腔黏膜溃疡有关。

2. 营养失调：低于机体需要量　与唾液分泌减少所致的龋齿、牙列缺失、吞咽困难有关。

3. 社会交往障碍　与口腔干燥常伴有口臭而产生孤独感和自卑感等有关。

【护理措施】

1. 病情观察　观察口唇和口腔黏膜溃疡、红斑或皱褶情况，观察口腔唾液腺腺口有无脓液，舌面有无干、裂和失去弹性与光滑，还要注意观察病人有无眼干涩、大便干结、皮肤干燥等及全身多个系统有无症状。

2. 一般护理

（1）戒烟、酒：吸烟、饮酒对口腔黏膜损伤较大，可加重症状而易导致感染。

（2）注意口腔清洁卫生：每日早晚至少正确刷牙2次，养成餐后漱口或使用牙线的习惯。

（3）加强口腔保健：针对有口腔溃疡者涂华素片、冰硼散、锡类散等，每日数次，以利于溃疡愈合。若病人有重度龋齿，可应用西吡氯铵含漱液漱口，从而减少牙齿上的菌斑。

（4）饮食护理：进食高蛋白、高维生素、高热量、易消化的半流质食物，少食多餐，同时进食含水分多的新鲜水果，也可进食一些酸味的食物和水果，如橘子、橙子等刺激唾液分泌。忌食油炸、辛辣、生冷等刺激性食物。

3. 促进唾液分泌　避免使用阿托品、山莨菪碱等抑制唾液腺分泌的抗胆碱作用的药物。如果老人唾液腺残存分泌功能，可咀嚼无糖口香糖等刺激唾液分泌。

4. 心理护理　告诉病人要保持积极乐观的心态，告知口腔干燥的原因及处置方法，消除其因口臭而产生的孤独感和自卑感等负面情绪，使病人树立信心，恢复社会交往。

【健康教育】

1. 重视口腔保健 ①牙龈保健：可选择牙线、牙缝刷、冲牙器或软毛牙刷，保持牙齿清洁，刷牙方法正确，定期到牙科检查，及时治疗口腔疾病，修复缺损牙列，每年做 1~2 次洁齿治疗，促进牙龈健康；②每日做鼓腮状，同时用手叩击同侧腮腺部位数次，或按摩腮部和下颌部也可以刺激腮腺分泌。

2. 饮食调理 ①对于口干的病人，可以选择吃一些滋阴清热生津的果蔬，如西红柿、黄瓜、山药、白木耳、百合、梨、西瓜、丝瓜；②可以食用柔软或湿软的食物，咀嚼小块食物刺激唾液流动；③避免进食咖啡和碳酸饮料；④避免使用含有酒精的漱口水，它会加重口腔干燥；⑤在白天适量小口喝水。

3. 病情监测 若病人出现口腔溃疡、口腔感染、腮腺肿大等症状，需尽早就医。

四、老年胃癌病人的护理

情境导入

王大爷，68 岁。2 个月前开始出现上腹部隐痛不适，进食后明显，伴饱胀感，食欲逐渐下降，无明显恶心、呕吐及呕血，当地医院按"胃炎"进行治疗，稍好转。近半个月自觉乏力，体重较 2 个月前下降 3 kg。近日大便色黑。

检查：查 2 次粪便隐血试验（＋），查血 Hb 96 g/L，上消化道造影示：胃窦小弯侧似见约 2 cm 大小龛影，位于胃轮廓内，周围黏膜僵硬粗糙，腹部 B 超检查未见肝异常。

请思考：

1. 确诊胃癌最有效、最可靠的方法是什么？

2. 该病人主要存在哪些护理诊断 / 问题？如何护理？

3. 老年人如何预防胃癌？

胃癌（gastric cancer）指源于胃黏膜上皮细胞的恶性肿瘤，绝大多数为腺癌。胃癌占胃部肿瘤的 95% 以上。世界卫生组织（WHO）癌症报告显示，60% 的胃癌病例分布在发展中国家。近年来我国胃癌发病率有所下降，男性和女性胃癌发病率仍居全部恶性肿瘤的第 2 位和第 5 位，55~70 岁为高发年龄段。

【护理评估】

1. 病因

（1）感染因素：幽门螺杆菌（Hp）感染与胃癌有共同的流行病学特点，胃癌高发区人群 Hp 感染率高；Hp 抗体阳性的人群发生胃癌的危险性高于阴性人群。

（2）环境与饮食：高发区的发病可能与地质、土壤、水源中的盐类和微量元素有关。因为高发区水土中硒、钴等的含量与硫酸盐的含量常高于低发区。

（3）食物因素：流行病学研究提示，多吃新鲜水果和蔬菜可降低胃癌的发生。经常食用霉变食品、咸菜、熏制食品，以及过多摄入食盐，可增加危险性。长期食用含硝酸盐较高的食物后，硝酸盐在胃内还原成亚硝酸盐，再与胺结合生成致癌物亚硝胺。

（4）遗传因素：10% 的胃癌病人有家族史，具有家族史者，其发病率高于人群 2~3 倍。

（5）癌前病变：胃癌的高风险因素包括慢性萎缩性胃炎、肠上皮化生、异型增生、残胃、吸烟、遗传等。此外，慢性胃炎及胃部分切除者胃酸分泌减少，利于胃内细菌繁殖。老年人因泌酸腺体萎缩，常有胃酸分泌不足，有利于细菌生长。

在 Hp 感染、不良环境与不健康饮食等多种因素作用下，可由慢性炎症—萎缩性胃炎—萎缩性炎伴肠上皮化生—异型增生而逐渐向胃癌演变。在此过程中，胃黏膜细胞增殖和凋亡之间的正常动态平衡被打破，抑癌基因缺失或失活、某些癌基因扩增等导致胃癌。

2. 临床表现

（1）起病多隐匿，尤其是老年人，早期多无症状，随着病情的发展可出现上腹不适、隐痛、反酸、嗳气，常被误诊为胃炎。

（2）中晚期可出现上腹痛、消瘦、进行性贫血，甚至呕血、黑便等，但这些都不是胃癌的特异症状。很多早期胃癌病人无任何体征，即使是中晚期病人有时也只有上腹部轻度压痛，这种疼痛不能被进食或服用制酸剂缓解。极少数病人可在上腹部扪及肿块质坚而不规则，邻近器官及组织有浸润时包块活动度小，可有压痛。当癌肿转移时可出现相应体征，如肝转移可扪及肝大，可见黄疸，远处转移可见左锁骨上淋巴结肿大，有卵巢转移者可扪及下腹部包块。全身表现可有皮肤苍白、下肢水肿等。

因此，对老年胃癌病人的评估应包括：①一般情况评估：年龄、现病史、既往史、过敏史、生命体征、意识状态，以及全身症状如乏力、体重下降等。同时评估老年病人的生活自理能力、认知功能、营养状态等，有助于护理人员全面了解病人的基本情况。②专科评估：对病人上腹部压痛、肿块、肝结节、移动性浊音等消化系统症状和体征进行评估。

3. 辅助检查

（1）血常规：多数病人有缺铁性贫血，为长期失血所致。

（2）粪便隐血：呈持续阳性，有辅助诊断意义。

（3）内镜：内镜直视下可观察病变部位、性质，并取黏膜做活组织检查，是目前最可靠的诊断手段。早期胃癌可表现为小的息肉样隆起或凹陷，或黏膜表面粗糙不平，呈颗粒状，有时不易辨认；进展期胃癌可表现为凹凸不平、有污浊的肿块，或不规则较大溃疡，常见渗血及溃烂。目前亦用超声内镜检查，可判断胃内或胃外的肿块，观察肿瘤侵犯胃壁的深度，对肿瘤侵犯深度的判断准确率可达 90%，有助于区分早期和进展期胃癌。

（4）X 线钡餐：胃癌主要表现为充盈缺损（息肉样或隆起性病变）、边缘欠规则或腔内龛影（溃疡）和胃壁僵直失去蠕动（癌浸润）等，与良性息肉及良性溃疡的鉴别尚依赖组织病理学检查。

4. 心理社会状况　病人在知道自己的病情后，预感疾病的预后不佳，加之躯体的痛苦，会出现愤怒、焦虑、抑郁等负面情绪，需要及时评估其心理社会支持情况。

5. 治疗与处置　手术治疗是目前唯一有可能根治胃癌的方法，治疗效果取决于胃癌的病期、癌肿侵袭深度和扩散范围。对早期胃癌，一般首选胃部分切除术，如已有局部淋巴结转移，应同时予以清扫。对进展期病人，如无远处转移，应尽可能手术切除。应用抗肿瘤药物辅助手术治疗，在术前、术中及术后使用，以抑制癌细胞的扩散和杀伤残存的癌细胞，从而提高手术效果。联合化疗可用于晚期胃癌不能施行手术者，常用药物有氟尿嘧啶、丝裂霉素、替加氟、多柔比星等。对早期胃癌可在内镜下行高频电凝切除术、光动力治疗、内镜下激光等治疗。内镜下微波凝固疗法可用于早期胃癌及进展期胃癌发生梗阻者。针对全身状况差的老年胃癌病人给予静脉营养，维持水、电解质平衡，纠正贫血，预防感染及其他对症治疗等。多数病人还可以考虑免疫治疗和中医药治疗。

【主要护理诊断／问题】

1. 疼痛：腹痛　与癌细胞浸润有关。

2. 营养失调：低于机体需要量　与胃癌引起厌食、消化障碍有关。

3. 活动无耐力　与疼痛及病人机体消耗有关。

4. 悲伤　与病人知道疾病的预后有关。

【护理措施】

1. 病情观察　评估疼痛的性质、部位、持续时间，是否伴有严重的恶心、呕吐、吞咽困难、呕血与黑便等症状。出现剧烈腹痛和腹膜刺激征，应考虑穿孔的可能性，通知医生检查、手术。

2. 止痛治疗的护理

（1）药物止痛：遵医嘱给予相应的止痛药，给药时应遵循 WHO 推荐的三阶梯疗法，即选用镇痛药必须从弱到强，先以非麻醉药为主，当其不能控制疼痛时依次加用弱麻醉性及强麻醉性镇痛药，并配以辅助用药，采取复合用药的方式达到镇痛效果。目前治疗癌性疼痛的主要药物有：①非麻醉镇痛药，阿司匹林、吲哚美辛、对乙酰氨基酚等；②弱麻醉性镇痛药，可待因、布桂嗪等；③强麻醉性镇痛药，吗啡、哌替啶等；④辅助性镇痛药，地西泮、异丙嗪、氯丙嗪等。

（2）病人自控镇痛（patient controlled analgesia，PCA）：可根据病人需要提供合适的止痛药物剂量、增减范围、间隔时间，从而做到个体化给药。可在连续性输注中间歇性地增加药，从而控制病人突发的疼痛，避免用药的不及时性，增强病人对疼痛的自主控制能力。

3. 心理护理　护士应与病人建立良好的护患关系，针对病人出现的愤怒、抑郁、焦虑，甚至绝望等负性心理反应，运用倾听、解释、安慰等技巧与病人沟通，表达关心与体贴，给予支持和鼓励。同时介绍有关胃癌化疗进展的信息，提高病人治疗的信心；指导病人保持乐观的生活态度，树立战胜疾病、延长生存期的信心。帮助病人取得家庭和社会的支持，稳定病人的情绪。

4. 使用化疗药的护理　遵医嘱进行化学治疗，注意防止静脉炎的发生，观察药物疗效及副作用、消化道反应及骨髓抑制情况。

5. 饮食护理

（1）让病人了解充足的营养支持对机体恢复有重要作用，鼓励病人尽可能进食易消化、营养丰富的流质或半流质饮食。提供清洁的进食环境，并注意增强食物的色、香、味，促进病人食欲。

（2）静脉营养支持：对有吞咽困难者、晚期病人，应按医嘱给予静脉营养，以维持机体代谢需要。幽门梗阻时，可行胃肠减压，同时遵医嘱静脉补充液体。

（3）营养监测：定期测量体重，监测血清清蛋白和血红蛋白等营养指标。

【健康教育】

1. 疾病预防指导　对健康人群开展卫生宣教，提倡多食富含维生素 C 的新鲜水果、蔬菜，多食肉类、鱼类、豆制品和乳制品；避免高亚硝酸盐饮食，少进咸菜、烟熏和腌制食品；不进食霉变食物。对老年病人要重点警惕：①近期出现上腹不适、疼痛、食欲减退、不明原因的贫血、消瘦，粪便隐血试验持续阳性者；②原有胃病病人，近期症状加重；③过去胃镜活检发现有肠上皮化生或不典型增生者；④胃息肉特别是多发性腺瘤样息肉、慢性胃溃疡、残胃和糜烂性胃炎病人；⑤老年人突然出现不明原因的上消化道大出血；⑥有胃癌家族史者，应定期检查，以便早期诊断及治疗。

2. 疾病知识指导 指导病人保证充足的睡眠，生活规律，适量活动，增强机体抵抗力。指导病人疾病相关知识，配合医生进行治疗。指导病人保持乐观态度和良好的心理状态，以积极的心态面对疾病。

3. 用药指导与病情监测 指导病人合理使用止痛药，并应发挥自身积极的应对能力，以提高控制疼痛的效果。嘱病人定期复诊，以监测病情变化和及时调整治疗方案。教会病人及家属如何早期识别并发症，及时就诊。

五、老年大肠癌病人的护理

大肠癌（colorectal carcinoma）是结肠和直肠黏膜发生的恶性肿瘤。结直肠癌是全球常见的恶性肿瘤之一，如近年美国新发病例和病死人数在所有恶性肿瘤中位居第 3 位。而在我国，其发病率和病死率均居全部恶性肿瘤的第 3~5 位。城市高于农村，男性高于女性。老年人大肠癌发病率高，病因与发病机制尚未完全阐明，临床表现以便血、大便习惯改变、腹痛、肠梗阻为主，病死率高，危害性大。

本病男性发病率高于女性。我国结直肠肿瘤（包括结直肠癌和腺瘤）发病率从 50 岁开始明显上升，75~80 岁达到高峰。

【护理评估】

1. 病因

（1）环境因素：摄入过多高脂肪食物或红肉、膳食纤维不足等是重要因素。近年发现肠道微生态（肠菌等微生物及其代谢产物）紊乱，包括具核梭杆菌等致病菌的肠黏膜聚集参与结直肠癌的发生、发展。

（2）遗传因素：从遗传学观点，可将结直肠癌分为遗传性（家族性）和非遗传性（散发性）。后者主要是由环境因素引起基因突变，但即使是散发性结直肠癌，遗传因素在其发生中亦起重要作用。

（3）高危因素

1）结直肠腺瘤是结直肠癌最主要的癌前病变。老年是腺瘤好发的年龄，腺瘤恶变一般发生在腺瘤发病 10~15 年以后，故腺瘤恶变在老年大肠癌病因学中有重要意义。

2）炎症性肠病特别是溃疡性结肠炎可发生癌变，多见于幼年起病，病变范围广而病程长，或伴有原发性硬化性胆管炎者。

3）其他高危人群或高危因素还包括：①粪便隐血试验阳性；②有结直肠癌家族史；③本人有癌症史；④长期吸烟、过度摄入酒精、肥胖、少活动、年龄 > 50 岁；⑤符合下列 6 项中任意 2 项者：慢性腹泻、慢性便秘、黏液血便、慢性阑尾炎或阑尾切除史、慢性胆囊炎或胆囊切除史、长期精神压抑；⑥有盆腔放疗史者。老龄是公认的大肠癌的危险因素，其机制可能与老年人致癌或抑癌基因突变、致癌因素的长期积累或激素代谢改变等有关。

2. 临床表现 结直肠癌起病隐匿，早期常仅见粪便隐血试验阳性，随后可出现下列临床表现。

（1）排便习惯与粪便性状改变：常为本病最早出现的症状。多表现为血便或粪便隐血试验阳性，出血量多少与肿瘤大小、溃疡深度等因素相关。有时表现为顽固性便秘，大便形状变细。也可表现为腹泻，或腹泻与便秘交替，粪质无明显黏液脓血，多见于右侧结直肠癌。

（2）腹痛：多见于右侧结直肠癌。表现为右腹钝痛，或同时涉及右上腹、中上腹。因病变使胃结肠反射加强，可出现餐后腹痛。结直肠癌并发肠梗阻时腹痛加重或为阵发性绞痛。

（3）直肠及腹部肿块：多数直肠癌病人经指检可发现直肠肿块，质地坚硬，表面呈结节状，局部肠腔狭窄，指检后的指套上可有血性黏液。腹部肿块提示已是中晚期，其位置则取决于癌的部位。

（4）全身情况：可有贫血、低热，多见于右侧结直肠癌。晚期病人有进行性消瘦、恶病质、腹水。右侧结直肠癌以全身症状、贫血和腹部包块为主要表现，左侧结直肠癌则以便血、腹泻、便秘和肠梗阻等症状为主。并发症见于晚期，主要有肠梗阻、肠出血及癌肿腹腔转移引起的相关并发症。

因此，对老年大肠癌病人的评估应包括：①一般情况评估：包括年龄、现病史、既往史、过敏史、家族史，饮食习惯、生活自理能力、生命体征、营养状态等及老年病人的心理社会评估。②专科评估：腹部触诊和直肠指检有无扪及包块，以及肿块大小、部位、硬度、活动度，有无局部压痛等。

3. 辅助检查

（1）粪便隐血试验：对本病的诊断虽无特异性，亦非确诊手段，但方法简便易行，可作为普查筛检或早期诊断的线索。

（2）结肠镜：对结直肠癌有确诊价值。通过结肠镜能直接观察全结直肠肠壁、肠腔改变，并确定肿瘤的部位、大小，初步判断浸润范围，取活检可获确诊。

（3）X线钡剂灌肠：可作为结直肠肿瘤的辅助检查，但其诊断价值不如结肠镜检查。

（4）CT结肠成像：主要用于了解结直肠癌肠壁和肠外浸润及转移情况，有助于进行临床分期，以制订治疗方案，对术后随访亦有价值，但对早期诊断价值有限，且不能对病变进行活检。

4. 心理社会状况　病人在知道自己的病情后，预感疾病的预后不佳，会出现愤怒、焦虑、抑郁等负面情绪；需要及时评估其对疾病的认知程度，病人及家属能否接受制订的治疗方案；对治疗是否有信心；能否寻求社会及他人的帮助；对结肠造口知识掌握程度；评估家庭对病人进一步治疗的经济承受能力和支持程度。

5. 治疗与处置　大肠癌的治疗是以手术为主的综合治疗。本病唯一的根治方法是早期切除癌肿。对已有广泛癌转移者，如病变肠段已不能切除，可进行姑息手术以缓解肠梗阻。对原发性肿瘤已行根治性切除、无肝外病变证据的肝转移病人可行肝叶切除术。结直肠腺瘤癌变和黏膜内的早期癌可经结肠镜用内镜高频电凝治疗术、内镜黏膜切除术（EMR）或内镜黏膜下剥离术（ESD）。结直肠癌对化疗一般不敏感，早期癌根治后一般不需化疗。中晚期癌术后常用化疗作为辅助治疗。新辅助化疗可降低肿瘤临床分期，有助于手术切除肿瘤。氟尿嘧啶、亚叶酸、奥沙利铂是常用的化疗药物。术前放疗可提高手术切除率和降低术后复发率，术后放疗仅用于手术未能根治或术后局部复发者。也可尝试免疫靶向治疗及中医药治疗。

【主要护理诊断 / 问题】

1. 焦虑　与对癌症治疗缺乏信心、担心结肠造口影响生活有关。

2. 营养失调：低于机体需要量　与肿瘤慢性消耗、放化疗反应有关。

3. 自我形象紊乱　与行肠造口后排便方式改变有关。

4. 知识缺乏：缺乏肠造口术后护理知识。

5. 潜在并发症：造口并发症。

【护理措施】

1. 病情观察　注意观察粪便性状改变，有无便秘及腹泻或便秘和腹泻交替出现，疼痛的性质、部位，是否伴有严重黑便、贫血、发热、肠穿孔、肠梗阻等症状。

2. 止痛治疗的护理 见"老年胃癌病人的护理"。

3. 造口的护理 让病人接受造口，学会造口护理。①了解病人对肠造口手术的接受程度，术前通过造口手册、模型及电视录像等向病人解释造口的目的、部位、功能、术后可能出现的情况及相应的处理方法，使其了解只要护理得当，肠造口并不会对其日常生活造成太大影响，及时发现其消极情绪，针对性地进行心理疏导；②在进行换药、更换人工肛门袋等护理操作前，应给予窗帘遮挡或在单间操作，以维护病人的尊严，尊重其隐私；③病人熟练掌握造口自理技术后，逐渐恢复正常生活，参加适量的运动和社交活动，但应注意掌握活动强度，避免过度增加腹压而致造口脱垂或造口旁疝；④避免频繁更换肛门袋而影响日常生活。

4. 造口袋的正确使用与更换 更换造口袋的步骤：①取下造口袋：动作轻柔，以免损伤皮肤；②清洁造口周围皮肤：用生理盐水或温水彻底清洗造口及周围皮肤，由内向外擦拭，再彻底擦干，不能用乙醇等消毒剂刺激造口黏膜，因为其会使皮肤干燥、容易损伤，而且影响底盘黏胶的粘贴能力，用清洁柔软的毛巾或纱布轻柔擦拭并抹干，同时观察造口颜色；③裁剪造口袋底板，用造口测量板测量造口的大小、形状，在底板上裁剪合适大小的开口，底板孔径大于造口直径 0.2 cm；④粘贴造口袋：撕去纸，将造口袋底板平整地粘贴在造口周围皮肤上，用手均匀按压造口使其与皮肤贴合紧密；⑤扣好造口袋尾部袋夹。

5. 饮食护理 以高热量、高蛋白、丰富维生素的少渣食物为主，可使大便干燥成形；少吃辛辣刺激食物。防止因饮食不洁导致肠炎而引起腹泻，避免食用过多的粗纤维食物及洋葱、大蒜、豆类、有刺激性气味或胀气的食物。

6. 心理护理 关心体贴病人，指导病人及其家属通过各种途径了解疾病的发生、发展及治疗护理方面的新进展，树立与疾病斗争的勇气及信心。可通过组织讲座、定期举办病友联谊会等方式，让病人及家属多与相同病种的病人或志愿者交流，以排解其孤立、无助感，促使其以积极乐观的态度面对疾病。

【健康教育】

1. 疾病预防指导 建议老年人定期进行粪便隐血试验、乙状结肠镜、纤维结肠镜等检查，做到早诊断、早治疗；建立良好的饮食习惯，饮食应高纤维素、高维生素，减少食物中动物性脂肪摄入量。警惕家族性腺瘤性息肉病及遗传性非息肉病性肠癌，有家族史的老年人应密切随访；积极预防和治疗结直肠的各种慢性炎症及癌前病变，如结直肠息肉、溃疡性结肠炎、克罗恩病等。

2. 疾病知识指导 行永久性结肠造口病人，若发现腹痛、腹胀、排便困难等造口狭窄征象时，应及时到医院就诊；行化学治疗、放射治疗的病人，定期检查血常规，出现白细胞和血小板计数明显减少时，遵医嘱及时暂停化学治疗、放射治疗。

3. 指导病人进行正确的结肠造口灌洗 其目的是洗出肠内积气、粪便，养成定时排便的习惯。

4. 饮食调整 根据病人情况调节饮食，保肛手术者应多吃新鲜蔬菜、水果，多饮水，避免高脂肪及辛辣、刺激性食物；行肠造口者则需注意控制过多粗纤维食物，以及过稀、可致胀气的食物。

5. 建立良好的生活方式 参加适量体育锻炼，生活规律，保持心情舒畅。应尽可能地融入正常的生活、工作和社交活动中。

（晏家芳）

第五节　老年人内分泌与代谢系统的老化特点与常见疾病的护理

老年人机体衰老后内分泌与代谢系统出现老化改变，使内分泌代谢疾病表现出独特的临床特征。护理人员只有了解这些结构功能的老化改变，熟悉该系统的常见疾病特点，才能及时观察到病人的病情变化，提供全面高质量护理。

一、老年人内分泌与代谢系统的老化特点

在机体衰老过程中，老年内分泌系统的腺体组织结构及功能均发生一系列变化，同时激素的代谢、运转及组织对激素的敏感性也发生变化，再加上其他疾病的影响，会使老年期形成新的内分泌平衡状态。

（一）各内分泌腺体结构与功能的老化改变

老年人内分泌腺的组织形态主要表现为腺体重量减轻、血液供应减少、结缔组织增生、纤维化及细胞形态发生变化。老年人内分泌腺的功能也在减退，其中最为突出的是雌激素（女性）和雄激素（男性）缺乏，脱氢异雄酮和硫酸脱氢异雄酮分泌减少，生长激素缺乏。

1. 肾上腺　衰老过程中，肾上腺发生纤维化，重量减轻。皮质出现结节，皮质和髓质细胞减少，脂褐素颗粒沉积。肾上腺皮质随增龄对促肾上腺皮质激素（adreno cortico tropic hormone，ACTH）反应性下降，但因皮质醇的分泌速率和排泄率并未减少，故皮质醇的浓度仍保持不变，其分泌的昼夜节律亦维持正常。但雄酮、脱氢异雄酮和硫酸脱氢异雄酮减少，说明肾上腺皮质网状带增龄性衰竭。血浆醛固酮水平也随增龄而降低。老年人血浆肾素活性降低，血管紧张素Ⅱ生成减少，导致高龄老人对钠代谢的调节能力下降。

2. 垂体　50 岁以上人群磁共振检查显示腺垂体高度和体积明显缩小，组织结构呈纤维化和囊性改变。老年人垂体重量可减轻 20%，血液供应明显减少。腺垂体激素分泌的模式随着衰老有轻度的改变，生长激素脉冲分泌时限缩短和幅度减小；促肾上腺皮质激素、促甲状腺激素、促黄体素的释放及储备功能不受增龄影响；在妇女绝经期后促卵泡激素、催乳素分泌增加。此外，老年男性亦可见到催乳素的升高。

垂体后叶也发生老化改变。当血渗透压增高、动脉压下降、循环血容量减低时，下丘脑"大细胞"神经元合成的抗利尿激素（antidiuretic hormone，ADH）或精氨酸加压素自垂体后叶腺神经末端释放至系统循环。老年人比年轻人发生脱水或水过多的风险都要高，这与维持血容量和渗透压的系统功能改变有关。维持血容量和渗透压的系统包括 ADH 释放、渗透压感受器、压力感受器、肾素浓度、激素反应和渴感机制。有证据表明，随着衰老会出现 ADH 相对过多的状态，与年轻人相比，基础状态 ADH 的水平可以正常或增高，而在如高张盐输注等渗透性刺激下ADH 的释放增加，乙醇对 ADH 分泌的抑制作用受损。而且随着衰老，肾的稀释能力下降、利尿药物治疗的概率升高等原因导致老年人容易发生水过多和低钠血症。当这种情况发生时，低钠血症在虚弱的老年人中通常表现为轻微症状或无症状。同时，健康的老年人受到体液缺失、高张刺激、低血容量等刺激时出现渴感减弱，液体摄入减少进一步增加了老年人脱水的风险。有活动受限和痴呆的老年人，如在养老院的老年人，容易出现严重脱水和高钠血症。

3. 性腺 50 岁前后即进入更年期的女性，卵巢体积缩小，腺体萎缩，功能衰退，最后缩小为结缔组织。一般认为老年男性睾丸精曲小管固有膜和基膜增厚，管腔变窄、硬化，生精上皮细胞减少。性腺激素受脑垂体支配，女性更年期后，主要靶器官卵巢功能停止，雄激素、雌二醇不能从卵巢分泌，只能靠肾上腺供给，因此总量显著减少。有学者认为，机体内雄激素与雌激素比例的改变可能是老年人许多疾病发生的原因之一。这种改变在男性多发生在 50～60 岁，在女性多发生在 60～70 岁。

4. 胰腺 老年人的胰岛在结构上表现为胰岛 B 细胞量减少，A 细胞相对增加，A 细胞在 60 岁及以上老年人中占 20%，而在健康青年人中仅占 3%。近年研究发现，胰岛内胰淀粉样多肽沉积增加，直接损害胰岛素的分泌。老年人糖耐量降低，机体处理糖的能力下降，老年期胰岛素释放延缓。有报道，老年人的血糖水平随增龄上升，空腹血糖平均每增龄 10 岁上升 0.05～0.12 mmol/L，餐后 2 h 血糖上升 1.67～2.78 mmol/L。

（二）内分泌反馈调节系统的老化改变

1. 稳态调节的老化改变 随着年龄的增加，机体对环境适应能力下降，内分泌系统的稳态调节能力也在逐步下降，主要表现在激素合成、代谢和活性方面出现重要改变。如很多激素和代谢物质的基础血浆浓度在正常年龄时相对稳定，如空腹血糖水平，正常老年人日常的空腹血糖变化幅度较小，但当身体有葡萄糖负荷时，健康老年人的血糖升高水平要远高于年轻人。在某些情况下，老化的内分泌系统的功能维持代偿性的改变，这种代偿表现为在一个负反馈系统中分泌一种激素以抵消另外一种激素功能的下降，或是弥补代谢清除率的变化。但也会出现代偿机制在基础状态无法维持正常功能的情况。

2. 下丘脑 – 垂体 – 甲状腺轴（hypothalamic–pituitary–thyroid axis，HPT 轴） 随着增龄会发生一系列变化。表现在血清总三碘甲腺原氨酸（TT_3）、游离 T_3（FT_3）水平下降，游离甲状腺素（FT_4）水平轻度升高或保持不变，FT_3/FT_4 比值降低，TSH 水平升高。一项研究调查 843 例平均年龄为 72 岁人群的甲状腺激素水平变化趋势，平均随访 13 年，结果显示 TSH 增加 13%（0.34 mU/L），FT_4 增加约 1.7%（0.2 ng/L），而 TT_3 则下降约 13%（–149 ng/L）。

HPT 轴增龄性变化可能是老年人减缓自身代谢的一种保护机制，老年人代谢减慢，T_4 转化为 T_3 减少，对 TSH 反馈抑制减弱，TSH 水平升高；也可能与 TSH 对甲状腺激素反应的调定点升高或 TSH 生物活性随增龄下降有关。

3. 下丘脑 – 垂体 – 肾上腺轴（hypothalamic–pituitary–adrenal axis，HPA 轴） 与其他下丘脑 – 垂体 – 终末靶器官轴相比，HPA 轴功能在人类衰老相关的改变相对较小。皮质醇分泌率随衰老减低，这和皮质醇的代谢清除率降低相平行，因此高龄老人的血浆基础皮质醇浓度可以正常。与未变的皮质醇分泌一致，基础 ACTH 水平也不随衰老改变。HPA 轴对外源性刺激引起的糖皮质激素反应在老年人中保持良好，对外源性 ACTH 刺激的皮质醇反应基本无变化。而且尽管与年轻人相比，老年人皮质醇节律的变化幅度减少及夜间皮质醇谷值增加，但 ACTH 和皮质醇的昼夜节律在健康的老年人中未发生变化。另外，与年轻人相比，老年人的皮质醇节律分泌相提前出现，谷值和峰值出现早。

很多研究报道，机体面临应激时皮质醇反应会发生年龄相关性改变。如在经历手术等应激刺激后，与年轻人相比，老年人皮质醇峰值水平较高，并且高水平维持的时间较长。另外，地塞米松在老年人中抑制皮质醇分泌的效应减弱，即 HPA 轴对糖皮质激素负反馈抑制的敏感性下降。目前认为敏感性下降引起的慢性皮质醇水平增加可能会损害下丘脑调节糖皮质激素分泌的神经元，对认知功能较重要，且进一步引起糖皮质激素高分泌的恶性循环，损害 HPA 轴负反馈抑制的调节功能。

4. 交感肾上腺系统　交感神经系统（sympathetic nervous system，SNS）在生理稳态的调节中起重要作用，包括心血管和代谢功能。例如，心脏和血管内分布的节后交感神经元调节心排血量和动脉血压。SNS 刺激肾上腺髓质释放肾上腺素，在心血管和能量代谢中起重要调节作用。SNS 功能失调可能与很多年龄相关疾病的发生发展有关，包括高血压、肥胖、充血性心力衰竭、2 型糖尿病和心搏骤停。

老年人基础血浆中的去甲肾上腺素（norepinephrine，NE）水平增高，与 NE 分泌增多、清除率下降有关。并且血浆 NE 对更严重的刺激如直立姿势、冷压试验练习、握拳等的反应也随衰老而增加。与此相反，肾上腺髓质功能直到 75 ~ 80 岁之前是相对不变的。肾上腺素的清除率随着衰老而增加。但在小于 75 岁的老年人中，增加的清除率似乎被成比例的肾上腺素分泌增加所抵消，故而循环中的肾上腺素水平未变。然而，对于大于 80 岁的老年人，肾上腺素在基值和冷压试验后都增加，提示高龄对 SNS 的交感神经元和交感肾上腺髓质都有重要的影响。

尽管 SNS 张力随着衰老而增加，肾上腺素受体介导的生理反应一般随着衰老而下降。例如，老年人增加的 NE 水平不增加基础心率，与年轻人相比，由异丙肾上腺素刺激受体后产生的心率增加和心收缩力增强的程度随着衰老而减弱。另外，老年人对低氧等刺激显示为降低的受体介导的变时效应，对肾上腺素刺激的动脉血管收缩反应也下降。这些对儿茶酚胺类反应的下降与受体数量的减少、受体亲和力下降和受体 – 效应解偶联有关。

5. 肾素 – 血管紧张素 – 醛固酮系统（renal–angiotensin–aldosterone system，RAAS）　醛固酮分泌随着衰老而减少，老年人的基础血浆醛固酮水平比成年人低 30%。醛固酮在钠缺失或直立体位等刺激后的分泌也减少。醛固酮分泌改变是由于血浆肾素活性的减低，肾素活性在老年人中比年轻人减低 50%。活性肾素浓度降低可能是非活性形式向活性形式肾素转化减少的结果。另外，年龄相关的心房利钠尿肽激素分泌的增加对醛固酮分泌也有直接的或通过抑制肾素分泌、血浆肾素活性和血管紧张素 Ⅱ 的间接抑制作用。

随着衰老而降低的醛固酮水平所引起的临床表现使老年人易于出现肾钠浪费，同时伴有渴感减退、肾对 ADH 反应降低，这些进一步增加了老年病人血液循环衰竭和脱水的风险。并且，这种相对的低肾素低醛固酮状态增加了病人低钾血症的风险，特别是有糖尿病和肾功能不全的老年病人。醛固酮拮抗药、β 受体阻滞剂、非甾体抗炎药或肝素的应用可能会引起这类病人危及生命的低钾血症。

6. 下丘脑 – 垂体 – 睾丸轴（hypothalamic–pituitary–testicular axis，HPT 轴）　也发生衰老变化。随着年龄的增加，男性生殖功能发生显著的年龄相关性改变，包括性活动减少、性欲减退和生育率降低。然而，与绝经期女性相对快速、彻底的性腺功能丢失相比，老年男性的睾丸功能发生是渐进的，个体间差异显著，且不经常引起严重的性腺功能低下。很多健康老年男性显示出一定程度的睾丸功能衰竭，表现为总的和游离的有生物活性的睾酮水平下降、睾酮对外源性促性腺激素反应降低，每日生精量减少及血液中促性腺激素水平增高。群体居住的老年男性表现出明显的睾丸功能衰竭，总睾丸水平低于正常，并且有雄激素不足的症状，包括潮热、性欲减退和男性乳腺发育。然而，老年男性更常见的是轻度下降的睾酮水平和相对非特异的症状，如阳痿、性欲缺失、骨量减少和肌无力。虚弱的老年男性可有比较显著的睾酮不足。例如，在养老院的男性老年人中有 45% 的睾酮水平位于性腺功能减退范围。

二、老年糖尿病病人的护理

> **情境导入**
>
> 　　周大爷，74 岁，血糖升高 20 余年。右眼视物模糊，手足麻木，右足跟部溃疡。空腹血糖 8.2 mmol/L，餐后 2 h 血糖 14.2 mmol/L，糖化血红蛋白 7.5%。降糖药使用如下：甘精胰岛素 18 U 每日 1 次，预混胰岛素早 22 U、晚 18 U，阿卡波糖 50 mg，每日 1 次。
>
> **请思考：**
>
> 　　1. 本案例中该老年糖尿病病人的疾病有何特点？
>
> 　　2. 病人主要存在哪些护理诊断 / 问题？
>
> 　　3. 根据老年人目前身体情况，如何指导病人和家属进行糖尿病的管理？

　　老年糖尿病（geriatric diabetes）是指年龄≥65 岁，包括 65 岁以前和 65 岁及以后诊断的糖尿病。老年糖尿病病人以 2 型糖尿病为主，包含少数的 1 型糖尿病。2019 年的数据显示，中国≥65 岁的老年糖尿病病人人数约为 3 550 万，居世界首位，占全球老年糖尿病病人的 1/4。我国 60 岁及以上人群糖尿病患病率有随年龄增加的趋势，70 岁以后渐趋平缓。一项大型调查显示，60～69 岁人群中糖尿病患病率为 28.8%，≥70 岁的人群中为 31.8%，女性患病率高于男性。老年糖尿病病人的死亡率明显高于未患糖尿病的老年人。60～70 岁老年糖尿病病人的死因以恶性肿瘤排位最前，80～90 岁时心血管疾病、肺部感染升至最高。

　　老年糖尿病病人往往患糖尿病时间长，多数存在共病现象，且并发症多、症状不典型、低血糖风险高、自我管理能力差，在血糖管理手段和目标制定、药物选择原则、日常护理等方面有其特殊性。

　　【护理评估】

　　1. 病因　糖尿病病因尚未明确，遗传和环境因素导致疾病的发生。

　　（1）遗传因素：1 型或 2 型糖尿病均存在明显的遗传异质性。老年人中 2 型糖尿病多见。糖尿病存在家族发病倾向，1/4～1/2 病人有糖尿病家族史。目前发现 400 多个遗传变异与高血糖发生风险有关。遗传因素导致机体存在遗传易感性，但一般也在环境的共同作用下致病。

　　（2）环境因素：年龄增长、现代生活方式、营养过剩、体力活动减少，使具有 2 型糖尿病遗传易感性的个体容易发病。

　　2. 临床表现

　　（1）半数以上病人无症状：老年糖尿病无自觉症状者达 50%～70%。由于老年人肾糖阈值增高，早期可仅表现为餐后血糖升高，而空腹血糖升高不明显。当糖代谢异常加重时，肝葡萄糖生成出现调节障碍，可引起空腹血糖升高。随着病情进展，血糖明显升高，空腹血糖达到 12～13 mmol/L 时，可引起渗透性利尿，出现多饮、多尿等典型症状。

　　（2）典型症状较少见：多数老年糖尿病病人的临床症状不典型，在老年病人中"三多一少"如烦渴多饮、多尿、多食、不明原因体重下降等症状仅占 14% 左右，可能与老年人口渴中枢不敏感，不易出现烦渴、多饮有关。老年人即使有体重下降，也常易被误认为由恶性肿瘤等消耗性疾病引起。

　　老年糖尿病病人并发症和（或）伴发病较多，甚至以并发症或伴发病为首发表现。由于糖尿病和多种恶性肿瘤相关，尤其是 68% 的胰腺癌病人存在血糖升高，伴随糖耐量异常或糖尿病，因此建议对初诊的老年糖尿病病人同时进行肿瘤筛查。

（3）糖尿病慢性并发症：老年糖尿病慢性并发症发生率高，主要包括糖尿病大血管病变、糖尿病肾病变、糖尿病眼病、糖尿病神经病变及糖尿病足等。老年糖尿病病人年龄大、病程长，较非老年病人而言，其慢性并发症的风险更高，病变更重，致残率、致死率也更高。部分病人在诊断糖尿病之前即已经出现糖尿病慢性并发症，因此，主动筛查、早期发现及管理十分重要。

1）糖尿病大血管病变：大血管涉及心脏、脑、下肢等部位的血管病变。①冠心病：长期的血糖不稳定可引起冠心病，调查显示老年糖尿病病人冠心病和心肌梗死患病率分别为82%和36%，明显高于非糖尿病病人的64%和10%，且发生心肌梗死时，往往无疼痛，症状不典型。除此之外，老年糖尿病病人冠状动脉病变重，可发生严重的冠状动脉粥样硬化和管腔狭窄。②脑血管病：糖尿病合并的脑血管病变90%以上是缺血性脑梗死，其次是短暂性脑缺血发作，脑出血少见。近1/3卒中病人的病因与颈动脉重度狭窄和易损斑块有关。③下肢血管病变：外周动脉疾病是糖尿病常见的大血管并发症，在老年病人中多发，下肢动脉闭塞最常见。多数由动脉硬化引起，严重者表现为间歇性跛行及坏疽。

2）糖尿病眼病：糖尿病与多种眼病相关，如糖尿病眼底病变、糖尿病黄斑水肿，可导致病人视力下降甚至失明，致使老年糖尿病病人无法参与社会活动，容易发生意外，同时在家监测血糖和注射胰岛素均会受到影响。老年糖尿病病人诊断时应进行眼底检查，后续可定期每年筛查一次。

3）糖尿病肾病变：是我国慢性肾病的主要原因。一部分1型糖尿病病人病程超过5～10年后出现糖尿病肾病变，2型糖尿病可能在诊断时已经出现肾病变，糖尿病肾病变如不进行控制，最终进展至终末期肾病，严重影响病人生活质量，增加医疗负担。此外，糖尿病肾病变病人的心血管疾病风险也显著增加。

4）糖尿病神经病变：多见于老年人，主要为周围神经病变累及下肢远端，是双侧对称性袜套样感觉缺失和反射消失，下肢疼痛且夜间加重。自主神经病变可表现为腹泻、便秘、排尿障碍、尿潴留、多汗或无汗及直立性低血压等。

5）糖尿病足：是指糖尿病病人因下肢远端神经病变和血管病变导致的足部感染、溃疡，甚至深层组织破坏，是糖尿病严重的慢性并发症之一，严重者可导致截肢和死亡。糖尿病足与多种因素有关，主要因素是外周动脉病变和周围神经病变，此外，还包括外伤、感染、足畸形导致的足部压力过高和关节活动受限等。我国糖尿病病人的足溃疡主要为神经缺血性。老年糖尿病病人由于视力欠佳、行动不便、弯腰困难而难以自查或自我护理双脚，足部问题难以及早发现，是我国糖尿病足的主要人群。

（4）急性并发症：包括低血糖，高血糖危象（即高血糖高渗状态）和糖尿病酮症酸中毒，乳酸酸中毒、感染等。老年糖尿病急性并发症虽然较慢性并发症少见，但是一旦发生，可导致死亡。

1）低血糖：是老年糖尿病常见的急性并发症之一，需要迅速识别、及时诊断并积极治疗。低血糖可导致心律失常、心肌梗死、跌倒，甚至昏迷、死亡等不良事件，反复发生严重低血糖会导致个体认知功能下降甚至痴呆。低血糖发生的危险因素有年龄、糖调节能力减弱、合并多种疾病（如慢性肾病、心血管疾病、肝功能不全等）、多重用药、合并自主神经病变等。老年糖尿病病人认知功能下降也是导致严重低血糖风险增加的重要原因。此外，空腹饮酒、过度限制碳水化合物、进餐不规律、大量运动前未加餐等不良生活习惯是导致低血糖的常见诱因。胰岛素和促泌剂如磺脲类促泌剂、格列奈类促泌剂使用不当是老年糖尿病病人发生低血糖的重要原因，这些降糖药物导致出现低血糖的风险较高，需谨慎选用，使用时应加强血糖监测。

低血糖的典型症状包括出汗、心慌、手抖等交感兴奋症状和脑功能受损症状。但老年糖尿病病人出现低血糖时常不表现为交感兴奋症状，而表现为头晕、视物模糊、意识障碍等脑功能受损症状，夜间低血糖可表现为睡眠质量下降、噩梦等。需要对老年糖尿病病人的不典型低血糖症状高度警惕。老年糖尿病病人由于神经反应性减弱，对低血糖的反应阈值下降，极易出现严重低血糖。无症状性低血糖发生风险较非老年糖尿病病人更高，而存在无症状性低血糖的老年糖尿病病人发生严重低血糖甚至死亡的风险高。反复发生低血糖可能进一步减弱神经反应性，病人甚至在不出现交感兴奋症状的情况下直接昏迷，如夜间发生上述情况，由于难以被发现和得到及时救治，情况极为凶险。

2）高血糖高渗状态：是糖尿病的严重急性并发症之一，临床上以严重高血糖、血浆渗透压升高、脱水和意识障碍为主要表现，通常无明显的酮症和代谢性酸中毒。老年糖尿病病人是高血糖高渗状态的最主要人群。高血糖高渗状态比糖尿病酮症酸中毒的病死率更高，约为酮症酸中毒病死率的 10 倍，需引起高度重视。

感染是高血糖高渗状态的主要诱因，其次是胰岛素等降糖药物的不恰当停用，或病人存在心肌梗死、脑血管事件和创伤等其他伴随疾病。高血糖高渗状态起病隐匿，30%～40% 的病人此前未诊断为糖尿病。临床表现包括高血糖症状、脱水症状及神经系统症状，表现为烦渴、多饮、淡漠、嗜睡，甚至出现幻觉、癫痫样发作、昏迷等表现。由于老年人皮肤弹性较差，脱水表现的识别更加困难。高血糖高渗状态的诊断标准为：血浆葡萄糖水平≥33.3 mmol/L，有效血浆渗透压≥320 mOsm/L，无明显的代谢性酸中毒，无严重酮症。

3）糖尿病酮症酸中毒：尽管老年糖尿病病人中的糖尿病酮症酸中毒并不常见，但一旦出现，老年糖尿病病人较非老年糖尿病病人更可能出现各种并发症、伴发病，导致器官系统功能损害，最终导致不良结局。胰岛素用药依从性差、感染、心房颤动等是老年糖尿病病人糖尿病酮症酸中毒的重要诱因。腹痛、恶心、呕吐是糖尿病酮症酸中毒的常见临床表现，但老年糖尿病病人出现酮症酸中毒时神经系统的表现可能更为突出，而胃肠道表现不明显。诊断要点包括血糖增高，血酮体和（或）尿酮体升高，血 pH 和（或）二氧化碳结合力降低。

值得注意的是，高血糖高渗状态和糖尿病酮症酸中毒并存并不少见。两者的共同特征是胰岛素缺乏和严重的高血糖，临床上，这两种情况仅在脱水程度和代谢性酸中毒的严重程度上有所不同。出现这两类并发症病人的预后和结局取决于年龄、脱水的严重程度、伴发病及治疗是否及时规范。老年糖尿病病人发生这两类并发症的预后和结局通常较非老年糖尿病病人更差。

4）乳酸酸中毒：罕有发生，但死亡率高，极其凶险。当糖尿病病人肾功能不全时，有可能造成双胍类药物在体内蓄积，增加乳酸酸中毒风险。肝肾功能不全的老年糖尿病病人应用双胍类药物时应警惕乳酸酸中毒。

5）感染：由于高血糖对免疫功能的抑制和有利于病原微生物繁殖，老年糖尿病病人对各种病原菌的易感性增加，容易发生肺部、泌尿道、胆管、口腔、皮肤等局部感染，并容易累及全身。

3. 辅助检查

（1）血糖：老年糖尿病诊断标准目前仍采用成年人糖尿病诊断标准。空腹血糖≥7.0 mmol/L 和餐后 2 h 血糖或随机血糖≥11.1 mmol/L 共同作为糖尿病的诊断标准。但许多研究也表明，糖耐量随年龄增长而降低，早期老年糖尿病病人餐后血糖升高较为明显，空腹血糖不如餐后血糖变化明显。由于老年糖尿病无症状或症状不典型者多，提倡凡是有糖尿病危险因素的老年人应定期测定血糖，必要时做糖耐量试验，以早期诊断本病。

（2）糖化血红蛋白（HbA1c）：可反映近 2~3 个月的平均血糖水平，更能反映血糖控制情况。HbA1c 的正常范围是 4~6 mmol/L，但老年人的控制范围需要灵活掌握。诊断标准确立后，首先需要考虑血糖控制在什么水平能减缓糖尿病的发展，降低高血糖所致危害。

（3）糖尿病肾病实验室检查指标：微量白蛋白尿不仅是早期诊断糖尿病肾病的敏感指标，而且与视网膜病变及大血管并发症密切相关。但应注意其结果受老年人肾动脉硬化、高血压肾病等影响。每年测定微量白蛋白排泄率 1~2 次。

近年来，对于老年糖尿病肾病变诊断时筛查尿白蛋白／肌酐比值（urinary albumin to creatinine ratio，UACR）和血肌酐（计算 eGFR），同时采用 UACR 和 eGFR 进行评估，有助于发现早期肾损害。随机尿检测 UACR 是最为简便的筛查方法，UACR > 30 mg/g 即被认为升高，UACR 在正常范围内时有些病人也可能已经出现肾功能损害。老年人 eGFR 可能由于体重低、蛋白质摄入少而导致 eGFR 假性正常化，单独使用 eGFR 对老年人肾功能判断意义有限，需要联合其他指标综合判断。

（4）脂代谢指标：脂代谢异常是糖尿病大血管病变的重要危险因素。糖尿病病人常表现为血清总胆固醇和三酰甘油增高，高密度脂蛋白及其与低密度脂蛋白的比值降低。载脂蛋白及脂蛋白 a 对糖尿病并发冠心病等血管并发症有一定的预测价值。

老年糖尿病合并高脂血症的病人降脂时，低密度脂蛋白可控制在 2.6 mmol/L 以下，如合并大血管病变，低密度脂蛋白应控制在 1.8 mmol/L 以下。对于年龄 ≥80 岁、预期寿命短或健康状态差的病人建议适当放宽低密度脂蛋白胆固醇目标。

（5）胰岛细胞功能：包括胰岛素、C 肽、胰岛细胞抗体（islet cell antibody，ICA）、谷氨酸脱羧酶（glutamic acid decarboxylase，GAD）及其抗体（GAD-Ab）。为了指导和估计预后，在确诊糖尿病后，应对其类型、代谢紊乱程度及并发症做出恰当估计。B 细胞作为胰岛产生胰岛素的唯一细胞，在糖尿病进程中，逐渐产生不可逆性的结构性损伤。

4. 心理社会状况　很多调查显示，老年糖尿病病人的心理变化中，负面情绪较为多见，如对自身疾病的不确定和怀疑心理，担心产生胰岛素依赖，无法做到日常血糖管理。后期随着并发症的出现，伴随担心、焦虑、抑郁、紧张等，也会有内疚、负担感。对糖尿病有较好认知的老年病人往往能有效进行日常疾病管理，心理相对稳定积极。应根据不同个体不同阶段的表现，全面评估老年糖尿病病人的心理状态，以及饮食控制、服药、胰岛素注射和自我监测情况，了解家庭照顾和社区支持的情况，提供个性化心理支持。

5. 治疗与处置　生活方式治疗是老年糖尿病的基础治疗。生活方式不能有效控制血糖者，需要联合口服药物和胰岛素控制血糖。根据老年病人健康状态选择治疗药物，对于健康状态综合评估结果为良好和中等的老年病人可参照老年 2 型糖尿病病人非胰岛素治疗路径，从单药到联合二联三联治疗，当单药治疗 3 个月以上而血糖仍控制不佳时，应联合不同机制的药物进行治疗，但避免联合应用增加低血糖及其他不良反应风险的药物。如可用二甲双胍，或二甲双胍联合二肽基肽酶Ⅳ（DPP-4）和 α- 葡萄糖苷酶抑制剂。经过规范的非胰岛素治疗无法达到血糖控制目标的老年病人应及时启动胰岛素治疗，使用胰岛素治疗方案应加强病人低血糖防治及胰岛素注射方法宣教，尽量减少低血糖的发生。健康状态综合评估结果为差的病人包括临终前状态的病人，应基于重要器官功能、药物治疗反应、低血糖风险等，制订相对宽松的血糖控制目标。通过严格控制血糖减少老年糖尿病病人并发症的获益有限，严格的血糖控制在一定程度

拓展阅读 7-10
老年人血糖控制目标

上会增加低血糖风险，因此，需权衡病人治疗方案的获益风险比，对老年糖尿病病人进行分层管理、施行个体化血糖控制目标尤为重要。

【主要护理诊断／问题】

1. 营养失调：低于机体需要量 与胰岛素抵抗或活性下降所致的三大物质代谢紊乱有关。

2. 知识缺乏：缺乏糖尿病的治疗护理及日常疾病自我管理的知识。

3. 有感染的危险 与三大物质代谢紊乱导致机体抵抗力下降和微循环障碍有关。

4. 潜在并发症：低血糖、高渗性昏迷、酮症酸中毒、乳酸酸中毒、大血管或微血管病变。

5. 焦虑 与限制饮食类型、生活方式和疾病进展有关。

【护理措施】

1. 饮食护理 饮食是糖尿病治疗的基础，应贯穿于糖尿病治疗的全程。首先应对老年糖尿病病人的营养状态进行评估。老年人改变饮食习惯较为困难，可基于固有的饮食习惯做适当调整。应避免过度限制能量摄入，强调合理膳食、均衡营养，警惕老年糖尿病营养不良，定期采用营养风险筛查评分简表、微型营养评价量表等营养不良筛查工具确认病人营养风险，尽早发现并干预，有利于改善病人预后。

2. 运动护理 运动是预防和治疗老年糖尿病的有效方法之一，以规律运动为主的生活方式干预可以改善糖尿病病人的胰岛素抵抗。但老年病人常伴有多种慢性病，存在一些运动禁忌，如骨关节病变使步行能力下降，合并脑血管病变、周围神经病变或严重肌少症的病人易发生跌倒。因此，老年糖尿病病人开始运动治疗前需要根据病史、家族史、体力活动水平及相关的医学检查结果等进行运动风险评价，并通过心肺耐力、身体成分、肌肉力量和肌肉耐力、柔韧性及平衡能力等多项测试对老年病人的运动能力进行评估，为运动治疗方案的制订提供依据。

3. 药物治疗与护理 药物治疗时，应遵医嘱优先选择低血糖风险较低的药物，选择简便、依从性高的药物，降低多重用药风险，同时要权衡获益风险比，避免过度治疗，关注肝肾功能、心脏功能、并发症及伴发病等因素。

（1）双胍类：代表性药物二甲双胍是老年 2 型糖尿病病人的一线降糖药物之一。二甲双胍使用时需要考虑病人的肾小球滤过率。胃肠道反应与体重下降限制了二甲双胍在部分老年病人中的使用，对于老年病人应小剂量起始（500 mg/d），逐渐增加剂量，最大剂量不应超过 2 550 mg/d。使用缓释剂型或肠溶剂型有可能减轻胃肠道反应，且缓释剂型服药次数减少。需定期监测肾功能，如老年病人已出现肾功能不全，应根据肾功能调整二甲双胍剂量。重度感染、外伤及失代偿性心力衰竭、呼吸衰竭等的老年病人禁用二甲双胍。

（2）磺脲类：如格列本脲、格列齐特、格列吡嗪等，降糖疗效明确，但易致低血糖及体重增加，长效磺脲类药物的上述不良反应更常见，老年病人应慎用，短效类药物及药物浓度平稳的缓释、控释剂型可在权衡其获益和风险后选用。

（3）格列奈类：如瑞格列奈、那格列奈等，降糖效果与磺脲类药物相近，体重增加的风险相似，而低血糖风险较低。该类药物需餐前 15 min 内服用，对病人用药依从性要求较高。格列奈类药物主要经肝代谢，可用于肾功能不全的老年病人，无须调整剂量。

（4）α- 糖苷酶抑制剂：如阿卡波糖等通过抑制小肠 α- 糖苷酶活性，延缓碳水化合物的分解、吸收，从而降低餐后血糖。适用于高碳水化合物饮食结构和餐后血糖升高的糖尿病病人。该类药物的常见不良反应包括腹胀、腹泻、排气增多等胃肠道反应，一定程度上影响了其在老年人群中的应用。应小剂量起始，逐渐增加剂量。该类药物单独使用时，低血糖风险较低。

（5）噻唑烷二酮类：如罗格列酮、吡格列酮属于胰岛素增敏剂，通过增加骨骼肌、肝及脂肪组织对胰岛素的敏感性而发挥降糖作用。单独使用时不易诱发低血糖，但与胰岛素或胰岛素促泌剂联用时可增加病人低血糖风险。存在严重胰岛素抵抗的老年糖尿病病人可考虑选用该类药物，但该类药物可能导致病人体重增加、水肿、骨折和心力衰竭的风险增加，有充血性心力衰竭、骨质疏松、跌倒或骨折风险的老年病人应谨慎使用该类药物。

（6）二肽基肽酶Ⅳ（dipeptidyl peptidase Ⅳ，DPP-4）抑制剂：如西格列汀、维格列汀、沙格列汀等，是近年来多个国内指南推荐的老年糖尿病一线降糖药之一。该类药物通过抑制DPP-4 活性、提高内源性胰高糖素样肽 -1 的水平，葡萄糖浓度依赖性地促进内源性胰岛素分泌，抑制胰高血糖素分泌，降低血糖。该类药物单独应用时一般不出现低血糖，对体重无明显影响，胃肠道反应少，较适用于老年病人。

（7）钠 - 葡萄糖协同转运蛋白 -2 抑制剂（sodium-dependent glucose transporters 2 inhibitor，SGLT2i）：如达格列净等，通过抑制近端小管对葡萄糖的重吸收起降糖作用。老年人合并动脉粥样硬化性心血管疾病或高风险因素、肾病或心力衰竭时，可根据个体情况优先选择该类药物。

（8）胰岛素：老年 2 型糖尿病病人在生活方式和非胰岛素药物治疗的基础上，血糖控制仍未达标，可加用胰岛素治疗。起始胰岛素治疗时，可首选基础胰岛素，用药方便、依从性高，适用于多数老年病人。选择基础胰岛素时，应选择血药浓度较平稳的剂型如甘精胰岛素，并在早上注射，以减少低血糖，尤其是夜间低血糖的发生风险。基础胰岛素联合餐时胰岛素（每日 3次）较符合人体生理胰岛素分泌模式，但复杂的给药方案会降低病人长期治疗的依从性，且不适用于健康状态差、预期寿命短的老年糖尿病病人。可选择双胰岛素每日注射 1~2 次，与多次胰岛素注射疗效相当，注射次数少，病人用药依从性较高。

操作视频 7-2
胰岛素注射

在老年糖尿病病人中，胰岛素治疗方案应强调"去强化"。对于已应用胰岛素的老年糖尿病病人，应评估胰岛素治疗是否必须，以及是否可以简化胰岛素治疗方案。高龄、预期寿命短或健康状态差的老年糖尿病病人不建议多针胰岛素治疗。非胰岛素治疗可将血糖控制达标的老年糖尿病病人，应逐步将胰岛素进行减停。必须联用胰岛素才能将血糖控制满意的老年糖尿病病人，应尽量简化胰岛素方案。

4. 心理护理　从健康教育入手，帮助病人认识和正确对待糖尿病，给予心理支持和鼓励，树立其战胜疾病的信心，坚信糖尿病虽不能根治但能控制病情，保持平和的心理状态，接纳疾病，积极主动参与糖尿病治疗，享受健康老年人的生活质量。

【健康教育】

1. 做好个性化指导　老年糖尿病病人有其特殊性，如认知能力下降、共病现象突出，服药种类多，操作能力如测血糖、胰岛素注射等下降，对疾病认知情况不一，因此评估很重要，要进行充分有效的评估，根据不同情况采用个性化治疗和护理方案。

2. 提高老年糖尿病病人的自我管理能力　作为一个需要长期管理的慢性病，教会病人做好日常疾病的自我管理非常重要，病人可利用多个软件管理平台，做好血糖监测、并发症和危险因素预防，提高用药依从性，保证生活质量。如有医院开展医护多学科共同照护门诊，实施个案管理等帮助提高病人自我管理能力。医护人员可学习先进的糖尿病病人管理方法，促进对老年糖尿病病人的管理质量。

三、老年骨质疏松症病人的护理

情境导入

张大爷，89岁，打喷嚏、咳嗽后突然出现腰痛，活动时加重。5年前体检发现骨量减少，弯腰起立后感觉腰痛，持续半年余，其间出现过第1腰椎压缩性骨折。

检查：腰椎 $L_1 \sim L_4$ 的骨密度为 -2.2，腰椎 MRI 提示 L_1 和 L_3 压缩性骨折，胸腰椎骨质疏松。

请思考：

1. 结合本案例，思考如何评估老年骨质疏松症的危险因素？

2. 该病人主要存在哪些护理诊断 / 问题？如何护理？

3. 如何预防老年骨质疏松症？

骨质疏松症（osteoporosis，OP）是一种以骨量减少、骨组织微结构损坏，导致骨脆性增加、易发生骨折为特征的全身性骨病。该疾病是一种与增龄相关的骨骼疾病，随着年龄增长，发病率增高，在老龄化日益严重的背景下，骨质疏松症已经成为危害老年人健康的重大慢性病。

中国 60 岁及以上的老年人骨质疏松症患病率为 36%，其中男性为 23%，女性为 49%，已成为我国的重要公共卫生问题。骨质疏松症最严重的后果是骨质疏松性骨折。根据流行病学调查，2010 年，我国骨质疏松性骨折病人达 233 万例，其中髋部骨折 36 万例，椎体骨折 111 万例，其他骨质疏松性骨折 86 万例，为此医疗支出 649 亿元。据预测，至 2050 年，我国骨质疏松性骨折患病人数将达 599 万例，相应的医疗支出高达 1 745 亿元。

骨质疏松症分为原发性骨质疏松症和继发性骨质疏松症两大类。其中，原发性骨质疏松症占大多数，包括绝经后骨质疏松症（Ⅰ型）、老年骨质疏松症（Ⅱ型）和特发性骨质疏松症。继发性骨质疏松症指由任何影响骨代谢疾病和（或）药物及其他明确病因导致的骨质疏松症。

【护理评估】

1. **病因** 老年骨质疏松症的发病因素是多方面的，增龄造成的器官功能减退是主要因素。对个体进行骨质疏松风险评估，筛查高危人群，早期发现并治疗骨质疏松症病人以预防骨质疏松性骨折发生，可为疾病早期防治提供有益帮助。老年骨质疏松症发生主要原因如下。

（1）骨重建失衡：骨吸收 / 骨形成值升高，导致进行性骨丢失。

（2）性激素异常：女性雌激素缺乏使免疫系统持续低度活化，炎性反应介质过多释放，诱导细胞因子表达刺激破骨细胞，并抑制成骨细胞，造成骨量减少。

（3）维生素 D 缺乏和营养不足：老年人由于日照过少、皮肤维生素 D 合成不足，肾 1α- 羟化酶活性降低，钙摄入不足及肠钙吸收降低等因素，常见维生素 D 缺乏及慢性负钙平衡，导致继发性甲状旁腺功能亢进症。

（4）活动减少和制动：年龄相关的肾上腺源性雄激素减少，生长激素 – 胰岛素样生长因子轴功能下降、肌少症和体力活动减少造成骨骼负荷减少，也会使骨吸收增加。

（5）氧化应激及糖基化增加：由增龄和生活方式相关疾病导致，使骨基质中的胶原分子发生非酶促交联，导致骨强度降低。

2. **临床表现**

（1）疼痛：是骨质疏松症最常见的症状，主要以腰背痛多见，占疼痛病人的 70% ~ 80%，一般骨量丢失 12% 以上就会出现骨痛。疼痛主要是源自脊柱向两侧扩散，仰卧位或者坐立位会使疼痛减轻，在直立位、久立久坐时疼痛会加剧，弯腰、咳嗽、大便用力时也会加重。

（2）身长缩短、驼背：老年骨质疏松症病人会伴随身长缩短，驼背。脊椎椎体前部几乎多为松质骨组成，而且此部位是身体的支柱，负重大，压缩变形，使脊椎前倾，背屈加剧，形成驼背，随着年龄增长，骨质疏松加重，驼背屈度加大，致使膝关节挛拘显著。老年人骨质疏松时椎体压缩，会导致身长平均缩短 3 ~ 6 cm。

（3）骨折：是老年骨质疏松症最常见和最严重的并发症，它会限制病人活动，增加病人的痛苦。骨质疏松症所致骨折在老年前期以桡骨远端骨折多见，老年期以后腰椎和股骨上端骨折多见。一般骨量丢失 20% 以上时即容易发生骨折。

3. 辅助检查

（1）X 线检查：是骨质疏松症常用的检查手段，可表现骨皮质变薄，哈弗斯管扩大，骨小梁间隙增宽，横行骨小梁消失，骨结构模糊均匀。不过通常 X 线要在骨密度下降 30% 以上才有较明显改变，因此 X 线早期识别骨质疏松症不敏感，但 X 线可早期发现临床症状不典型的椎体骨折，并可以与其他骨病进行鉴别。

（2）骨密度测定：骨密度是指单位体积（体积密度）或者是单位面积（面积密度）所含的骨量。我国已将骨密度检测项目纳入 40 岁及以上常规体检内容。对于 65 岁及以上女性和 70 岁及以上男性建议行骨密度测定。骨密度及骨测量方法较多，不同方法在骨质疏松症的诊断、疗效监测及骨折危险性评估中的作用有所不同。目前骨质疏松症的诊断主要基于双能 X 射线吸收法（DXA）测量骨密度。对于绝经后女性、50 岁及以上男性，参照 WHO 推荐的诊断标准，基于 DXA 测量结果，骨密度低于同性别、同种族健康成人的骨峰值不足 1 个标准差属正常（T 值≥-1.0 SD）；降低 1 ~ 2.5 个标准差为骨量低下或骨量减少（-2.5 SD < T 值 < -1.0 SD）；降低程度≥2.5 个标准差为骨质疏松症（T 值≤-2.5 SD）；降低程度符合骨质疏松症诊断标准，同时伴有一处或多处骨折为严重骨质疏松症。骨密度通常用 T 值表示，T 值 =（实测值 - 同种族同性别正常青年人峰值骨密度）/ 同种族同性别正常青年人峰值骨密度的标准差。

（3）生化检查：检测血液、尿液中骨重建所释放的骨形成和骨吸收标志物可了解骨转换状态，进而判断骨重建的变化。临床上常用的血骨代谢检查指标有：① 25 羟维生素 D：可以促进钙的吸收及骨质钙化，体内 25 羟维生素 D 在 50 ~ 70 ng/mL 最佳；②甲状旁腺激素（PTH）：可增强破骨细胞的数量及活性，促进肾小管及肠道对钙的吸收，升高血钙；③血清 I 型胶原羧基端肽（β-CTx）：是骨重建过程中 I 型胶原被降解后释放入血的片段，反映骨吸收的程度。

4. 心理社会状况　老年骨质疏松症病人可能会因疾病带来的疼痛、驼背或骨折而感到焦虑或自我形象紊乱。了解病人是否因行动不便而影响社交活动导致抑郁。了解病人家庭能否提供支持，是否重视老年人的日常保健，能否为老年人提供生活上的帮助。

5. 治疗与处置　包括基础治疗和药物治疗。基础治疗包括补充钙剂和维生素 D，以及调节生活方式。抗骨质疏松药物有钙制剂和钙调节剂，如降钙素、雌激素、雄激素，以及二膦酸盐类。老年人药物使用原则基本同成年人，但要注意老年人由于多病共存、多重用药等情况，对于药物敏感性更强，容易出现不良反应，需要全面评估，权衡利弊，并注意个体化、安全性监测、合适疗程等原则。对口服不能耐受或有禁忌、依从性欠佳及高骨折风险者可考虑使用注射制剂（如二膦酸盐类药物帕米膦酸钠或钙稳态药特立帕肽等）。老年肾功能异常的病人，应慎用二膦酸盐类药物或酌情减少药物剂量。

【主要护理诊断 / 问题】

1. 慢性疼痛　与骨质疏松症、骨折及肌肉疲劳痉挛等因素有关。

2. 躯体活动障碍　与骨折、骨痛或肌痉挛等所致活动受限有关。

3. 自我形象紊乱　与骨质疏松症所引起的驼背、身长缩短、身体残疾等有关。

4. 潜在并发症：骨折　与骨质疏松症有关。

【护理措施】

1. 饮食护理　鼓励病人多摄入富含钙和维生素 D 的食物，如牛奶、乳制品、豆类、海带、紫菜、香菇等。

对于钙剂，50 岁及以上人群每日钙推荐摄入量为 1 000 ~ 1 200 mg，尽可能通过饮食摄入充足的钙，饮食中钙摄入不足时，可给予钙剂补充。我国老年人平均每日从饮食中获钙约 400 mg，故平均每日应补充的元素钙量为 600 mg。

拓展阅读 7-11
与骨营养有关的每日营养素

对于维生素 D，建议摄入量为 600 U（15 μg）/d；维生素 D 用于骨质疏松症防治时，剂量可为 800 ~ 1 200 U/d。对于日光暴露不足和老年人等维生素 D 缺乏的高危人群，可检测血清 25 羟维生素 D［25（OH）D］水平，以了解病人维生素 D 的营养状态，指导维生素 D 的补充。

2. 活动护理　运动可增强活动能力、增加肌肉强度、提高应急能力和协调性、改善平衡力，减少跌倒发生率。骨质疏松症病人应选择适合自己的运动进行活动，能运动的老年人可每天规律运动；如因为疼痛限制活动的老年人，可指导其维持关节功能位，进行关节的活动练习，辅以等长等张收缩，维持肌肉张力；骨折后按骨折部位要求进行适当活动。

3. 安全护理　骨质疏松症老年人更容易发生跌倒，跌倒会导致骨折，而骨折是骨质疏松症的主要并发症，其致死率、致残率很高。在老年人群预防跌倒十分重要。首先需要判断老年人是否存在引起跌倒的危险因素，尽可能去除这些危险因素。

4. 疼痛护理　疼痛明显的病人可卧床休息，休息可使腰部软组织和脊柱肌群得到松弛，明显减轻由腰背部肌肉紧张及椎体压缩性骨折引起的疼痛。另外可使用音乐疗法、放松疗法等心理方法减少病人的疼痛感，严重者可使用镇痛药、肌松药等。

5. 用药护理　常用治疗骨质疏松症的药物：①钙制剂：如葡萄糖酸钙、碳酸钙等，尽量不要与绿叶蔬菜一起服用，否则会影响钙的吸收；服药后多饮水以防止泌尿系统结石的形成。②钙调节剂：如维生素 D、降钙素和雌激素等，服用维生素 D 时要监测血清钙和肌酐的变化；降钙素服用期间要注意观察有无低血钙及甲状腺功能亢进的症状；使用雌激素的老年女性病人，需于绝经早期开始用（< 60 岁或绝经 10 年之内），收益大，风险小，对于年龄较大者获益较低。使用时应严密监测子宫内膜的变化，注意阴道出血情况，定期进行乳房检查。③二膦酸盐：如帕米膦酸钠等，应晨起空腹用 200 ~ 300 mL 清水送服，并至少在半小时内禁食或饮水，服药后避免平卧，以减少消化道的不良反应；静脉注射者要注意监测血钙、磷和骨吸收生化标志物，并应注意血栓性疾病的发生。

【健康教育】

1. 做好人群的科普宣传和筛查工作，引导大众重视骨质疏松症的预防。通过适合的教育方式告诉病人及家属骨质疏松症发生的高危因素、临床表现，以及检查与治疗护理的注意事项。

2. 建立良好的生活方式，戒烟、限酒、减少碳酸饮料及咖啡的摄入。对于自理老年人，鼓励坚持户外活动，多晒太阳，足够的阳光照射可促使皮肤下的胆固醇转变为维生素 D，维生素 D 可增加肠道对钙的吸收，促进成骨细胞功能，因此有助于合成体内所需的维生素 D。

3. 定期筛查检查，尽早发现骨量减少和骨质疏松症，以便早期防治。

四、老年甲状腺功能异常病人的护理

情境导入

李大妈，76 岁。主因"心悸、胸闷、气短半月余"入院。15 天前，病人无明显诱因出现心悸、胸闷、气短，伴出汗、乏力，无胸痛。于门诊查心电图示窦性心律，左心室高电压，偶发房性期前收缩。心脏超声示左心室舒张功能降低，既往高血压病史 5 年，血压最高达 200/90 mmHg，诊断为高血压、冠心病。单硝酸异山梨酯、倍他乐克口服无好转。后查甲状腺功能示游离 T_3（FT_3）20.6 pmol/L，游离 T_4（FT_4）81.9 pmol/L，促甲状腺激素 TSH 1.2 mU/L。诊断为甲状腺功能亢进症。

查体：BP 130/70 mmHg，神清，语利，无突眼征，甲状腺无肿大。双肺呼吸音清。心率 87 次 / 分，心律不齐。肝脾未触及。双下肢无水肿。

请思考：

1. 此老年甲亢病人的发病有何特点？

2. 该病人主要存在哪些护理诊断 / 问题？

3. 如何针对老年甲亢病人的特点制订护理计划？

甲状腺疾病是常见的老年疾病之一，老年人甲状腺疾病总体患病率为 50.96%，高于总体人群，亚临床甲状腺功能减退症在老年人中最常见，患病率近 20%。老年人在增龄过程中，下丘脑 - 垂体 - 甲状腺轴会发生生理性变化，甲状腺疾病的症状与衰老的一些表现，以及共病或与老年综合征的一些症状容易混淆，增加了老年人甲状腺疾病诊断与治疗的复杂性。

老年人甲状腺疾病患病率高、症状隐匿、危害较大，建议老年人入住养老院、住院、常规健康体检时筛查甲状腺功能减退症，尤其是老年女性，筛查指标首选血清 TSH。

（一）老年甲状腺功能亢进症病人的护理

甲状腺功能亢进症（hyperthyroidism）简称甲亢，是指多种原因引起甲状腺激素分泌过多，使甲状腺功能增高的一组病症。典型表现是低热、心慌、乏力、多食易饥、烦躁易怒、消瘦、容易出汗。

临床甲亢是指血清促甲状腺激素（TSH）降低或检测不到，游离 T_3（FT_3）和（或）FT_4 水平高于正常。除此之外，还有亚临床甲亢，仅血清 TSH 水平低于正常范围下限甚至测不出，而血清 FT_4、TT_3 和（或）FT_3 处于正常范围。

老年人甲亢的常见病因是 Graves 病、毒性多结节性甲状腺肿及高功能腺瘤。碘充足地区老年人甲亢的病因主要是 Graves 病，碘缺乏地区老年人甲亢主要是毒性多结节性甲状腺肿。过量碘引起的甲亢在老年人中常见，老年人使用含碘造影剂引起碘致甲亢的风险增大。

【护理评估】

1. 病因　甲亢病因较多，临床上 80% 以上的甲亢是 Graves 病引起的，Graves 病是甲状腺自身免疫病，机体淋巴细胞可产生刺激甲状腺的免疫球蛋白即促甲状腺激素受体抗体。

Graves 病的病因目前并不清楚，可能与发热、睡眠不足、精神压力大等因素有关。Graves 病常合并其他自身免疫病。

2. 临床表现　老年人患有甲亢时，起病较为隐匿，缺乏典型的高代谢症候群。多数首发症状为心血管相关症状，如心悸、心房颤动、收缩压增高、脉压增宽、心力衰竭及心绞痛等。住院老年甲亢病人中 30% ~ 60% 伴有心房颤动，心房颤动易导致脑栓塞。老年甲亢病人也容易发生心力衰竭，有心房颤动、高血压病史、缺血性心脏病或有冠心病危险因素的老年病人更易发展为充血性心力衰竭。

老年 Graves 病甲状腺肿大的程度一般低于年轻病人，老年毒性多结节性甲状腺肿的病人可有巨大甲状腺肿或胸骨后甲状腺肿，出现呼吸困难等压迫症状。

甲亢危象是甲亢症状急骤加重和恶化的危险症状，多发生于未治疗或治疗不充分的甲亢病人，常见诱因有感染、手术、创伤、精神刺激等。老年病人常缺乏高热、大汗、心率增加等典型高代谢症状，更多地表现为淡漠型危象，可表现为极度虚弱和情绪冷漠；体温升高不明显；可发生充血性心力衰竭、肝衰竭、脑梗死、急性腹痛、癫痫、卒中乃至昏迷及休克。对于多器官受累、病情危重的老年病人，若有甲状腺激素水平升高，建议进行甲亢危象评估。

老年人以淡漠型甲亢较为常见，表现为明显消瘦、心悸、腹泻、厌食，严重时神志淡漠、嗜睡甚至神志错乱。

亚临床甲亢的病人自觉症状不明显或不典型，无自觉症状或者仅表现为非特异性症状，如乏力、失眠、心悸、体重减轻、食欲减退等，易被误诊为神经衰弱或老年衰弱；可能有甲状腺肿大，需注意是否存在甲状腺结节或 Graves 眼病等。

3. 辅助检查

（1）甲状腺激素和 TSH：临床甲亢病人血清 FT_4 和（或）FT_3 升高，血清 TSH 低于正常值下限。轻度甲亢病人血清 TT_4 和 FT_4 正常，只有血清 T_3 升高，血清 TSH 降低或检测不到，称为 T_3 型甲亢。

亚临床甲亢病人血清 TSH 水平低于正常范围下限甚至测不出，而血清 FT_4、TT_3 和（或）FT_3 处于正常范围。

（2）抗体：促甲状腺激素受体抗体（TRAb）是鉴别甲亢病因、诊断 Graves 病的重要指标之一。60% ~ 90% 新诊断的 Graves 病病人 TRAb 呈阳性。TRAb 对预测抗甲状腺药物治疗停药后甲亢的复发有一定意义。

（3）甲状腺核素检查：甲亢时 ^{131}I 摄取率增强且高峰提前。目前甲状腺 ^{131}I 摄取率不用于甲亢的诊断，主要用于甲状腺毒症的鉴别诊断和甲状腺 ^{131}I 治疗剂量的评估。

^{123}I 或 ^{99m}Tc 甲状腺核素扫描时，Graves 病病人甲状腺放射性核素弥漫性增加；毒性多结节性甲状腺肿病人呈不对称和不规则核素摄取增加；甲状腺高功能腺瘤呈局部核素摄取增加，剩余甲状腺组织摄取受抑制。

（4）甲状腺超声：Graves 病病人的甲状腺超声下动脉血流峰值速度增快，毒性多结节性甲状腺肿和高功能腺瘤病人甲状腺可见多发或者孤立的结节。

4. 心理社会状况　甲亢的老年病人可能出现情绪不稳定、易激惹，兴奋症状不突出时也可能表现为抑郁、淡漠，可了解病人对日常生活的处理能力及家庭人际关系是否和谐。了解家属对疾病的知晓情况，能够提供的支持程度等。

5. 治疗与处置　甲亢治疗方法有 3 种，即抗甲状腺药物、放射性碘治疗和手术治疗。老年甲亢病人应特别注意迅速控制甲亢，避免复发。对于病情较轻且无心脏并发症的老年 Graves 病甲亢病人，首选抗甲状腺药物治疗，常用的药物有甲巯咪唑（MMI）和丙硫氧嘧啶（PTU）。治疗疗程为 12 ~ 18 个月，防止出现粒细胞缺乏症和肝功能损害。治疗过程中，注意观察识别和及时处理甲亢危象问题。

亚临床甲亢的治疗与上述临床甲亢相似，可根据分层进行个体化治疗。年龄≥65 岁的轻度 Graves 病亚临床甲亢病人应首选抗甲状腺药物治疗，放射性碘治疗仅考虑用于抗甲状腺药物不耐受、病情复发或合并心脏疾病者。老年亚临床甲亢可进展为临床甲亢，也可稳定于亚临床甲亢或转为正常甲状腺功能状态。进展为临床甲亢的风险与血清 TSH 抑制程度及持续时间、病因、年龄和碘营养状况等因素有关。

拓展阅读 7-12
合并 Graves 眼病的处理

【主要护理诊断 / 问题】

1. 营养失调：低于机体需要量　与甲状腺激素水平升高导致的基础代谢率增高、蛋白质分解加速有关。

2. 个人应对无效　与甲亢所致精神神经系统兴奋性增高、性格和情绪改变有关。

3. 潜在并发症：甲亢危象。

【护理措施】

1. 病情监测　密切观察生命体征和意识状态。若原有症状加重，出现严重乏力、烦躁、发热、多汗、心悸、心率 120 次 / 分以上，伴食欲下降、恶心、腹泻等，应警惕发生甲亢危象。昏迷者加强皮肤、口腔护理，定时翻身，以预防压力性损伤、误吸性肺炎的发生。

2. 饮食护理　由于甲亢高代谢的特点，病人宜进食高糖、高蛋白质、丰富维生素的饮食，提供足够热量和营养以补充消耗。每日供给热量 12.6 ~ 14.6 kJ（3 000 ~ 3 500 cal）。鼓励病人多饮水，每日饮水 2 000 ~ 3 000 mL，老年人由于口渴中枢不敏感，更应该有意识地多补水，有心脏疾病者除外，以防水肿和心力衰竭。蛋白质每日 1 ~ 2 g/kg 体重，膳食中可以适当增加奶类、蛋类、瘦肉类等优质蛋白以纠正体内的负氮平衡。忌食生冷、辛辣食物；忌食含碘多的食物，如海带、紫菜等海产品；慎用卷心菜、花椰菜、甘蓝等可致甲状腺肿的食物；少喝浓茶、咖啡，不喝酒、不吸烟。

3. 心理护理　关心病人，耐心对待病人，有意识地观察病人的情绪问题，与病人共同探讨控制情绪的方法，指导和帮助病人处理突发事件。解除病人思想顾虑，使其积极配合治疗。告诉病人减少外源性刺激，营造良好舒适的自然环境和心理环境，休息运动结合。

4. 用药护理　常用的抗甲状腺药物有甲巯咪唑、卡马西平或丙硫氧嘧啶等，主要通过抑制甲状腺激素的合成和免疫球蛋白发挥作用，由于老年病人记性差，服药疗程时间较长，应告知家属协助老年人按时按量服药，不可自行减量或停服。定期随访和检查，特别注意有无粒细胞缺乏症、严重的肝损害及药疹等不良反应。

5. 放射性碘治疗护理　进行放射性碘治疗时，避免剂量过大导致永久性甲状腺功能减退。还可引起甲状腺炎和腮腺炎，伴随口腔和咽喉部的干燥和刺激，可用凉水或冰块含漱，或用盐水苏打水漱口。

6. 手术治疗及护理　充分做好术前准备工作，术后密切观察以防止并发症。

术前尽可能控制甲亢症状和心脏的问题。遵医嘱服用抗甲状腺药物，减少甲状腺激素的分泌；渐进增加使用碘剂以减少甲状腺的大小和血流，减少手术风险。指导病人有效咳嗽、深呼吸、颈部过伸体位等。准备好氧气、负压吸引装置、气管切开包等术后急救所需物品等。

术后取半卧位，给予心电监护，严密观察生命体征、神志等病情变化。术后 24 h 内密切评估有无出血和气管压迫症状，如呼吸困难、颈部肿胀、窒息、伤口敷料渗血等，做好抢救准备。还应评估有无口周麻木、肌肉抽搐、说话困难、声音嘶哑、喝水呛咳等，高度警惕其他并发症。做好伤口换药、引流管的观察和护理。

【健康教育】

1. 向病人及其家属介绍老年人患有甲亢时的临床表现，强调足疗程服药的重要性，让病人了解药物副作用，做好血常规和肝功能监测。

2. 告诉病人自我监测治疗有效的指征，即每日清晨卧床时自测脉搏，定期测量体重。如出现症状加重，及时就医。

3. 定期复诊，每隔 1~2 个月门诊随访做甲状腺功能测定。

（二）老年人甲状腺功能减退症病人的护理

甲状腺功能减退症（hypothyroidism）简称甲减，是由于甲状腺激素合成和分泌减少或组织作用减弱导致的全身代谢减低综合征，主要分为临床甲减和亚临床甲减。甲减的患病率与 TSH 诊断切点值、年龄、性别、种族等因素有关。

老年人以原发性甲减最多见，其次有自身免疫性甲状腺炎，以及 ^{131}I 治疗、甲状腺手术后引起的甲减，有些药物如抗甲状腺药物过量使用、胺碘酮及细胞因子和针对免疫系统的肿瘤靶向药物等也可引起甲减。

【护理评估】

1. **病因** 甲状腺功能减退症可由甲状腺、垂体、下丘脑的功能异常引起。老年人甲减最常见的是由于甲状腺本身的损害如自身免疫性甲状腺炎（又称桥本甲状腺炎）发展而来。其次因甲亢进行甲状腺手术或放射性核素治疗而引起甲减，偶尔见于甲状腺放射性治疗后、急性甲状腺炎等。除甲状腺本身疾病外，少数可因垂体或下丘脑病变引起甲状腺激素合成分泌障碍而发生甲减。

2. **临床表现** 老年人甲减起病隐匿、进展缓慢，临床表现如畏寒、乏力、少汗、手足肿胀感、嗜睡或失眠、沮丧、记忆力减退、行走失衡、体重增加、便秘或关节肌肉疼痛，与老年衰弱和老年认知、心理功能障碍相似，注意鉴别。

甲减会导致心包积液，增加心血管疾病的患病风险，并与心力衰竭的发生和进展显著相关。甲减会导致或加重睡眠呼吸暂停低通气综合征、贫血、肾功能不全，使胸闷、气短、水肿加重。严重甲减导致的黏液性水肿昏迷是一种危及生命的重症，常见于老年病人，通常由并发疾病所诱发，临床表现为嗜睡、精神异常、木僵甚至昏迷、皮肤苍白、低体温、心动过缓、呼吸衰竭和心力衰竭等，预后差，病死率高。

亚临床甲减多无症状或仅有非特异性症状，与衰老症状或老年人精神症状不易区分。

3. **辅助检查** 血清 TSH 和 FT_4 是诊断甲减的主要指标，甲减的病人血清 TSH 增高，同时 FT_4 降低。由于 T_3 主要来源于外周组织 T_4 的转换，所以不作为诊断甲减的必备指标。血清 TSH 升高，且 T_4 在正常参考范围时，可考虑为亚临床甲减。

4. **心理社会状况** 甲减的老年病人可出现动作缓慢、疲劳乏力、生活懒散、精神萎靡、行动被动，记忆力减退，对他人依赖性增强，对日常生活的管理自信心不足。多数病人会伴有抑郁，严重者可有精神失常。

5. **治疗与处置** 治疗目的是缓解症状，避免进展成黏液性水肿昏迷。TSH 控制目标要根据年龄、心脏疾病及危险因素、骨质疏松及骨折风险等老年综合评估（CGA）结果个体化制订。

左甲状腺素（L–T_4）为甲减的主要替代治疗药物，起始剂量低于成年人，为 0.5~1.0 μg/（kg·d）；患缺血性心脏病的老年病人起始剂量宜更小，调整剂量更慢，防止诱发心绞痛或加重心肌缺血，起始剂量减至 12.5~25 μg/d，最终维持剂量一般低于成年人。

【主要护理诊断/问题】

1. 体温过低　与甲状腺素水平低下导致的代谢率降低有关。

2. 便秘　与代谢率降低及体力活动减少导致肠蠕动减少有关。

3. 社交障碍　与甲减导致情绪低落、精神萎靡有关。

4. 潜在并发症：黏液性水肿昏迷。

【护理措施】

1. 病情观察　观察生命体征、精神、神志、语言、体重、动作、胃肠道症状等。

2. 饮食护理　给予高蛋白质、高维生素、低钠、低脂肪饮食，注意补充富含粗纤维的食物及足够的水分。

3. 用药护理　甲状腺制剂从小剂量开始，逐渐增加，每天早晨服药1次即可，首选早饭前1 h。下述药物和食物因影响甲状腺素体内吸收代谢过程，服用间隔应在2~4 h及以上。食物如豆浆、浓咖啡、牛奶、海带等，药物如质子泵抑制剂类、消胆胺、铁剂、钙剂、苯妥英钠、利福平、胺碘酮等。

4. 心理护理　鼓励病人表达内心想法，引导病人提高自信心，帮助他们了解日常自我管理的注意事项，积极参与治疗，树立战胜疾病的信心，解除病人顾虑。

5. 对症护理　如保暖、促进排便、保护皮肤等。

（1）保暖：病人常有畏寒、体温低的表现，适当采取保暖措施，如增加衣服、调节室温等。

（2）保持大便通畅：对顽固性便秘的病人可给予缓泻剂，必要时给开塞露或行生理盐水低压灌肠以通便。

（3）加强对病人的皮肤护理：甲减病人皮肤会出现干燥、脱屑等表现，定时温水擦洗，并涂润滑剂，防止皮肤干裂及感染。

6. 黏液性水肿昏迷的护理　保持呼吸道通畅，吸氧，备好气管插管或气管切开设备。建立静脉通道，遵医嘱给予急救药物。对黏液性水肿昏迷的病人防止压力性损伤的发生。

【健康教育】

1. 疾病知识指导　向病人和家属介绍甲状腺功能减退症的有关知识，使他们对本病有一个正确的认识。告知病人病因，如地方性缺碘者可采用碘盐来改善，药物引起者可调整剂量或停药。冬季尽量保暖，减少出入公共场所。

2. 治疗指导　对需要终身替代者，向其解释服药的重要性和必要性，不可随意停药或更换剂量，否则易引起心肌缺血、心肌梗死或心力衰竭。治疗初期，每4~6周测定甲状腺功能相关指标，并根据结果调整药物剂量，治疗达标后每6~12个月复查1次甲状腺功能，防止治疗过度和不足。

（肖树芹）

第六节　老年人神经系统的老化特点与常见疾病的护理

随着年龄的增加，老年人神经系统的结构和功能都发生了相应的变化，致使老年人易患神经系统疾病。护理人员需要掌握老年人神经系统的老化特点，熟悉老年期常见神经系统疾病的表现特点与护理要求，从而更好地为老年人提供护理。

一、老年人神经系统的老化特点

（一）神经元及神经递质

神经元是神经系统最基本的结构和功能单位，包括细胞体和突起两部分，突起有树突和轴突两种。老年人神经元数量逐渐减少、体积缩小。树突结构也出现变化，既有树突长度缩短也有树突分支减少，在大脑皮质中与年龄相关的树突丢失尤为显著。部分神经元出现脱髓鞘改变，导致神经冲动传导速度减慢。脂褐素颗粒、神经斑块和神经原纤维缠结也在神经元内沉积。突触是神经元之间在功能上发生联系的部位，也是神经元之间信息传递的重要结构，正常老化过程中突触会随年龄增长而减少。老年人神经递质显著减少，主要包括多巴胺、5-羟色胺、乙酰胆碱和γ-氨基丁酸。神经递质在突触前体的合成减少，在突触后体释放减少，同时合成和降解神经递质的酶也减少。

（二）中枢神经系统

随着老年人神经元的丢失，脑的重量逐渐减轻，体积逐渐减小，表现为大脑萎缩。相较于脑灰质，老年人脑白质体积缩小要明显得多，额叶前部脑白质的萎缩尤为显著，而执行功能似乎特别容易受到年龄相关脑白质改变的损害。同时脑萎缩可引起蛛网膜下腔增大，脑室扩大，脑沟增宽，脑回变窄。

海马体是颞叶的一部分，在学习和记忆中起着重要作用。老化相关的大脑结构变化、神经元突触丧失、微血管破坏、葡萄糖代谢障碍和神经胶质细胞的增生会影响大脑学习和记忆新信息的能力。由于下丘脑-垂体-肾上腺轴的分泌模式改变，大脑海马区会发生额外的改变。具体体现在外显记忆（如延迟回忆）、快速学习新知识能力、记忆存储和记忆提取能力的改变。

（三）周围神经系统

周围神经系统的神经元随年龄增长而减少，髓鞘的丢失导致神经冲动传导速度减慢，神经反射减弱甚至消失，如老年人足部的振动觉普遍受损，跟腱反射难以引出，但股四头肌腱反射存在。脑神经中的嗅神经受衰老影响较大，导致老年人出现嗅觉减退，进而影响老年人的食欲。自主神经中的交感神经和副交感神经也受到影响，老年人血压调节能力减弱，容易发生直立性低血压，体温调节能力下降，应对温度变化的能力减弱。

二、老年脑卒中病人的护理

情境导入

王奶奶，74岁，主因"突发右侧肢体无力1日"入院。病人入院前1日凌晨4点无明显诱因出现右侧肢体无力，有踩地不实感，伴头晕，言语不清，目前走路不稳。头颅CT及MRI检查示左侧大脑中动脉闭塞，左侧侧脑室旁急性梗死。查体伸舌偏右，言语不利，发音不清，左侧上下肢肌力5级，右侧上下肢肌力1级。右侧巴宾斯基征阳性。病人既往有高血压、糖尿病病史，予规律服药，控制情况一般。

请思考：

1. 该病人主要存在哪些护理诊断/问题？

2. 请针对该老年病人存在的护理诊断/问题制订护理计划。

脑血管疾病（cerebrovascular disease，CVD）是脑血管病变导致脑功能障碍的一类疾病的总称。脑卒中（stroke）为脑血管疾病的主要临床类型，以突然发病、迅速出现局限性或弥散性脑功能缺损为共同临床特征，为一组器质性脑损伤导致的脑血管疾病。

全球疾病负担研究（global burden of disease study，GBD）数据显示，卒中是我国成人致死、致残的首位病因，卒中现患人数高居世界首位。2019 年"脑卒中高危人群筛查和干预项目"数据显示，我国 40 岁及以上人群的卒中人口标化患病率为 2.58%，2019 年我国 40 岁及以上人群现患和曾患卒中人数约为 1 704 万。同时，脑卒中具有高病死率和高复发率的特点。2018 年，中国脑血管病死亡率为 149.49/10 万，占我国居民总死亡率的 22.3%，我国每 5 位死亡者中就有 1 人死于脑卒中。根据中国脑血管病大数据平台登记数据，国家卫生健康委员会百万减残工程专家委员会 2017—2018 年组织了一项专项调查，对来自 30 个省份、222 家卒中基地医院的 304 935 例首发卒中病人进行调查随访，结果显示，发病 1 年内，卒中病人复发率为 5.48%。随着我国人口老龄化的日益加剧，中国已成为卒中终身风险最高和疾病负担最重的国家。

脑卒中包括缺血性脑卒中和出血性脑卒中。缺血性脑卒中包括短暂性脑缺血发作（transient ischemic attack，TIA）和脑梗死（cerebral infarction）。出血性脑卒中包括脑出血（intracerebral hemorrhage，ICH）和蛛网膜下腔出血（subarachnoid hemorrhage，SAH）。其中最主要的类型为脑梗死和脑出血。本节将重点介绍老年脑梗死及脑出血病人的护理。

脑梗死是指各种脑血管病变所致脑部血液供应障碍，导致局部脑组织缺血、缺氧性坏死，而迅速出现相应神经功能缺损的一类临床综合征。脑梗死是脑卒中最常见的类型，占 70%～80%。脑出血是指非外伤性脑实质内出血，发病率为每年（60～80）/10 万，在我国占全部脑卒中的 20%～30%。虽然脑出血发病率低于脑梗死，但其致死率却高于后者，急性期病死率为 30%～40%。

【护理评估】

1. 病因

（1）脑梗死

1）大动脉粥样硬化型脑梗死的根本原因是动脉粥样硬化。动脉粥样硬化随着年龄增长而加重，高龄、高血压、高脂血症、糖尿病、吸烟等是其重要的危险因素。

2）心源性脑栓塞的首要病因是心房颤动，近 1/6 的脑卒中由心房颤动导致。

3）小动脉闭塞型脑梗死的主要病因是小动脉硬化，小动脉硬化为年龄相关或血管危险因素相关的小血管病。高龄、高血压、糖尿病、吸烟和家族史是本病发病的主要危险因素。

（2）脑出血：最常见病因是高血压合并细小动脉硬化，其他病因包括动-静脉血管畸形、脑淀粉样血管病变、血液病（如白血病、再生障碍性贫血、血小板减少性紫癜、血友病、红细胞增多症和镰状细胞病等）、抗凝或溶栓治疗等。

2. 临床表现

（1）老年脑卒中的特点：①老年脑卒中病人因肢体瘫痪，心肺耐力低，易疲劳，肌力差，易跌倒，卧床时间长，致使他们残疾程度更重或者残疾发病率高。②认知障碍发生率较高。

③危险因素（高血脂、高血压、体重大、糖尿病等）更多，心血管疾病发病率随增龄而增加。④合并症多。

（2）常见临床表现

1）脑梗死：①动脉粥样硬化型脑梗死，多见于中老年，是脑梗死最常见的类型。常在安静或睡眠中发病，部分病例有 TIA 前驱症状如肢体麻木、无力等，局灶性体征多在发病后 10 h 或 1～2 日达到高峰，临床表现取决于梗死灶的大小和部位，以及侧支循环和血管变异。不同动脉阻塞表现各异，其中大脑中动脉闭塞最为常见，可出现典型三偏症状，即病灶对侧偏瘫（包括中枢性面舌瘫和肢体瘫痪）、偏身感觉障碍及偏盲，伴双眼向病灶侧凝视，优势半球受累出现失语，非优势半球受累出现体像障碍，并可能出现意识障碍，大面积脑梗死继发严重脑水肿时，可导致脑疝，甚至死亡。②典型心源性脑栓塞，多在活动中急骤发病，无前驱症状，局灶性神经功能缺损体征在数秒至数分钟即达到高峰。临床神经功能缺损和脑实质影像学表现与大动脉粥样硬化型脑梗死基本相同，但可能同时出现多个血管支配区的脑损害。不同部位血管栓塞会造成相应的血管闭塞综合征。③小动脉闭塞型脑梗死，又称为腔隙性脑梗死，首次发病的平均年龄约为 65 岁，随着年龄增长发病逐渐增多。半数以上的病例有高血压病史，突然或逐渐起病，出现偏瘫或偏身感觉障碍等局灶症状。通常症状较轻、体征单一、预后较好，一般无头痛、颅内压增高和意识障碍等表现。

2）脑出血：寒冷季节发病率较高，病人多有高血压病史。多在情绪激动或活动中突然发病，发病后病情常于数分钟至数小时内达到高峰。少数也可在安静状态下发病。前驱症状一般不明显。病人发病后多有血压明显升高。由于颅内压升高，常有头痛、呕吐和不同程度的意识障碍，如嗜睡或昏迷等。局限性定位表现取决于出血量和出血部位。基底核区出血较常见，其中壳核出血占 50%～60%，常表现为病灶对侧偏瘫、偏身感觉缺失和同向性偏盲，还可出现双眼球向病灶对侧同向凝视不能，优势半球受累可有失语。

（3）体征：脑卒中的典型体征包括：①身体一侧或双侧，上肢、下肢或面部出现无力、麻木或瘫痪；②单眼或双眼突发视物模糊，或视力下降或视物成双；③言语表达困难或理解困难；④头晕目眩、失去平衡，或任何意外摔倒，或步态不稳；⑤头痛（通常是严重且突然发作）或头痛的方式改变。

（4）并发症：老年人易出现各种并发症，如脑水肿和颅内压增高，脑梗死后出血性转化，癫痫，卒中相关性肺炎，排尿障碍与尿路感染，深静脉血栓形成和肺栓塞，皮肤压力性损伤，营养不良，卒中后情感障碍等。其中卒中相关性肺炎是脑卒中病人死亡的主要原因，15%～25% 卒中病人死于细菌性肺炎。

拓展阅读 7-13 "中风 120"

因此，对老年脑卒中病人的评估应包括：①一般病史评估：对病人的一般情况进行评估，包括主诉、现病史、既往史、过敏史、心理状况、疾病认知、家庭支持、生命体征等。②专科评估：了解病人有无脑卒中高危因素，包括有无颈动脉狭窄、高血压、糖尿病、高脂血症、TIA 病史，脑血管病家族史，有无长期高盐高脂饮食，烟酒嗜好，缺乏体育锻炼等。对病人的意识、瞳孔、吞咽功能、语言功能、四肢肌力、日常生活活动能力等进行评估。

3. 辅助检查

（1）头颅 CT：可准确识别绝大多数颅内出血，是疑似脑卒中病人首选的影像学检查方法。多数脑梗死病例发病 24 h 后头颅 CT 逐渐显示低密度梗死灶。脑出血病灶多呈圆形或卵圆形均匀高密度区，边界清楚，脑室大量积血时多呈高密度铸型，脑室扩大。

（2）头颅 MRI：在识别急性小梗死灶和颅后窝梗死方面优于头颅 CT。对检出脑干和小脑的出血灶和监测脑出血的演进过程优于 CT 扫描，对急性脑出血诊断不及 CT。

（3）血管病变检查：包括经颅多普勒（TCD）、磁共振血管成像（MRA）、CT 血管成像（CTA）和数字减影血管造影（DSA）等。CTA 和 MRA 可以发现血管狭窄、闭塞及其他血管病变，为卒中的血管内治疗提供依据。其中 DSA 是脑血管病变检查的"金标准"。

（4）心电图检查：可作为确定心肌梗死、心房颤动和其他心律失常的依据。阵发性心房颤动有时可能需要长时程连续动态心电图监测才能发现。

（5）血液检查：包括血常规、凝血功能、血脂、血糖等血生化指标及糖化血红蛋白、同型半胱氨酸等，这些检查有利于发现脑梗死的危险因素。

（6）脑脊液检查：脑出血病人一般无须进行腰椎穿刺检查，以免诱发脑疝形成，如需排除颅内感染和蛛网膜下腔出血，需谨慎进行。

4. 心理社会状况　老年脑卒中病人及家属在疾病初期，由于病情危重产生忧虑甚至恐惧的情绪，随着疾病进展，因肢体功能障碍、语言障碍、吞咽障碍等对疾病转归产生悲观预期，加之脑卒中病人的自理能力缺陷及留置的各类管道增加了家庭照护的难度及负担，使得老年病人及家属易产生焦虑、抑郁的情绪。

5. 治疗与处置

（1）老年脑梗死：脑梗死治疗遵循超早期、个体化和整体化原则。对有指征的病人，应力争尽早实施再灌注治疗。综合采取病因治疗、对症治疗、支持治疗和康复治疗，针对高危因素开展预防干预。

急性期采取针对性治疗，包括静脉溶栓、血管内介入治疗、抗血小板治疗，对合并高凝状态、有形成深静脉血栓风险的高危病人及合并心房颤动的病人进行抗凝治疗，对病人进行脑保护治疗及纠正低灌注的扩容治疗。一般性治疗包括氧疗、呼吸支持、心电监护、体温、血压、血糖的监测及管理，早期营养支持。对有原发病的病人针对性治疗原发病有利于脑栓塞病情的控制。有心律失常者，应予以纠正。还应对急性期合并症，包括脑水肿和颅内压增高、梗死后出血、癫痫、感染、上消化道出血、深静脉血栓、吞咽困难等采取对症治疗。在病情稳定的情况下可尽早开始康复治疗。卧床者病情允许时注意良肢位摆放。应重视运动、语言和心理等多方面的康复训练。综合各种康复手段如物理治疗、作业治疗、语言训练、认知训练、吞咽功能训练、针灸等，强化日常生活训练，促进病人早日回归家庭和社会。

（2）老年脑出血：脑出血的治疗原则为安静卧床、脱水降颅压、调整血压、防治继续出血、加强护理防治并发症，以挽救生命，降低死亡率、残疾率和减少复发。

内科治疗一般处理包括卧床休息，保持呼吸道通畅，吸氧，保持肢体功能位，注意水电解质平衡、预防吸入性肺炎和早期积极控制感染。明显头痛、过度烦躁不安者，可酌情适当给予镇静止痛剂，便秘者可选用缓泻剂，积极控制脑水肿，降低颅内压。调控血压时应考虑病人的年龄、有无高血压史、有无颅内高压、出血原因及发病时间等因素。降血压不能过快，要加强监测，防止因血压下降过快引起脑低灌注。止血治疗通常应用于并发消化道出血或有凝血障碍时。亚低温治疗是脑出血的一种辅助治疗，可减轻脑水肿，减少自由基形成，促进神经功能恢复，改善病人预后。只要病人的生命体征平稳、病情不再进展，宜尽早进行康复治疗。

严重脑出血危及病人生命时内科治疗通常无效，外科治疗则有可能挽救生命。主要手术方法包括：去骨瓣减压术、小骨窗开颅血肿清除术、钻孔血肿抽吸术和脑室穿刺引流术等。目前对于外科手术适应证、方法和时机的选择尚无一致性意见，主要应根据出血部位、病因、出血量及病人年龄、意识状态、全身状况决定。

【主要护理诊断/问题】

护理诊断/问题要根据老年脑卒中病人的特殊临床表现而制订。

1. 意识障碍 与脑出血或大面积脑梗死导致的脑水肿有关。

2. 清理呼吸道无效 与意识障碍有关。

3. 躯体活动障碍 与运动中枢损害致肢体瘫痪有关。

4. 吞咽障碍 与意识障碍,吞咽皮质、皮质延髓束或延髓吞咽中枢损伤有关。

5. 语言沟通障碍 与意识障碍有关。

6. 焦虑/抑郁 与瘫痪、失语及担心疾病预后有关。

7. 潜在并发症:脑疝、卒中相关性肺炎、皮肤压力性损伤、泌尿系统感染、消化道出血等。

【护理措施】

1. 病情监测 密切监测脑卒中病人的意识、瞳孔、生命体征、肌力、出入量、电解质及引流液的颜色、性状、量等。如病人出现剧烈头痛、喷射性呕吐、烦躁不安、血压升高、脉搏减慢、意识障碍进行性加重、双侧瞳孔不等大、对光反射消失、呼吸不规则等颅内压升高表现,立即汇报医生配合抢救。

2. 一般护理

(1)体位:病人取平卧位,床头抬高30°~45°,脑出血病人一般应卧床休息2~4周。

(2)吸氧与通气:必要时可给予吸氧,以维持氧饱和度>94%。无低氧血症的脑卒中病人无须常规吸氧。保持气道通畅,按需吸痰,必要时行气管插管或气管切开。

(3)体温管理:对体温>38℃的病人应给予退热措施。对中枢性发热病人,应以物理降温为主,必要时予以人工亚冬眠治疗。

(4)血压管理:急性脑梗死血压的调控应遵循个体化、慎重、适度原则。准备溶栓者,血压应控制在收缩压<180 mmHg、舒张压<100 mmHg。发病最初24 h内降压一般不应超过原有血压水平的15%。若病情稳定,维持血压≥140/90 mmHg。脑出血降低血压应首先以脱水降颅压治疗为基础。但如果血压过高,需要根据病人的年龄、有无高血压病史、有无颅内压高、出血原因及发病时间等因素来调控血压,当收缩压>200 mmHg或平均动脉压>150 mmHg时,要用持续静脉降压药物积极降低血压,降压目标则为160/90 mmHg。脑出血恢复期应积极控制高血压,尽量将血压控制在正常范围内。

(5)血糖管理:脑卒中急性期高血糖较常见,血糖超过10 mmol/L时应给予胰岛素治疗,血糖可控制在7.7~10 mmol/L之间。

3. 用药护理

(1)脑梗死病人使用溶栓、抗凝、抗血小板聚集类药物,要密切观察药效,监测凝血时间和凝血酶原时间,有无黑便、牙龈出血、皮肤瘀点瘀斑、消化道出血等症状,观察生命体征,注意是否出现原有症状和体征加重,或出现头痛、血压升高、脉搏缓慢、恶心呕吐等颅内出血的症状。

(2)脑水肿病人使用降颅压药,如甘露醇、甘油果糖、呋塞米等,需选择中心静脉给药,避免药物外渗,遵医嘱给药。使用过程中记录24 h出入量,监测尿常规、血生化和肾功能。

4. 康复护理 老年病人脑卒中后残疾程度更重或者残疾发生率高,康复周期较长,预后较差,康复训练应遵循个体化、循序渐进、持之以恒的原则。

(1)运动障碍:在不影响病人生命体征的前提下,应随时注意保护患肢,以良肢位摆放为主,对抗痉挛,避免上肢屈曲,下肢过度伸展,痉挛期肢体置于抗痉挛体位,1~2 h变换一次。

老年病人生命体征平稳，疾病不再进展后48 h，根据病人年龄、病情、体能等选择合适的方式，指导病人由上到下，由健侧到患侧肢体，由近及远，有顺序地进行肢体的内收、伸展、主动、抗阻训练。恢复期可在康复师指导下进行床上活动、坐起、坐位训练，逐步到站立及站立平衡、迈步训练。

拓展阅读7-14
良肢位摆放

（2）语言障碍：鼓励病人采取任何方式向医护人员或家属表达自己的需求，可借助符号、绘画、图片、表情、手势、交流板。与病人交流时，减少外界干扰，保持病人注意力，向病人提问时使用简单问题，让病人可以回答是否，或用点头、摇头表示，与病人说话速度慢，给予足够的时间反应，听力障碍的病人可以利用实物图片法进行交流。

（3）吞咽障碍：是卒中相关性肺炎的主要危险因素，吞咽障碍病人误吸发生率超过40%。老年病人入院后，吞咽功能筛查无问题方可经口进食，未通过筛查病人需由专业人员（康复治疗师或专科护士）进一步进行吞咽功能评估（包括临床床旁评估和仪器评估），以明确有无吞咽障碍及其程度、类型。随后通过饮食改进、代偿性方法、吞咽功能训练、调整进食途径等方法保证病人营养摄入。饮食改进通常是指改变食物的形态、质地、黏度，以减少误吸、增加吞咽效率的方法，如将固体食物改成泥状或布丁状半固体，在稀液体内加入增稠剂以增加黏度。代偿性方法是指头或身体姿势的调整（转头、低头、交互吞咽等方法），减少误吸和增加食物摄入量。无法经口进食的病人需调整进食途径，包括经鼻胃/肠管、经皮胃/肠造瘘管及静脉营养。

5. 并发症的预防及护理

（1）卒中相关性肺炎：存在意识障碍、吞咽障碍的病人务必做好口腔护理，管饲进食时及进食结束后30 min保持床头抬高30°，进食后30 min内避免吸痰，预防误吸的发生。

（2）泌尿系统感染：尽可能避免留置导尿，留置尿管病人尽早拔管，可使用集尿器、尿不湿等产品保持会阴部清洁干燥。

（3）下肢深静脉血栓：指导卧床病人进行被动、主动踝泵运动，早期下床，多饮水，使用下肢间歇气动压力装置，遵医嘱使用抗凝药物预防下肢深静脉血栓。

（4）皮肤压力性损伤：入院时对病人进行皮肤压力性损伤风险评估，根据风险评分采取定时翻身、敷料保护、卧气垫床、保持床单位清洁、搬运中减少拖拽、营养支持等方式预防压力性损伤的发生，发生压力性损伤病人根据伤口分级做好伤口护理及记录。

（5）营养障碍：老年脑卒中病人入院24 h内使用营养风险筛查工具对病人进行营养筛查，如营养风险筛查工具2002（nutritional risk screening tool 2002，NRS 2002）被欧洲肠外肠内营养学会（European Society for Parenteral and Enteral Nutrition，ESPEN）推荐作为非急诊住院病人的筛查工具，应用广泛。对存在营养风险的病人应由营养师进一步评估，并选择合适的喂养途径、肠内营养制剂予以干预。对存在胃肠功能的病人应在保障安全的情况下，尽早（入院24 h内）给予肠内营养。

（6）上消化道出血：高龄和重症脑卒中病人急性期容易发生应激性溃疡，建议常规应用静脉抗溃疡药；对已发生消化道出血的病人，可进行冰盐水洗胃、局部应用止血药（如口服或鼻饲云南白药、凝血酶等）；出血量多引起休克者，必要时进行血浆、红细胞等成分输血，以及进行胃镜下止血或手术止血。

6. 心理护理　老年脑卒中病人神经功能恢复缓慢，日常生活需要依赖他人照顾，可使病人产生焦虑、抑郁等心理问题，应关心、尊重病人，鼓励其表达自己的感受，多与病人和家属沟通，耐心解答病人和家属提出的问题，鼓励病人配合治疗护理康复。当病人出现卒中相关情绪障碍时，遵医嘱及时给予药物治疗。

【健康教育】

1. 对病人及家属尽早开展健康教育，强调全程教育，包括入院时、住院期间、出院时指导和出院后延续督导。采取多种形式，针对病人及家属开展个体化健康教育，以促进病人自我管理能力的提高。

2. 告知病人及家属脑卒中的病因及危险因素、早期症状、就诊时机、治疗及预后、药物使用方法及副作用。心房颤动老年人需长期预防性使用抗凝或抗血小板聚集药物。对卒中高危风险人群，指导病人合理膳食，进食低盐低脂高蛋白质饮食，戒烟戒酒，遵医嘱用药，监测血压、血糖、血脂，定期复查。选择适宜的锻炼方式，坚持锻炼。

拓展阅读 7-15
脑卒中风险评估

3. 鼓励老年人从事力所能及的活动，日常生活不过度依赖他人，指导家属帮助病人树立信心，避免依赖心理，增强自我照顾能力。

4. 部分老年人因病情无法拔除鼻胃管、导尿管等管道，需戴管出院。告知病人及家属管道护理的方法及可提供专业管道护理服务的机构，如综合医院门诊、社区医院门诊、互联网＋护理服务等。

三、老年帕金森病病人的护理

情境导入

罗爷爷，70岁，主因"行动迟缓6年"收入院。病人6年前开始出现行动迟缓，左侧肢体明显，不自主地四肢抖动，静止时明显，紧张时加重，诊断为"帕金森病"，现规律口服"森福罗2片tid，美多芭0.5片tid，息宁0.5片bid"治疗，病程中，病人动作迟缓逐渐加重，生活自理能力渐受损。查体慌张步态，面具脸，四肢肌张力增高、齿轮样强直。

请思考：

1. 该病人主要存在哪些护理诊断／问题？

2. 请针对该老年病人存在的护理诊断／问题制订护理计划。

帕金森病（Parkinson disease，PD）是一种常见于中老年的神经系统变性疾病，临床上以静止性震颤、运动迟缓、肌强直和姿势平衡障碍为主要特征。流行病学调查显示，我国65岁及以上人群患病率为1.7%，2030年我国帕金森病患病人数将达500万人，几乎占到全球帕金森人患病人数的一半。随着疾病的进展，帕金森病的运动和非运动症状会逐渐加重，不仅损害了病人的日常生活活动能力，也带来了巨大的社会和医疗负担。

【护理评估】

1. 病因 帕金森病的主要病理改变为黑质多巴胺能神经元变性死亡，但为何会引起黑质多巴胺能神经元变性死亡尚未完全明晰，目前认为是多种因素交互作用的结果。病因：①环境因素。某些杀虫剂和除草剂可导致多巴胺能神经元变性、丢失，有学者认为这可能是帕金森病的病因之一。②遗传因素。基因易感性如细胞色素 $P_{45}O_2D_6$ 基因等可能是帕金森病发病的易感因素之一。约10%的病人有家族史，老年帕金森病病人多为散发性。③神经系统老化是帕金森病的促发因素。随着年龄增长，黑质多巴胺能神经元呈退行性变，多巴胺能神经元渐进性减少。

2. 临床表现

（1）症状：发病多见于60岁以后。男性略多于女性。隐匿起病，缓慢进展。临床症状包括运动症状及非运动症状。其中非运动症状对老年病人的生活质量影响更大。

1）运动症状（motor symptom）：常始于一侧上肢，逐渐累及同侧下肢，再波及对侧上肢及下肢。

A. 静止性震颤（static tremor）：常为首发症状，多始于一侧上肢远端，静止位时出现或明显，随意运动时减轻或停止，紧张或激动时加剧，入睡后消失。典型表现是拇指与示指呈搓丸样（pill rolling）动作。

B. 肌强直（muscle rigidity）：被动运动关节时阻力增高，且呈一致性，类似弯曲软铅管的感觉，故称铅管样强直（lead-pipe rigidity）；在有静止性震颤的病人中可感到在均匀的阻力中出现断续停顿，如同转动齿轮，称为齿轮样强直（cogwheel rigidity）。

C. 运动迟缓（bradykinesia）：随意运动减少，动作缓慢、笨拙。早期以手指精细动作如解或扣纽扣、系鞋带等动作缓慢，逐渐发展成全面性随意运动减少、迟钝，晚期因合并肌张力增高，导致起床、翻身均有困难。

D. 姿势步态障碍（postural instability）：在疾病早期，表现为走路时患侧上肢摆臂幅度减小或消失，下肢拖曳。随病情进展，步伐逐渐变小变慢，启动、转弯时步态障碍尤为明显，自坐位、卧位起立时困难。有时行走中全身僵住，不能动弹，称为冻结（freezing）现象。

2）非运动症状（non-motor symptom）：也是十分常见和重要的临床症状，可以早于或伴随运动症状而发生。

A. 感觉障碍：疾病早期即可出现嗅觉减退（hyposmia）。中、晚期常有肢体麻木、疼痛。

B. 自主神经功能障碍：临床常见，如便秘、多汗、脂溢性皮炎、大疱性类天疱疮、酒渣鼻等。吞咽活动减少可导致流涎。疾病后期也可出现性功能减退、排尿障碍、直立性低血压、体温调节障碍、睡眠障碍、吞咽障碍。

C. 精神和认知障碍：近半数病人伴有抑郁，并常伴有焦虑。15%～30% 的病人在疾病晚期发生认知障碍乃至痴呆，以及幻觉，其中视幻觉多见。

（2）体征：典型体征包括静止性震颤、肌强直、动作缓慢、姿势步态障碍、肌张力增高、流涎、面具脸等。

（3）并发症：老年帕金森病人的运动并发症更加严重，日常生活活动能力明显降低，出现步态平衡障碍，冻结步态，容易发生跌倒和坠床。随着疾病进展，老年病人卧床时间逐渐延长，吞咽障碍、肺部感染、泌尿系统感染、便秘、体温调节障碍、直立性低血压、睡眠障碍、认知及精神障碍都是常见的并发症。

因此，对帕金森病的评估应包括：①一般病史评估：对病人的一般情况进行评估，包括主诉、现病史、既往史、过敏史、心理状况、疾病认知、家庭支持等。②专科评估：评估病人躯体运动功能、平衡功能、步态情况、非运动症状，包括抑郁、便秘、体温调节、睡眠障碍、认知情况、吞咽障碍等。并对病人的日常生活活动能力等进行评估。

3. 辅助检查

（1）嗅棒及经颅超声嗅觉测试：可发现早期病人的嗅觉减退。经颅超声（transcranial sonography，TCS）通过耳前的听骨窗探测黑质回声，可以发现绝大多数 PD 病人的黑质回声异常增强。

（2）影像学检查：如 CT、MRI 检查无特征性改变，分子影像 PET 或 SPECT 检查在疾病早期甚至亚临床期即能显示异常，有较高的诊断价值。

4. 心理社会状况　老年帕金森病人早期即可伴有抑郁症状，加之动作迟缓、流涎、语言断续等原因，从而回避与人沟通，随着疾病进展，病人自理能力逐渐下降，会出现无助、恐惧甚至绝望的情绪。

5. 治疗与处置 帕金森病的治疗遵循综合治疗、多学科协作、全程管理的原则。针对病人的运动及非运动症状，依靠包括医疗、护理、康复、营养、心理等在内的多学科团队，协作开展包括药物治疗、手术治疗、运动疗法、心理干预、照料护理等在内的综合干预。由于目前的治疗手段不能阻止疾病发展，更无法治愈疾病，应对老年病人进行长期管理。

（1）药物治疗：老年病人常伴智能减退，首选复方左旋多巴，必要时可加用多巴胺受体激动剂（DR 激动剂）、B 型单胺氧化酶抑制剂（MAO–B 抑制剂）或儿茶酚 –O– 甲基转移酶抑制剂（COMT 抑制剂）。苯海索尽可能不用，尤其老年男性病人，因有较多副作用，除非有严重震颤，并明显影响病人的日常生活活动能力。

（2）外科手术治疗：手术仅能改善症状，而不能根治疾病。老年帕金森病人手术治疗疗效有限，较少采用。外科手术分为三类：消融（破坏）、深部脑刺激（deep brain stimulus，DBS）、移植。消融和 DBS 的工作原理是通过减少多巴胺消耗而产生的神经活动。神经组织移植仍处于试验阶段。老年病人较少使用手术干预。

（3）其他治疗：中药、针灸和康复（运动）治疗作为辅助手段对改善症状也可起到一定作用。对病人进行语言、进食、走路及各种日常生活训练和指导，日常生活帮助如设在房间和卫生间的扶手、防滑橡胶桌垫、大把手餐具等，可提高生活质量。

【主要护理诊断 / 问题】

1. 躯体活动障碍 与多巴胺能神经元变性减少导致的静止性震颤、肌强直、步态平衡异常等有关。

2. 焦虑 / 抑郁 与疾病、外貌改变、自理能力下降有关。

3. 营养失调：低于机体需要量 与吞咽障碍、进食量减少有关。

4. 便秘 与自主神经功能障碍相关。

5. 体温调节障碍 与自主神经功能障碍相关。

6. 潜在并发症：跌倒、肺部感染、直立性低血压、皮肤病变。

【护理措施】

1. 一般护理

（1）安全护理：上肢震颤未能控制及日常活动动作笨拙的病人，避免拿热水，避免烫伤。为端碗持筷困难的病人准备有大把手、不易打碎的餐具。对有幻觉、抑郁的病人要安排专人陪护。平衡障碍的病人要预防跌倒和坠床。

（2）皮肤护理：长期卧床病人卧气垫床、协助病人定时翻身，保持皮肤清洁干燥，必要时使用敷料保护皮肤受压部位。多汗、脂溢性皮炎、大疱性类天疱疮、酒渣鼻是老年帕金森病人常见的皮肤病变。多汗病人注意保持皮肤干燥，及时更换衣物。脂溢性皮炎病人注意使用温水清洁皮肤，使用不含皂基的皮肤清洁产品，穿棉质衣物。护理大疱性类天疱疮的病人，动作要轻柔，保持水疱完整，水疱过大时予以抽吸并保留疱皮，必要时予以敷料覆盖保护，并遵医嘱使用外用药物。

（3）自主神经功能障碍的护理：对于便秘的老年病人，增加饮水量和高纤维素含量的食物对大部分病人行之有效，停用抗胆碱药，必要时应用通便药。有排尿障碍的病人需减少晚餐后的摄水量，也可试用奥昔布宁、莨菪碱等外周抗胆碱药。直立性低血压病人应适当增加盐和水的摄入量，睡眠时抬高头位，穿弹力袜，不宜快速改变体位。有体温调节障碍的病人，保持环境温度的稳定，监测病人体温，中枢性发热以物理降温为主。

（4）吞咽障碍及营养管理：参考本节老年脑卒中病人的护理中"吞咽障碍"的护理内容。

（5）沟通：对于言语不清、构音障碍的老年人，应耐心倾听他们的倾诉，不随意打断他们说话，指导老年人及家属采取手势、画板等方式提高沟通效果。

2. 用药护理　告知病人长期终身服药，服药从小剂量开始，逐步增加剂量至维持用药，过程中要观察药物疗效，包括病人震颤、肌强直及运动功能，语言功能改善情况，病人的起坐速度，步行姿态，讲话音调，流利程度，写字，扣扣子、系鞋带等动作。

（1）复方左旋多巴：是治疗本病最基本、最有效的药物，对强直、少动、震颤等均有良好疗效。常用药物为美多芭。常见不良反应有周围性和中枢性两类，前者主要为恶心、呕吐、低血压，后者有症状波动、异动症和精神症状等。

（2）多巴胺受体激动剂：这类长半衰期制剂能避免对纹状体突触后膜多巴胺受体产生"脉冲"样刺激，可以减少或推迟运动并发症的发生。副作用与复方左旋多巴相似，不同之处是症状波动和异动症发生率低，而直立性低血压和精神症状发生率较高。常用药物为吡贝地尔、罗匹尼罗、普拉克索。

（3）B型单胺氧化酶抑制剂（MAO-B抑制剂）：能阻止脑内多巴胺降解，增加多巴胺浓度。与复方左旋多巴合用可增强疗效，改善症状波动，单用有轻度的症状改善作用。目前国内有司来吉兰和雷沙吉兰。

（4）儿茶酚-O-甲基转移酶抑制剂（COMT抑制剂）：通过抑制左旋多巴在外周的代谢，使血浆左旋多巴浓度保持稳定，并能增加其进脑量。常用药物为恩他卡朋、托卡朋。不良反应有腹泻、头痛、多汗、口干、转氨酶升高、腹痛、尿色变黄等。

（5）抗胆碱药：常用药物为苯海索。主要适用于震颤明显的年轻病人，老年病人慎用。主要不良反应有口干、视物模糊、便秘、排尿困难，影响认知，严重者有幻觉、妄想。

3. 运动护理　老年帕金森病人运动锻炼的目的在于防止和推迟关节强直和肢体挛缩，有助于维持身体的灵活，增加肺活量，防止便秘。疾病早期鼓励病人维持和增加业余爱好，鼓励病人积极参加家务活动和社交活动，坚持运动，如散步、太极拳、体操，保持身体各关节的活动强度和最大活动范围。疾病中期病人已出现某些功能障碍，可以有目的地进行锻炼，减缓功能的衰退，如病人起坐困难时，应针对性地进行起坐训练；起步困难时，可以在病人脚前放置一个小障碍作为视觉提示帮助起步，或者跟着音乐节拍进行听觉提示；步态异常时，指导病人走路时保持注意力，步行时两脚保持一定距离，双臂摆动，增加平衡，转身时以弧形线形式前移，尽可能不原地转身。护士及家人协助病人行走时，不要强行拉拽病人前行。疾病晚期，病人卧床不起，帮助病人取舒适卧位，定时翻身，被动活动病人关节，按摩肌肉。

4. 心理护理　老年帕金森病人焦虑紧张的情绪会加重症状，护理人员应提供心理支持，尽量减少病人情绪上的不安，鼓励病人表达并倾听他们的心理感受，给予正确的信息和指导，帮助病人适应自己的状态。鼓励病人保持兴趣与爱好，多与他人交往，指导家属关心病人，少指责，为病人创造良好的家庭氛围，提供情感支持，减轻他们的心理压力。

【健康教育】

1. 鼓励病人维持和培养兴趣爱好，坚持适当的运动和体育锻炼，做力所能及的家务劳动，可以延缓身体功能障碍的发展；坚持运动，如散步、打太极，保持关节活动的最大范围；加强日常生活动作训练，进食、洗漱、穿脱衣服等尽可能自理，卧床病人协助被动活动关节和肢体按摩，预防关节僵硬和肢体痉挛。

2. 部分老年人由于吞咽功能障碍需长期留置鼻胃管、胃造瘘管，由于尿潴留排尿困难需长期留置尿管，病人出院前指导病人及家属管道护理的方法、介绍可提供专业管道护理服务的机构，如综合医院门诊、社区医院门诊、互联网+护理服务等。

（陈　鹏）

第七节　老年人泌尿生殖系统的老化特点与常见疾病的护理

随着年龄的增长，老年人泌尿生殖系统的结构和功能都发生了相应的变化，致使老年人易患泌尿生殖系统疾病。护理人员需要掌握老年人泌尿生殖系统的老化特点，熟悉老年期常见泌尿生殖系统疾病的表现特点与护理要求，以便为老年人提供及时有效的护理。

一、老年人泌尿生殖系统的老化特点

泌尿生殖系统包括肾、输尿管、膀胱、尿道、男性前列腺，以及女性子宫、卵巢和阴道，随着年龄增长，无论是形态结构还是功能都会发生变化，并且老化逐渐加重。因此，老年人泌尿生殖系统常易发生功能障碍。

（一）泌尿生殖系统形态结构的改变

1. 肾　在正常的衰老过程中，肾的体积会随着肾小球和肾小管功能的丧失而下降，血流量也会减少。40 岁后，肾会逐渐萎缩，重量减轻，成年人的肾重量为 250～270 g，70～90 岁时只有原来的 1/3～1/2。主要的结构变化为肾实质减少、肾小球硬化、肾小球毛细血管的滤过面积显著减少、肾间质纤维化、肾小管和肾血管萎缩和狭窄等。

2. 输尿管　老年人输尿管平滑肌层变薄，支配肌肉活动的神经细胞减少；输尿管收缩力降低，从而使尿液流入膀胱的速度减慢，且容易反流，使肾盂肾炎的发生率增高。

3. 膀胱　膀胱肌肉萎缩、肌层变薄、纤维组织增生，使膀胱括约肌收缩无力，膀胱的容量减少（由正常成人的 300～500 mL 减少到 250～300 mL）；膀胱肌肉的收缩力下降，使膀胱既不能充满，也不能排空，因此，老年人容易发生慢性尿潴留、尿外溢、尿频和夜尿增多等；老年女性因盆底肌松弛，易发生压力性尿失禁和子宫脱垂。

4. 尿道　老化使尿道肌肉萎缩、纤维化、变硬，括约肌松弛，尿道黏膜出现皱褶或尿道狭窄等，易发生尿液流出速度减慢、排尿无力或排尿困难。老年女性因尿道腺体分泌黏液减少，抗菌能力减弱，泌尿系统感染的发生率增大；老年男性因前列腺增生，容易发生排尿不畅，甚至排尿困难。

5. 男性前列腺　从 45 岁开始退化，位于移行区及尿道周围的腺体增生，外周区被压迫而萎缩，形成"外科薄膜"。50 岁后腺体又开始增长，出现前列腺增生；随着年龄增长，男性阴茎、睾丸进行性萎缩，精曲小管纤维化加重，精子产生的数量减少；睾丸间质细胞数量减少，睾酮的分泌减少，导致性功能下降。

6. 女性生殖器官　女性进入绝经期后，子宫黏膜变薄，子宫体逐渐缩小，子宫体与子宫颈比例发生改变，子宫韧带变松弛，易发生子宫脱垂；卵巢呈逐渐萎缩趋势；阴道萎缩致阴道黏

膜变薄、干燥，分泌物减少，阴道 pH 由酸性逐渐变为碱性，局部抵抗力下降，易发生萎缩性阴道炎。

（二）泌尿生殖系统功能的改变

1. 肾小球的滤过功能　由于老年人肾小球滤过膜的通透性降低、滤过面积缩小、有效滤过压下降及肾血流量减少，导致老年人肾小球的滤过功能逐渐减退。

2. 肾小管功能　老年人肾小管基膜增厚、肾小管长度缩短、远端小管 / 集合管有憩室或囊肿形成，并随年龄增长而增多，因此老年人肾小管的功能随年龄增长而减退，主要表现为尿浓缩和稀释功能降低。

3. 肾内分泌功能　肾可以产生和分泌肾素、血管紧张素、促红细胞生成素、1,25- 二羟胆钙化醇及前列腺素、激肽释放酶等多种激素及生物活性物质。老年人的血浆肾素水平、血管紧张素 II 水平低于青年人，随着年龄增长，肾将 25-OH-D_3 转变为 1,25-（OH）$_2D_3$ 的能力明显减退，诱发肾性骨营养不良。

4. 女性生殖器官功能　卵巢的功能主要是产生卵子和分泌激素。女性进入老年期，卵巢功能逐渐衰退，排卵逐渐停止，激素分泌减少，雌激素水平低落。

二、老年良性前列腺增生病人的护理

情境导入

郑先生，65 岁，近日感到双腿无力，体力不如从前，稍加运动就感到腰酸腿软，双腿肿胀，于医院泌尿外科就诊。病史：七八年前出现尿频、尿急，夜间症状更为明显，起始夜尿 1~2 次，逐渐增至 2~3 次。郑先生感到很不适应，特别是每周定期参加的会议，遇到路上堵车时间长时，因无法及时排尿，十分痛苦，有一次甚至尿湿了裤子，非常尴尬。平日喜欢饮茶的习惯也不得不节制，若碰到外出开会和郊游等，更是感到为难。郑先生问了社区的其他老年人，他们也有相似情况，劝他说：人老了都这样，过几年习惯就好了。上述情况在一段时间内有所好转，但总的来说是越来越重，主要表现为排尿等待、尿线细而无力、排尿不尽，还有间断排尿、终末滴沥等。尿频、夜尿次数多、尿急的现象也更严重，尤其是寒冷、饮酒的时候。排尿已经影响了郑先生的生活和睡眠，医院诊断为良性前列腺增生。服药半年后尿频好转，但排尿还是很费力，自认为药物效果不是很好，之后停止服药，一直拖到现在。医生查体发现双下肢水肿，肾功能检查示肌酐 1 258 μmol/L，尿素氮升高；彩超检查示双肾轻度积水，双输尿管扩张，膀胱残余尿 230 mL，初步诊断为下尿路梗阻，肾功能不全。

请思考：

1. 此病例中郑先生为何会出现现在的结果？前列腺增生病人药物治疗的护理要点有哪些？

2. 病人主要存在哪些护理诊断 / 问题？

3. 为此老年病人制订一份护理计划时，针对老年人的特点应特别注意哪些问题？

良性前列腺增生（benign prostatic hyperplasia，BPH）简称为前列腺增生，又称前列腺肥大，是老年男性泌尿系统的一种常见良性疾病，常会导致老年人出现排尿困难等下尿路梗阻症状，严重影响其生活质量。随着年龄增长，男性体内激素水平发生变化，导致前列腺增生，发病率升高，目前公认高龄是前列腺增生发病的重要因素之一。

【护理评估】

1. 病因 虽然良性前列腺增生的病因尚不完全清楚，但目前公认其主要与高龄及有功能的睾丸相关，年龄增长所致的体内激素水平变化是前列腺增生的主要因素。因此，护理人员应结合病人年龄，首先做好病因的评估。

2. 临床表现 前列腺在 45 岁以后可有不同程度的增生，多在 50 岁以后出现临床症状，60 岁左右症状更加明显，90 岁后达到顶峰，患病率高达 88%。症状的轻重并非与前列腺的大小呈正相关，而是取决于引起梗阻的程度、病变发展速度及是否合并感染等。

（1）膀胱刺激症状：前列腺增大时尿道阻力增加，病人最早表现为排尿等待，以后出现尿频、尿急，梗阻还会使夜尿次数增多，因频繁起夜，多数老年人会出现睡眠障碍或昼睡夜醒等睡眠节律紊乱现象。若病变进一步发展，症状继续加重，则表现为排尿不尽感和急迫性尿失禁。

（2）梗阻症状：进行性排尿困难是前列腺增生最主要的症状，但发展缓慢。轻度梗阻时尿流变细、尿线无力。进一步发展则出现排尿中断，膀胱排空不全出现残余尿和尿潴留，膀胱过度充盈时会形成压力性尿失禁。老年病人因逼尿肌张力和收缩力下降，夜间熟睡时盆底肌松弛，尿失禁加重。

（3）并发症：前列腺增生还会并发尿路感染、血尿、慢性肾功能不全、腹股沟疝、内痔和脱肛等一系列症状。

因此，对老年前列腺增生病人的评估应包括：①一般病史评估：对病人的一般情况进行评估，包括年龄、现病史、既往史、过敏史、用药史、生命体征、意识状态，以及全身症状如发热、乏力、疼痛等。同时评估老年病人的生活自理能力。②专科评估：对病人的排尿情况如有无尿路刺激征、尿潴留及尿失禁等泌尿系统症状和体征进行评估。同时还要评估老年病人的认知功能、营养状态、心肺功能、视力、听力、移动能力等，这些评估内容对于护理人员全面了解病人的基本情况，做好疾病不同治疗阶段的护理，尤其对围手术期管理具有重要的意义。

3. 辅助检查

（1）直肠指检：是一项非常重要的检查，需在膀胱排空后进行，可以了解前列腺的大小、形态、质地、有无结节和压痛、中央沟是否变浅或消失及肛门括约肌张力情况。

（2）超声检查：采用经腹壁或直肠途径进行，可以了解前列腺的形态、大小、有无异常回声、增生腺体是否突入膀胱、有无膀胱结石及上尿路继发积水等病变，还可以测定膀胱的残余尿量。

（3）尿流率和尿流动力学检查：尿流率检查可初步判定前列腺增生病人排尿的梗阻程度，若最大尿流率 <15 mL/s 表明排尿不畅；如 <10 mL/s 表明梗阻更加严重，需进一步明确逼尿肌功能，行尿流动力学检查。尿流动力学检查是通过膀胱压力和尿流率的对应关系来分析是否存在膀胱出口梗阻及评估膀胱逼尿肌的功能。

（4）血清前列腺特异性抗原（PSA）测定：可以预测前列腺增生的临床进展，指导治疗方法的选择。但 PSA 值容易受其他因素的影响，如年龄、前列腺增生、炎症、前列腺按摩及经尿道的操作等因素均可使 PSA 增高。

4. 心理社会状况 老年前列腺增生病人的症状多数随年龄增长逐渐加重，尿频、排尿困难、夜尿增多及尿失禁等影响活动和睡眠，给日常生活带来诸多的不便，临床多采用药物治疗来缓解症状，但老年人常因患有多种疾病而存在多重用药情况，因此，护士应仔细评估老年人的心理精神状态、文化程度、家庭经济状况、对当前治疗方案及护理计划的了解程度和满意度，同时还应了解病人的家庭和社会支持情况，对病人、家属及主要照顾者均要做好心理支持，避免家属不良的心理情绪对病人造成负面影响。

5. 治疗与处置 老年前列腺增生病人的治疗方法有等待观察、药物治疗、手术治疗等。应根据下尿路梗阻症状及生活质量的下降程度来选择相应的治疗方法，以达到改善临床症状、减轻排尿梗阻程度和防治远期并发症的目的。①等待观察：良性前列腺增生病人的症状长时间内变化不大，前列腺增生指南均建议轻度下尿路症状病人［国际前列腺症状评分（IPSS）≤7］，以及中度以上（IPSS≥8）症状且生活质量尚未受明显影响的病人可以等待观察。②药物治疗：适用于刺激期和代偿早期的前列腺增生病人，尤其适用于身体状况差难以耐受手术的老年病人。治疗前列腺增生的药物主要有三类：α受体阻滞剂、5α-还原酶抑制剂和植物类药。目前最常用的是α受体阻滞剂，如坦索罗辛，可以松弛平滑肌，达到缓解膀胱出口动力性梗阻的作用。应用最广的是5α-还原酶抑制剂，如非那雄胺等，该药虽起效较慢，但具有长期治疗的优势，一般服药3个月可使前列腺缩小，改善排尿功能，长期服用可延缓前列腺增生发展进程，减少手术率。③手术治疗：适用于排尿梗阻严重、残余尿量 >60 mL，或出现良性前列腺增生导致反复尿潴留、反复泌尿系统感染等并发症者，或药物治疗效果不佳者。常用的手术方式有经尿道前列腺切除术、耻骨上经膀胱前列腺切除术和耻骨后前列腺切除术等。④对于尿路梗阻较重、药物治疗效果不佳又不能耐受手术的老年病人，也可选择激光治疗、经尿道气囊高压扩张术、前列腺尿道网状支架等。

评估老年前列腺增生病人的治疗状况时，应重点评估下尿路梗阻对老年人生活质量的影响、等待观察期间的疾病进展、药物使用情况及围手术期的评估等。还需评估病人及家属对治疗过程的了解程度和所需知识。

【主要护理诊断 / 问题】

1. 排尿型态改变 与膀胱出口梗阻有关。
2. 焦虑抑郁 与患病时间长、尿失禁、影响睡眠与活动等有关。
3. 疼痛 与逼尿肌功能不稳定、导尿管刺激、膀胱痉挛等有关。
4. 潜在并发症：出血、直立性低血压、尿失禁、尿道狭窄等。

【护理措施】

1. 心理护理 前列腺增生引起的尿频尤其夜尿增多，不仅严重影响老年人的休息和睡眠，还给老年人的日常生活、外出活动和社交等造成极大的困扰。因此，护士应理解病人的身心痛苦，及时评估疾病的进展，给病人详细介绍前列腺增生的主要治疗方法，鼓励其树立治疗疾病的信心，帮助其更好地适应生活上的不便。对于需要手术的老年人，应耐心仔细地介绍手术相关的注意事项，帮助其更好地度过围手术期。

2. 维持合理饮食和水的摄入 以清淡、高营养、高纤维素、无刺激性的食物为主，多食蔬菜、水果，防止便秘；禁忌饮酒，饮酒可使前列腺及膀胱颈充血水肿而诱发尿潴留；少食辛辣、刺激性食物，避免引起性器官充血而压迫前列腺，加重排尿困难；根据老年人肾功能情况，指导每日饮水 1 500～2 000 mL，饮水过少不但会导致脱水，还不利于排尿对尿路的冲洗，使尿液浓缩从而形成不溶石。另外，老年人应白天尽量多饮水，夜间适当减少饮水，避免睡觉时膀胱过度充盈。

3. 等待观察期间的护理 等待观察期间必须向老年人告知前列腺增生和前列腺癌的相关知识，解除老年人对患前列腺癌的担忧。特别应让老年前列腺增生病人了解等待观察的效果和预后，一旦病情加重，应及时选择适宜的治疗。同时，要做好生活方式和用药的指导，嘱咐其按期随访，以便了解疾病的动态变化。

4. 药物治疗的护理　应对老年人用药进行综合评估，以减少或避免药物不良反应的发生：①了解老年人有无基础疾病及重要器官的功能。②建立完整的用药记录，老年人往往同时患有多种疾病，存在多重用药，术前应全面评估用药情况，纠正不合理用药。③根据老年人的用药能力和作息时间合理安排服药，对于自理能力欠佳的老年人，尤其要对其主要照顾者进行用药指导。④注意观察药物不良反应并做好预防和处理。α受体阻滞剂可以引起头晕、直立性低血压和消化道症状，因此，建议老年人饭后、睡前服药，服药后应卧床休息，改变体位时应动作慢，预防跌倒；还应注意与降压药分开服用，并观察血压变化；此药服用时不可嚼碎胶囊内的颗粒，对于吞咽功能不佳的老年人应注意防止呛噎。5α-还原酶抑制剂起效缓慢，停药后症状易复发，告知老年人需坚持服药，定期做前列腺检查；合并糖尿病老年病人为避免病情加重，应慎用此类药物。

5. 围手术期护理　做好围手术期护理对老年前列腺增生手术病人尤为重要。①术前：应评估老年人的营养状况，鼓励其多进食易消化、高营养、粗纤维的食物，以防便秘；忌饮酒及辛辣食物；多饮水，勤排尿；残余尿量多或有尿潴留致肾功能不全者，应留置导尿持续引流，改善膀胱逼尿肌和肾功能；老年人尤其要做好血栓风险评估，高危病人应做好血栓的预防。②术后：应判断手术创伤对老年人机体的影响，密切观察呼吸、疼痛、切口、引流管的引流情况等，做好引流管和膀胱冲洗的护理，预防尿路感染和精道感染；鼓励早期下床活动，促进肠蠕动；指导饮食合理过渡，术后观察6 h，病人可试饮水，无恶心、呕吐者可进食米汤等流质，术后1~2天肠蠕动恢复、无腹胀者可逐步过渡到正常饮食。

6. 并发症护理　老年人因身体功能下降，术后容易并发各种问题，护士应做好并发症的护理。①经尿道切除术综合征：护士应加强对术后老年人的病情观察，尤其注意监测电解质的变化，一旦出现烦躁不安、血压下降等表现，应立即吸氧，遵医嘱给予利尿、脱水剂及3%氯化钠溶液纠正低钠；注意保护病人安全，防止意外拔管等不良事件的发生。②膀胱痉挛：对于出现膀胱痉挛的老年人，要及时安慰，缓解其紧张、焦虑情绪；用毛巾热敷会阴部；保持导尿管引流通畅，气/水囊压力合适；遵医嘱使用解痉、止痛药物。③尿失禁：老年人因盆底肌松弛，术后尿失禁发生率高。失禁时间的长短因人而异，一般无须特殊治疗，可自行恢复；术前教会病人盆底肌功能锻炼和膀胱功能锻炼的方法，有助于病人膀胱功能的早期康复。④出血：告知老年人要保持大便通畅，避免用力排便时腹压增高引起出血；术后早期禁止灌肠或肛管排气，避免刺激前列腺窝引起出血；一旦前列腺窝发生出血，可用气囊尿管压迫前列腺窝止血，同时持续膀胱冲洗或间断人工冲洗，根据不同原因给予止血药物治疗或输血。

7. 安全管理　前列腺增生会增加老年人的安全风险，需要做好以下措施。①跌倒或坠床的预防：行药物治疗的老年人，尤其要预防直立性低血压的发生；卧床病人应告知其正确床上活动的方法，以防发生坠床；夜尿次数多者，嘱其睡前少饮水，为病人准备便器，如需起床如厕，应有家属陪护，以防跌倒。②管路安全：术后向病人及家属做好宣教，告知管路的重要性，翻身或活动时妥善固定，避免牵拉打褶。③预防压力性损伤的发生：告知老年病人床上活动的重要性，指导并协助床上活动，定时观察并记录病人的皮肤状态，落实相应的预防措施，避免皮肤压力性损伤的发生。

【健康教育】

由于前列腺增生是一种进行性不断加重的疾病，因此，除了对老年病人进行常规健康教育外，更应关注不同治疗时期的病人身体情况及心理变化。

1. 疾病知识指导　向病人、家属和家庭照顾者讲解老年前列腺增生的相关知识，包括下尿路症状和临床进展，特别要告知其等待观察的效果和预后，解除其思想顾虑。

2. 排尿指导　憋尿会造成膀胱过度充盈，使膀胱逼尿肌张力减弱，排尿发生困难，容易诱发急性尿潴留，告知老年人一定要做到及时排尿；伴有排尿不尽症状的病人可采用放松排尿、二次排尿和尿后尿道挤压等方法优化排尿习惯。

3. 活动指导　前列腺增生的老年病人任何时间都要避免久坐，可适当进行户外运动，避免骑跨动作或过度活动如骑自行车或骑马等。1~2个月内避免提重物，防止继发性出血。

4. 生活指导　保持会阴部清洁，每天更换贴身衣物；注意防寒保暖，防止上呼吸道感染。

5. 康复指导　教会老年病人肛提肌训练的方法，术后指导病人训练，以尽快恢复尿道括约肌的功能。告知经尿道前列腺切除术后的老年病人自我观察的方法，一旦尿线逐渐变细，或出现排尿困难，可能发生了尿道狭窄，应及时就诊处理。若出现阴囊肿大、疼痛、发热等症状，需要警惕附睾炎发生的可能，及时去医院处理。

6. 定期随访　针对老年前列腺增生病人，无论实施何种治疗，都应该进行随访。①等待观察期间：第一次随访时间为开始治疗后6个月，之后每年一次。随访内容有 IPSS、尿流率检查、残余尿测定、直肠指检（每年一次）、血清 PSA 测定（每年一次）。②药物治疗期间：α 受体阻滞剂服用后一个月内随访，了解有无药物副作用和症状改善情况；使用 5α- 还原酶抑制剂者，应特别关注血清 PSA 变化。③外科治疗：术后1个月进行第一次随访，主要了解老年病人的术后恢复情况，以后每3个月一次，期限为1年；接受包括经尿道微波治疗在内的其他治疗者，在接受治疗后第6周和第3个月各随访一次，以后每半年复查一次，随访内容主要有 IPSS、尿流率检查、残余尿测定和尿液细菌培养。

拓展阅读7-16
国际前列腺症状评分
与生活质量指数评分

三、老年妇科疾病病人的护理

绝经后的妇女因卵巢功能下降，雌激素水平降低，阴道及盆底肌萎缩退化，致使老年女性易患萎缩性阴道炎和子宫脱垂。护理人员需要掌握老年女性生殖系统的老化特点，熟悉老年期常见妇科疾病的表现特点与护理要求，为老年人提供满足其需要的护理。

（一）老年性阴道炎病人的护理

情境导入

李奶奶，80岁，外阴瘙痒、疼痛、有灼热感，排尿时症状加重半年入院。生育史：4-0-1-4，绝经30年。近半年出现白带为稀薄水样、淡黄色，有时呈黄色脓性或脓血性。妇科检查：阴道黏膜萎缩、菲薄、充血，有散在小出血点或浅表溃疡。入院后诊断为老年性阴道炎。

请思考：

1. 此病例中老年性阴道炎的表现与其他阴道炎表现有何不同？

2. 病人主要存在哪些护理诊断／问题？

3. 为此老年病人制订一份护理计划时，针对老年病人的特点应特别注意考虑哪些问题？

萎缩性阴道炎（senile atrophic vaginitis）是老年妇女常见病之一，又称老年性阴道炎。国内报道本病在绝经妇女中的发生率为 26.13% ~ 30%，因其病程长，易反复发作，对老年人的情绪和生活质量造成了一定的影响。

【护理评估】

1. 病因 老年性阴道炎的发生与多种因素有关，护理人员应做好病因评估，根据病因提供个性化的护理和指导。

（1）内分泌因素：雌激素对阴道 pH、阴道菌群的组成起决定性作用。绝经后的女性因卵巢功能衰退，雌激素水平降低，阴道壁萎缩、黏膜变薄，上皮细胞内糖原减少，导致阴道 pH 升高而发病。

（2）阴道菌群失调：阴道正常菌群被破坏，嗜酸乳杆菌不再是优势菌，以需氧菌为主的致病菌过度繁殖或外源性致病菌入侵，从而引起阴道炎。

（3）局部免疫功能紊乱：绝经后雌激素水平低下，浆细胞合成 IgA 减少，致病菌易侵入，从而导致炎症。

（4）其他因素：如双侧卵巢切除术后、卵巢功能早衰、盆腔放疗后及长期闭经等。

2. 临床表现 老年性阴道炎与其他类型的阴道炎相比，临床表现并不典型，治疗周期长，反复出现症状，难以彻底治愈，会使老年人产生焦虑情绪。

（1）主要症状：表现为外阴瘙痒、灼热不适，阴道分泌物增多、稀薄、呈淡黄色或有异味，严重感染者呈血样脓性白带，可伴有性交痛。

（2）检查：可见阴道上皮皱襞消失、萎缩、菲薄等萎缩样改变。阴道黏膜充血并伴有散在小出血点或点状出血斑，有时可见黏膜表面溃疡，甚至溃疡面与对侧粘连，造成阴道狭窄或闭锁。若阴道内分泌物引流不畅，可形成阴道或宫腔积脓。

（3）老年性阴道炎病人由于知识缺乏，对病因不了解，不仅要承受反复发作的躯体疾病所带来的痛苦，还要承受传统观念的压力，容易对疾病的治疗丧失信心，逐渐产生悲观情绪。即使在疾病恢复期也会担心疾病的再次发作，从而导致抑郁障碍的发生。

因此，对老年性阴道炎病人的评估应包括：①一般病史评估：对病人的一般情况进行评估，包括年龄、现病史、用药史（是否长期使用雌激素）、既往月经史、生育史，是否有双侧卵巢手术切除、卵巢功能早衰、盆腔放疗等。同时评估老年病人的生命体征、意识状态及生活自理能力等。②专科评估：询问病人有无瘙痒、外阴不适的症状及程度、白带颜色及有无性交痛，同时还要评估老年病人配偶对疾病的认知程度，这些评估内容有助于护理人员全面了解病人，解除其心理问题，更好地达到治疗效果。

3. 辅助检查

（1）妇科检查：阴道呈老年性改变，上皮平滑、变薄、萎缩。阴道黏膜充血，常伴有散在小出血点，严重者可出现浅表小溃疡。

（2）阴道分泌物镜检：与其他类型的阴道炎相比，镜下除了可见大量的白细胞外，无滴虫及假丝酵母菌等致病菌，可见少量的阴道上皮脱落细胞且多为基底层细胞。

（3）组织学检查：病人的阴道壁出现肉芽组织及溃疡，需尽早在阴道镜下行局部活组织病理检查，与阴道癌相鉴别。

4. 心理社会状况 老年性阴道炎病人出现症状如皮肤瘙痒、灼热不适等，常常不愿意就医，症状反复出现，严重困扰老年人生活，从而产生烦躁、焦虑甚至抑郁等情绪。护士应仔细评估病人的情绪及精神状态，充分尊重老年人的个人和家庭。同时，还应评估其配偶对本病的认知程度，如是否注意个人卫生，了解性生活的卫生保健等，指导老年人配偶共同配合治疗，增强家庭支持力度。

5. 治疗与处置　老年性阴道炎病人的治疗原则是应用抗生素抑制细菌生长，补充雌激素，增强阴道抵抗力。抗生素治疗可选择诺氟沙星制剂 100 mg 予阴道深部用药，每日 1 次，7～10 天为 1 个疗程。对于因雌激素减少引起的阴道炎，可以采用局部涂抹雌三醇软膏，每日 1～2 次，连续 14 天；或者采用全身用药如替勃龙 2.5 mg 口服；也可选用其他雌、孕激素联合用药。

评估老年性阴道炎病人的治疗现状时，应重点评估老年人使用的抗生素和雌激素的药物种类、剂量、疗程，药物的作用与副作用，以及病人和家属对治疗过程的了解及所需知识。

【主要护理诊断/问题】

护理诊断/问题要根据老年萎缩性阴道炎病人的特殊临床表现而制定。

1. 组织完整性受损　与炎性分泌物刺激引起局部瘙痒/搔抓等有关。

2. 舒适度减弱　与炎症引起的瘙痒/疼痛等不适有关。

3. 焦虑　与阴道分泌物增多、外阴瘙痒及治疗效果不佳有关。

【护理措施】

老年性阴道炎病人除了按照阴道炎常规护理进行照护外，还要根据老年人的特殊性提供相应的护理措施。

1. 一般护理　老年人在日常生活中注意保持会阴部清洁，勤换内裤。出现症状者应及时到医院就诊。

2. 疾病护理　在发生老年性阴道炎时，应做好以下护理：①清洗外阴时水温不可过高，因其会使瘙痒症状更加持久。②选择宽松舒适的棉质内裤并坚持每日换洗。③慎重性生活，因病人阴道黏膜菲薄，阴道内弹性组织减少，性生活时容易损伤阴道黏膜及血管，使细菌趁机侵入，可于性生活之前在阴道口涂抹少量专用润滑液，以减小摩擦，预防阴道致病菌感染。

3. 用药护理　使老年人充分理解用药的目的、方法与注意事项，主动配合治疗过程。①阴道局部用药：通常在阴道冲洗后进行，病人可采用 1% 乳酸或 0.5% 醋酸冲洗阴道，1 次/日，以增加阴道酸度，抑制细菌生长繁殖；告知一定要将药物放入阴道深部；对于阴道局部干涩明显者，可应用润滑剂；本人用药有困难者，医务人员应及时提供帮助或指导其家属协助用药。②雌激素制剂可局部涂抹给药，也可全身用药，乳腺癌或子宫内膜癌老年病人要慎用雌激素。③注意观察药物的疗效和不良反应，发现问题及时处理。

4. 心理护理　老年性阴道炎病人往往病情迁延，反复发作，容易出现焦虑、抑郁与恐惧心理。这种不良的心理状态会使病人延迟就医，导致疾病长期困扰生活，影响老年人的生存质量。护士除了要及时告知疾病相关知识和提供安全有效的护理，还应主动倾听病人的主诉，理解病人的需要，及时提供支持与帮助，做好心理护理。

【健康教育】

由于此病容易反复发作，除了对老年性阴道炎病人进行常规健康教育外，还需要加强对老年病人疾病预防方面的指导。

向病人和家庭照顾者讲解老年性阴道炎的病因及常见诱因，指导老年人在生活中注意个人卫生，保持会阴部清洁。调整心态，适度锻炼，增强机体抵抗力。

拓展阅读 7-17
混合性阴道炎

（二）老年子宫脱垂病人的护理

情境导入

孙奶奶，65 岁，因腰骶部坠痛，排便时有肿块自阴道脱出 2 年伴症状加重 1 周入院。生育史 4-0-1-4，绝经 15 年。自述排便时有肿块从阴道脱出，且肿块渐大。妇科检查：外阴萎缩，宫颈肥大，用力屏气后见子宫颈和小部分子宫体脱出阴道口外。诊断为子宫脱垂。

请思考：

1. 此病例中病人属于子宫脱垂几度？

2. 病人主要存在哪些护理诊断／问题？

3. 为此老年病人制订一份护理计划时，针对老年病人的特点应特别注意考虑哪些问题？

子宫脱垂（uterine prolapse）是指子宫从正常位置沿阴道下降，子宫颈外口达坐骨棘水平以下，甚至子宫全部脱出阴道外，常伴有阴道前后壁膨出。随着年龄的增长，卵巢功能降低使老年女性子宫脱垂的发病率显著上升，我国年龄超过 65 岁的女性人群中，出现不同程度子宫脱垂的病人可达 15.56%，严重影响了老年女性的生活质量。

【护理评估】

1. 病因　随着年龄的增长，尤其绝经后雌激素水平下降所致的盆底肌松弛，会使老年子宫脱垂的发生率逐渐增高，妊娠、分娩损伤、营养不良、各种因素所致的腹压增加也会导致子宫脱垂。因此，护士在护理过程中，需要全面评估病因，为治疗及个体化护理提供依据。

2. 临床表现　老年子宫脱垂通常根据用力向下屏气时子宫脱垂的程度分为三度。Ⅰ度：轻型，为子宫颈外口距离处女膜缘 < 4 cm，但未达处女膜；重型，为子宫颈外口已达处女膜缘，在阴道口可见子宫颈。Ⅱ度：轻型，为子宫颈已经脱出阴道口外，子宫体仍在阴道内；重型，为子宫颈及部分，宫体已脱出阴道口外。Ⅲ度：子宫颈和子宫体全部脱出阴道口外。

（1）老年子宫脱垂Ⅰ度通常没有明显的临床表现，Ⅱ度和Ⅲ度的临床表现如下。①下坠感和腰背酸痛：下垂的子宫对韧带有牵拉作用，使老年人在走路、蹲位、重体力劳动后症状加重，卧床休息后症状缓解。②肿物脱出阴道：走路、下蹲、排便等腹腔压力增加时常使肿物从阴道口脱出，脱出的子宫及阴道壁因长期暴露、摩擦，形成子宫颈和阴道壁溃疡，甚至有出血或脓性分泌物。③排便异常：因膀胱、尿道的膨出，老年人可出现排尿困难、尿失禁，咳嗽时溢尿等，可继发老年泌尿系统感染，合并直肠膨出者，可出现便秘、排便困难。

（2）查体可见子宫脱出阴道外，阴道壁溃疡，有出血或有脓性分泌物，甚至可见直肠膨出。

因此，对老年子宫脱垂病人的评估应包括：①一般病史评估：对病人的一般情况进行评估，包括年龄、现病史、生育史及其他系统的健康状况，了解病人曾经的分娩经过，即有无产程过长、阴道助产及盆底组织的撕伤情况等。②专科评估：询问病人有无慢性咳嗽、便秘、腹腔及盆腔肿瘤等；是否有下腹坠胀、腰痛等症状；是否有大小便异常；是否在用力下蹲、咳嗽、走路时上述症状加重，甚至有尿失禁现象，并在平卧休息后缓解等。同时还需要了解老年人的性生活及就医情况，以便护理人员全面了解病人，做出针对性的护理。

3. 辅助检查

（1）妇科检查：可以了解子宫脱垂的程度，子宫颈、阴道壁有无溃疡及溃疡面的大小、深浅等，同时可以看出有无直肠膨出。

（2）子宫颈细胞学检查：用于排除宫颈上皮内瘤变及早期子宫颈癌。

（3）膀胱功能检查：尿常规、尿培养、残余尿测定，泌尿系统彩超及尿流动力学测定等。

4. 心理社会状况　老年性子宫脱垂病人由于知识缺乏，对病因不了解，受传统观念的影响，多数病人会延迟就诊。另外，子宫脱垂给老年人行动带来极大的不便，如活动受限、大小便异常、性生活受影响等，导致老年人常出现情绪低落、焦虑，不愿与他人交往等。护士应仔细评估病人的情绪及精神状态，了解病人对子宫脱垂的感受，告知疾病相关知识，解除思想顾虑，指导配合治疗，同时还应增强家庭支持力度。

5. 治疗与处置　老年子宫脱垂的治疗原则：Ⅰ度子宫脱垂无须治疗；Ⅱ度和Ⅲ度子宫脱垂的老年人因身体原因不能耐受手术者，可采用支持治疗、盆底肌锻炼、放置子宫托及中医治疗等方法；对于非手术治疗无效或Ⅱ度、Ⅲ度子宫脱垂的老年人可结合全身状况进行手术等个体化治疗。

拓展阅读 7-18
盆底肌训练

评估老年子宫脱垂的治疗现状时，应重点评估老年人活动、营养等全身状态，判断支持治疗的效果；评估病人盆底肌功能锻炼的正确性；尤其要评估老年人及照顾者是否能正确掌握子宫托的放取方法。同时，对老年人围手术期的情况进行全面评估。

【主要护理诊断/问题】

1. 焦虑　与长期的子宫脱出影响正常生活有关。

2. 慢性疼痛　与子宫下垂牵拉韧带、子宫颈，阴道壁溃疡有关。

3. 尿失禁　与脱垂的子宫压迫膀胱颈部有关。

4. 感染　与长期的子宫脱出及手术等有关。

5. 组织完整性受损　与子宫脱垂有关。

【护理措施】

对于老年子宫脱垂病人，除了按照常规护理进行照护外，还要根据老年人的特殊性提供相应的护理措施。

1. 一般护理　注意多卧床休息，积极治疗原发病，告知老年人注意保持会阴部的清洁，教会其盆底肌锻炼的方法。

2. 合理的饮食，加强营养　子宫脱垂会给老年人的活动造成不便，活动减少使其食欲下降，从而导致营养不良。应结合老年人的饮食习惯给予高热量、高蛋白、高维生素饮食，避免辛辣、刺激性食物。

3. 教会病人子宫托的使用方法　根据老年人的自理能力情况，教会本人或照顾者子宫托的使用：①首先选择合适的子宫托。②放置前嘱其排空大小便，洗净双手，蹲下并两腿分开，一手持托柄，使托盘呈倾斜位进入阴道口，将托柄边向内推边向阴道顶端旋转，直至托盘达子宫顶部，然后屏气，使子宫下降，同时用手指将托柄向上推，使托盘吸附于子宫颈上。放置妥当后，将托柄弯度向前，对正耻骨弓后面即可。取出子宫托时，用手指捏住子宫托柄，上、下、左、右轻轻摇动，等负压消失后向后外方牵拉取出。老年人使用子宫托前 4~6 周可以使用阴道雌激素霜剂，使放置前的阴道有一定水平的雌激素作用。子宫托应每日早上放入、睡前取出，取出后消毒备用，使用期间应保持阴道清洁。

4. 围手术期护理　要注意观察病人的一般情况及有无精神和意识状态的改变，做好子宫脱垂病人的围手术期护理。①术前护理：术前 5 天开始进行阴道准备，对于Ⅰ度子宫脱垂病人，可用 1：5 000 的高锰酸钾或 0.2‰的碘附溶液每日坐浴 2 次；对于Ⅱ、Ⅲ度子宫脱垂的病人，尤其伴溃疡者，在阴道冲洗后局部涂含抗生素的软膏，并勤换内裤。积极治疗局部炎症。②术后护理：术后卧床休息7~10天；术后一般留置尿管10~14天，做好相应的护理；避免增加腹压的动作；预防便秘，可适当使用缓泻剂；每日行外阴擦洗，注意观察阴道分泌物的颜色、性状等。

5. 心理护理　老年子宫脱垂病人由于长期受疾病折磨，常有烦躁情绪，护士应结合老年人的知识文化水平，采用PPT、视频等简单易懂的方式为其讲解疾病的知识和注意事项，同时做好家属的工作，让家属理解病人，帮助其早日康复。

【健康教育】

1. 向病人和照顾者讲解老年子宫脱垂的病因及加重子宫脱垂的因素，指导老年人增强营养，注意卧床休息，避免一切加重子宫脱垂的因素。

2. 指导病人注意卫生，勤换内裤，使用清洁的卫生巾支托下移的子宫，若阴道脱出物破损、溃疡，可温水坐浴后用鱼肝油等涂抹溃疡面。

3. 使用子宫托后，应分别于第1、3、6个月到医院检查一次，以后每隔3~6个月到医院检查一次。手术后2个月到医院检查伤口愈合情况，3个月到门诊复查，确认完全恢复后方可有性生活。

四、老年泌尿系统感染病人的护理

情境导入

周奶奶，87岁，因头痛、头晕1个月，加重3天入院。常规留取尿标本时发现尿液浑浊，无尿频、尿急等尿路刺激症状，追问病史，病人自述咳嗽和体位改变时有尿液溢出现象。检查示：T 36.1℃，WBC $4.2×10^9$/L，新鲜清洁中段尿的细菌定量培养菌落计数≥10^9/mL，白细胞+++。经医生诊断为泌尿系统感染。

请思考：

1. 此病例中李大妈发生泌尿系统感染的主要原因是什么？

2. 病人主要存在哪些护理诊断/问题？

3. 为此老年病人制订一份护理计划时，针对老年病人的特点应特别注意考虑哪些内容？

泌尿系统感染又称尿路感染（urinary tract infection，UTI），是发生于肾、输尿管、膀胱和尿道等各个部位的感染。根据感染的部位分为上尿路感染和下尿路感染，留置导尿管或拔除导尿管48 h内发生的感染称为导管相关性尿路感染（catheter-associated UTI）。尿路感染常发生于老年人，发生率仅次于呼吸道感染，位居老年人感染性疾病的第二位。患病率随年龄增加而明显增高，尤其以女性及住院病人最为多见。女性更年期后因雌激素逐渐减少而容易发病，65~75岁老年女性患病率为20%，80岁以上则增加至20%~50%。老年男性的患病率在65~70岁时为2%~4%，在81岁以上时为22%。75岁后男女尿路感染的发病率无明显差异。

【护理评估】

1. 病因　老年人尿路感染发生病因比较复杂，为了做好老年尿路感染病人健康教育和疾病预防指导，尤其要注意对病因的评估。

（1）感染：主要为细菌感染所致，大肠埃希菌是老年人细菌性尿路感染中最常见的致病菌，75%~90%均由其引起。

（2）机体防御能力下降：老年人由于器官功能的老化，全身和局部的免疫力下降，加之常合并全身多种疾病，如高血压、糖尿病、慢性肾病等进一步降低了机体的防御能力，使其尿路感染的发生率高于年轻人。

（3）激素水平下降：老年女性因为绝经后雌激素水平下降，泌尿生殖道萎缩，尿道括约肌松弛，常易导致尿外溢和尿失禁，造成反复尿路感染。老年男性由于雄激素水平下降导致前列腺增生，引起排尿困难，从而引发尿路感染。

（4）尿流不畅：各种原因引起的尿流不畅，如尿路结石、尿道狭窄、前列腺增生、泌尿系统肿瘤等均可引起尿潴留，导致细菌不能及时排出尿道，在局部大量繁殖而引起感染。另外，老年人由于饮水减少及肾功能退化，肾小管尿浓缩、稀释功能的改变也会造成尿路感染。

2. 临床表现　老年人尿路感染一般没有明显症状，除急性下尿路感染外，确诊病人中只有约 1/3 有较典型的急性尿路刺激症状，但是，老年人极易发生菌血症，社区和长期照顾机构中老年人有症状性菌尿的发生率分别为 20% 和 50%。

由于老年人尿路感染的临床表现不典型，加之老年人感觉迟钝及表达能力差，部分病人因本身存在的疾病易掩盖尿路感染症状，往往不易发现。一旦发生，常因病程长、反复发作，容易造成漏诊，因此，诊断和预防尤为重要。

（1）无典型的尿路感染症状：一方面是由于老年人机体免疫力低下，对感染的反应差；另一方面多是因为老年人经常存在多种疾病，其他疾病的症状可能会掩盖泌尿系统感染的全身及局部症状。

（2）膀胱炎：约占尿路感染的 60%，主要表现为尿频、尿急、尿痛、排尿不适、会阴部及耻骨上疼痛感。老年膀胱炎病人常有无症状菌尿，60 岁以上的老年女性发生率可达 10%～12%，并且随着年龄增长而增加。

（3）肾盂肾炎：老年急性肾盂肾炎常表现为寒战、高热、全身不适、食欲减退、腹胀、腹泻等全身感染症状，同时伴有尿路刺激症状、腰痛、肾区不适及肋脊角压痛和叩击痛等局部症状，可见尿液浑浊、脓尿及血尿。慢性肾盂肾炎主要表现为夜尿增多及尿中少量白细胞和蛋白质等。尿路感染反复发作可导致肾严重损害，出现尿毒症。

（4）并发症：老年人尿路感染极易并发菌血症及感染中毒性休克，从而导致败血症。伴有糖尿病或因存在复杂因素未能得到合理治疗的老年人可发生肾乳头坏死及肾周脓肿等并发症。

因此，针对老年尿路感染的评估应包括：①一般病史评估：对病人的一般情况进行评估，包括年龄、现病史、既往史、过敏史、用药史、生命体征、意识状态，以及有无发热、食欲下降、腹胀、腹痛等全身症状，同时对老年人的生活自理能力进行评估。②专科评估：评估病人排尿情况，有无尿频、尿急、尿痛等尿路感染的表现和既往有无尿路梗阻病史；询问有无经常性下腹不适及腰骶部酸痛等症状；同时还应评估老年人的认知功能、周围环境卫生、饮食饮水和生活习惯等，便于护理人员更加全面地了解病情和基本情况，提供针对性的护理措施。

3. 辅助检查

（1）尿常规检查：尿液呈浑浊状，可有异味。尿沉渣镜检白细胞 > 5 个 /HP，出现白细胞尿、白细胞管型提示肾盂肾炎；红细胞增加，部分可见肉眼血尿；尿蛋白常为阴性或微量。

（2）尿细菌学检查：新鲜清洁中段尿细菌定量培养菌落计数 $\geq 10^5$/mL，排除假阳性，称为真性菌尿。临床上无尿路感染症状者，则要求 2 次清洁中段尿定量培养均 $\geq 10^5$/mL，且为同一菌种。此外，膀胱穿刺尿定性培养有细菌生长也提示真性菌尿。

（3）影像学检查：反复尿路感染者，可对其行 B 超、腹部 X 线、静脉肾盂造影等检查，以确定有无结石、梗阻、先天畸形和膀胱 – 输尿管反流。尿路感染急性期不宜做静脉尿路造影检查，可做 B 超检查。

（4）其他：急性肾盂肾炎的血常规可有白细胞计数增多，中性粒细胞核左移。

4. 心理社会状况 老年尿路感染病人尤其是女性，心理较为脆弱，容易因疾病复发率高、病程长、尿路刺激症状及疼痛困扰而产生焦虑，部分慢性病人甚至会产生严重焦虑和抑郁，进而影响其生活质量。护士应仔细评估病人的心理精神状态及焦虑程度，做好心理支持，取得病人信任。同时，还应关注老年人照顾者的心理，指导其多关心老年人的日常生活，做好相互沟通。

5. 治疗与处置 老年人尿路感染的治疗原则为控制感染、治疗病因及并发症、多饮水及调整生活方式等。老年人的综合治疗需要结合基础疾病和身体状况，抗生素治疗是尿路感染的主要治疗方法，需要根据老年人尿细菌学检查结果合理选择抗生素的种类、剂量和疗程。无症状菌尿的老年人，一般无须治疗。急性上尿路感染者，若病人体质好且无合并症，可口服抗生素治疗。急性膀胱炎老年病人不宜使用单剂量和短程抗生素治疗，而应使用较长疗程（7天疗程）的静脉用药。对于中毒症状严重或有糖尿病、肾结石、尿路梗阻、长期服用免疫抑制剂及高龄的病人，应采用静脉给药，疗程不少于2周；老年慢性肾损伤的病人慎用氨基糖苷类药物。

由于老年人免疫力低下，应该加强病情观察，尽早处理排尿困难，尽量避免尿路侵入性检查和留置导尿管，并尽早拔除导尿管。

评估老年尿路感染病人的治疗现状时，应重点评估老年人所使用药物的种类、剂量、疗程，药物的作用与副作用，以及老年人症状的改善情况和实验室检查的结果，同时还需评估病人及家属对治疗过程的了解程度和所需知识。

【主要护理诊断/问题】

1. 排尿障碍 与尿路感染有关。

2. 体温过高 与急性肾盂肾炎有关。

3. 疼痛 与尿路感染有关。

4. 焦虑、抑郁 与患病时间长、影响睡眠与活动等有关。

5. 潜在并发症：败血症、肾乳头坏死、肾周脓肿。

6. 有发生管路滑脱的危险 与老年人排尿困难、长期留置导尿管有关。

【护理措施】

1. 一般护理 提供安静舒适的休息环境，急性期及发热病人应注意卧床休息，宜取屈曲位，减少活动。鼓励老年病人进食后漱口，必要时做口腔护理，防止继发感染发生。各项护理操作最好集中进行，避免过多打扰病人休息。

2. 病情观察 由于老年人尿路感染易并发肾周脓肿和肾乳头坏死等，因此护士要注意密切观察病人有无尿路刺激症状和生命体征变化，尤其体温、尿液性状的变化，若出现持续高热或腰痛加剧，应立即通知医生。统计出入量，注意出入量平衡，防止出现电解质紊乱。

3. 合理的饮食和充足的水分摄入 老年尿路感染病人应给予清淡、营养丰富、易消化的饮食。如出现发热、食欲下降等全身症状，给予易消化的半流质食物，补充营养，提高机体免疫力。同时，应指导病人和家属进行正确的进食或喂食，防止误吸。如无禁忌证，应鼓励多饮水、勤排尿，每天的饮水量不应低于2 000 mL，保证每天的尿量不少于1 500 mL，且最好每2～3 h排尿一次。

4. 降温护理 老年人患膀胱炎出现高热要尽量使用冰敷和酒精擦浴等方法进行物理降温，不宜大剂量使用药物降温，防止因降温后大量出汗造成虚脱。降温过程中注意及时更换衣服，避免受凉。

5. 及时提供生活护理　保持会阴部清洁卫生，鼓励病人勤换内裤。尿失禁者应勤换尿布，对留置导尿管者每日进行尿道口消毒和会阴擦洗。

6. 用药护理　用药前应向老年病人做详细告知，做好用药护理。①遵医嘱使用抗生素，注意所用药物的用法、剂量、疗程和注意事项。②应根据老年人的吞咽功能选择合适的口服药物剂型，指导合理服用。③严密观察药物的不良反应，给予相应指导，如口服复发磺胺甲噁唑前应先询问过敏史，服药期间多饮水，并同时服用碳酸氢钠，以增强疗效，减少磺胺类结晶的形成。

7. 做好尿细菌学检查　根据老年尿路感染病人的自理能力，协助其做好尿标本采集。①应在使用抗生素之前或停用抗生素5天后留取尿标本。②选择清晨第1次清洁新鲜中段尿液（尿液在膀胱停留6~8 h以上）送检。③留取尿液时要严格无菌操作，先充分清洗外阴、包皮，消毒尿道口，再留取中段尿液，及时送检，并在1 h内做细菌培养。④避免尿标本中混入消毒液。

8. 心理护理　向老年病人解释反复尿路感染的原因，帮助其认识和正确对待疾病，解除其焦虑情绪，给予精神心理支持和鼓励，使病人积极主动地参与治疗。

【健康教育】

1. 除了对尿路感染病人进行常规健康教育外，由于老年人尿路感染反复发生率高，应加强对老年病人疾病预防的指导。向病人和家庭照顾者讲解老年尿路感染的相关知识，指导老年人保持良好的生活习惯，减少诱发因素，如指导合理饮食、多饮水、勤排尿、增强机体免疫力。避免去公共浴室或盆浴，洗热水澡，选用消毒马桶，保持会阴部和肛周皮肤清洁。

2. 防止过度疲劳，保持心情舒畅，治疗及控制基础疾病，适当锻炼，增强体质，以减少尿路感染再次发生的可能性。

3. 加强相关知识宣教，鼓励老年病人尽早治疗与尿路梗阻相关的疾病，保持排尿通畅，尽量避免尿路器械的使用，减少留置导尿管的机会，告知病人定期门诊复查。

拓展阅读7-19
复杂性尿路感染

五、老年慢性肾衰竭病人的护理

情境导入

王爷爷，78岁，既往有高血压、冠心病、胃炎病史。主诉近日常感疲乏、食欲减退、夜尿次数增多，活动后感到心慌、胸闷，硝酸甘油含服不能缓解而就诊。查体贫血貌，眼睑水肿，心律不齐，可闻及期前收缩，主动脉瓣区可闻及4/6级舒张期吹风样杂音；超声示双侧颈动脉硬化伴斑块，左心室肥大，顺应性下降；实验室检查示血红蛋白60 g/L，血肌酐549 μmol/L，尿素19.8 mmol/L。经医生诊断为慢性肾衰竭。

请思考：

1. 结合此病人的现状，试述老年慢性肾衰竭疾病的临床特点。

2. 病人存在哪些护理诊断/问题？

3. 如何对此病人进行全面护理评估？

4. 针对此老年病人，请为他制订一份护理计划，针对老年病人的特点应特别注意考虑哪些内容？

慢性肾衰竭（chronic renal failure，CRF）指各种原发性或继发性原因造成慢性进行性肾实质损害，从而引起以代谢产物潴留，水、电解质、酸碱平衡失调及全身各系统受累为主要表现的一种临床综合征。老年 CRF 的发病率也在逐年递增，我国区域性研究报告表明，70 岁以上老年人肾脏病患病率为 30.5%，进入终末期肾病的老年人日益增多。2019 年美国肾病数据系统的统计结果显示，85 岁及以上的老年人慢性肾病的发病率高达 23.9%。截至 2022 年 12 月底，中国国家肾脏数据系统（Chinese National Renal Data System，CNRDS）最新数据显示，中国透析总人数突破 100 万，60 岁以上人群占新增透析病人的 40%，且呈现逐年增加的趋势，我国已进入人口老龄化的时代，临床工作中 CRF 的老年病人会越来越多。

【护理评估】

1. 病因　老年 CRF 的病因与一般成年人不同，通常以继发性肾病引起者为主，病因的评估可以使护理人员全面掌握病人的现状，更好地实施个性化的护理，因此，在临床护理中首先需要评估老年人有无糖尿病肾病、原发性高血压性肾动脉硬化症、梗阻性肾病、淀粉样变性等继发性肾病。同时还需评估其有无微小病变型肾病、链球菌感染性肾小球肾炎及免疫复合物坏死性肾小球肾炎等病史。

2. 临床表现　老年 CRF 的临床表现与非老年人基本相同，但老年人由于各系统器官生理结构、功能变化，以及伴随疾病增多，老年 CRF 也有其自身特点。

（1）临床表现不典型：老年 CRF 往往起病隐匿，临床症状和体征不典型，很多病人仅有乏力、恶心呕吐、尿量减少、夜尿增多等表现。

（2）其他系统症状突出：老年 CRF 病人可以表现为胸闷、气短、不能平卧，或精神症状比较明显，如失眠多梦、注意力不集中、记忆力减退、性格改变及淡漠等，尿毒症期病人常有精神异常、谵妄、昏迷等。老年人往往存在多器官功能衰退，一旦发现肾功能减退，已经处于衰竭期，甚至已处于肾衰竭终末期，病情严重，病死率较高。

（3）合并多种并发症：主要表现为心血管系统和血液系统改变，以及水、电解质和酸碱平衡的紊乱。①心血管系统：老年 CRF 病人心血管系统并发症多见，症状较重，约 50% 老年 CRF 病人的死亡与心血管疾病有关。心血管并发症包括心包炎、心肌病、心力衰竭、高血压及代谢异常引起的心脏损害。心血管并发症常使老年 CRF 病情变得非常复杂，如高血压得不到及时有效控制又可加重肾功能的损害，形成恶性循环，因此在老年 CRF 治疗中需充分考虑其心血管系统的情况。②血液系统：老年 CRF 常伴有贫血，贫血是尿毒症的常见症状。老年 CRF 病人因为合并营养不良，其贫血程度往往较重，且贫血还可加重老年人的心力衰竭和心绞痛症状。③水、电解质和酸碱平衡紊乱：老年 CRF 病人更易出现水电解质代谢紊乱，表现为低血钠、高血钾、钙磷代谢失衡、低血糖和高血糖等，如果得不到及时救治有致死可能。

因此，对老年 CRF 病人的评估应包括：①一般病史评估：病人年龄、既往史、用药史、家族史、过敏史、生命体征等。同时应评估老年病人生活自理能力及压力性损伤风险。②专科评估：老年病人营养状况、吞咽功能及精神意识状态，有无表情淡漠、抑郁、嗜睡等精神症状，有无贫血面容，有无水肿及胸腔、心包积液与腹水征，肾区有无叩击痛等。

3. 辅助检查

（1）尿常规：老年 CRF 病人最早表现为肾浓缩功能下降，多尿及夜尿增多，尿比重降低，24 h 尿量常大于 1 500 mL，尿比重多在 1.016 以下，常固定在 1.010 左右。

（2）血常规：红细胞计数下降，绝对网织红细胞计数减少，血红蛋白浓度降低，白细胞计数可升高或降低。

（3）肾功能：肾功能降低，血尿素氮水平增高，肌酐清除率降低。血肌酐升高可不明显，特别对于老年消瘦的 CRF 病人更是如此，故老年 CRF 病人一旦血浆肌酐超过 15 mg/d（133 μmol/L），则提示有明确的肾功能受损。

（4）血生化：血浆清蛋白降低；血钙降低，血磷增高，甲状旁腺激素升高；血钾和血钠可增高或降低；可有代谢性酸中毒等。

（5）其他实验室检查：可有出凝血功能障碍，出血时间延长；缺铁时血清铁水平偏低，血清铁蛋白浓度 < 200 ng/mL，转铁蛋白饱和度 < 20%。

（6）影像学检查：慢性肾病早期肾 B 超显示肾大小正常，回声增多但不均匀，晚期显示皮质变薄，皮髓质分界不清，双肾缩小等。同位素扫描仪有助于了解慢性肾病早期单侧和双肾总体肾功能受损程度。

4. 心理社会状况　老年 CRF 并发症多、病情重、治疗费用昂贵且预后不佳，对老年病人及其家属造成较大的心理压力，会表现出恐惧、抑郁、绝望等严重的心理问题。大部分病人需要接受长期的透析治疗，其实施需要家庭、社区、社会的有力支持。因此，护士应围绕以上两个方面对老年人所面临的主要应激源、心理反应、个人认知、应对方式、社会支持等进行全面评估。

5. 治疗与处置　老年 CRF 治疗原则是积极治疗原发病，去除导致肾功能恶化的因素；加强营养干预，减轻症状，延缓病情进展；针对性用药和给予肾脏替代治疗，以减少并发症，提高老年 CRF 病人的生活质量。①积极治疗引起慢性肾衰竭的原发病，如慢性肾炎高血压、糖尿病肾病等，纠正使肾损害加重的可逆因素，如循环血容量不足、感染，水、电解质和酸碱平衡紊乱，严重高血压、心力衰竭等，以延缓或防止肾功能减退，保护残存肾功能。②充足热量、优质低蛋白、低盐、低钾、低磷饮食，必要时应用必需氨基酸或 α- 酮酸，缓解尿毒症症状，延缓残余肾单位的破坏速度，③遵医嘱用药，严格控制血压，纠正肾性贫血、矿物质和骨代谢异常等。④肾脏替代治疗主要包括血液透析、腹膜透析和肾移植。当肾小球滤过率（GFR）< 30 mL/（min·1.73 m²）时可开始替代治疗前准备；GFR<20 mL/（min·1.73 m²）、在过去 6 个月以上存在慢性肾脏病进展且不可逆证据时，可考虑先期活体肾移植；GFR<15 mL/（min·1.73 m²）时根据原发病、残余肾功能、临床表现及并发症情况给予替代治疗。

评估老年 CRF 治疗现状时，应了解老年病人用药情况，包括药物的种类、用法、剂量、疗程、药物的疗效及不良反应等，以及病人和家属对治疗的了解程度和所需知识。

【主要护理诊断 / 问题】

1. 营养失调：低于机体需要量　与食欲下降、消化吸收功能紊乱、限制蛋白质摄入等因素有关。

2. 活动无耐力　与并发高血压、心力衰竭、心肌病、心包炎、贫血、电解质和酸碱平衡紊乱有关。

3. 有皮肤完整性受损的危险　与皮肤水肿、瘙痒。

4. 潜在并发症：水、电解质、酸碱平衡失调等。

【护理措施】

1. 饮食护理　合理的营养膳食不仅能减少体内氮代谢产物的积聚及体内蛋白质的分解，维持氮平衡，还能在维持营养、增强机体抵抗力、延缓病情发展等方面发挥重要作用。饮食原则：充足热量、优质低蛋白、低盐、低钾、低磷饮食。①足够热量：老年人合成代谢功能低下，营养供应不足，易出现营养不良，应供给老年 CRF 病人足够的热量，以减少体内蛋白质的消耗。一般每天供应的热量为 30 ~ 35 kcal/kg，可选用热量高、蛋白质含量低的食物，如麦淀粉、藕粉、薯类、粉丝等。②摄入优质蛋白：对于老年 CRF 病人应在满足营养前提下摄入优质蛋白，如鸡蛋、牛奶、瘦肉等动物蛋白。根据老年肾衰竭病人肾功能的损伤程度调整优质蛋白的摄入量。③水和电解质：老年 CRF 病人常合并或并发心血管系统疾病，易出现血容量不足和低钠血症，应根据病人尿量、电解质水平调节水和食盐摄入量。肾功能恢复，水肿消退后，可在每日排出尿量的基础上增加 500 mL 的入水量。老年病人由于胃肠道的吸收功能降低且合并多种疾病而导致饮食较少或服用药物导致机体电解质的紊乱，如因长期服用利尿药或进食较少而容易造成低血钾的老年病人，应当服用含钾较高的食物，如橘子、柠檬、红枣等。当尿少或者检查出现血钾较高时，需限制饮食中钾的摄入，蔬菜经沸水煮后沥出可有效减少钾的含量。老年 CRF 病人常伴有贫血，可以适当补充水溶性维生素，如维生素 C、维生素 B、叶酸；补充矿物质和微量元素，如铁、锌等。④膳食制作：老年病人的肠胃功能较低，牙齿减少，咀嚼功能较差，日常饮食多为半流质，因此，食品的制作特点多为汤、粥、羹之类；制作多采用煮、炖、熬的烹饪方式，而不宜采用煎炸等。因老年病人肠胃吸收功能减弱，一次不宜食用过多的食物，建议采用少食多餐的服法，可进食 4 ~ 5 次／日。

2. 休息与活动　老年 CRF 病人应卧床休息，活动量视病情而定，避免过度劳累。①病情较重或心力衰竭者，应绝对卧床休息，提供安静的休息环境，协助病人做好各项生活护理。②病情许可者，应鼓励其适当活动，如室内散步、在力所能及的情况下生活自理等，但应避免受累或受凉。活动时应有人陪伴，以不出现心慌、气喘、疲乏为宜，一旦有不适症状，应暂停活动，卧床休息。③严重贫血者应卧床休息，并告诉病人坐起、下床时动作宜缓慢，以免发生头晕。有出血倾向者活动时应注意安全，避免皮肤黏膜受损。④长期卧床病人应指导或帮助其进行适当的床上活动，如屈伸肢体、按摩四肢肌肉等，避免发生静脉血栓或肌肉萎缩。

3. 用药护理　老年人对药物比较敏感，使用时应十分慎重。①导泻剂的使用应从小剂量开始，逐渐增加，以免造成严重的腹泻而出现水、电解质和酸碱平衡紊乱；老年 CRF 病人因皮肤瘙痒用到苯海拉明等抗组胺类药物时，要注意其有引起老年人嗜睡和认知功能损害的危险；使用 ACEI 治疗高血压时应慎重，在非透析治疗阶段若血肌酐大于 300 μmol/L 或在短期内上升大于原来的 50%，最好不用或停用 ACEI，对血肌酐未达到此标准而使用 ACEI 的老年人，应加强肾功能监测；补充必需氨基酸时，吞咽功能良好老年人首选口服制剂，静脉输入时应注意滴速，如有恶心、呕吐，应及时减慢输液速度，同时可给予止吐剂。②积极纠正病人的贫血，应用促红细胞生成素，每次皮下注射应更换注射部位，治疗期间注意严格控制血压。观察药物疗效，有无高血压、头痛、血管栓塞、肌病或流感样症状、癫痫、高血压脑病等不良反应。定期监测血红蛋白和血细胞比容等。

4. 皮肤护理　老年 CRF 病人尤其要做好皮肤护理。①避免皮肤过于干燥，应以中性肥皂和沐浴液进行皮肤清洁，清洁后涂上润肤剂，以避免皮肤瘙痒。指导病人修剪指甲，以防皮肤瘙痒时抓破皮肤，造成感染。必要时按医嘱给予抗组胺类药物和止痒剂，如炉甘石洗剂等。②水肿的护理：严重水肿的老年病人应卧床休息，以增加肾血流量和尿量，缓解水钠潴留；下肢明显水肿者抬高下肢，以增加静脉回流，减轻水肿；记录 24 h 出入液量；定期监测体重；观察身体各部位水肿的情况；遵医嘱使用利尿剂，观察药物的疗效及不良反应。

5. 并发症护理　老年 CRF 病人常出现多种并发症，需做好相应的护理。①限制水钠入量：坚持"量出为入"的原则。老年 CRF 水肿病人应限制输液速度和量，严重水钠潴留、左心衰竭病人，尽早行透析治疗。②密切观察有无高血钾的征象，如脉律不齐、肌无力、心电图改变等。血钾高者应限制钾的摄入，少用或忌用富含钾的食物，如紫菜、菠菜、苋菜、薯类、山药、坚果、香蕉、香菇、榨菜等，及时纠正代谢性酸中毒，禁止输入库存血等。密切观察有无低钙血症的征象，如手指麻木、易激惹、腱反射亢进、抽搐等。如发生低钙血症，可摄入含钙较高的食物如牛奶，并可遵医嘱使用活性维生素 D 及钙剂等。③监测肾功能和营养状况：定期监测病人的体重变化、血尿素氮、血肌酐、血清白蛋白和血红蛋白水平等，了解其营养状况。

6. 心理护理　老年 CRF 病人因机体功能降低、病程长、预后较差，同时担心治疗费用高，怕拖累家属，且对疾病不了解，容易产生对疾病的恐惧心理。进而在疾病治疗过程中出现抵触情绪、不配合医护人员等情况，久之会加重病情。因此，应凸显心理护理对老年病人的重要性，告知病人及家属治疗方式、预后、生活质量、治疗费用、优缺点等内容，由老年人和家属各自表达他们的意愿，尊重他们的选择，家属尽量给予支持。同时在治疗期间增加与老年人的交流，尽量减轻其疼痛和痛苦。并树立病人战胜疾病的信心，从而提高病人及家属的依从性。

【健康教育】

1. 疾病预防指导　随着年龄增长，肾的各种功能渐进性下降，老年人应定期检查肾功能。积极治疗各种可能导致肾损害的疾病，如高血压、糖尿病等，减轻肾负担。已有肾基础病变的老年人，注意避免加速肾功能减退的各种因素，如血容量不足、肾毒性药物的使用、尿路梗阻等。

2. 饮食指导　教会老年 CRF 病人在保证足够热量供给、限制蛋白质摄入的前提下，选择适合自己病情的食物品种及数量。血压升高、水肿、少尿时，应严格限制水钠摄入。口渴时可采用漱口等方法缓解。有高钾血症时，应限制含钾量高的食物。

3. 病情监测指导　①指导老年 CRF 病人准确记录每天的尿量和体重。②指导老年 CRF 病人掌握自我监测血压的方法。③合并糖尿病者定期监测血糖。④监测体温变化。⑤定期复查血常规、尿常规、肾功能、血清电解质等情况。

4. 就诊指导　定期随访，老年 CRF 病人出现不适时应该尽早到肾病专科就诊，以便早期识别 CRF 的晚期改变，尽快选择合适的肾脏替代治疗方案。

5. 用药指导　老年人发生 CRF 后，一些经肾排泄的药物易在体内蓄积，应遵医嘱调整药物，不要自行用药，避免使用肾毒性药物。同时，要教会老年人及其家属识别目前治疗用药的不良反应，如促红细胞生成素治疗可导致铁缺乏、高血压和血栓形成等。应对已行血液透析的老年 CRF 病人做好指导，嘱其保护好动静脉瘘管，腹膜透析者保护好腹膜透析管道。

拓展阅读 7-20
预防腹膜透析相关感染的措施

（陈新华）

第八节　老年人运动系统的老化特点与常见疾病的护理

一、老年人运动系统的老化特点

正常老化对于运动系统的影响包括肌肉及皮下脂肪的重新分布、肌萎缩、肌力降低、骨质疏松等。骨骼肌肉系统的退化，将直接影响老年人的活动功能，使老年人丧失独立生活与自我照顾的能力，降低生活质量。活动功能障碍会增加跌倒风险，进而导致长期卧床，造成肢体失用，从而加重活动功能障碍，产生恶性循环。

（一）骨骼

随着年龄的增长，骨骼中的钙质、胶原蛋白等物质不断流失，身体自行修补显微骨折的速度也变慢，这些因素造成老年人骨质萎缩、骨量减少、脆性增加，容易发生骨折。此外，脊椎骨的硬度降低，造成脊椎受压或弯曲，会导致驼背、身高变矮，甚至发生压缩性骨折，老年人在 70 岁左右身高约减少 5 cm。

人体骨骼的代谢在 20 岁左右为巅峰期，之后骨吸收的速度会快于骨形成。通常自 35 岁左右开始，女性骨质流失的速度是男性的 2 倍，停经后是男性的 6 倍，直到 65 ~ 70 岁流失速度有所减缓。因此，更年期后的 5 ~ 10 年是骨骼保健的重要时期。

（二）关节

关节的退化是由于滑液分泌减少、胶原细胞的形成减少，关节软骨表面随着年龄的增长由平滑逐渐变得粗糙，加上长期磨损，使得关节的弹性及强度变差。肥胖及过度使用关节都会造成关节软骨的磨损，使软骨骨化，从而限制关节的活动，使得老年人动作缓慢、僵硬，且有关节疼痛的现象。

（三）肌肉

随着年龄增长，骨骼肌细胞水分减少，肌纤维萎缩、变细、弹性下降，肌力降低，肌肉总量减少。从 30 ~ 80 岁，肌肉总量可减少 35% 左右。肌细胞的数量减少与体积缩小，会使肌力及肌耐力变差。随着肌肉力量、敏捷度的下降，加上老年人脑功能衰退，活动减少，导致其动作迟缓、笨拙、走路不稳等。此外，老年人活动减少或限制，进一步导致肌肉的老化。

二、老年骨性关节炎病人的护理

情境导入

王阿姨，69 岁，反复左膝关节疼痛伴活动受限 7 年。病人 7 年前开始出现左膝关节反复疼痛，为持续性钝痛，未向他处放射，疼痛可因体位改变而诱发，劳累时加重，休息后可缓解，由于病情较轻而没有接受治疗。2 周前再发关节疼痛，伴左下肢乏力、活动受限，晨起出现左膝关节僵硬，时间少于 30 min，活动后改善。近 1 周出现静息痛，休息不能缓解，日常活动明显受限，行 X 线检查提示左膝骨关节炎。

请思考：

1. 此病例中病人的主要表现有哪些？
2. 病人主要存在哪些护理诊断 / 问题？
3. 请为此病人制订一份详细的护理计划。

骨性关节炎（osteoarthritis，OA），是指由多种因素引起的以关节软骨的老化及继发性骨质增生为主要症状的退行性疾病。其病程一般随着衰老自然发生，常累及负重较大的关节，如膝关节、髋关节、脊柱和远端指间关节等，最终引起关节疼痛、活动困难等，严重影响病人的生活质量，也是引起老年人致残的较常见的慢性关节病变之一。此病病因不明，其发生与年龄、肥胖、炎症、创伤及遗传因素有关。患病率随年龄增长而增高，且女性病人多于男性。65 岁以上的人群有 50% 以上，75 岁以上的人群有 80% 均为骨性关节炎病人，预计到 2030 年骨性关节炎可能成为老年人群中最大的致残因素。随着我国人口老龄化的进展，骨性关节炎的发病率还将持续上升，将给社会和家庭带来巨大的经济负担。

【护理评估】

1. 病因　骨性关节炎的发病原因仍未研究清楚，目前考虑为自然老化的进程所致，另外还掺杂着机械、生物等多重因素的作用，护士应从以下方面评估病人。

（1）年龄：随着年龄的增长，关节软骨中蛋白多糖含量减少，含水量下降，易发生骨性关节炎。

（2）性别：绝经后女性骨性关节炎患病率远高于同龄男性及绝经前女性。

（3）超重：肥胖、超重一方面可以导致关节负重增加，另一方面肥胖者过剩脂肪的脂毒性对关节软骨可以造成损害。

（4）创伤或机械性磨损：如关节内骨折后对位不良、膝关节半月板破裂、职业引起的关节长期劳损。

（5）关节不稳定：如韧带、关节囊松弛等。

（6）药物影响：如长期不恰当地使用糖皮质激素等。

2. 临床表现

（1）关节疼痛和压痛：是骨性关节炎最为常见的临床表现，以髋、膝及指间关节最为常见。初期为轻度或中度间断性隐痛，休息后好转，活动后加重；晚期病人疼痛呈持续性，有"静息痛""夜间痛"。此外，疼痛与天气变化、潮湿阴冷也有关，伴有肿胀的关节可有压痛。

（2）关节僵硬：晨起时病人感觉关节僵硬及有发紧感，俗称晨僵，活动后可以缓解。关节僵硬持续时间一般较短，常为几分钟至十几分钟，极少超过 30 min。

（3）关节肿大：以指间关节骨性关节炎最为常见且明显，膝关节可因骨赘形成或滑膜炎积液造成关节肿大。

（4）骨擦音：常见于膝关节骨性关节炎，由于关节软骨破坏，关节面不平整，活动时可出现骨擦音。

（5）肌萎缩、活动障碍：常见于膝关节骨性关节炎，关节疼痛和活动能力下降可导致受累关节周围肌萎缩、无力，进而出现活动障碍，进一步加重肌萎缩。另外，病人出现关节交锁，也会加重活动受限。

3. 辅助检查

（1）X 线检查：为骨性关节炎明确临床诊断的"金标准"，是首选的影像学检查。在 X 线片上，骨性关节炎的三大典型表现为：受累关节非对称性关节间隙变窄、软骨下骨硬化和（或）囊性变及关节边缘骨赘形成。部分病人可有不同程度的关节肿胀，关节内可见游离体，甚至关节变形。

（2）MRI 检查：表现为受累关节的软骨厚度变薄、缺损、关节积液。MRI 对于临床诊断早期骨性关节炎有一定价值。

（3）CT 检查：表现为受累关节间隙狭窄、软骨下骨硬化、骨赘增生等。

（4）实验室检查：血常规、蛋白质电泳、免疫复合物及血清补体等指标一般在正常范围内。若病人同时有滑膜炎症，可出现 C 反应蛋白和红细胞沉降率轻度增高。

4. 心理社会状况　反复发作或持续性的关节疼痛、僵硬、变形和功能障碍，使老年人的日常生活受到很大影响，并可导致一些心理问题，如不愿意过多活动，社会交往减少。由于关节畸形和功能障碍，使得老年人生活自理能力下降，会产生自卑心理。疾病迁延不愈，使老年人失去治疗信心，产生消极悲观的情绪。因此，护士应评估病人对疾病的认知、心理精神状态，有无焦虑、抑郁等不良情绪及家庭社会对病人的支持程度。

5. 治疗与处置　骨性关节炎的治疗目的是缓解疼痛，延缓疾病进展，改善或恢复关节功能，提高老年病人的生活质量。按照《骨关节炎诊疗指南》（2021年版），治疗可分为基础治疗、药物治疗、修复性手术治疗和重建治疗。早期轻症病人依据病人的需求和一般情况选择适宜的基础治疗方案，包括预防保健和治疗康复两个方面，由健康教育、中医健康调理、辅助支具保护、肌肉锻炼和适宜活动指导组成；若症状未见改善或病情加重，可以选择药物治疗，如非甾体抗炎药、镇痛药、关节腔注射药物、缓解症状的慢作用药物等；如果病情进一步加重，在基础治疗和药物治疗无效的前提下，可选择手术治疗，包括修复性治疗（关节镜清理术、关节软骨修复术及生物治疗）和重建治疗（关节置换术、关节融合术）。近年来干细胞治疗成为再生医学的热点，是治疗骨性关节炎的热点，但仍有待进一步的研究。

评估老年骨性关节炎病人的治疗现状时，应重点评估老年人所使用的治疗方案，使用药物的种类、剂量、疗程，药物的作用与副作用，以及病人及家属对治疗过程的了解程度和所需知识。

【主要护理诊断/问题】

1. 慢性疼痛　与关节退行性变引起的关节软骨破坏及骨质的病理改变有关。
2. 躯体活动障碍　与关节疼痛、肿胀、僵硬所引起的关节或肢体活动困难有关。
3. 有受伤的危险　与关节破坏所致的功能受限有关。
4. 无能为力感　与躯体活动受限及自我贬低的心理压力有关。
5. 有自理能力缺陷的危险　与疾病引起的活动障碍有关。
6. 焦虑　与病情反复、疾病迁延、自理能力下降等有关。

【护理措施】

护理的总体目标：病人能通过有效的方法减轻疼痛，关节功能活动有所改善；能够保持良好心态应对疾病造成的身心影响；日常生活活动可独立或在帮助下完成。

1. 减轻疼痛　减轻关节负重和适度休息是缓解疼痛的主要措施。患髋关节骨性关节炎的病人，可借助手杖、拐杖、助行器等辅助器械站立或行走；膝关节骨性关节炎病人，可通过站立时用手支撑、上下楼梯手扶扶手等方法减轻关节软骨承受的压力。

当急性发作时，应让受累关节充分休息，以减轻疼痛。过度活动或承受压力可加重关节软骨磨损。护士应观察病人关节肿胀程度、皮肤颜色及温度等，是否影响到活动方式、体位、睡眠等。如疼痛影响睡眠，应适当调整镇痛药的剂量和给药时间，以达到有效止痛的目的，必要时服用一些镇静催眠的药物，以帮助病人入睡。疼痛严重者适当卧床休息，局部理疗、针灸等综合使用对于缓解关节疼痛均有帮助。关节内积液多时，可行关节穿刺术抽出液体，减轻疼痛。

2. 加强功能锻炼　进行各关节的康复训练，通过主动和被动的功能锻炼，可以保持病变关节的活动，防止关节粘连和功能活动障碍。研究表明，耐力和需氧锻炼是老年骨性关节炎病人减轻疼痛、降低致残率的重要方法。常用的康复训练包括低强度有氧运动及关节周围肌肉力量训练。在进行康复训练时应注意需从小运动量开始，循序渐进。另外，注意锻炼中的自我保护，避免机械性损伤。

（1）低强度有氧运动：水中步行训练及游泳可以减轻体重对关节的负荷，有利于肌肉的锻炼。

（2）关节周围肌肉力量训练：加强关节周围肌肉力量，既可以改善关节稳定性，又可以促进局部血液循环。常用方法：①股四头肌等长收缩训练：指导病人仰卧，伸直膝关节进行股四头肌静力收缩。每次收缩尽量用力并坚持尽量长的时间，重复次数以肌肉感觉酸胀为宜。②直腿抬高训练：仰卧于床上，伸直下肢并抬离床面约 30 cm，坚持 5～10 s，每 10～20 次为一组，训练至肌肉有酸胀感。③臀部肌肉训练：取侧卧或俯卧位，分别外展及后伸大腿进行臀肌收缩训练，训练次数同上。④静蹲训练：屈膝、髋关节，但不小于 90°。做半蹲状，坚持 30～40 s，每 10～20 次为一组。⑤抗阻力训练：利用皮筋、沙袋及抗阻肌力训练设备进行训练。

3. 用药护理　指导病人准确服药，做到定时、定量，并向病人及其照顾者介绍药物的作用、不良反应和监测方法等。

（1）非甾体抗炎药：主要用于缓解疼痛，促进关节功能恢复。病人使用前一定要注意评估，特别关注老年人多病共存的特点，关注药物相互作用等，评估见表 7-6。此类药物在老年人中使用尤其要注意上消化道、心、脑、肾不良反应及诱发哮喘等风险，尽量使用最低有效剂量，逐渐加量。长期服用非甾体抗炎药者，应注意药物对胃肠道的损害，叮嘱病人宜饭后服用。如果病人心血管疾病危险性较高，应慎用此药。

表 7-6　非甾体抗炎药治疗的危险因素评估表

影响因素	上消化道不良反应高危病人	心、脑、肾不良反应高危病人
年龄	年龄 > 65 岁	年龄 > 65 岁
既往史	上消化道溃疡或出血病史、酗酒史	脑血管病史（有脑卒中史或目前有一过性脑缺血发作）、心血管病史、肾病史
目前口服药物情况	糖皮质激素、抗凝血药	同时使用血管紧张素转化酶抑制剂及利尿药
其他	长期应用	冠状动脉搭桥术围手术期（慎用）

（2）镇痛药：对非甾体抗炎药治疗无法缓解的疼痛，可遵医嘱适当加用阿片类镇痛剂等，但应注意阿片类药物的不良反应和成瘾性较高，需谨慎使用。一旦需要使用应从小剂量开始，逐渐加量，以减少不良反应。

（3）关节腔内注射药物：可迅速、有效缓解关节疼痛，改善关节活动，常用药物如下。①糖皮质激素：在短时间内可有效缓解关节疼痛，但应注意激素对关节软骨及骨质的不良影响，应用最多不超过 3 次/年，注射间隔时间 >3 个月。应告知病人及照顾者大剂量及长期使用易导致老年人发生骨质疏松，增加骨折风险；②透明质酸：可以缓解症状和改善功能，主要用于膝关节。

（4）缓解症状的慢作用药物：如氨基酸葡萄糖，不但能够修复损伤的软骨，还可以减轻疼痛，可指导病人选择性使用。

4. 心理护理　关节变形和活动受限导致老年人的生活自理能力下降，自我形象紊乱，很多病人心理失去平衡，出现焦虑、抑郁、悲观等不良情绪。因此，护理人员应多与病人交流，关心和帮助老年人，鼓励病人正确看待疾病，指导病人学会控制不良情绪的方法并进行自我调节，消除病人的不安和无助感。减少病人的依赖心理，使其逐步主动参与肢体功能锻炼，提高自理能力。

5. **手术治疗护理** 在基础治疗和药物治疗无效的前提下，病人需要进行手术治疗，包括修复性治疗和重建治疗。手术前后的护理措施如下：

（1）术前护理：术前常规备皮及进行药物过敏试验，遵医嘱完成术前各项检查，指导病人进食营养丰富、易消化的食物，去除影响睡眠的因素，提供安静、舒适的环境，保证病人充足睡眠。训练病人在床上排泄，避免术后因排便姿势不适而发生便秘、尿潴留。教会病人正确深呼吸、咳嗽、咳痰的方法并进行训练。进行四肢屈伸运动，指导病人锻炼股四头肌的方法。

（2）术后护理

1）密切观察生命体征：因病人多为高龄且心肺功能差，对于手术创伤耐受程度不同，发现异常情况应及时汇报医生处理。

2）患肢的观察和护理：膝关节术后用弹性绷带加压包扎膝关节，患肢应抬高 20～30 cm，利用静脉回流，减轻肿胀。密切观察患肢的运动、感觉及末梢血液循环。随时检查弹力绷带的松紧度。如患肢肿痛、麻木，被动活动足趾时引起剧痛，应及时报告医生。

3）康复护理：髋关节置换术后第 1 日取半坐卧位，至术后第 6～7 日可完全坐起。髋关节 1 周内应屈曲到 90°，同时行直腿抬高并进行髋关节外展锻炼。体位转移训练先进行由卧位到坐位、由坐到站、由站到行走的训练，以恢复关节活动度，进一步提高肌力，练习独立坐起和扶拐行走。指导病人术后 6 个月内应避免患肢内收过度、患侧侧卧、交叉盘腿的动作。

膝关节置换术后，病人生命体征平稳，即开始指导病人行踝关节背伸跖屈锻炼，以减轻足部水肿；同时在不增加疼痛情况下可行股四头肌等长收缩、直腿抬高锻炼，抬腿时要伸直膝关节抬离床面，足跟稍离床即可，慢抬慢放，当腿抬到适当高度时停 3～5 s 再放下，直腿抬高以不超过 45° 为宜。

【健康教育】

除了对骨性关节炎病人进行常规健康教育内容外，还需要指导老年病人在日常生活中重视保护关节，合理使用关节，减轻关节负担，避免劳损。具体的指导内容包括：

1. **控制体重** 肥胖者由于下肢承重多，关节长时间负重，易加速关节退化。故应合理膳食，减少高脂肪、高糖饮食的摄入，坚持运动，以控制体重。

2. **姿势正确** 坐位时采用硬垫直角靠椅，椅高以双足底平置地面，膝成 90° 屈曲为宜。并注意更换姿势或动作，以免关节劳损或损伤。睡觉时避免睡软床垫，床中部不能下垂凹陷，以免臀部下沉，引起双髋关节屈曲畸形。

3. **合理使用** 不要勉强做难以胜任的重活，用力应以不引起关节明显疼痛为度。尽量应用大关节、强关节而少用小关节、弱关节，以健全的关节辅助有炎症的关节，减轻受累关节的负担。使用合适的行动辅助器械，如拐杖、助行器、支具等协助完成日常生活活动，以弥补关节功能缺陷，减轻受累关节的负担。

4. **适度活动** 宜动静结合，避免长期、反复的剧烈活动，如跑、跳、蹲等。减少或避免对关节损害较大的运动，如爬山、爬楼梯等。

5. **日常保健** 注意保暖防潮，以防关节受凉受寒。选择平底、厚实、柔软、舒适的鞋。日常生活中，床、椅、马桶不要过低，同时建议安装扶手。

三、老年颈椎和腰椎病变病人的护理

情境导入

张大爷，72 岁，8 年前因长期伏案工作后出现颈肩部疼痛，夜间疼痛加重，休息后好转，每天早晨起床时出现颈部僵硬，活动约半小时后缓解，疼痛加重时口服止痛药，外敷膏药后，疼痛略缓解。3 天前无明显诱因自觉颈部酸胀疼痛加重，疼痛放射至右侧肩部、右侧上肢至手腕部且伴有麻木，不能正常持物，夜间多次被痛醒，影响睡眠。门诊拟"颈椎病"收入院。

请思考：

1. 此病例中病人的主要表现有哪些？

2. 病人主要存在哪些护理诊断/问题？

3. 请为此病人制订一份详细的护理计划。

颈椎病和腰椎病是老年人的常见病，它严重影响老年人的身体健康和生活质量。颈椎病（cervical spondylosis）指颈椎椎间盘组织退行性改变及其继发病理改变累及其周围组织结构（神经根、脊髓、椎动脉、交感神经等），出现相应的临床表现，是导致慢性颈肩部疼痛最常见的原因。多见于中老年患者，并随着年龄增长而增多，40~50 岁发病率为 20%，50~60 岁为 40%，70 岁以上更高。男性高于女性，男女之比为 3:1。病变部位在颈椎，但其症状可出现在头颈、胸背等部位，有的还出现内脏功能紊乱，如心律失常、血压异常、视力障碍等。腰椎病是一类以椎间盘退变为主导致的腰椎间盘突出，腰椎管、椎间孔、椎间隙狭窄，腰椎椎体滑脱等一系列疾病群。

【护理评估】

1. **病因** 颈椎病的病因及发病机制尚未完全清楚，一般认为是多种因素共同作用的结果。椎间盘退行性改变及继发性椎间关节退变，椎体边缘的增生是发病基础。此外，护士还应评估病人是否存在日常生活习惯不良情况，如长时间低头玩麻将、打扑克，长时间看电视，躺在床上高枕而卧、睡眠时枕头过高等。以上习惯的共同特征是颈椎长时间处于屈曲状态，颈后肌肉及韧带组织超时负荷，容易引起劳损。另外，还应询问病人是否受过头颈部的外伤，头颈部的外伤与颈椎病的发生和发展有明显的关系，根据损伤的部位、程度可在各个不同阶段产生不同的影响。

腰椎病的主要原因是椎间盘的退行性变，而导致椎间盘突出症的诱发因素包括：①腰部过度负荷：如从事重体力劳动和举重运动者可因过度负荷造成椎间盘早期退变。长期从事弯腰工作，如煤矿工人或建筑工人，需经常弯腰提取重物，使椎间盘内压力增加，易引起纤维环破裂，髓核突出。②腰部外伤：在腰部失去腰背部肌肉保护的情况下，腰部的急性损伤，可造成椎间盘突出。③腹内压增加：如剧烈的咳嗽、打喷嚏、憋气、便秘等，常可使腹内压升高造成髓核突出。④体位不正：无论是在睡眠时还是日常生活工作中，当腰部处于屈位的情况下，如身体突然旋转易诱发髓核突出。

2. **临床表现**

（1）颈椎病：常见的类型有神经根型、脊髓型、交感神经型和椎动脉型，同时合并两种或两种以上类型者为混合型。

1）神经根型：为椎间孔处有致压物压迫颈神经根所致。在各型中发病率最高，占50%~60%，其症状可反复发作，自行缓解或消失。颈痛和颈部发硬是最早出现的症状，上肢放射性疼痛或麻木呈发作性，症状的出现和缓解与病人颈部姿势有关。

2）脊髓型：发病率为12%~30%，这是老年人较常见的脊髓病变之一。由于可造成四肢瘫痪，因而致残率高。多数病人首先出现一侧或双侧下肢麻木无力、走路不稳、易跌倒等情况。步态笨拙，有踩棉垫或沙滩感；继而单或双侧上肢发麻、疼痛，手部肌力减弱、发抖、不灵活、持物易落地、肌肉萎缩，严重者四肢瘫痪。除四肢症状外，往往病人有胸部以下皮肤感觉减退、胸腹部发紧，即束带感。部分病人有括约肌功能障碍、尿潴留。

3）交感神经型：此类型症状繁多，多数病人表现为交感神经兴奋症状，如头痛头晕、耳鸣、眼胀、干涩、听力减退、视物模糊及面部或一侧肢体多汗等。

4）椎动脉型：呈发作性眩晕，病人出现复视并伴有眼震，有时伴随恶心、呕吐、耳鸣或听力下降，与颈部位置改变有关。猝倒是本病的一种特殊症状，发作前并无预兆，多发生于病人行走或站立时，头颈部过度旋转或伸屈时可诱发，反向活动后症状消失。病人摔倒前察觉下肢突然无力而倒地，但意识清楚，视力、听力及讲话均无障碍，并能立即站起来继续活动。

（2）腰椎病：常见的症状如下：

1）腰痛：可为阵发性或持续性腰痛急性发作，病程较长。

2）坐骨神经痛：是腰椎间盘突出症的主要症状，坐骨神经痛可以单独出现，也可以与腰痛同时出现。典型的坐骨神经痛是从下腰部向臀部、大腿后侧、小腿外侧至足部的放射痛。当咳嗽、打喷嚏、排便等致腹压增高时可使疼痛加剧。早期为痛觉过敏，病程较长者为痛觉减退或麻木。

3）麻木：当椎间盘突出刺激本体感觉和触觉纤维时，引起肢体麻木感而不出现下肢疼痛。麻木感觉区按受累神经区域皮节分布。

4）间歇性跛行：行走数米或数十米后下肢症状加重，蹲下或坐着休息后症状很快消失。

5）马尾神经受压：向正后方突出的髓核或脱垂、游离椎间盘组织可压迫马尾神经，使病人出现大、小便障碍。

3. 辅助检查　本病无特异性的实验指标，影像学检查具有特征性改变。

（1）X线检查：侧位片可见颈椎生理前凸减小、变直或成"反曲线"，椎间隙变窄，病变椎节有退变，前后缘有骨刺形成。腰椎生理前凸减小或消失，腰椎出现侧凸，椎间隙狭窄，椎体边缘骨质增生等。

（2）CT检查：可发现病变节段椎间盘侧方突出或后方骨质增生并借以判断椎管矢状径。也可发现椎体后方对硬膜囊有无压迫。若合并脊髓功能损害，可看到脊髓信号的改变。

（3）MRI检查：对软组织的观察更具优势，可以更清晰、更全面地显示突出的髓核组织与脊髓、神经根和马尾神经之间的关系，以及脊髓本身是否存在病变。

4. 心理社会状况　老年颈椎、腰椎病病人主要表现为颈肩痛、腰背痛，间歇性跛行及四肢无力，走路不稳，严重者出现四肢瘫痪，卧床不起，给病人日常生活及心理健康造成极大影响。疼痛不适及自理缺陷使病人活动困难，与他人及社会接触减少，易产生悲观、孤独心理。

5. 治疗与处置　老年颈椎病、腰椎病的主要治疗为非手术治疗，包括局部制动、牵引、按摩、理疗、封闭疗法及服用药物（非甾体抗炎药、营养和调节神经系统的药物、糖皮质激素、中药）等综合疗法，可以明显改善脊椎周围组织血液循环、减轻神经水肿、消除炎症反应。对于长期保守治疗无效者、反复发作症状重者、经非手术治疗无效者、脊髓型颈椎病者、中央型椎间盘突出者、有马尾神经受压者、大小便失控者、伴椎管狭窄者，应给予手术治疗。手术治疗的目的是解除由于椎间盘突出、骨赘形成或韧带骨化对脊髓、神经的压迫。常用的颈椎手术方法包括颈前路或颈后路减压术。腰椎手术方法包括经椎板间开窗减压术、经皮激光椎间盘减压术、内镜下椎间盘切除术等。

【主要护理诊断 / 问题】

1. 疼痛　与椎间盘突出压迫神经根有关。

2. 躯体活动障碍　与椎间盘突出压迫肢体致活动受限有关。

3. 生活自理缺陷　与疼痛和肢体活动障碍有关。

4. 焦虑　与病情反复、疾病迁延、自理能力下降等有关。

【护理措施】

护理总体目标是减轻或缓解病人疼痛，提高病人生活质量，日常生活活动能独自或在帮助下完成。

1. 一般护理　神经根型颈椎病病人头部活动时应注意向健侧缓慢转动。腰椎间盘突出症病人急性期应严格卧硬板床休息至少 3 周，以减轻突出的髓核对神经根的刺激。疼痛基本缓解后，可戴腰围下床活动，前几个月内避免弯腰负重。另外，指导病人急性期（2 周）后开始进行腰背肌锻炼，如俯卧位抬头挺胸，可锻炼背肌；仰卧屈膝时，抬起臀部，使腹肌、背肌和臀肌都可得到锻炼。常用腰背肌锻炼方法有挺胸练习、五点支撑法、四点支撑法、俯卧撑及背伸法（又称飞燕点水式）。

2. 疼痛护理　疼痛明显时指导病人绝对卧床休息，让椎间盘、小关节、椎旁肌肉处于松弛状态，便于血供通畅及组织康复，必要时给予病人各种非甾体抗炎药止痛。对于慢性疼痛者，鼓励其多参加活动，减少卧床休息，以改善椎间盘代谢、软骨营养，促进骨钙吸收，有利于增加关节的运动范围和肌力恢复。

3. 牵引的护理　颈椎牵引时，病人可取坐位或卧位，一般宜取头微前倾、颈微屈曲位，可根据牵引时症状减轻的情况来调整牵引力线。按牵引时间的不同可分为间断性牵引和持续性牵引，症状较轻者可采用间断性牵引，症状较重者可用持续性牵引，持续性牵引宜采用卧位。牵引重量为 2 ~ 6 kg，可视病人体重及病情而定，初次牵引时轻一些，以后逐渐加重，2 ~ 4 周为一疗程。护理中要加强观察，指导病人保持正确体位以达到有效牵引。在不影响治疗的前提下，加强舒适护理，枕颌带大小适宜，下颌部、耳廓垫以棉垫，枕部垫软枕，使病人能坚持牵引治疗。骨盆牵引可减轻椎间隙的压力，使早期突出的椎间盘部分还纳而改善症状。牵引物重量一般在 20 kg 以内，可以持续或间断牵引。

4. 心理护理　向病人讲解疾病的相关知识，包括疾病的发病原因、临床表现和治疗措施等，并给予耐心的康复指导，帮助病人保持良好的心理状态，积极应对疾病对日常生活造成的影响。

5. 手术护理

（1）术前护理：术前常规备皮及进行药物过敏试验，遵医嘱完成术前各项检查，指导病人进食营养丰富、易消化的食物，提供安静、舒适的环境，保证病人充足睡眠。训练病人床上使用便器，以防病人术后因卧床出现排便困难。颈椎前路手术病人应练习去枕平卧，适应术后平卧位要求；颈椎后路手术病人应进行俯卧位训练，以达到在俯卧位下仍能进行良好的呼吸活动。另外，颈椎前路手术病人术前 3 ~ 5 日应进行气管推移训练，嘱病人在手术切口对侧用第 2 ~ 4 手指指端，顺气管侧旁将气管、食管向非手术侧推移过中线，第 1 天先从右往左推移 1 ~ 2 min，逐日增加，2 ~ 3 天内达到推移气管 10 min，以不产生呛咳和呼吸困难为宜。

（2）术后护理

1）密切观察病情：观察病人四肢感觉及运动的情况，注意有无刺痛、麻木或肢体移动困难等症状，预防神经损伤或压迫神经情况的出现。如术后 3~5 日内病人原有神经受压症状加重，可能为手术创伤导致脊髓水肿压迫神经根所致。经前路手术的病人，要密切观察病人的呼吸状况及面色，注意有无呼吸功能障碍，保持呼吸道通畅。当其出现呼吸困难、发绀、鼻翼扇动并有颈部增粗时，多为颈深部血肿压迫气管导致呼吸道梗阻，应立即通知医师，必要时立即床旁拆开缝线，戴无菌手套取出血肿或送手术室探查。

2）一般护理：术后取平卧位或左右侧卧位，注意采用轴线翻身方式。颈部手术后病人颈部两侧沙袋制动，翻身时注意保持头颈部与躯干成同一直线，避免颈部过伸、过屈及左右旋转，以免脊髓受压发生意外。引流管保持通畅，密切观察、记录引流量及其性质。密切注意伤口渗血，保持伤口敷料清洁、干燥。

3）康复锻炼：颈椎手术术后 1 周，病人床上戴颈围可坐起，2 周拆线后戴颈围由他人扶持下床活动。腰椎术后 1 周后可进行双侧或一侧的直腿抬高练习，以减少神经根粘连。术后 2 周可进行屈髋、屈膝的练习。术后 3~4 周可下地活动。3 个月后可逐渐加大运动量。术后半年内不可弯腰，不可提取重物。

【健康教育】

除了对颈椎、腰椎病变病人进行常规健康教育内容外，还需要指导老年病人在日常生活中的功能锻炼，通过锻炼保持颈椎、腰椎的稳定性，松解组织粘连，恢复关节功能活动度，同时改善血液循环，减轻疼痛，提高日常生活自理能力。具体的指导内容包括：

1. 引颈运动 取直立位，双足分开与肩同宽，手掌放于病人头一侧，头缓慢向手掌侧旋转至最大限度，同时手掌有力对抗，然后手放下、头还原，向左、向右、向上、向下，向左屈、向右屈，各节连续进行。上述动作重复做 4~8 次，每日锻炼 2~3 次。

2. 颈部肌肉的静力练习 取俯卧位，将胸廓移出床沿保持头颈平直 1 min，然后左、右侧卧，同样保持头颈平直各 1 min 为 1 组，每次 6 组，每日 1 次。

3. 手爬墙疗法 面对墙站立，用患侧的手向上摸前面的墙，爬到自己能耐受的高度，保持 1~2 min，然后慢慢放下，每天这样训练若干次。

4. 甩手 站立，双足同肩宽，做肩关节前屈、后伸、内收、外展运动，做时肌肉放松，动作幅度由小到大，摆动范围尽量大，超过现有的活动范围，反复进行。

5. 画圈法 画圈动作像打太极拳一样，缓慢、深长，画圈分为画竖圈、画横圈两种。画竖圈为前后方向竖着画圈，画横圈为上、下、左、右方向画圈，每次可顺时针或逆时针方向各画 15~20 圈，每日 3~5 次。锻炼时需注意：动作要准确，缓和有力，不可过快或过猛；急性发作期不宜进行；每次活动时只允许在无痛或轻痛范围内进行；每次活动以不引起疼痛加重为宜。

另外，颈椎病、腰椎病病人无论是在急性发作期还是在术后，都需要佩戴颈围或腰围，其作用在于保护颈椎或腰椎，限制椎体的活动，促进水肿的消退和炎症的吸收，因而对于促进恢复、防止复发具有重要的作用。但不宜长期佩戴，以免引起肌肉萎缩、关节僵硬，不利于功能恢复，一般佩戴不超过 3 个月。

四、老年骨折病人的护理

情境导入

李大爷，80岁，40 min前行走时不慎摔倒，导致左髋部、左踝部、右膝部等全身多处外伤，局部肿胀疼痛明显，以左髋部为主，伴活动障碍，不能站立及行走。病人未见意识障碍、胸闷气促、腹胀腹痛、大小便失禁及四肢抽搐等情况。伤后未做任何处理，急诊入院，门诊医师行骨盆正侧位片检查提示"左股骨颈骨折"。为进一步治疗收入院。

请思考：

1. 此病例中病人的主要表现有哪些？

2. 病人主要存在哪些护理诊断/问题？

3. 请为此病人制订一份详细的护理计划。

由于老年人机体功能日益退化，代谢水平逐渐下降，组织再生能力差，骨质疏松明显，反应较慢，容易跌倒，骨折已成为老年人常见疾病之一，也是老年人病残的主要原因。老年人骨折好发的部位为髋部、脊椎、腕部。常见的骨折类型有桡骨远端骨折（科利斯骨折）、股骨粗隆间骨折、股骨颈骨折、胸及腰椎压缩性骨折、肱骨外科颈骨折等。老年人骨折后愈合慢、卧床时间长，极易出现危及生命的并发症，另外老年人多伴有基础疾病，需要医护人员采取精心的治疗和护理措施。因此，分析老年人骨折发生的原因，并制订相应干预措施，做好正确的临床护理，对于提高老年人生活质量具有重要意义。

【护理评估】

1. 病因 在对骨折病人进行护理评估时首先要了解病人发生骨折的原因，常见病因如下：

（1）跌倒：对于65岁以上的老年人，其骨折发生的87%可以归因于跌倒。跌倒及其产生的后果严重威胁着老年人的健康、日常活动及独立生活能力。护士应全面综合评估导致老年人跌倒的原因，如老年人的身体因素、病理因素、心理因素、药物因素、社会因素和环境因素等。另外，护士还应评估老年人跌倒后的症状及急救处理经过。

（2）骨质疏松：目前我国老年人中约有25%为骨质疏松症病人，骨质疏松症病人在一些低能量的冲击下，就可能发生较为严重的骨折。

（3）车祸：随着我国经济的发展，人民经济条件的改善，交通工具日益增多，老年人由于视力下降、听力减退、反应较迟钝，有可能成为交通事故的受害者。

2. 临床表现

（1）全身症状：伤后老年人因疼痛和精神紧张，可有面色苍白、不安、脉搏加快等，一般经过一段时间后可好转。骨折后出现体温升高，属损伤后一般反应，若有感染或其他合并损伤时，可出现高热。

（2）局部症状：可分为一般症状和骨折特有症状两类。

1）一般症状：①局部疼痛、压痛：骨折后，在肢体上的压痛可环绕骨折线平面。深部骨折和不完全骨折，可在骨长轴的远端向近端叩击或冲击，诱发骨折部位疼痛，称为叩击痛。另外，除有自发疼痛外，患肢移动时疼痛会更加明显。②肿胀：依据骨折部位，肿胀程度不同。例如，股骨颈骨折多为关节囊内骨折，因此外观肿胀不明显；股骨粗隆间骨折为关节外骨折，出血多，因此外观肿胀明显。③功能障碍：病人表现为不敢站立、行走及其他活动受限。

2）骨折特有症状：①畸形：完全性骨折移位后，可能使肢体短缩或异常弯曲、成角等。例如，股骨粗隆间骨折病人患肢可出现下肢短缩，外旋畸形可达90°。②异常活动：由于骨干完全性骨折，在肢体没有关节的部位出现不正常的活动。③骨擦音或骨擦感：骨干完全骨折后，移动骨折端时，可出现骨擦音或感觉到骨摩擦。但嵌入骨折、骨折断端嵌入软组织或断端移位大时，不出现骨擦音。

此外，对老年骨折病人的评估还应包括：老年人的营养状况、水和电解质平衡、疼痛、体温、并发症情况、精神状态、伤前活动度和功能、下肢静脉血栓情况等。这些评估内容对于全面了解老年骨折病人的基本情况，进行综合管理具有重要的意义。

3. 辅助检查

（1）X线检查：为诊断骨折的常用方法，可确定骨折的部位、种类及有无移位等，并能帮助鉴别诊断、查对复位结果和确定骨折愈合情况。

（2）CT检查：可发现隐匿性骨折或病理性骨折。

（3）MRI检查：可发现隐匿性骨折或病理性骨折。

4. 心理社会状况　老年人在骨折后，不仅仅是产生生理上的改变，同时也给病人造成很大的心理压力。老年骨折病人大多是意外造成的，受伤后会出现疼痛及功能障碍，严重者甚至导致截瘫。在没有任何思想准备的情况下，极易给病人带来恐惧心理，导致病人食欲不振、营养缺乏、睡眠功能紊乱、情绪紧张、抵抗力减弱等，进而严重干扰骨折的愈合与康复。另外，受伤后身体功能障碍、恢复时间漫长、预后较差、思想负担严重、担心给家里带来经济负担、生活自理能力的下降等都可导致老年骨折病人出现悲观心理，严重者可产生轻生念头。因此，护士应评估老年病人的心理精神状态，有无焦虑、抑郁等不良情绪及家庭社会对病人的支持程度。

5. 治疗与处置　老年骨折病人的治疗方案和治疗时机的选择，应该根据病人的年龄、骨折类型、基础疾病、活动情况、骨质疏松情况综合决定。治疗原则：①复位：是治疗骨折的第一步，根据病人骨折情况，选用手法整复、牵引或切开复位；②固定：有石膏绷带、小夹板、牵引和内固定等方法；③功能锻炼：是治疗骨折的重要组成部分，可使患肢迅速恢复正常生理功能。功能锻炼要根据骨折固定后的不同阶段循序渐进。另外，在老年骨折病人中，生理功能减退、肢体活动受限、营养缺乏、卧床时间延长等不利因素，使其极易出现并发症，因此并发症的防治亦非常重要，包括下肢深静脉血栓、肺部感染、压力性损伤、泌尿系统感染等的防治。

评估老年骨折病人的治疗现状时，应重点评估老年人所使用的治疗方案、手术的类型、病人及家属对治疗过程的了解程度和所需知识。

【主要护理诊断/问题】

1. 疼痛　与骨折、软组织损伤及手术有关。

2. 躯体活动障碍　与疼痛、神经损伤有关。

3. 潜在并发症：压力性损伤、肺部感染、泌尿系统感染与下肢静脉血栓。

4. 知识缺乏：缺乏有关功能锻炼的知识。

5. 恐惧　与担心疾病预后及可能致残等有关。

【护理措施】

护理的总体目标是：病人能通过有效的方法减轻疼痛，能够保持良好心态应对疾病造成的身心影响；日常生活活动可独立或在帮助下完成。

1. 心理护理　老年骨折病人由于生理功能的改变，生活需要依赖他人，希望亲人给予更多的关怀与照顾。在病情允许的前提下，提高病人自理能力，减少不必要的帮助，增强病人的自信心是极其重要的。建立良好的护患关系对于消除寂寞、恐惧心理是极其有效的。老年病人虽表面沉默，但内心情感十分丰富。护理人员应主动与病人交流沟通，鼓励病人参加一些力所能及的活动。

2. 保守治疗护理　患者需长期卧床，行患肢牵引，防旋鞋固定足部，防止下肢外旋。由于长期卧床可导致下肢深静脉血栓、肺部感染、压力性损伤等并发症，因此并发症的防治非常重要。

3. 手术护理

（1）术前护理：术前常规备皮及进行药物过敏试验，遵医嘱完成术前各项检查，指导病人进食营养丰富、易消化的食物，去除影响睡眠的因素，提供安静、舒适的环境，保证病人充足睡眠。教会病人正确深呼吸、咳嗽、咳痰的方法并进行训练。

（2）术后护理

1）密切观察生命体征：因病人多年龄高、心肺功能差，对手术创伤的耐受程度不同，发现异常情况应及时汇报医生处理。

2）观察患肢血运、感觉、肿胀及活动情况：如出现肢体肿胀、疼痛、关节皮色发红、皮温升高等不适，需排除静脉血栓形成、感染等可能。

3）体位：患肢外展中立位放置，关节置换患者避免髋关节内收体位，内固定患者术后1个月避免骨折部位负重。

4）康复护理：髋关节置换术术后应避免患肢内收、内旋、屈髋，健侧卧位时可在两腿之间垫枕；不要在平卧位时将患肢内收翘在健肢上，坐位时不要跷二郎腿；在坐起过程中，屈髋度数应小于90°。坐起、下地时应有人辅助，垫高背后，患肢稍屈髋坐起、下地。髋关节行直腿抬高并进行髋关节外展锻炼。体位转移训练先进行由卧位到坐位、由坐位到站位、由站位到行走的训练，以恢复关节活动度，进一步提高肌力，练习独立坐起和扶拐行走。指导病人及照顾者术后6个月内应避免做患肢内收过度、患侧侧卧、交叉盘腿的动作。

4. 并发症预防与护理

（1）皮肤压力性损伤：老年骨折病人由于长时间卧床，血液循环不良，如果身体局部组织长期受压，发生缺血、缺氧，组织营养缺乏，极易造成组织溃烂、坏死。应指导患者每2 h变换一次体位，臀下垫棉垫，身下铺气垫床以缓解压力，按摩受压部位皮肤。正确使用石膏、夹板固定，保持床单与皮肤的清洁、干燥，便后进行擦洗，避免局部刺激。同时加强营养，增加全身抵抗力，补充足够的热量、蛋白质、维生素，以促进蛋白质及胶原纤维的合成。

（2）肺部感染：老年病人由于肺部功能减退，加之骨折后长期卧床、活动量减少、呼吸道分泌物增多，痰液积聚在肺部无法咳出，易引发肺部感染。因此，病人要注意保持呼吸道通畅，有痰液要及时咳出。可协助病人翻身叩背，叩击者手指弯曲并拢，指掌侧呈杯状，以手腕的力量从肺底自下而上，由外向内迅速、有节奏地叩击胸壁，震动气道。鼓励病人多饮水，在病情允许时增加抬臀动作、扩胸运动。保持室内空气流通，定时通风，保持室内温度和湿度适宜。如果痰液黏稠难以咳出，可对呼吸道进行湿化，如雾化吸入。要注意保暖，避免着凉引起感冒而诱发肺部感染。

（3）泌尿系统感染：老年骨折病人长期卧床导致排尿困难，易引起泌尿系统感染。护士应嘱病人多饮水，以确保足够的尿量。保持会阴部清洁，勤换内裤，嘱病人尿液及时排空。如病人留置导尿管，应每日进行会阴护理，定期更换尿袋，定期检查尿常规和尿培养。

（4）下肢深静脉血栓形成：由于老年人血液黏稠度高，长时间卧床致血流缓慢，加之创伤刺激，使机体凝血因子释放过多，极易造成血栓。因此，应指导并协助病人尽早进行主动、被动运动，以加速静脉血液回流，减轻水肿，预防血栓形成。遵医嘱给予病人抗凝药治疗与物理气压治疗（下肢静脉泵、梯度加压弹力袜等）。

（5）腹胀、便秘：老年病人骨折后病程较长，需长期卧床，加之病人胃肠消化功能减弱，极易引起腹胀和便秘。护理人员应鼓励病人多饮水、多食新鲜蔬菜水果、多摄入膳食纤维，饮食宜清淡易消化。指导病人进行腹部环形按摩，刺激肠蠕动。在不影响治疗的前提下，鼓励和协助病人变换体位，指导其在床上做提肛收腹运动。已发生便秘者，可遵医嘱口服润肠药、缓泻药，使用开塞露，必要时给予灌肠，以缓解症状。

5. 功能锻炼　在康复训练的早期阶段，即骨折后的第 1~2 周，伤肢肿胀、疼痛、骨折断端不稳定，容易再次移位。因此，该阶段肢体训练应以促进患肢的血液循环、消肿和稳定骨折为主要目的。康复训练的主要形式是受伤肢体肌肉的等长收缩，即肌肉在关节没有移位的情况下，进行有节奏的静力收缩和放松，也就是通常所说的"绷劲"和"松劲"，可以通过肌肉的等长收缩来预防肌肉萎缩或粘连。在肢体训练期间，原则上，除了骨折处的上下关节外，身体的其他部位均应进行正常的活动。

【健康教育】

除了对骨折病人进行常规健康教育外，还需要指导老年人预防骨质疏松、预防跌倒，以免二次骨折。

1. 适度运动　指导老年人适量运动，并应注意安全，勿超过本人耐受力。运动时间应该选择在光照充足的时间段。选择熟悉的安全场地，不应选择同时有青年人正在进行剧烈运动场所，以避免因冲撞而造成损伤。

2. 合理营养　摄入富含钙的食品，如补充牛奶、鸡蛋等既含有优质蛋白，又含有丰富的钙、磷的食物。还应多食用绿色蔬菜、豆类及豆制品、鱼虾、海产品、贝类等。各种维生素的摄入对于预防和治疗骨质疏松症也很重要。

3. 药物治疗　如饮食钙量不足者，可在医生指导下服用钙片。维生素 D 有利于促进钙的吸收，可选用活化维生素 D。泼尼松、肝素等能促进骨质溶解的药物要慎用，如必须使用要在医生指导下使用。

4. 良好习惯　吸烟会增加血液酸度并使骨质溶解，过量饮酒和频繁饮酒会导致溶骨的内分泌激素增加，并使钙质从尿中流失，因此应指导病人戒烟戒酒。保持乐观开朗的心情有助于神经反应和平衡功能的加强，从而降低骨折发生的概率。

5. 防止跌倒　跌倒大多数发生在家中，应指导病人或照顾者注意评估地板、照明、不牢固的家具、卫生间和浴室、容易绊倒的障碍物、烹饪设施的安全性及家中和庭院中其他可能导致跌倒的问题。建议老年人穿有支撑力的鞋子，避免在家里穿拖鞋或穿袜子走路。

（邹海欧）

拓展阅读 7-21
老年活动能力训练设计：运动处方制订步骤

数字课程学习

📥 教学 PPT　　💬 典型案例　　📝 自测题　　🖥 本章小结

第八章

老年人的心理健康与精神卫生

【学习目标】

知识：

1. 解释老年人心理特点及影响因素。

2. 描述老年人常见的心理问题与护理措施。

3. 比较老年人心理问题与精神障碍的不同之处。

技能：

以护理程序为指导，对老年精神障碍病人进行护理。

素质：

1. 具有爱心、耐心和责任心，学会关心、尊重老年人。

2. 能独立思考、提出和解决问题，具备批判性思维能力。

3. 具有团队协作精神和慎独精神。

情境导入

　　王大爷，68 岁，于 10 年前无明显原因出现注意力不集中，情绪低落，无故哭泣，日常兴趣下降，在心理门诊诊断为"焦虑抑郁状态"，服用药物进行治疗。病人服药后出现头晕，故不愿意服药，症状控制不佳，之后逐渐表现为多疑，容易激动、发脾气。王大爷又于 8 年前住院治疗 40 天，并诊断为"抑郁症"。出院后病情反复，表现为睡眠减少，情绪低落、烦躁、有轻生的念头。1 周前病人病情波动较大，用刀割腕自杀，家人送到本院，门诊以"复发性抑郁障碍，中度发作"收入院。

　　请思考：

　　1. 王大爷出现了何种精神障碍？

　　2. 导致老年人精神障碍的因素有哪些？

　　3. 针对此类病人，如何进行护理？

　　随着生理功能衰退、社会角色改变、经济收入下降、各种疾病困扰、丧偶、独居等问题的出现，许多老年人因适应不良而出现精力下降，感到没有价值、注意力不集中，产生自杀念头等，甚至发生精神障碍，从而使其残疾程度增加、过早死亡及生活质量下降。2022 年 3 月，《"十四五"健康老龄化规划》中提到，要积极开展老年人心理关爱服务，规划从老年人心理健康状况评估、早期识别和随访管理，鼓励开通老年人心理援助热线，加强全国社会心理服务体系建设试点地区的基层社会心理服务平台建设等方面，对提升老年人心理健康服务，完善老年人心理健康服务网络给出了建议。在护理工作中，作为接触老年人的一线护理人员，应重点关注、维护和促进老年人心理健康与精神卫生，从而提高老年人生活质量，促进健康老龄化的社会发展。

第一节　老年人的心理健康

一、老年人的心理特点及影响因素

　　老年人的心理变化是指心理能力和心理特征的改变，包括感觉和知觉、记忆、智力、思维等的改变。由于内外条件的差异，虽然不同年龄老年人的心理变化特点不同，但其心理变化主要特点及影响因素可归纳如下。

（一）老年人的心理特点

　　1. 感觉和知觉的变化　　感觉是人脑对直接作用于感觉器官的客观事物个别属性的反映，是个体最简单、最初级的心理活动，是一切较高级、较复杂心理现象的基础。感觉是对当前事物的反映，而幻觉、记忆中的再现等均不是感觉。感觉对个体的生活和工作有着非常重要的意义：一方面，感觉能够提供内外环境的信息；另一方面，感觉能够保证机体与环境的信息平衡。个体时刻从周围环境中获取感觉信息，从而维持正常的心理生活，信息超载或不足会对个体生活产生不利影响。知觉是人脑对直接作用于感觉器官的客观事物整体属性的反映。客观现实中的事物存在方式可同时呈现出多种属性，如物体有形态、大小、颜色、声音、气味和温度等区别，当物体作用于人的感觉器官时，人们不仅能感知到物体的个别属性，而且通过各种感觉器官的协同活动，在大脑中将物体的各种属性按其相互关系组合成一个整体，这种对客观事物和机体自身状态的整体反映过程就是知觉。感觉和知觉的关系是十分密切的，感觉是知觉的基础，知觉是感觉的深入和发展，两者不能割裂开来。随着老化，老年人感知觉能力如视觉、听觉、味觉、嗅觉等逐渐衰退，从而对其行为与生活产生重大影响。

（1）视觉的变化：个体通过视觉能够获得80%的外界信息。老年人由于眼睛生理结构的老化，视觉也随之减退。主要发生以下改变：①绝对阈值与差别阈值：与年轻人相比，老年人要想察觉某种事物，需要更高的光亮强度，且由于区别不同水平亮度的能力下降，需要较高的光亮来进行日常生活。②暗适应与光适应：暗适应指照明停止或从亮处进入暗处时，由看不见到逐渐看清物体轮廓的视觉感受性逐渐提高的时间过程。光适应又称为明适应，指当强光线射入眼睛的瞬间，感到刺眼、不能视物，经过一段时间才能看清物体。随着视觉感受细胞的凋亡，老年人适应光线强度改变所需的时间越来越长，如老年人在夜间行走时，需要较长时间来适应迎面而来的车灯，容易发生交通事故。③视敏度：是指眼睛分辨物体细微结构的最大能力，分为静态视敏度和动态视敏度。静态视敏度即测量的视力，动态视敏度即观看动态物体的视力。老年人的静态视敏度和动态视敏度均明显下降，且动态视敏度下降更早，下降速度也更快。静态视敏度的下降给老年人读书看报，以及辨认某些商品标签带来了很大困难。动态视敏度的下降导致老年人的反应速度变慢。④颜色知觉：老年人在进行较精细的轮廓辨别时，辨认物体颜色的准确性明显下降，如辨认一条包含复杂易变的形状和颜色的丝巾时。⑤深度知觉：个体判断视觉空间内物体相对位置远近或深浅的能力，在40岁前无明显变化，40~50岁阶段陡然下降，然后缓慢下降。⑥形状知觉：老年人辨认熟悉刺激物或动作的知觉较年轻人下降，如患有阿尔茨海默病的老年人具有明显的形状知觉障碍。

（2）听觉的变化：老年人听觉显著减退，且男性比女性减退明显。老年人辨别声音频率的能力下降，尤其是高频声音。因此，老年人易被背景噪声干扰而出现声音定位困难，进而影响对重要声音信息的接收，如在马路上无法根据声音对危险进行正确回避，容易发生交通事故。另外，老年人高频听觉的减退还导致辨别辅音能力下降，容易出现语言理解困难。听觉在社会交往中的作用是无法取代的，老年人听觉的减退或丧失，对其生活质量有消极影响。

（3）痛觉、味觉、嗅觉的变化：痛觉是人类最复杂的生理、心理的知觉体验，老年人对痛觉的敏感性下降，对其定位描述不清，因此会出现老年人由于忽视疼痛而延误疾病的诊治。老年人对食品气味变化迟钝，常会误食变质食物而导致食物中毒。嗅觉功能也随着老化而减退，导致老年人食欲下降。

2. 记忆的变化　记忆是一种心理过程，是人们对于感知、体验或操作过的事物的印象，经过加工保存在大脑中，并在需要时提取出来的过程。记忆随年龄增加而减退，是一种自然现象，称为记忆的正常老化。老年人记忆变化特点可归纳为以下四点：①初级记忆随增龄而减退，次级记忆减退比较明显；②再认能力尚可，回忆能力相对较差，有命名性遗忘；③机械记忆减退较多，理解性记忆、逻辑性记忆保持较好；④对日常生活记忆的保持优于实验室记忆。老年人的记忆减退，尤其在出现时间、速度和程度各方面存在很大的个体差异，并受诸多因素的影响，如躯体健康、心理健康和营养状况等。

3. 智力的变化　智力是个体有目的、思维合理和有效适应环境的总能力，包括问题解决能力、言语能力和社会能力。智力包括液态智力和晶态智力。液态智力是指能够获得新观念，洞察复杂关系的能力，如反应速度和思维敏捷度等，主要与个体神经系统的生理结构和功能有关。晶态智力是指对词汇、常识等的理解能力，与个体后天的知识、文化和经验积累有关。随着年龄增长，老年人的液态智力呈现下降趋势，高龄期下降明显，这可能与作为其基础的神经生理过程变化及缺少练习有关。其主要表现是对信息的组织能力、抑制无关信息的能力、集中或分配注意的能力，以及将信息保持在工作记忆等方面能力的下降。晶态智力则并不随增龄而减退，有的个体甚至有所提高，于高龄期缓慢下降。这与老年期仍可继续积累经验和学习，不断增长知识，获得新技能有关。

4. 思维的变化　思维是人脑对客观事物的本质属性和内部规律的间接、概括的反映，是高级的、理性的认识过程，主要包括概括、类比、推理和解决问题方面的能力。老年期思维的衰退出现较晚，且仍能保持个体熟悉的专业领域的思维能力。但是，老年人在感知觉和记忆方面的衰退，导致思维的敏捷性、流畅性、灵活性、独特性及创造性降低，可表现为思维迟钝和贫乏、思维奔逸、强制性思维及逻辑障碍等，且思维的改变存在较大的个体差异。

5. 人格的变化　人格指个体与所处环境交互作用下，在生长发展的适应过程中形成的个人所有特质的总和，以性格为核心，包括气质、能力、兴趣、爱好、习惯和性格等心理特征。老年人的人格改变因人而异，既存在连续、稳定的特点，也受到生理、环境、社会、人生阅历等因素的影响。人格模式理论将老年人的人格分为四种类型：①整合良好型，生活满意度高、成熟、能正视新的生活，具有良好的认知能力和自我批评能力；②防御型，否认衰老，刻意追求目标，活到老、干到老，乐在其中；③被动依赖型，从外界寻求援助以利于适应老化过程，对任何事物都漠不关心；④整合不良型，存在明显的心理障碍，需要在家庭照料和社会组织帮助下才能生活。

6. 情感与意志的变化　情感是指人对客观事物是否满足自己的需要而产生的态度体验及相应的行为反应。意志是指一个人自觉地确定目的，并根据目的来支配、控制自身的行为，克服各种困难，从而实现目标的心理过程。老年人由于生理上的老化、心理功能的衰退，以及社会交往、社会地位的改变，容易产生消极情绪和消极的情感体验。与年轻人相比，老年人的意志较薄弱。随着自身生理、心理状态的变化，部分老年人会产生"情绪回归"的现象，具体表现为思想情绪变得固执、易怒、冲动，缺乏宽容和克制。情绪激动时，语言和行为有明显的攻击性。

（二）老年人心理变化的影响因素

1. 生理功能的减退　随着年龄的增长，老年人各项生理功能减退，出现老化现象，如感知觉的减退，影响老年人正常有效地接收信息。脑细胞萎缩和减少，神经递质功能减退，导致老年人反应迟钝、记忆力减退等。这些改变促使老年人产生一些心理问题，如烦躁、孤独感、自卑、悲伤、焦虑等。

2. 社会角色的改变　有些老年人退休后，社会角色发生改变，主要活动场所由工作单位转移到家庭，社会地位随之发生变化。如果对社会角色的改变适应不良，老年人则可能产生"无用感"，存在自卑、抑郁、烦躁等心理问题。此外，家庭成员之间的角色互动，如子女对待老年人的态度、代沟导致的矛盾等，对老年人的影响力增强，都会影响老年人的心理状态。

3. 经济收入的减少　老年人退休后经济收入减少甚至没有经济收入，需要依靠家人来维持生活，如果伴有疾病，则会给家庭带来一定的经济负担，这可能会增加老年人的心理负担，使老年人变得谨小慎微、沉默寡言。

4. 营养状况的变化　老年人存在营养缺乏和营养过剩两种情况。当营养缺乏时，尤其是神经组织及细胞缺乏营养时，常可出现精神不振、乏力、记忆力减退、对外界事物漠不关心，甚至产生抑郁或其他精神神经症状。当营养过剩时，会伴随很多慢性病，而疾病也是导致老年人心理问题产生的重要因素。

5. 疾病的影响　随着老化，老年人各项生理功能减退，而慢性病的发生，则进一步降低老年人某方面的生理功能。如脑动脉硬化导致脑组织供血不足，进而脑功能减退，促使记忆力减退加重，晚期甚至会发生老年期痴呆。脑卒中可使老年人卧床不起，生活不能自理，以致产生悲观、孤独等心理问题。

6. 睡眠障碍　许多老年人存在入睡困难、觉醒次数增多与早醒等睡眠问题，严重者导致睡眠障碍，引起老年人注意力不能集中、记忆力下降、烦躁、焦虑、易怒、抑郁，甚至引发心理障碍和精神疾病。

二、老年人心理健康的维护与促进

心理健康也称心理卫生。第三届国际心理卫生大会将心理健康（mental health）定义为："所谓心理健康，是指在身体、智力及情感上与他人的心理健康不相矛盾的范围内，将个人心境发展成最佳状态。"具体标志是：①身体、智力、情绪十分协调；②适应环境，人际关系良好；③具有幸福感；④在生活和工作中，能充分发挥自己的能力，过着有效率的生活。也就是说，心理健康不仅意味着没有心理疾病，还意味着个人的良好适应和充分发展。

（一）老年人心理健康的标准

我国著名的老年心理学专家许淑莲教授把老年人心理健康的标准概括为五个方面：①热爱生活和工作；②心情舒畅，精神愉快；③情绪稳定，适应能力强；④性格开朗，通情达理；⑤人际关系适应性强。

国外专家在老年人心理健康的标准方面研究得比较具体，他们制定了 10 条参考标准：①有充分的安全感；②充分了解自己，并能对自己的能力做出恰当的估计；③有切合实际的目标和理想；④与现实环境保持接触；⑤能保持个性的完整与和谐；⑥具有从经验中学习的能力；⑦能保持良好的人际关系；⑧能适度地表达与控制自己的情绪；⑨在不违背集体意识的前提下有限度地发挥个性；⑩在不违反社会道德规范的情况下，能适当满足个人的基本需要。

综合国内外心理学专家对老年人心理健康标准的研究，基于我国老年人的实际情况，老年人心理健康标准可以从以下 6 个方面进行界定。

1. 认知正常　是个体正常生活的基本心理条件，是心理健康的首要标准。老年人认知正常体现在有正常的感觉和知觉，有正常的思维，有良好的记忆。即判断事物基本准确，不发生错觉；回忆往事记忆清晰，不发生大的遗忘；分析问题条理清楚，不出现逻辑混乱；回答问题能对答自如，不答非所问；在平时生活中，有比较丰富的想象力，并善于用想象力为自己设计一个愉快的奋斗目标。

2. 情绪健康　愉快而稳定的情绪是情绪健康的重要标志。心理健康的老年人能经常保持愉快、乐观、开朗、豁达、自信的心情。能适度宣泄不愉快的情绪，通过正确评价自身及客观事物而较快地稳定情绪。

3. 人格健全　老年人人格健全主要表现在：①以积极进取的人生观为人格的核心，积极的情绪多于消极的情绪；②能够正确评价自己和外界的事物，不固执己见，能够控制自己的行为，盲目性和冲动性较少；③心理健康的老年人能自觉地确定行动目标，具有按此目标行动的决心和毅力，有独立自主的能力，用自己的意志调节和支配行为。能经得起外界事物的强烈刺激：在悲痛时能找到发泄的方法而不是被压倒；在欢乐时能有节制地欢欣鼓舞，而不是得意忘形和过分激动；遇到困难时，能沉着地运用自己的意志和经验去克服，而不是一味地唉声叹气或怨天尤人。

4. 关系融洽　作为老年人，乐于与他人交往，帮助他人和接受他人帮助，与大多数人心理相容，关系融洽，是心理健康的表现。主要包括：①与家人能保持情感上的融洽，并得到家人发自内心的理解和尊重；②有知心朋友，在交往中能保持独立而完整的人格，有自知之明，不卑不亢，能客观评价他人，对人不求全责备，宽以待人，友好相处。

5. 适应环境　老年人能与外界环境保持接触，虽退休在家，但不脱离社会，通过与他人的接触交流、电视广播网络等媒体了解社会变革信息，精神生活丰富，能正确认识社会现状，如对社会的看法、对国内外形势的分析、对社会道德伦理的认识等都能与社会上大多数人的态度基本保持一致，心理行为能顺应社会改革的步伐，能更好地适应社会环境，适应新的生活方式。

6. 行为正常　老年人能坚持正常的生活、工作、学习、娱乐等活动。其一切行为符合自己在各种场合的身份和角色。

（二）老年人心理健康的维护和促进

1. 维护和增进心理健康的原则

（1）适应原则：心理健康强调个体与环境能动地协调适应，达到动态平衡，以保持良好的适应状态。个体对环境的适应和协调，不仅仅是被动地顺应和妥协，更主要的是积极、能动地对环境进行改造，以适应个体的需要或改造自身以适应环境的需要。老年人需要积极主动地调节自身及周围环境，减少环境中的不良刺激，学会协调人际关系，发挥自己的潜能，以维护和促进心理健康。适应不能脱离个体年龄和身体状况来追求"最佳状态"，而应注重身心统一，把握现实，做到适度反应，以获得快乐和稳定的情绪。

（2）发展原则：人和环境都在不断发展和变化，每个个体的心理健康状态都不是静止的，而是动态发展的。个体在不同年龄、不同时期、不同身心状况下和不同或变化的环境中，其健康可以因个体内部心理状态和外部环境的变化而转变为不健康。在人的一生中，都存在着需要维护和增进心理健康的问题。所以，要以发展的观点动态地把握和促进心理健康。

（3）系统原则：人是一个开放系统，人无时无刻不与自然、社会文化、其他个体相互作用、相互影响，如个体会影响家庭或群体，同时也受到家庭或群体的影响。人的生命活动与健康的基本条件是人体内外环境的协调与平衡。因此，维护和增进心理健康要考虑到人既是生物的人、社会的人，也是具有自我意识、善于思考、情感丰富、充满内心活动的人。而个体所生活的环境也是一个历史发展的综合体，所以只有从自然、社会文化、道德、生物、人际关系等多方面、多角度、多层次考虑和解决问题，才能达到内外环境的协调与平衡。

（4）整体原则：每个个体都是一个身心统一的整体，身心之间相互影响。因此，通过积极的体育锻炼、卫生保健和培养良好的生活方式以增强体质和生理功能，将有助于促进心理健康。

2. 维护和增进老年人心理健康的措施

（1）帮助老年人正确认识和评价衰老、健康和死亡

1）正确看待生老病死：生老病死是自然规律，是每个物种都必须经历的过程，没有人可以长生不老。如果老年人总处于一种年龄增长、生命垂暮、死亡将至的心理状态，就会加速心理

及生理的衰老。若能以轻松自如的平常心态接受生老病死，则可能延缓衰老。因此，应帮助老年人树立正确观念，形成积极的生活态度。

2）树立正确的健康观：随着身体器官功能的减退，老年人往往存在共病，有些老年人对自己的健康状况持消极态度，对疾病过分忧虑，不能实事求是地评价自身健康状况，过度担心所患疾病和不适，导致疑病症、焦虑、抑郁等心理精神问题，进一步加重疾病和躯体不适，对老年人的心理健康十分不利。因此，应指导老年人正确评价自身健康状况，对健康保持积极乐观的态度，采取适当的求医行为，以促进病情的稳定和康复。

3）树立正确的生死观：死亡是生命的自然结果，当死亡事实不可避免时，则应泰然处之。因此，应帮助老年人确立正确的生死观，克服对死亡的恐惧，以无畏的勇气面对将来生命的终结，才能更好地珍惜生命，使生活更具有意义和乐趣。

（2）正确面对离退休问题：每个个体的退休是必然的，老年人从原来的职业功能上退下来，这是一个自然的、正常的、不可避免的过程。只有充分理解新陈代谢、新老交替的规律，才能对离退休这种生活变动泰然处之。离退休必然会带来社会角色、地位的变动，对此，要教育老年人做好足够的思想准备，必须认识与适应离退休后的社会角色转变，才能生活得轻松愉快。

（3）树立老有所为、老有所用的新观念：老年人阅历丰富、知识广博，很多老年人为家庭、社会继续发挥余热，从而获得心理的满足和平衡。老年人如何继续发挥作用，需根据自身的具体情况及客观条件而定。对于身体好、精力充沛、仍旧可继续从事职业生活的离退休老年人来说，退休后的继续工作或再就职会使生活内容更加丰富多彩和轻松愉快。

（4）鼓励老年人勤用脑：老年人退出工作岗位后，仍然需要学习。学习不仅可以满足老年人的精神需求，而且可以帮助其增长知识、活跃思维、开阔眼界、端正价值观等，同时也有益于身心健康。勤用脑可以使脑细胞不断地接收信息刺激，对于延缓脑的衰老和脑功能退化非常重要。研究表明，对老年人的视觉、听觉、嗅觉、味觉、触觉器官进行适当刺激，可增进其感知觉功能，提高记忆力、智力等认知能力，减少老年期痴呆的发生。

（5）丰富精神生活：老年人的精神保养重在养心安神，精神乐观。孙思邈《千金翼方》说："养老之要，耳不妄听，口不妄言，身无妄动，心无妄念，此皆有益老人也。"老年人平时闲居无事，无妨闭目养神，做到清心寡欲，排除杂念，戒忧愁，少思虑，戒愤怒。凡事不可强求，随遇而安，使情绪稳定，乐观开朗。老年人可根据自身的具体条件和兴趣去参加一些文化活动，如阅读、写作、绘画、书法、音乐、舞蹈、园艺、运动、棋类等，不但可以开阔视野、陶冶情操，丰富精神生活，而且能摆脱空虚、消沉、失落、孤独和抑郁等不良情绪，促进生理及心理的健康，这也是一种健脑、健身的手段，有人称之为"文化保健"。它既可以通过使用大脑来锻炼思维、逻辑、想象、识别、运算、感知觉等能力，还可以协调大脑和眼睛、四肢的并用，使感官、肌肉、关节都得到锻炼。

（6）培养良好的生活习惯：良好的生活习惯对老年人心理健康至关重要。如起居有常、饮食有节、戒烟、限酒等。适当地修饰外貌、装饰环境，扩大社会交往，多与左邻右舍往来，有助于克服消极心理，振奋精神，怡然自得。

（7）妥善处理家庭关系：家庭是老年人晚年生活的主要场所。老年人需要家庭和睦与温馨，家庭成员的理解、支持和照料。但老年人与子女之间在思想感情和生活习惯等方面有时因看法和处理方法不同，而产生所谓的"代沟"，即不相适应、难以沟通或难以保持一致的状况。作为子女应尽孝道，多关心、体谅、尊重老年人，遇事多与老年人商量，对于不同意见要耐心听取、礼让三分，维护老年人的自尊。作为老年人亦不可固执己见、独断专行，应有意识地克制自己的一些特殊性格，理解子女，以理服人，不必要求晚辈事事顺应自己，对一些看不顺眼又无法改变的事情，则尽量包容，不要强行干涉。遇事多和配偶、子女协商，不可自寻烦恼和伤感。老年夫妻要互相关怀、体贴，相互宽容，使生活充满理解与温馨，是老年人长寿的良药。空巢家庭中，老年人应正确面对子女成家立业离开家的现实，不过高期望和依赖子女对自身的照顾，善于利用现代通信方式与子女沟通，并及早由纵向的父母与子女关系转向横向的夫妻关系，子女则应经常看望或联系父母，让父母得到天伦之乐的慰藉。

（8）改善和加强社会支持系统

1）进一步树立和发扬尊老敬老的社会风气：尊老敬老是中华民族的传统美德，也是老年人保持心理健康的社会心理环境。政府、社会、单位、邻居、家庭及亲友等都应给老年人以关心、安慰、同情和支持，为老年人建立起广泛的社会支持网络，形成尊老、敬老的社会风气。满足老年人的物质和文化需求，尽快发展老年人服务事业，为老年人提供食品和服装，开设老年人门诊，方便老年人就医和保健，加强老年人社会保险和福利设施，为"健康老龄化"的实现奠定基础。但随着社会变革、人口老龄化的到来、家庭结构和年轻一代赡养压力的改变，敬老养老的社会风气正面临着新的挑战。因此，应加强宣传教育，继续大力倡导养老敬老，以促进健康老龄化的实现。

2）维护老年人的合法权益：新修订的《中华人民共和国老年人权益保障法》（以下简称权益保障法）于 2013 年 7 月 1 日起正式施行。权益保障法把积极应对人口老龄化上升为国家的一项长期战略任务，对家庭养老进行了重新定位，增加了社会优待、宜居环境建设等内容。对老年人合法权益，社会优待，失智老人监护制度，老年人享受补贴等都做了明确规定。为维护老年人合法权益，增强老年人安全感，解除后顾之忧，安度晚年提供了法律保障。

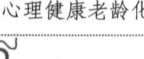

拓展阅读 8-1
心理健康老龄化

第二节　老年人的精神卫生

一、老年人常见的心理问题与护理

随着年龄的增长，老年人各项身体功能逐渐发生衰退，伴随身体功能衰退会出现不同的心理变化。由于个体生活环境、性格等的差异，不同老年人会出现不同的心理问题。老年期心理问题主要包括焦虑、抑郁、孤独、疑病症等。

（一）焦虑

焦虑（anxiety）指一种缺乏明显客观原因的内心不安或无根据的恐惧，是个体遇到某些事情如挑战、困难或危险时出现的一种正常的情绪反应。适当的焦虑有益于个体更好地适应变化，有利于个体通过自我调节保持身心平衡，但是持久过度的焦虑会严重影响个体的身心健康。

1. 原因　老年人发生焦虑的可能原因：①躯体因素：老年人身体功能下降，如听力视力下降、肌力降低等导致身体虚弱、行动不便，感到力不从心；②环境因素：外界环境改变产生的应激事件，如老年人退休后社会地位改变、家庭关系变化、配偶住院或离世等；③个性因素：老年人自身个性急躁、担忧、易兴奋，或者女性老年人属于依赖个性或内向性格；④认知因素：对事情的认知或看法倾向于解释成危机或报以悲观情绪，可导致焦虑心理；⑤疾病与用药：某些疾病，如抑郁症、痴呆、甲状腺功能亢进症等，以及某些药物的副作用，如麻黄碱、β 受体阻滞剂、抗胆碱药、咖啡因等均可引起焦虑反应；⑥疑病症。

2. 表现　包括精神性、躯体性的焦虑，伴有睡眠障碍和过分警觉，以及运动性不安，可分为急性焦虑和慢性焦虑两类。

（1）急性焦虑：表现为惊恐发作。典型表现为老年人在日常活动而非面临某些特殊的恐惧性处境时，突然感到内心紧张、心烦意乱、坐立不安，或激动、哭泣，出现呼吸和脉搏加快，血压升高，感到胸闷、胸痛、胸前压迫感。严重时出现呼吸困难，甚至有濒死感。部分人出现过度换气、头晕、走路不稳，晕倒、虚脱感、现实解体、情感解体、躯体解体、多汗、面部潮红或苍白、身体颤抖、手足麻木、恶心、胃肠道不适等自主神经症状及运动不安症状。急性焦虑发作历时较短，为 5 ~ 20 min，很少超过 1 h，可自行缓解。

（2）慢性焦虑：表现为持续性精神紧张。老年人表现为长期地感到紧张不安，做事时心烦意乱，没有耐心，与人交往时情绪紧张，很不沉稳，比较敏感，处于高度警觉状态，容易激怒。生活中稍有不如意的事，便会心烦意乱、生闷气、发脾气，注意力不集中，健忘等。

持久过度的焦虑可严重损害老年人的身心健康，加速老化，增加失控感，损伤自信心，并可诱发高血压、冠心病等疾病；急性焦虑发作可导致脑卒中、心肌梗死、青光眼、高压性头痛失明，以及跌倒等意外发生。

3. 护理措施

（1）评估焦虑程度：可使用焦虑自评量表、汉密尔顿焦虑量表和状态 – 特质焦虑量表对老年人的焦虑程度进行评定。

（2）针对原因进行处理：指导和帮助老年人及其家属分析焦虑发生的原因和表现，正确对待离退休、丧偶、角色转变等问题，使其尽快适应新生活，完成新角色转换，积极配合治疗原发病。

（3）给予心理疏导和支持：老年人方面，指导老年人自我疏导的方法，学会主动寻求帮助，对自己要有正确的认识和评价，树立信心，帮助培养新的兴趣，提高自我调节能力，保持稳定的心态；子女方面，应理解和尊重老年人的心理变化，帮助老年人子女学会谦让和尊重老年人，倾听他们的心声，鼓励老年人宣泄内心的负性情绪，真正从心理精神上去关心体贴老年人。

（4）药物治疗：尽量避免使用或慎用可引起焦虑症状的药物。重度焦虑应遵医嘱应用抗焦虑药，如地西泮、氯氮䓬、盐酸多塞平等。

（二）抑郁

抑郁（depression）是以情绪低落、悲观消极、少言少动、思维迟钝等为主要特征的一种老年人常见的精神心理问题。与焦虑一样，抑郁是一种极其复杂、正常人也经常以温和方式体验到的情绪状态。抑郁在老年人中常见，高发年龄大多在 50 ~ 60 岁，一般病程较长。中国科学院调查显示，我国有 40% 的老年人存在抑郁症状，老年人自杀通常都与抑郁障碍有关。

1. 原因　导致老年人抑郁的可能原因：①年龄：老化引起的生理和心理功能退化；②应激事件：离退休、丧偶、经济窘迫、家庭关系不和等；③慢性病：高血压、低血压、冠心病、糖尿病及癌症等，致躯体功能障碍和因病致残使得自理能力下降或丧失；④消极的事物应对方式。

2. 表现　抑郁的发生是渐进而隐伏的，早期可表现为神经衰弱的症状，头痛、头昏、食欲不振等。后期表现如下：

（1）情感障碍：忧郁心境长期存在，大部分老年人表现为忧郁寡欢、内心沉重，对生活没有信心，对一切事物兴趣下降，有孤独感、失落感，自觉悲观失望，有突出的焦虑、烦躁症状。

（2）思维活动障碍：思维迟钝，反应缓慢，思考问题困难和主动性言语减少，痛苦联想增多，常出现自责自罪和厌世等情绪，疑病症状较突出，可出现"假性痴呆"。

（3）精神活动障碍：出现比较明显的认知功能损害症状，如记忆力显著减退，计算力、理解力和判断力下降，动作迟缓，反应迟钝，缺乏积极性及主动性。严重时可不语、不动，生活需要照顾。

（4）意志行为障碍：轻者依赖性强，遇事犹豫不决；稍严重时活动减少，不愿社交；严重者可处于无欲状态，甚至有自杀企图和行为。老年病人一旦决心自杀，往往比成年人更坚决，行为也更隐蔽，应引起高度重视。

（5）躯体症状：大多数老年人的抑郁主要以躯体症状为表现形式。老年人经常感到疲乏、精力不足、失眠或睡眠过多、头痛、四肢痛、胸闷心悸、食欲差、消化不良、口干、便秘、体重减轻等，有时这些躯体症状表现得比较明显，从而冲淡或掩盖了抑郁心境，称为隐匿性抑郁。

3. 护理措施

（1）心理支持：帮助老年人调整好心态，协助进行角色转换。充实老年人的生活，帮助建立新的有规划的生活作息制度，养成良好的起居、饮食等生活习惯，保证老年人的睡眠。帮助老人加强人际交往，指导合理用脑。

（2）保证安全：注意老年人的饮食起居，严防自杀，减少自杀的诱发因素。

（3）药物治疗：心理治疗达不到效果时，给予药物治疗，如氟西汀、帕罗西汀、舍曲林、盐酸多塞平、阿米替林、丙米嗪等，药物治疗无效或对药物不良反应不能耐受及有严重自杀企图和行为者，需采用电休克治疗。

（三）孤独

孤独（loneliness）是一种被疏远、抛弃和不被他人接纳的情绪体验。老年人常有孤独感。通常表现为寂寞、苦闷、心烦，与他人交流减少。美国医学家詹姆斯对老年人的调查研究显示，在排除其他原因的情况下，孤独老年人的死亡率和癌症发病率比正常人高出 2 倍。我国上海一项调查结果显示，60~70 岁的老年人中有孤独感的约占 1/3，80 岁以上的约占 60%。

1. 原因　导致老年人孤独的可能原因：①性格因素：性格内向或孤僻；②躯体因素：体弱多病、行动不便，降低了与亲朋好友来往的频率；③家庭因素：无子女或因子女独立生活而独居，子女或他人对老年人不理解，丧偶；④社会因素：离退休后未再从事任何工作，远离社会生活。

2. 表现　老年人表现为孤独无助、寂寞、自尊降低，产生伤感、抑郁情绪，精神萎靡不振，常偷偷哭泣，感到生活没有乐趣。如果合并体弱多病，行动不便，孤独感会更加明显。久而久之，老年人身体免疫功能降低，导致躯体疾病的发生。有的老年人为摆脱孤独，会选择不良生活方式，如吸烟、酗酒等，严重影响身心健康；有的老年人会因孤独而转化为抑郁症，有自杀倾向。

3. 护理措施

（1）给予充分的社会关注和支持：树立尊老、敬老、爱老的社会风气，让老年人感受到社会大家庭的温暖；大力发展老年人服务事业，建立老年公寓；为有继续工作和学习能力的老年人提供和创造机会，如开设老年大学等；积极组织适合老年人的各种文体活动，如打腰鼓、扭秧歌、跳广场交谊舞、参加书画剪纸比赛等；对于卧床行动不便的老年人，社区应定期对其进行慰问和服务。

（2）鼓励老年人积极参与社会活动：鼓励老年人积极而适量地参加各种力所能及的、有益于社会和家人的活动，在活动中扩大社会交往，做到老有所为，可消除孤独与寂寞，更从心理上获得生活价值的满足感，增添生活乐趣；也可以通过参加老年大学来消除孤独，培养广泛的兴趣爱好，挖掘潜力，增强幸福感和生活价值。

（3）强调老年人精神赡养的重要性：子女应经常回家陪伴老人，抽出时间与老人聊天，能满足老人精神上的需求，同时也有利于家庭气氛的和谐；支持丧偶老人再婚，子女不能过多干涉老人的晚年婚姻生活。

（四）疑病症

疑病症（hypochondriasis）是精神异常的表现，老年疑病症是老年人以怀疑自己患病为主要特征的一种神经性的人格障碍，表现为对自身的健康状况或身体的某一部位和某一部分功能过分关注，老年人经常诉说某些不适，反复就医，怀疑患了某种躯体方面或精神方面的疾病，但与其实际健康状况不符，老年人整个身心被对疾病的疑虑和恐惧所占据。

1. 原因

（1）与人格特征有关：性格内向孤僻、敏感多疑、固执死板、谨小慎微、自我中心或自怜的老年人容易产生疑病症，经常把自己身上的不适与医学科普文章上的种种疾病"对号入座"，往往有较强的自恋倾向，过度关心自己的身体，男性老年人常有强迫人格，女性则与癔症性格有关。

（2）与早期经历有关：在成长过程中，患疑病症的老年人往往接触过疾病的环境，如家庭中有人患过病，或者亲密的家庭成员在老年人成长的关键时期去世，或者在童年时家人对老年人漠不关心等，这些早期的不幸经历对老年人造成心理创伤，也有可能引发疑病症。

（3）不良环境刺激：外界的一些不良刺激也会加剧老年人的疑病倾向。如离退休后独居一处，空闲无事容易产生孤独、失落感，导致特别关注自身健康；耳闻目睹原来自己社交范围内的老朋友或老同事患病或死亡，有疑病倾向的老年人便会联想到自己，因而变得忧心忡忡；在求医过程中，医务人员不恰当的言语、态度和行为都可能促使老年人产生怀疑患有某些疾病的信念；也有部分老年人，由于躯体疾病后的衰弱状态，或者由于环境的变迁及个体生理心理条件的改变，如绝经期等的疑虑，因自我暗示或条件联想而产生疑病症。

2. 表现

（1）疑病：患疑病症的老年人对身体某部位的变化特别敏感和警惕，对一些微小的变化也特别关注，并且加以夸大和曲解，将其作为严重疾病的证据，诉说的症状常涉及身体的很多部位并且种类多样，但其描述往往含糊不清，部位不固定。另外，老年人的描述形象逼真，生动具体，他们指给医生看有病的部位，或者表演如何不适，带有强烈的情感色彩，形成患有严重疾病的证据。病人常感到忧郁和恐慌，对自己的病症感到极为焦虑，然而其严重程度与实际情况极不相符。客观的身体检查的结果证实没有病变，老年人仍不相信，对报纸杂志上介绍的一些常见病"对号入座"，不相信医生的结论，甚至认为医生有故意欺骗和隐瞒的行为。医生的再三解释和保证不能使其消除疑虑，因为担心患了不治之症，得不到有效治疗而惶惶不安、焦虑、苦恼。

（2）疼痛：约有 2/3 的老年人有疼痛症状，常见部位为头部、下腰部或右髂窝，但对疼痛描述不清，有时甚至诉全身疼痛。老年人四处求医，辗转内外各科，最后才到精神科，常伴有失眠、焦虑和抑郁症状。

（3）躯体症状表现多样广泛：可涉及身体许多不同区域，认为自身患了某种严重疾病或坚信某种异物侵入身体，如口腔内有异味、恶心、吞咽困难、反酸、胀气、腹痛、心悸、左侧胸痛及呼吸困难等，担心高血压或心脏病。有些老年人怀疑自己五官不正，特别是鼻子、耳朵及乳房形状异样，还诉有体臭或出汗等。

3. 护理措施

（1）心理支持：与老年人建立良好的护患关系。开始让老年人尽情倾诉，暴露出心理矛盾和冲突，对他们出示的各种检查结果表示同情，尽量回避与老年人讨论症状或向老年人表示疑病是无客观依据的，从而取得老年人信任，解除或减轻老年人的精神负担。在老年人信任医务人员的基础上，逐步引导其认识疾病的本质。指导老年人保持乐观开朗的心态，引导老年人多回忆过去愉快的往事，回味当时的幸福体验，多设想今后的美好生活，不要让过去的痛苦和不幸笼罩自己。组织老年人参加一些有益的娱乐活动和适当的社会活动，转移老年人的注意力。

（2）避免医源性影响：在工作中要特别注意避免不恰当的言语、态度和行为。在老年人就诊过程中，当出现新的症状与诉述时，注意不要简单地把他们归于疑病症之中，须认真检查是否确实伴发了躯体疾病，以免延误治疗。

（3）心理治疗：对老年人个性特点进行分析后，如果发现其暗示性很高，可以实施暗示疗法，从而取得较好的疗效。另外，还可以为老年人实施认知性心理治疗、森田疗法等，可取得更好的疗效。

（4）药物治疗：疑病症的药物治疗一方面进行对症治疗，满足老年人在心理上的渴求，取得心理平衡；另一方面可试用抗焦虑药，如地西泮、阿普唑仑、三唑仑，或抗抑郁药，如阿米替林、多塞平和丙米嗪等，对减轻焦虑、抑郁或恐怖等症状有一定效果，但是用量不宜过大，时间不宜过长。

二、老年期常见精神障碍病人的护理

（一）老年期抑郁症病人的护理

抑郁症（depression disorder）是以显著心境障碍为主要特征的一种疾病，抑郁症病人常有兴趣丧失、自罪感、注意困难、食欲丧失和有死亡或自杀观念，其他症状包括认知功能、语言、行为、睡眠等方面的异常表现。如反复发作，病人可丧失劳动能力和日常生活功能，导致精神残疾。

老年期抑郁症（geriatric depression）泛指存在于老年期（≥60 岁）这一特定人群的抑郁症，是发病于老年期的以显著而持久的情绪低落（抑郁心境）为主要特征，并伴有相应的思维、行为和自主神经系统方面的多种症状的综合征，包括原发性抑郁（含青年或成年期发病，老年期复发）和老年期的各种继发性抑郁。严格而狭义的老年期抑郁症特指首次发病于 60 岁以后，以持久的抑郁心境为主要临床特征的一种精神障碍。老年期抑郁症的临床症状多样化且不典型，主要表现为情绪低落、思维迟缓和意志活动减退，即"三低症状"，且不能归于躯体疾病和脑器质性病变。

抑郁症是老年期较常见的功能性精神障碍之一。调查显示，老年期抑郁症的总体患病率为 5.6%，其中男性患病率为 3.0%，女性为 7.8%，女性患病率约为男性的 2.6 倍。老年期抑郁症患病率最高的群体为 80 岁以上的老年人，达 7.6%；其次为 65～69 岁年龄段，患病率达到 6.1%；

最低的为 60~64 岁年龄段，患病率为 4.6%。在患有高血压、糖尿病、冠心病、肿瘤等慢性病的老年人中，抑郁症的患病率高达 50%，老年人的自杀和自杀企图有 50%~70% 继发于抑郁症。国外老年期抑郁症总体发病率比我国高，据报道，65 岁以上老年人抑郁症患病率社区为 8%~15%，养老机构为 30%。所以老年期抑郁症已成为全球性的重要精神卫生保健问题，被世界卫生组织列为各国的防治目标之一。

抑郁症的发生与以下几个方面有关：人体的免疫系统紊乱；有一定的遗传因素，重性抑郁的遗传解释率高达 79%，而其他的亚临床抑郁症主要受环境的影响；老年期抑郁症的发作多与其发病前的固执性格有关；老年期抑郁症的发生也与一些外在因素，如离退休、居丧、婚姻状况、居住情况和生活事件等有关；有些老年人具有季节性情感障碍的特点，抑郁常于秋、冬季发作，春季或夏季缓解。老年期抑郁症以抗抑郁药治疗为主，辅以心理支持治疗，对于有强烈自杀企图或药物治疗无效者可考虑电休克治疗。老年期抑郁症的短期预后良好，长期预后约 25% 的病人完全康复，7%~10% 的病人预后不良。

【护理评估】

1. 临床表现　老年期抑郁症的临床症状群与中青年相比有较大的变异，症状多样化，趋于不典型。主要表现为三大主要症状，即思维迟钝和行为活动减少、情绪低落。

（1）思维迟钝和行为活动减少：病人思维迟缓，面部表情减少，联想困难，言语阻滞，思考吃力，给人以迟钝的感觉。病人主动言语少，语速慢，行为活动明显减少和迟钝，对既往感兴趣的事情失去兴趣，常独自呆坐或卧床，不愿意见亲戚朋友或难以接触交谈。所思考内容悲观、消极，常有自责、罪恶感或自杀念头。病人常诉"提不起精神""没有精力"。

（2）情绪低落：病人感到心境低沉或情绪抑郁，对任何事情只看到消极的一面。70% 以上的病人有突出的焦虑和烦躁症状，伴有此类症状者称为激动性抑郁症，常见于老年人。老年人显得易激惹或无端担忧，感觉要大祸临头，以致坐卧不宁、搓手顿足、惶惶不可终日；夜晚失眠；反复追念着以往不愉快的事，责备自己做错了事导致家人和其他人的不幸，对不起亲人，对环境中的一切事物均无兴趣，可出现冲动性自杀行为；部分老年人常回忆不愉快的经历，痛苦联想多，出现自责、自罪感或厌世感。在激动情绪的驱使下，可发生如勒颈、跳楼、触电、割腕、服农药等意外。

（3）疑病症状：老年期抑郁症病人常从轻微的躯体不适开始，继而出现焦虑、不安、抑郁等情绪，由此反复去医院就诊，要求医师给予保证，如要求得不到满足则抑郁症状更加严重。疑病性抑郁症病人怀疑身体某部位或器官病变，以怀疑消化系统和心血管系统病症为多。便秘、胃肠不适是此类病人最常见也是较早出现的症状。病人过分担心自身健康，对于如便秘、胸腹部不适等症状的后果过分悲观，对医师的解释及客观检查的阴性结果持怀疑态度。

（4）躯体化症状：有少部分病人否认抑郁，而多主诉为：①自主神经功能紊乱症状，如头痛、头晕、心悸、出汗、尿急、尿频、皮肤时冷时热或有麻木感等；②内脏功能下降症状，如口干、口苦、食欲不振、厌食、腹部不适、喉部堵塞感、胸闷、周身乏力、性欲减退、体重减轻、明显消瘦等；③睡眠和觉醒节律紊乱，如早醒，至少比平时提前 1 h，醒后不能再入睡，此时抑郁症状加重，心情极差，感到痛苦万分。个别病例睡眠增加，但找不到客观依据。病人常用"心里难受"来表达体验。这类病人因抑郁情绪逐渐显露出来，或存在自杀企图和行为而引起家属和医生的注意，有学者称这类病人为隐匿性抑郁症。隐匿性抑郁症常见于老年人，以上症状通常查不出相应的阳性体征，服用抗抑郁药症状可缓解或消失。老年期抑郁症病人大多数以早期躯体症状为主要表现形式，常见的躯体症状有睡眠障碍、头痛、疲乏无力、胃肠道不适、食欲下降、体重减轻、便秘、颈背部疼痛、心血管症状等，情绪低落不太明显，因此极易造成误诊。

（5）妄想性症状：老年期抑郁症病人多伴有较丰富的妄想症状，病人常把一些无关自己的事和人同自己联系起来。认为别人是针对自己做某事、说某些话，或怀疑自己患有某种严重疾病；出现妄想或幻觉，看见或听见不存在的东西；认为自己犯下了不可饶恕的罪恶，听见有声音控诉自己的不良行为或谴责自己，或让自己去死。由于缺乏安全感和价值感，病人认为自己已被监视和迫害。这类妄想一般与他们的生活环境和对生活的态度有关。

（6）抑郁性假性痴呆：部分病人可能出现与痴呆相似的各种智力和认知功能障碍。表现为淡漠，对外界反应迟钝，沉默寡言、思维迟缓、计算能力减退、理解及判断能力下降等。抑郁性假性痴呆常见于老年人，为可逆性认知功能障碍，经过抗抑郁治疗可以改善。

（7）自杀倾向：自杀是抑郁症最危险的症状。抑郁症病人由于情绪低落、悲观厌世，严重时很容易产生自杀念头，由于病人思维逻辑基本正常，实施自杀的成功率也较高。据统计，抑郁症病人的自杀率比一般人群高 20 倍。自杀行为在老年期抑郁症病人中很常见，一旦决心自杀就很坚决，而且行动隐蔽。部分病人可以在下定决心自杀之后，表现出镇定自若，不再有痛苦的表情，进行各种安排，如会见亲人、寻求自杀的方法及时间等。由于病人所表现出的这种假象，使亲人疏于防范，很容易使自杀成为无可挽回的事实。由于自杀是在疾病发展到一定严重程度时才发生的，所以及早发现疾病、及早治疗，对抑郁症病人非常重要。

2. 辅助检查　可采用标准化评定量表对抑郁的严重程度进行评估，如老年抑郁量表（the geriatric depression，GDS）、流调中心用抑郁量表（center for epidemiological studies–depression，CES–D）、汉密尔顿抑郁量表（Hamilton depression scale，HAMD）、抑郁自评量表（self–rating depression scale，SDS）、贝克抑郁问卷（Beck depression inventory，BDI），其中 GDS 较常用。CT、MRI 显示脑室扩大和皮质萎缩。

3. 心理社会状况

（1）询问病人近期是否遭遇到不良生活事件，如丧偶、离退休、独居、经济困窘、躯体疾病等。

（2）评估病人的情绪状况、人生观、信仰、自我概念、自我价值等。

（3）了解病人的人际关系、家庭状况和角色功能。了解病人及其家属对疾病的认识，以及家庭、社会能否为病人提供帮助。

【治疗与处置】

抑郁症为高复发性疾病，目前倡导全程治疗。抑郁的全程治疗分为：急性期治疗、恢复期治疗和维持期治疗。

1. 急性期治疗　推荐 6~8 周。目标为控制症状，尽量达到临床痊愈。

2. 恢复期治疗　治疗至少 4 个月，在此期间老年人病情不稳，复发风险较大，原则上应继续使用药物。

3. 药物治疗　首选舍曲林、西酞普兰、爱司西酞普兰等。除了抗抑郁疗效肯定，不良反应少，其最大优点在于抗胆碱及心血管系统不良反应轻微，老年人易耐受，可长期进行治疗。

4. 心理治疗　能改善抑郁老年人的无助感、自尊心低下及负性认知，常用方法有认知行为治疗、人际心理治疗、心理动力及问题解决等方法。

5. 无抽搐电休克治疗　适用于老年抑郁障碍中自杀倾向明显者、严重激越者、拒食者及使用抗抑郁药治疗无效者。

【主要护理诊断 / 问题】

1. 个人应对无效　与抑郁症疾病本身有关。

2. 思维过程改变　与抑郁症表现出思维和行为活动迟钝有关。

3. 睡眠型态改变　与抑郁症睡眠障碍有关。

4. 有自杀的危险　与抑郁症表现出自杀企图和行为有关。

【护理措施】

1. 一般护理

（1）安全管理：对于有强烈自杀倾向的病人，应避免其独居或单独进行活动，安排专人进行持续陪伴。因凌晨是抑郁症病人发生自杀的最危险时期，对于有强烈自杀企图的病人，要劝其继续入睡。若不能再入睡者需严加看护，以免发生意外。营造安全、舒适且充满活力的环境，如充足的光线、温馨的家居环境、设施简单、色彩丰富等，以调动病人的生活情趣。清除房内危险物品，严禁病人和他人带入各种不安全器具（如刀、剪、铁器、各种玻璃制品、药物和各种绳带等），以免成为自杀工具。

（2）饮食及排泄护理：病人往往缺乏食欲，表现为厌食或自责观念而拒食，加之老年病人体质较差，睡眠不好，食欲下降，容易出现营养缺乏，因而要及时补充营养，督促进食。对于进食少或违拗的病人要劝喂，特别注意补充钠盐，服用加盐的牛奶。为病人选择易消化、高热量、高蛋白质、丰富维生素的食物，少量多餐。病人因活动少或药物的不良反应造成或加重便秘和尿潴留等问题时，护士要鼓励病人进食蔬菜、水果，多喝水、带领病人多活动。

（3）保证休息和睡眠：护士应要求病人白天尽量不卧床，入睡困难者遵医嘱适当给予帮助睡眠的药物。另外，可采用一些放松术帮助病人放松，如热水沐浴、听轻松音乐、肌肉放松运动等，减少或限制摄入含有中枢兴奋作用的饮料，可在睡前饮用一些牛奶。

（4）指导并协助生活护理：协助和指导病人做好沐浴、更衣、头发及皮肤等的护理，引导和鼓励病人开展一些力所能及的日常生活活动，培养其兴趣，使其树立信心，看到康复的希望，消除负性情绪及反应。

（5）鼓励病人参加体育活动：体育活动可以帮助释放能量，让人产生健康的感受和有控制能力的成就感。同时，身体的健康能促进精神健康。可鼓励病人参加散步、慢跑、做体操、打太极拳和练气功等活动。鼓励病人尽量多参加一些团体活动，逐步获得正向经验，进一步获得自尊和自信。活动项目可包括职业治疗和娱乐治疗等。特别要鼓励家属共同参与，家属参与性越强，越有利于病人的预后。在活动中可以加强家属对疾病的认识，增进病人与家属的交流。

2. 用药护理

（1）严格遵医嘱服药：常用抗抑郁药有：①三环类抗抑郁药：此类药物是治疗抑郁症的有效药物，常用的有丙咪嗪、阿米替林、多塞平和氯米帕明。老年人的药物代谢动力学不同于年轻人，因而血中的药物浓度明显高于年轻人，而且对药物的敏感性也不同，所以老年人的抗抑郁药剂量以 1/3 ~ 1/2 普通剂量为宜，并从小剂量开始。该类抗抑郁药禁用于有明显心血管疾病、青光眼、癫痫、前列腺肥大者。②四环类抗抑郁药：常用的有马普替林和米安色林。这类药物的适应证和不良反应与三环类抗抑郁药大致相同。③选择性 5- 羟色胺再摄取抑制药：此类药物是近些年来用于临床的新型抗抑郁药。临床应用资料显示，该类药物的疗效接近三环类抗抑郁药，但不良反应明显轻，因而耐受性较好，适用于年老体弱者。常用的有盐酸氟西汀、帕罗西汀、舍曲林等。④单胺氧化酶抑制药：近年来新研制的选择性单胺氧化酶抑制药吗氯贝胺，克服了非选择性非可逆性单胺氧化酶抑制药的高血压危象、肝毒性及直立性低血压等缺点，且抗抑郁治疗效果也得到肯定，目前临床应用比较广。

（2）及时评估药物的疗效和不良反应：抑郁症泛因未对治疗建立信心或不愿意接受治疗，多数表现为拒绝服药或藏药，因此病人服药要有专人督促检查，特别要警惕其藏药积存后一次吞服。服用抗抑郁药后要仔细观察药物的不良反应，如头晕、乏力、恶心、双手颤动、视物模糊等，严重者出现心悸、呕吐、腹痛、双手震颤、嗜睡或昏迷等，警惕药物中毒。一旦发现不良反应，及时通知医师处理。

3. 心理护理

（1）与老年人建立良好的关系：以和善、真诚、支持和理解的态度接触老年人，使其感到自己被接受、被关心。

（2）重视老年人的感受：鼓励老年人表达内心的想法。帮助老年人提高自尊，建立正性认知，改变对自我的负性评价。

（3）帮助老年人正确认识和对待疾病：正确评估导致老年人抑郁的不良生活事件，进行针对性疏导、劝解和安慰，尽可能解决老年人生活中的实际困难，增强其应对心理压力的能力。

【健康教育】

1. 帮助老年人正确认识抑郁症，建立正性的自我概念。

2. 指导老年人建立有规律的日常生活，鼓励其多参与集体活动并与他人交流。

3. 嘱咐老年人严格遵医嘱服药，出现任何不适及时告诉家属或医护人员。

4. 鼓励家属给予老年人心理支持，关心其情绪反应。对于有自杀倾向者，要安排家属陪伴，预防自杀等意外发生。

（二）老年期焦虑症病人的护理

焦虑症（anxiety disorder）是一种以焦虑情绪为主要表现的神经症，包括急性焦虑和慢性焦虑。老年期焦虑症发生在老年期，表现为与现实处境不相称的没有明确对象和具体内容的担心和恐惧，并伴有显著的以自主神经症状、肌肉紧张和运动不安为特征的神经症性障碍。它是个体感受到威胁时的一种不愉快的情绪状况，其原因可以是实际的或者主观感受到的威胁。表现为紧张不安、急躁等，但又说不出具体明确的焦虑对象。

引起老年人焦虑症的可能原因：各种躯体疾病、疑病症、各种应激事件（如离退休、丧偶、丧子女、经济窘迫、搬迁）及某些药物的不良反应等。老年期焦虑症病人治疗以心理疏导为主，严重者需药物治疗。焦虑症如持续时间过久或不及时治疗，会严重影响身心健康。

【护理评估】

1. 临床表现　焦虑症的临床表现主要有以下3个方面：焦虑的情绪体验、自主神经功能失调和运动不安。

（1）焦虑的情绪体验

1）惊恐障碍：主要表现为反复的不可预测的突然惊恐发作。老年人突然感到情绪紧张、坐立不安，或即将失去理智，使其难以忍受，同时感到心悸、胸闷、气急、喉头堵塞等。可出现大汗、口渴、心悸、气促、脉搏加快、血压升高、潮热等自主神经症状。严重时，有阵发性气喘、胸闷、窒息感，甚至濒死感，也可出现妄想、幻觉。一般突然发作，很快症状达到高峰（10 min 左右），很少持续 1 h 以上。发作时意识清醒，事后能够回忆，发作之后症状缓解或消失。

2）广泛性焦虑障碍：对日常琐事有过度而持久的不安、担心、焦虑。在精神上体现为对一些指向未来的或不确定的事件过度担心，害怕有不吉利或灾难、意外或不可控制的事件发生。

病人常常处于心烦意乱的恐怖预感之中。

（2）自主神经功能失调：出现心悸胸闷、出汗、呼吸困难、颤抖、面色苍白，腹胀、腹泻、便秘、食管异物感等。

（3）运动不安：与肌肉紧张有关，表现为紧张性头痛、肌肉紧张痛和强直，如胸、背、肢体及全身疼痛等，常搓手顿足、坐立不安、来回走动。也可出现入睡困难、易醒、噩梦、夜惊等。

2. 辅助检查　可采用汉密尔顿焦虑量表或状态－特质焦虑量表来测评焦虑的程度。超声、心电图、X线胸片等检查能协助诊断心脑血管疾病、慢性呼吸系统疾病等可能引起焦虑的基础疾病。

3. 心理社会状况

（1）了解老年人近期生活中是否有过各种应激事件，如突发疾病、离退休、丧偶、丧亲等。

（2）评估老年人的家庭经济状况，如因家庭成员待业、缺乏经济来源等影响家庭经济收入的情况。

（3）了解家人对老年人患病的态度，能否提供照顾和帮助。

【治疗与处置】

1. 心理治疗　可采用放松疗法、精神分析、认知疗法如正念冥想等使老年人身心放松，解除压抑，促进焦虑症状消失。

2. 药物治疗　苯二氮䓬类药物是目前常用的抗焦虑药物。肾上腺素受体阻滞剂如普萘洛尔对慢性焦虑和急性焦虑均有一定疗效。丁螺环酮属于具有镇痛作用的抗焦虑药，不良反应轻。

【主要护理诊断／问题】

1. 焦虑　与躯体疾病、疑病症、各种应激事件有关。

2. 知识缺乏：缺乏识别焦虑和减轻焦虑的知识。

3. 自理能力下降　与严重焦虑发作有关。

4. 睡眠型态改变　与焦虑引起的心理、生理症状有关。

【护理措施】

1. 一般护理

（1）协助照顾个人卫生：焦虑症状可导致老年人生活自理能力下降，护士应协助和指导老年人做好沐浴、更衣、头发及皮肤清洁等日常生活护理。

（2）促进饮食和排泄：焦虑、抑郁等负性情绪可使老年人出现胃肠不适、腹胀、便秘等躯体不适。因此，老年期焦虑症病人宜进食易消化、富含营养和色香味俱全的食物。鼓励多吃蔬菜、水果，多饮水，保持大便通畅。便秘严重者遵医嘱予轻泻药或灌肠等帮助排便。

（3）改善活动和睡眠：老年人大多存在不同程度的睡眠障碍，尤其是老年期焦虑症病人。协助老年人制订科学的作息时间表，建立规律的活动与睡眠习惯。鼓励白天参加一些力所能及的劳动和体育锻炼，做些有利于分散注意力的活动，如缓慢深呼吸、全身肌肉放松、听轻音乐、学习书画、养花、养鱼、练气功等，以减少对疾病的过分关注。睡眠严重障碍者，可遵医嘱适当给予帮助睡眠的药物。

（4）保证老年人的安全：对于急性惊恐发作的老年人，安排专人护理。注意有无自杀、自伤的倾向，消除有助于病人自杀、自伤等的环境和工具，避免可能出现的自杀、自伤和冲动行为等。

2. 心理护理

（1）与老年人建立良好的关系，以和善、真诚、支持和理解的态度接触老年人，使其感到被关心和接纳。

（2）与老年人及其家庭成员共同分析有关的压力源，正确应对各种心理、社会事件，如正确看待离退休问题，面对现实，避免不切实际的过高要求，帮助解决家庭经济困难，树立正确的生死观和辩证地看待死亡等。鼓励老年人表达自己的焦虑和不愉快感受，并耐心倾听老年人的内心宣泄。引导子女学会谦让和理解老年人，避免与老年人产生争执。

（3）协助老年人建立正性的自我概念和正向的调适技巧。帮助老年人重新认识自我，肯定老年人的正向特质，改变其对自我的负向评价。协助老年人找到解除压力的方法，如症状开始加重时，指导老年人使用放松技巧，引导想象，做深呼吸运动，利用视觉或听觉转移等方法以减轻症状。

3. 社会方面的护理

（1）协助老年人寻求支持系统：帮助老年人认清现有的人际资源，鼓励其扩大社交范围，使老年人的情绪需求得到更多的满足机会。

（2）帮助老年人协调家庭人际关系：协助老年人分析家庭困扰，并寻求解决的方法，如家庭治疗或夫妻治疗等。

4. 用药护理　进行药物治疗者，应遵医嘱用药。注意评估药物效果和观察不良反应。常用的有抗焦虑药物有地西泮、艾司唑仑、阿普唑仑、三唑仑、劳拉西泮、氟西泮、氯硝西泮和丁螺酮及抗抑郁药（如丙米嗪、阿米替林、多塞平）和单胺氧化酶抑制药等。使用上述抗焦虑药后一般无特殊不良反应。长期服用，可产生耐受性和依赖性，一旦停药可出现戒断症状。

5. 积极治疗原发病　随着年龄的增长，老年人各器官功能衰退，容易患各种疾病，有可能造成身体残疾，影响日常活动能力，最终也可影响其心理健康。老年期应按时进行健康检查，早发现、早治疗相关身心疾病，尽量减轻疾病对身心健康的损害，减少老年期焦虑症的发生。

【健康教育】

1. 指导老年人及其家庭成员正确认识焦虑症的病因和危害，积极治疗原发病，消除加重焦虑的因素。

2. 指导老年人坚持规律的作息和生活制度，避免过度劳累及紧张，保证充足的睡眠。

3. 指导老年人严格遵守医嘱服药，切勿自行停药和漏服。

4. 充分发挥家庭成员的支持作用。指导老年人及家庭成员观察药物的疗效、可能出现的不良反应，以及时采取应对措施；鼓励和指导家庭成员督促和协助老年人按时、按量、准确无误服药；协助老年人进行规律的活动，尽可能地参与各种社会活动。

5. 定期复查血压、血常规、肝功能、心电图等，一旦症状加重，及时与医院联系。

（刘　蕾）

数字课程学习

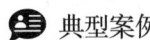 教学 PPT　　💬 典型案例　　✍ 自测题　　🖥 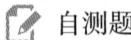 本章小结

第九章

老年人的安宁疗护与丧亲老人支持

【学习目标】

知识：

1. 描述老年人的生死观现状及成因。

2. 陈述老年人死亡教育的主要内容。

3. 识记安宁疗护、安宁疗护病房、预立医疗照护计划、临终护理的概念。

4. 知晓我国老年人安宁疗护发展的现状、阻碍因素与对策。

5. 简述安宁疗护中老年人的常见症状及管理要点。

6. 列举老年人临终前的常见症状、心理特征及护理要点。

7. 列举丧偶老人的心理变化阶段及哀伤护理的措施。

技能：

1. 基于循证证据为接受安宁疗护的老年人进行症状管理和护理。

2. 依据丧偶老人的心理变化阶段提供哀伤护理。

素质：

树立正确的生命观和职业观，珍惜生命、保护健康、关爱和尊重老年人。

生老病死是人类自然发展的客观规律，死亡是生命活动的最后阶段，是构成完整生命历程不可回避的重要组成部分。帮助老年人从对死亡的恐惧与不安中解脱出来，舒适、宁静、坦荡地面对死亡，并尽可能减轻临终前身体和心理上的创痛，提高临终生活质量，是护士应尽的职责。伴随着中国老龄化社会的到来和老龄化程度的加重，以及慢性病、恶性肿瘤、艾滋病的发病率明显上升，社会对安宁疗护、临终关怀的需求越来越大，二者也以前所未有的速度发展壮大。

第一节　老年人的生死观教育

生死问题是与人类共存亡的千古问题，求生惧死是人类的本能，树立正确的生死观有助于个体坦然地面对死亡，提高自身生活质量。老年人是最直接面对死亡的人群，正确生死观的确立将直接影响其晚年的生活态度、生活幸福感与满意度。因此，关注并帮助老年人树立正确的生死观，对于老年人来讲具有重要的意义。

情境导入

姜大妈，67 岁。患乙型肝炎 2 年，四处寻医，吃过各种中西药和偏方，但病情始终未见好转，因此怀疑自己已转化为肝癌。面对死亡的威胁，姜大妈整天提心吊胆，惶惶不可终日，总觉得死神在向自己招手，晚上也经常梦见两年前去世的老伴，造成情绪烦躁不安，经常怨天尤人地埋怨自己的命为什么这样不好，并无缘无故地发脾气。近来开始向上天祈求宽容，希望多给她一段时间以看到 29 岁的儿子成婚。

请思考：

1. 姜大妈持有什么样的生死观？其恐惧死亡的原因有哪些？

2. 如何对其进行生死观教育？

一、老年人常见的生死态度

生死态度是指当人们面临死亡的到来时，如何认识和理解生死及所采取的活动。生死态度不完全受理性控制，也受感性和情绪的影响，因此，它可能冲破生死观的羁绊。对待死亡的态度受许多因素的影响，如文化程度、社会地位、宗教信仰、心理成熟程度、年龄、性格、身体状况、经济情况和身边重要人物的态度等。老年人常见的生死态度包括以下类型：

（一）理智型

老年人当意识到死亡即将来临时，能从容地面对死亡，并在临终前安排好自己的工作、家庭事务及后事。这类老年人一般文化程度和心理成熟程度都比较高，他们能比较镇定地对待死亡，能意识到死亡对配偶、孩子和朋友是最大的生活事件，因而总是尽量避免自己的死亡给亲友带来太多的痛苦和影响，往往在精神还好时，就已经认真地写好遗嘱，交代自己死后的财产分配、遗体的处理或器官（如角膜）的捐赠等事宜。

（二）积极应对型

老年人有强烈的生存意识，他们能从人的自然属性来认识死亡首先取决于生物学因素，也能意识到意志对死亡的作用。因此能用顽强的意志与病魔作斗争，如忍受着病痛的折磨和诊治带来的痛苦，寻找各种治疗方法以赢得生机。这类老年人大多为低龄老年人，还有很强的斗志和毅力。

（三）接受型

这类老年人分为两种表现，一种是无可奈何地接受死亡的事实。另一种是老年人把此事看得很正常，多数是属于信仰某一种宗教。因此，往往亲自参与或主动让他人帮助进行后事的准备，如寿材的购买、棺木的制作、坟地修建等。

（四）恐惧型

老年人极端害怕死亡，十分留恋人生。这类老年人一部分是对死亡知识匮乏，缺乏死亡心理准备者；另一部分是具有较好社会地位及良好经济条件和家庭关系者，他们指望着能在老年享受天伦之乐，看到儿女成家立业、兴旺发达。表现为往往会不惜代价，冥思苦想，寻找起死回生的药方，全神贯注于自己机体的功能上，如喜欢服用一些滋补、保健药品，千方百计地延长生命。

（五）解脱型

此类老年人大多有着极大的生理、心理问题，可能是家境穷困，或者受尽子女虐待，或者身患绝症、病魔缠身，极度痛苦。他们对生活已毫无兴趣，觉得活着是一种痛苦，因而希望早些了结人生。

（六）无所谓型

此类老年人不理会死亡，对死亡持无所谓的态度。

二、老年人的死亡教育

（一）死亡教育的目标

1. 协助发展老年人对生命与死亡是正常连续线的看法，即生老病死是自然界的客观规律。
2. 减少老年人对死亡的焦虑与害怕。
3. 协助老年人对死亡有所准备。
4. 使老年人了解死亡的过程，可通过外界支持、自身愿望和希望的满足实现正面体验。

（二）死亡教育的内容

1. 建立以"死是生活的终止，生命可以永存"为核心的生死价值观 死亡不可避免，是自然规律，但并非"灯死灰灭"。虽然逝者已矣，其生理性生命已经终止，但有绵绵不绝的后代，其血缘生命仍然存在；因其有众多的朋友，而使其人际的社会生命还在延续；因其生前创造了精神产品，如文学创作、科学发明及道德人格榜样的矗立等，而使精神生命永存于世。因此，老年人一方面要坦然面对生老病死的客观规律，另一方面还要珍惜生命，积极处世，协调好自己的工作、生活和学习，提升自身生活满意度，愉快地活好每一天。

2. 建立"由死观生"的生活态度，避免回避死亡 德国哲学家海德格尔曾说，人之"生"与"死"并非人生的两个端点，而是交织在一起、密不可分的。因此，人绝不可以只埋首于"活"，而要时常安静地"思"，尤其要正视"死"，时刻想到"死"。"由死观生"的生活态度就是要在活着时从观念上和意识上"先行到死"，立于死后的基点来审视自我的人生。这样一方面有助于老年人接受和深思有关死亡的问题，另一方面也有助于其为死亡的到来预先做好各种精神心理和物质准备，从而减轻死亡突然临近时产生的焦虑与恐惧。另外，"由死观生"的生活态度还可以帮助老年人泰然处世，对于生不带来、死不带去的世间之物不过分计较，从而减轻临终之前因为要割舍生前所拥有的一切而产生的痛苦和焦躁不安。

3. 建立以"生命价值论"为核心的生存观 正确的生死观，不应局限在不怕死，重要的是要在坦然接受死亡的基础上学会怎么生存。"生命价值论"旨在"提倡以人为本，关注生命及其完整性"。因此，老年人虽然是最直接面对死亡的人群，但也不能轻视、漠视生命，尤其是在遇到疾病和困难时更要积极抗争。另外，在大力提倡和谐社会、科学发展观、以人为本的今天，老年人很少再次遭遇战争年代的生死抉择，因此即使在灾难降临时，也不要为了"不怕死"的生死观而轻言放弃生命。

（三）死亡教育的途径

1. 媒体的宣传与报道 可借用电视、微信公众号等媒体播放生死教育的宣传片、对知名人士正确面对死亡和处理死亡的案例事迹进行报道宣传等。

2. 有效教育工具的使用 如通过深具启发性的影片、文学作品进行观赏并结合讨论和感受分享，引出对死亡的深思、分析，进而减轻对死亡的情绪反应。常见的教育方法包括欣赏与讨论法、模拟想象法、阅读指导法及情景教育法等。

第二节 老年人的安宁疗护与临终护理

老年作为生命的最后阶段，临终和死亡是该阶段不可回避的问题。老年人在走完人生最后一程的时候，不仅意味着与亲人、家庭、社会的永远离别，还会经受难以想象的痛苦和折磨。因此，了解老年人临终阶段的生理、心理变化特点，熟悉家属对临终老人及丧亲者的心理社会反应，并通过具体的护理措施去缓解老年人对死亡的恐惧和不安，减轻其身体和心理上的创痛，提高临终老人及其家属的生活质量，都是优质整体护理不可或缺的重要部分。伴随着临终关怀运动的发展，其工作内容有了更丰富的充盈，在传统临终护理的基础上，又延伸拓展出安宁疗护的概念，使得临终关怀的时间跨度更长，涉及的老年病人群体也更多，本节将分别针对安宁疗护和临终护理的相关内容进行介绍。

一、老年人的安宁疗护

（一）安宁疗护及相关概念

1. 安宁疗护（palliative care） 是随着临终关怀运动而产生和发展起来的一种人性化的综合

照顾模式，旨在为患有晚期癌症、艾滋病及慢性迁延性疾病但无法治愈的病人提供符合人性的、科学的照顾，通过早期识别、积极评估、控制和缓解病人及家属的身心不适及社会和精神问题，使病人舒适、安宁、有尊严地度过余生和平静地接受死亡，保证病人及家属的生命质量。从时间跨度上来讲，安宁疗护包含临终护理。早在 1990 年，WHO 就明确阐述了安宁疗护的内涵：①肯定生命的价值，将死亡视为一个自然过程；不刻意加速，也不延缓死亡。②除控制疼痛等躯体症状外，对病患的心理及灵性层面亦提供整体的照顾。③强调来自周围环境的支持，不仅支持病人积极地活到辞世，也协助家属对亲人患病期间及丧亲之后的心理反应进行调适。

安宁疗护活动充分体现了"四全"的理念。①全人照顾：即身体、心理、灵性的整体照顾。②全家照顾：除了照顾病人，还要兼顾病人家属的体力、心理及悲伤等问题。③全程照顾：涉及病人的生前和死后，即从病人接受安宁疗护开始直到死亡，以及死后的家属悲伤辅导。④全队照顾：安宁疗护是需要多学科团队进行的工作，其成员主要包括医师、护师、营养师、心理治疗师、义工及宗教人员等，原则上凡是可以提供病人所需的人员都可以参与团队。

2. 安宁疗护病房　随着安宁疗护理念的不断推广、国家政策的发布和社会民众对安宁疗护的需求，各大医院、机构或社区服务中心相继开设安宁疗护相关的门诊、病床、病房、病区及安宁疗护中心等。所谓安宁疗护病房是指为了方便为终末期病人提供安宁疗护服务，在医院或社区卫生服务中心设置的单独病区或在肿瘤科、老年科改造的病房或病床等。例如，北京大学首钢医院安宁疗护中心以医院单独楼层设立病区。

安宁疗护病房被称作像家一样的病房，旨在让病人能够得到最好的照顾，获得好的生活品质。因此，安宁疗护病房的环境设计强调贯彻"以病人和家庭为中心"的理念，设计过程中既要充分考虑病人、家属、工作人员和医疗团队的需求，也要充分考虑病人的文化、宗教等，同时要结合美学、光学及环境心理学等知识，力争打造"以舒适为主"的家庭化、个性化的病房物理环境。因此，有的安宁疗护病房会设计供小型表演或展览的交谊厅、供家属随时为病人烹煮食物和全家共餐的厨房和餐厅、供病人体验大自然生命循环的自然景观，以及进行各种宗教仪式的佛堂、祷告室和配置帮助病人洗澡的自动洗澡机等。

3. 预立医疗照护计划（advance care planning，ACP）　是安宁疗护的重要内容之一，指个体意识清楚时，在获得病情预后和临终救护措施的相关信息下，凭借个人生活经验及价值观，表明自己将来进入临终状态时的治疗护理意愿，并与医务人员和（或）亲友沟通其意愿的过程。ACP 鼓励病人表达自己的意愿，鼓励医务人员与病人及其家属反复沟通，最终形成能真实反映病人临终选择需求的生前预嘱（advance directives，AD）。实践证明，ACP 能有效改善临终病人的治疗护理质量，并在减少医疗资源耗费方面效果显著。

开展 ACP 有两个条件，一是个体了解自己的病情和预后，二是家属同意并愿意参与。针对中国人对死亡的文化敏感性，学者建议，在进行 ACP 的过程中，应采用循序渐进的交谈方式。例如，可先制作一些适合中国文化的 ACP 宣传册，提高个体对 ACP 的认知度，再围绕生命的价值观、患病体验、治疗和抢救经历及对 ACP 和生前预嘱的一些看法等进行谈论。有研究在衰弱老年人及其家属中开展"让我说说"（let me talk）的访谈，结合寻找生命意义的理念，让老年人回忆自己的人生经历、讲述患病体验、生命价值观并对生命意愿进行表达，结果显示对改善老年人的生活质量具有积极影响，且让 ACP 在中国的文化背景下更利于开展。

拓展阅读 9-1
国内外老年人 ACP 接受意愿现状比较

（二）安宁疗护的发展历程及老年人安宁疗护现状

1. 安宁疗护的发展历程　安宁疗护起源于英国，是随着临终关怀运动产生、发展起来的。

1967 年西斯莉·桑德斯女士在伦敦建立了世界第一座收治终末期病人的圣克里斯多弗安宁院，主要用于照顾癌症末期病人，为现代安宁疗护之先驱。她提出了很多先进的理念与服务方式，对后世产生了深刻的影响。学者 David Clark 将桑德斯博士的相关文献进行整理，出版了《西斯莉·桑德斯作品选》《临终关怀运动的奠基人——西斯莉·桑德斯书信集》两部作品，成为英国乃至世界安宁疗护文献史上的早期资料，并被众多国外学者习读和研究。1975 年伦敦圣克里斯多弗安宁院的 Balfour Mount 教授在蒙特利尔 McGill 大学的皇家维多利亚医院首次开展了基于医院的安宁疗护服务。1989 年皇家护理学会（RCN）护理专家——安宁疗护小组正式采用了"安宁疗护"这一术语。1982 年，WHO 癌症小组将临终关怀的理念整合入国家癌症控制项目时，将安宁疗护这一术语向全球推广，并于 1990 年正式定义，2002 年进行了修订。

中国的临终关怀事业起始于 1988 年天津医学院创办的临终关怀研究中心，发展大致可划分为 4 个阶段：艰难起步（1988—1997 年）、困难维持（1998—2005 年）、稳步发展（2006—2016 年）和蓄势腾飞（2016 年至今）。2006 年 4 月，中国生命关怀协会成立，标志着我国的临终关怀事业进入了一个新的发展时期。

为了推动临终关怀事业健康发展，促进安宁疗护工作顺利进行，国务院和各相关部委自 2013 年陆续出台了促进临终关怀事业健康发展的相关政策法规。国务院在 2013 年 9 月 28 日颁布的《国务院关于促进健康服务业发展的若干意见》的第二条明确指出，各地要合理布局，积极发展临终关怀医院等医疗机构；2015 年 3 月 6 日国务院办公厅颁布《全国医疗卫生服务体系规划纲要（2015—2020）》中提到，要发展和加强临终关怀等接续性医疗机构。在政策引领下，全国各地临终关怀机构大量涌现，为生命终末期病人和家属提供医疗、护理、心理精神慰藉和居丧照护服务。

2016 年 4 月 21 日全国政协第 49 次双周座谈会后，在韩启德院士的推动下，将临终关怀、缓和医疗和姑息治疗等的临床服务统称为安宁疗护，自此中国的安宁疗护工作正式拉开序幕。2017 年 1 月 25 日国家卫生和计划生育委员会颁布了《安宁疗护中心基本标准（试行）》《安宁疗护中心管理规范（试行）》和《安宁疗护实践指南（试行）》等文件；2017 年 7 月国家卫生和计划生育委员会家庭发展司曾就《安宁疗护试点工作方案》广泛征求意见，初步形成了开展安宁疗护服务的国家级指导意见。上述文件的颁布对规范安宁疗护机构设置和服务具有重要指导意义，我国安宁疗护服务至此走上了规范化快速发展之路。

国家卫生健康委员会开展了 2 批安宁疗护试点工作，截至目前，全国已有 29 个省自治区、直辖市的 92 个地级以上城市的 1 245 家医疗机构成为国家安宁疗护试点机构，每年为超过 10 万名临终病人提供安宁疗护服务。另外，全国陆续建立了超过 7 000 家各种类型的安宁疗护服务机构，为广大临终病人提供住院和社区居家安宁疗护服务。中国生命关怀协会自创办之日起，在全国各地相继举办了 7 届"中国生命论坛"，以"临终关怀理论与实践""缓和医学进展""人文关怀与安宁疗护"和"疼痛管理百城巡讲"等为主题的学术研讨会和科普讲座超过 150 场。北京生前预嘱推广协会 2013 年成立以来，以"我的 5 个愿望"为主题在全国开展了不同形式的安宁疗护和死亡教育科普工作；还通过与英国圣克里斯多弗临终关怀院合作开展"中英联合培训项目"，截至 2021 年共培养了来自国内 32 个城市 52 个医疗机构的 88 名安宁疗护培训师，他们在各自服务的医疗机构中共培养了 216 名从事安宁疗护工作的医护人员，该项目对探索建立我国安宁疗护临床医务工作者科学化、标准化培养路径具有重大意义。

2. 老年人安宁疗护现状　2015 年的数据显示，全球每年有超过 2 000 万人接受安宁疗护，其中 69% 都是 60 岁以上的老年人，且大多数采取居家照护模式。提示居家老年人是安宁疗护的主体。中国每年约有 500 万的临终病人，81% 为 60 岁以上的老年人，提示老年人的安宁疗护应是中国安宁疗护服务的重点。但相关调查显示我国能享受到安宁疗护服务的老年临终病人不足10%。分析原因主要与提供安宁疗护的机构数量相对较少、地域分布不均匀、服务群体多数局限于晚期癌症或不能自理的老年人有关。如有登记过入住需求的病人反馈，想要进入安宁疗护病房并不容易，通常要等待 1 个月甚至更长的时间。现实中有 80% 的人可能在等待中放弃排队，或没有等到病床就已离世。对于经济欠发达的农村地区及中西部地区老年人，入住安宁疗护病房的概率就更低。另有研究表明（2016 年），老年群体大约有 1/3 在离世前半年接受过手术、化疗、插管等过度治疗，这不仅给社会和家庭带来沉重的经济负担，还让终末期老年人遭受了痛苦和折磨、丧失了尊严。说明老年人安宁疗护质量还有待进一步提升。

为积极应对我国人口老龄化，2019 年国家卫生健康委员会老龄健康司在关于《建立完善老年健康服务体系的指导意见》中将安宁疗护列入老年健康服务体系的一部分。"十四五"健康老龄化规划也将发展安宁疗护服务作为主要任务之一，指出：要稳步扩大安宁疗护试点，完善安宁疗护多学科服务模式，提高临终病人生命质量；支持社区和居家安宁疗护发展，建立机构、社区和居家相衔接的安宁疗护服务机制。《全国护理事业发展规划（2021—2025 年）》指出，将推动各地按照《安宁疗护中心基本标准（试行）》和《安宁疗护中心管理规范（试行）》，结合分级诊疗要求和辖区内群众迫切需求，着力增加安宁疗护中心和提供安宁疗护服务的床位数量；编制修订《安宁疗护实践指南（试行）》及相关技术标准，不断规范从业人员实践行为，加快培养培训从事安宁疗护服务的专业人员，切实提高生命终末期病人的安宁疗护质量。

我国能向老年人提供安宁疗护服务的机构主要有以下三种：第一种是具有安宁疗护服务职能的养老院机构，一般在卫生部门正式注册，具有提供姑息治疗和宁养服务的资质；第二种是综合医院、肿瘤医院或者社区医院设立的安宁疗护病区或病房，主要为临终病人提供姑息医疗照护；第三种是较专业的安宁疗护机构。国内老年人安宁疗护的内容包括以下三个方面：一是医疗，主要由医师给予老年人适度治疗及舒缓治疗，如必要的营养支持、减轻痛苦的对症治疗及中西医结合的疏导和理疗等；二是护理，主要为老年人提供综合性服务，包括温馨舒适的治疗环境、通过交谈或主题活动等做好心理抚慰及为家属提供慰藉、协助料理后事等多方支持等；三是生活服务，除生活起居服务外，还会根据老年人的身体状况、饮食情况、营养吸收能力、口味喜好，提供特色的配餐及送餐服务等。

（三）影响我国老年人安宁疗护发展的主要因素及对策

1. 影响我国老年人安宁疗护发展的主要因素

（1）缺乏规范的从业人员：根据《安宁疗护实践指南（试行）》和《安宁疗护中心基本标准和管理规范（试行）》要求，安宁疗护机构专业人员的配备标准为每 10 张床配备至少 4 名护士和 1 名护理员。但目前的情况与政策要求相差甚远，现阶段我国的安宁疗护机构每 10 张床平均配备的专业护士少于 1 名。这说明我国安宁疗护人才极其匮乏，限制了我国老年人安宁疗护的发展。分析原因，可能主要与我国的安宁疗护教育相对滞后有关。

（2）公众对安宁疗护的接受度低：儒家思想的影响导致人们忌谈死亡；传统孝道文化的影响，导致在公众的观念里，只要有一丝希望，就要去争取哪怕一点的可能。因此，即使老年人走到了生命的末期，家属也仍然会选择心肺复苏、气管插管等维持生命的治疗手段以寻求心灵上的慰藉，以免受到舆论的影响而被贴上"不孝顺"的标签。部分医务人员也仍采取以治疗为主的服务方式。究其原因，主要与我国的死亡教育开展深度、广度不够，对安宁疗护的宣传和知识普及度低，进而导致公众对安宁疗护的认知不准确、不到位和不一致有关。

（3）政府政策和资金支持不足：尽管我国对安宁疗护的重视日益提高，但是相关的法律法规还不够完善，缺乏一个健全的具有法律保障的政策体系，这在一定程度上限制了安宁疗护实践的开展。例如，在准入标准上没有明确规定，大部分安宁疗护机构为了避免医患纠纷通常仅接收癌症晚期的病人，而非癌症老年临终病人往往被忽视；在使用药物和治疗方案上未统一标准，如吗啡等强效镇痛药的使用，所以完善法律法规对于我国老年临终病人安宁服务的开展有重要意义。另外，老年人安宁疗护服务是一项综合性的服务，保证其正常运转离不开充足的资金。研究显示，假如按照相同的成本估算，安宁疗护病房的收入只有肿瘤科的1/3，而收入低就会导致投入服务的使用资金匮乏。此外，绝大多数安宁疗护机构没有纳入国家医疗保障体系当中。因此，对于安宁疗护，国家需要大力给予政策和资金上的支持以扭转尴尬局面，进而促进安宁疗护事业的蓬勃发展。

2. 促进我国老年人安宁疗护的发展策略

（1）健全专业课程体系，培养专业人才：针对我国安宁疗护教育培训质量参差不齐，存在各地区发展不平衡、缺少统一的规划教材和成体系的培训方案等问题，需要国家顶层设计，政府部门规范统一标准，院校健全培训及专业课程体系。例如，在高校中积极推动开展老年人安宁疗护特色专业，各高校根据学科准确定位，统筹安排部署，做好专业的长期规划，发挥模范带头作用；同时根据现实需要进行合理的安宁疗护课程设计。课程既要涵盖专业的基本医学知识，也要涉及心理学、伦理学等人文课程；临床实践中，借助协会组织的力量，通过举办安宁疗护护理培训班、开展安宁疗护专科护士培训等，致力于培养高素质的安宁疗护专科护理人才。

（2）加强宣传教育，树立安宁疗护理念：针对公众积极开展生死教育，促进正确生死观的树立，提高安宁疗护的认知度和接受度。充分利用社会媒体、网络等新兴宣传形式，通过录制视频、推送科普文章、发放宣传册等形式营造正确社会舆论导向，实施安宁疗护普及教育，广泛宣传科学生死观、预立医疗照护计划，以及利用名人典范效应等推广安宁疗护理念，使身心合一的整体观念深入人心。鼓励临终老人自主制定生命末期决策，即在老年人处于终末期、疾病无法治愈时，享有知情权和自主选择临终生活方式的权利，提高死亡质量。同时，劝慰家属在明确治疗已经失去意义的情况下，避免因过度治疗导致老人饱受折磨，接受安宁疗护才是真正的"孝治"，才能做到"生者心安，逝者灵安"的善终。

（3）完善政策和法律体系，加强制度保障：在国家层面对支持安宁疗护实施的政策法规进行顶层设计，使安宁疗护具体工作实践有法可依、有章可循。如可围绕预立医疗照护计划从国家层面制定相关的法律法规及医疗文件，从而使临终老年人的自主权益得到保障，医务人员的职业安全与道德也得到保护。同时，建议将安宁疗护纳入医疗保险改革任务，健全安宁疗护保险制度。可根据我国实际医疗情况，有机联动医疗保险、长期护理保险及社会保险，解决安宁疗护筹资方式、医保服务时间及项目界定等问题，使保险制度能健康落地实施，使服务供给方真正造福于广大临终病人。

（四）安宁疗护中老年人的常见症状管理

1. 疼痛　是晚期病人最常见的症状，世界卫生组织的止痛阶梯仍是最常被引用的管理恶性和非恶性持续性疼痛综合征的依据框架。用于轻度疼痛（1~4分）的药物包括对乙酰氨基酚、非甾体抗炎药或 Cox-II 抑制剂；用于中度疼痛（5~6分）的药物主要有阿片类药物组合产品，如羟考酮/对乙酰氨基酚、氢可酮/对乙酰氨基酚和可待因/对乙酰氨基酚；用于治疗剧烈疼痛

（7～10分）的药物为强阿片类药物，如吗啡、羟考酮、氢吗啡酮和芬太尼等。一般而言，止痛药应在长期或定期给药的基础上使用"必要时（prn）"或救援剂量，用于突发性疼痛或长期方案无法控制的疼痛，应根据病人的初始疼痛水平选择药物，如果疼痛仍未得到控制，应升级到上一级镇痛阶梯。

需要注意的是，对乙酰氨基酚被视为轻度疼痛老年人的首选药物。但是由于非甾体抗炎药的胃肠道和肾毒性，以及Cox-Ⅱ抑制剂对心血管的毒性，因此建议应极其谨慎地使用，且仅用于具有最小风险因素的特定病人，即肾功能良好且无胃溃疡或胃肠道出血病史。另外，应谨慎使用组合产品，甚至建议完全避免使用复方制剂，因为随着剂量增加，对乙酰氨基酚的毒性会增加。对于对乙酰氨基酚无效或出现中度或重度疼痛的病人，立即开始使用纯阿片类药物（吗啡和羟考酮）。

关于镇痛药物的成瘾性或依赖性，几乎所有接受阿片类药物治疗的病人都会出现身体依赖，且在治疗几天后就会产生依赖性，特征是如果突然停药或显著减少剂量就会出现戒断综合征。因此，一旦病人的镇痛需求减少，建议每天减少30%～50%的阿片类药物剂量，以避免戒断症状的产生。心理依赖（成瘾）被定义为尽管药物对自己或他人造成了伤害但仍继续使用。现有研究证据显示，因疼痛而接受阿片类药物治疗且没有药物滥用史的病人，其成瘾风险极小（低于1%）。对于危及生命或绝症的病人，应首先考虑镇痛而非担忧心理依赖。对于使用阿片类药物治疗疼痛但有药物滥用史的人则需要专门的疼痛管理。

2. 呼吸困难　是一种主观体验，是晚期疾病病人最常见和最令人痛苦的症状。70%的晚期癌症病人和超过56%的晚期慢性阻塞性肺疾病病人会出现中度至重度的呼吸困难。呼吸困难的治疗从尽可能治疗潜在病因开始，如通过利尿剂、β受体阻滞剂和血管紧张素转化酶抑制剂治疗晚期心力衰竭。当改善疾病的疗法无效时，关注点应转移到对症治疗，以提高病人的舒适度，如吸氧、使用阿片类药物和抗焦虑药，以及安慰、放松、分散注意力和按摩疗法等。阿片类药物通过减少对缺氧和高碳酸血症的通气反应、降低前负荷等发挥治疗呼吸困难的作用。对于无条件吸氧的病人，使用风扇或将病人移至敞开的窗户或门附近也可以有效减轻呼吸困难。另外，呼吸困难时病人常伴有焦虑，尤其是严重呼吸困难的病人，此时低剂量的短效苯二氮䓬类药物对打破焦虑—呼吸困难—焦虑的恶性循环有效。

3. 厌食　应先评估厌食是由疾病过程引起，还是继发于恶心和便秘等其他症状。如果是前者，应积极治疗原发症状；如果是后者，则应加强教育指导，并给予适当药物干预。教育病人和家属了解疾病过程，提供喜爱的食物和营养补充剂，鼓励少食多餐，必要时协助进餐或提供喂养。病人应避免辛辣刺激食物，多摄入易消化食物。皮质类固醇类药物能够改善老年人食欲和生活质量，如地塞米松具有最小的盐皮质激素特性，每天可给药一次，该药物同时可以改善病人的情绪和能量。但应注意情绪波动、睡眠障碍、高血糖、水肿和谵妄等并发症。

4. 恶心　是一种主观感觉，由胃肠道内壁、化学感受器触发区、前庭器官或大脑皮质的刺激引起，主要通过药物干预缓解症状：①因药物（阿片类药物、地高辛、雌激素和化疗药物）、疾病（高钙血症和尿毒症）和毒素（肿瘤产生的肽、感染、放疗和异常代谢物）等刺激导致的恶心，建议使用丁酮/吩噻嗪（如氟哌啶醇和丙氯拉嗪）、促动力药（如甲氧氯普胺）、5-羟色胺受体拮抗剂（如昂丹司琼）和非典型精神安定药（如奥氮平）；②因胃刺激（药物、酒精、铁、祛痰剂和血液）、肿瘤（外部压迫、肠梗阻、便秘、肝包膜拉伸、泌尿生殖道压迫、胆汁淤滞和腹胀）和胃扩张（阿片类药物引起的淤滞）引起的恶心，建议使用抗组胺药（如苯海拉明）、5-羟色胺受体拮抗剂（如昂丹司琼）、促动力药（如甲氧氯普胺）和细胞保护剂（如雷尼替丁和奥美拉唑）等；③因胃排空延迟或挤压胃的治疗导致的恶心，建议使用促动力药（如胃复安和西沙必利）；④对非手术性肠梗阻引起的恶心推荐使用奥曲肽；⑤对中枢神经系统压力增加导致的恶心，建议使用皮质类固醇和苯二氮䓬类；⑥对于因局部肿瘤、阿片类药物和晕动病等导致的前庭眩晕出现的恶心，建议使用乙酰胆碱拮抗剂（透皮东莨菪碱和美克洛嗪）。

5. 便秘　该症状可以是生命终末期的原发症状，但也常常由其他药物治疗的副作用导致，如阿片类药物、钙通道阻滞剂等。因此，对于使用阿片类药物的病人都应预防性地给予大便软化剂与刺激性泻药（如番泻叶和比沙可啶）的组合。但在开始使用泻药治疗之前，应评估病人是否存在粪便嵌塞，如果存在，则建议使用手工取便或灌肠来解除嵌塞。乳果糖是治疗便秘的常用处方，但价格相对昂贵且需要大剂量使用，另外可能导致部分病人出现胀气和腹部绞痛。

6. 抑郁　表现为无助感、绝望感、性欲减退、自尊丧失、无价值感、持续性烦躁和自杀念头。推荐支持性心理治疗、认知方法、行为技术和药物疗法等。严重抑郁症病人应获得精神科咨询。应特别询问病人自杀意念，如果存在，应仔细探究其背后的原因。自杀意念通常是晚期疾病病人极度痛苦的一种表现。精神兴奋剂（如哌醋甲酯和右旋安非他明）可在几天内快速治疗症状，副作用小。5 羟色胺再摄取抑制药（SSRI）非常有效，但可能需要 3～4 周才能生效。三环类抗抑郁药因有镇静、口干、便秘和直立性低血压等副作用，所以对晚期病人应尽量避免使用。

7. 焦虑　表现为过度担忧、烦躁不安、失眠、换气过度或心动过速。干预方法推荐支持性咨询和谨慎使用苯二氮䓬类药物。对于预期寿命超过 2 个月的病人，选择性 5- 羟色胺再摄取抑制药（SSRI）是焦虑症的首选治疗药物。对于生存时间有限的病人，可考虑小剂量应用苯二氮䓬类药物，对于老年人可首选哌甲酯，因为其半衰期相对较短，建议剂量从 2.5～5 mg 开始，每天 2 次（晨起、12:00—14:00 点之间）。但注意苯二氮䓬类药物有诱发谵妄和跌倒的风险，因此老年人用药时应格外关注。另外，相关证据显示，预先告知护理计划对减少病人焦虑、改善健康结局有益，因此建议多提供与病人讨论价值观、护理目标和治疗决策的时机和场景，加强护患沟通与合作。晚期疾病环境中与病人沟通的六大核心主题包括：①诚实和直接交谈；②愿意谈论死亡；③以同情的方式告知坏消息；④倾听；⑤鼓励提出问题；⑥在病人想要谈论诸如死亡等问题时，应积极给予回应。具体的交谈技巧包括眼神接触、引出和澄清披露、探查情绪和心理问题、表现出同理心及对痛苦做出反应等。

8. 衰弱　非药物治疗包括减少体力劳动，节省能量消耗，鼓励午休和频繁小睡，必要时推荐作业治疗和物理治疗，同时注意病情沟通和教育，帮助病人和家属树立合理的期望。衰弱的药物治疗主要涉及皮质类固醇和精神兴奋剂。皮质类固醇会增加个体幸福感和能量水平，但效果通常在 4～6 周后减弱。精神兴奋剂如哌醋甲酯，可用于衰弱病人，但存在震颤、厌食、心动过速和失眠等副作用。另外，应仔细评估和审查病人的药物，停止可能导致疲劳的药物，如钙通道阻滞剂、β 受体阻滞剂、抗胆碱药和抗组胺药等；同时注意优化液体和电解质的摄入，以尽量减少脱水的影响。

9. 谵妄　晚期疾病的谵妄是疾病恶化的标志，通常与生命的最后阶段有关。其特点是认知发生剧烈变化，注意力不集中，思维混乱或意识水平改变。谵妄限制了病人的沟通和自我照护能力，因此需要更高水平的照护。对于生命即将结束时的谵妄，推荐使用氟哌啶醇作为一线治疗药物。如果谵妄的症状令人特别痛苦，特别是在生命的最后几天到最后几个小时，可考虑使用镇静剂，如氯丙嗪。

二、老年人的临终护理

（一）临终护理的概念

临终护理（end of life care）是对已失去治愈希望的病人在生命即将结束时所实施的一种积极的综合护理，是临终关怀（hospice care）的重要组成部分。其目的是尽最大努力减轻病人痛苦，缓和其面对死亡的恐惧不安，维护其尊严，提高尚存的生命质量，使临终病人安宁平静地度过人生最后的旅程。临终护理实施的时间各国尚无统一标准，在美国，估计只能存活 6 个月者被认为是临终；在日本有 2~6 个月存活期的病人划定为临终病人；我国对此没有具体时间限制，一般从病人出现生命体征代谢等方面紊乱的濒死期时开始实施临终护理。

（二）临终老人的基本需求

临终者与正常成人的日常需求状况相似，但也有其特殊性。临终老人的基本需求主要表现在如下方面：

1. 缓解躯体不适　虽然老年人的感知觉越来越迟钝，但直到昏迷前期还是有感知觉的，此时他们绝大多数完全可以较确切地感知到身体因受异常刺激所产生的不适和痛苦。临终期的老年人常常会出现因疾病导致的疼痛、呼吸困难、吞咽困难、活动受限等不适。因此，护士及亲属要尽量给予临终者躯体的照料，帮助其缓解症状和减轻不适，使他们无痛苦地度过人生最后时刻。

2. 饮食营养需求　老年临终者消化吸收能力大多减退，进食流质或半流质且量少，不少人还有赖于鼻饲或静脉补液。营养医学证明临终老人每日所需补充热量最多为正常青壮年的 1/3。进入临终后期，一些老年人几乎不能进食，没有咀嚼和吞咽的动作或意愿，也没有每日几餐的区分，几乎完全依赖静脉补液。弥留之际，老年人需求的可能仅仅是湿润口唇，或是少许能直接提供能量的葡萄糖水。

3. 临终住所需求　我国农村老年人多有"居家而终"的传统思想，再加上住院给老年人及其家人带来不便，且费用负担过重，故大多选择在家里度过临终期。目前也有专门为老年临终者提供的临终照护场所。

4. 自主活动需求　老年临终者少有行动自如者，多数处于卧床状态，其躯体移动完全依赖他人及助步工具。如穿衣进食、翻身解手、就诊求医等均要依赖家人或照顾者的帮助。

5. 衣着修饰需求　一般来说，临终者只求衣着裁剪合身、挡风避寒且透气舒适；有关服装的其他功能对大多数临终者已淡化。至于离世后着装，我国旧有制作"寿衣"的习俗，裁剪方法和布料要求均不超过生前享受水平，以符合老人意愿为宜。各民族和地域的习俗也不尽相同。

6. 情感需求　临终老人可能存在因各种基本需求得不到满足的无能为力感、身体遭受侵害时得不到有效援助的无助感，以及缺乏亲人陪护的孤独感和对死亡临近的恐惧感等，这些都需要护士及亲属给予及时的照护与安慰。另外，弥留之际的临终老人仍然有一定的情感活动能力，这种能力及其心理效果往往带有强烈的亲情色彩，如亲人的守候可以使老年人获得安全、放心、美满的情感体验。此外，老年临终者在意识由清醒到模糊时，往往会有数次波动较大的发作性情绪宣泄，神经生理学研究提示这可能与人类的情感活动调控中枢处于边缘区有关，但都需要给予及时的关爱和疏导。

7. 社会活动需求 临终老人都有与社会继续保持一定沟通性的内在需求。一般趋势是，越是趋近死亡终点，老年人的社会活动能力越弱，同社会之间的物质信息交流越匮乏，严重者甚至陷入个人禁闭状态，因此导致临终老人具有比过去更强烈的沟通欲望和尽量实现各种类型交往的社会活动需求。

（三）临终前的常见症状及护理

老年病人临终的情况各不相同，有的是突然死亡，有的是逐渐衰竭以至死亡。后者可能有较长时间在生和死的边缘挣扎。但是病人并非同时出现所有的濒死症状，也不是所有的症状都会出现。因此，一旦出现以下症状，除了做好基础护理之外，应及时给予处理，以保证临终老人无痛苦地度过人生最后时刻。

1. 疼痛 是最常见的临终症状，尤其是晚期癌症病人或合并多发病的老年临终者。在生命的最后几天，超过一半的人会有新的疼痛产生。其护理措施包括：①控制疼痛应及时、有效，正确使用"三阶梯法"，止痛药应规律、足量应用；②对无法口服止痛药者，可通过使用皮肤贴片、舌下含服、静脉或肌内注射等各种方式给予止痛药；③除药物止痛外，还可采用其他方法缓解疼痛，如放松术、催眠术、针灸疗法、神经外科手术疗法等。

2. 呼吸困难 也是临终病人的常见症状。其护理措施包括：①当呼吸表浅、急促、困难或有潮式呼吸时，应立即给予吸氧，病情允许时可适当采取半卧位或抬高头与肩；②对于因呼吸快速合并焦虑而引起喘息的临终老人，可根据医嘱应用抗焦虑药，必要时使用吗啡降低呼吸速率，同时开窗或使用风扇通风；③对于出现痰鸣音，即所谓的"濒死喉声"的临终者，可使用湿冷的气雾进行雾化，促使分泌物变稀，帮助自行咳出或用吸引器吸出；④对于张口呼吸者，用湿巾或棉签湿润口腔，或用护唇膏湿润嘴唇，病人睡着时用湿纱布遮盖口部。另外，护理人员平静的仪态，用手轻柔地抚摸病人加上和声细语，也有利于帮助病人保持平静，进而减轻呼吸困难的症状。

3. 厌食与恶心呕吐 由于长期卧床致胃肠蠕动减弱或临终时的疲惫、虚弱等原因，一般临终老人的食物摄入会非常有限。一些老年人喜好的食物可能会引起食欲。另外，随着病程的发展，与其并发症及治疗有关的各种因素均可导致病人不同程度的恶心呕吐，使用止吐药可以控制恶心呕吐的发生。对不愿意进食者，不要勉强，可采取音乐、看电视或交谈的方式调动病人的积极情绪和生存欲望，使其主动进餐，或通过口腔护理，创造适宜的环境，增加家人的陪伴、慰藉和协助，帮助病人进食。

4. 濒死的征兆 当死亡逼近，身体功能将会下降，病人临死前的表现有：①血压下降；②脉率增高，脉细而无力；③呼吸困难或呼吸暂停；④瞳孔对光反射迟缓或无对光反射；⑤皮肤苍白、湿冷；⑥大、小便失禁；⑦视觉、听觉逐渐消失。另外，临终期的病人也可能出现肌肉抽搐，或意外的肢体动作，这可能是肌肉的条件反射；有时候病人会大声呻吟，这是气流经过喉头的声音，并不一定是病人痛苦所致；有的临终者睁大眼睛，下巴打开，这些都是临终时身体的正常反应。关于上述症状的家庭教育有助于家庭为即将到来的死亡做好准备，缓解出现这些症状时的焦虑，提高家庭在生命最后几个小时照顾亲人的能力。对家属进行有关"大声呻吟"原因的教育至关重要，但如果一些家庭和护理人员仍觉得该症状令人痛苦，可以采取如下举措予以缓解：给予药物如莨菪碱、东莨菪碱透皮贴剂或阿托品滴剂，保持病人侧卧位及减少液体摄入等。护理人员识别濒死的征兆后应及时通知家属，使其有机会陪伴临终者共同度过最后的时光。临终者去世前最后消失的感官是听觉，因此，家人的陪伴和耳边低语可以帮助临终者放心而没有遗憾地离开。如果家人不能及时到场，医务人员则有义务陪伴在病人身边。

5. 其他症状　如果出现水肿，应尽可能停止可能加剧水肿的治疗，如静脉输液。皮肤护理应继续关注使用润滑剂和润肤剂预防皮肤破裂，而不是去改变或更换体位，以免导致不适和疼痛增加。如果存在压力性损伤，则应将工作重点放在疼痛管理和尽量减少分泌物和气味上，而不是针对溃疡愈合的伤口进行护理。

（四）临终老人的心理特征及护理

在临终阶段，老年病人除了生理上的痛苦之外，还存在对死亡的恐惧。美国的一位临终关怀专家认为"人在临死前精神上的痛苦大于肉体上的痛苦"，因此，在控制和减轻病人机体痛苦的同时，要做好临终病人的心理关怀。Kubler-Ross 将大多数临终者的心理分为 5 个连续的阶段，即否认期、愤怒期、协议期、忧郁期和接受期。护士可以根据不同阶段的心理特征对临终老人进行心理护理。

1. 否认期　老人不承认病情恶化的事实，认为是弄错了，千方百计去打探疾病状况。此期的老人往往十分敏感，因此护士说话要谨慎小心，绝不可直言"您的病很重"或"您快不行啦"，要尽力做到婉言相劝，分散老人注意力，避免其思虑太多；对于否认自己疾病不良预后，乐观的老人，护士既不能过度迎合也不要随意反驳；对于一些借助否认病情恶化来宽慰亲人朋友的老人，护士要给予理解，保持心照不宣的状态，并劝慰家属尽量避免在老人面前表现出负面情绪。

2. 愤怒期　老人知道预后不佳，但不能理解，表现出愤怒、不接受日常护理或治疗等行为，常迁怒别人，训斥周围人员。此期，护理上要采取理解与宽容的态度，千万不能与老人争执，要好言相劝，微笑相待。同时还要向老人家属说明情况，说服他们不要计较和难过，多与医护人员合作，使临终老人平稳度过这一阶段。

3. 协议期　老人开始接受自己患绝症的现实，表现为心理上企图延缓死亡，愿意努力配合治疗护理。护士应理解这个时期的心理反应对老人是有益的，应抓住时机，细心照料，控制症状，减轻老人的痛苦。

4. 忧郁期　越来越多身体功能的衰退、丧失及各种症状的加重是导致忧郁的重要原因。老人已知自己生命垂危，开始考虑自己死后对家庭与子女的安排，要求留下遗嘱。许多人很急切地要见到自己的亲人或朋友。此期，护士要同情老人，尽量满足其要求，允许亲友多来探望，增加临终老人同亲人团聚的时间。同时叮嘱老人亲友不要在老人面前过于悲伤，以免诱使老人更加悲痛。

5. 接受期　这是垂危老人的最后阶段。老人对于面临的死亡完全有了准备，表现平静、安详。此期，护士的任务是：加强老人的生活护理，并经常轻声与其交谈，使其舒适、平稳地度过生命的最后阶段。同时护士应安慰老人亲属，劝其不要过分悲伤，应把注意力放在其他需要照料的人身上或需要处理的事务上。

第三节 丧亲老人的哀伤护理

情境导入

谭阿姨，65岁，几天前其丈夫在外出回家的途中因车祸突然去世。同事闻讯前去慰问。进屋见谭阿姨呆坐在那里，神情木讷，眼睛发直，嘴里不停地嘟囔"快中午了，老头子快回来了"。并时不时地走到门口，将房门打开，四处张望，说："老头子马上回来了，我要给他留门。"

在随后的追悼会上，谭阿姨失声痛哭，几次晕厥过去，直言后悔自己不该让老头子急着赶回家，是自己害死了老伴。

请思考：

1. 谭阿姨上述的表现提示她经历了丧亲后的哪几个心理反应阶段？
2. 谭阿姨目前的需求有哪些？从护士的角度应采取哪些措施对其提供支持？

丧偶是老年人常见和自然的生活事件。悲痛和丧亲痛是失去挚爱之人的主要反应，持续时间通常不超过6个月。但如果超过6个月，且出现追寻死者、执意思念死者、远离他人及表达与死者相似的躯体不适症状时，则称为延长丧亲痛或复杂丧亲痛。研究显示，有1/4的老年丧偶者经历过延长丧亲痛、功能缺陷和慢性抑郁。延长丧亲痛不仅会导致丧亲者的社会、家庭和职业功能缺陷，还会增加其不良身心健康结局和自杀风险。因此，早期识别延长丧亲痛的相关风险因素，熟悉丧偶后的心理变化特点，对丧偶老人的哀伤护理具有积极意义。

一、延长丧亲痛的相关风险因素

一般情况下老年人较年轻人更容易接受死亡，但通常会面临许多延长丧亲痛的风险因素。现实生活中导致延长丧亲痛的常见风险因素主要包括以下方面：

1. **亲人的突然或意外去世** 此时丧亲者缺乏亲人离世的心理准备，悲痛往往更为强烈，对离世亲人的思念和依恋也更多。

2. **自卑** 此种性格会导致老年人丧偶后内心封闭，不善于情感表达，甚至产生内疚和自责的心理。

3. **缺少社会支持** 丧偶后如果缺乏其他亲情或友情的支持，会导致老年人缺少情感表达和发泄的对象，致使爱与归属感缺失，老年人更容易出现失落、悲伤、孤独等负性情绪。另外，如果丧偶后老年人成为孤寡老人，则其生活压力负担也会更重。

4. **既往精神病史（尤其是抑郁症）** 对于既往有精神病史者，丧偶可作为应激事件，容易导致精神疾病的复发。

5. **既往多次丧亲** 多次丧亲导致老年人的心理脆性增加，社会支持减少。

6. **对死者存在矛盾心情或者依赖关系** 矛盾心情表现为对逝者的不舍和自身难以承受沉重的照护负担；依赖关系表现为对死者过多地依恋和牵挂，难以割舍。

7. **在死者最后的疾病阶段照护时间超过6个月** 因长时间的照护导致照护者与死者情感更

亲密，进而产生不接受和不习惯死者离开的依恋情感。

8. 丧亲之后缺少发展新兴趣和拓展新关系的机会　该情况会影响丧亲者新的人际关系网络的构建，导致社会支持缺乏，不利于老年人丧偶后的正性心理发展。

二、丧偶老人的心理变化阶段

老年人丧偶后，心理变化通常会经历否认、悲伤、绝望、重构和复发五个阶段。这些阶段的变化并非单向性，不同阶段之间常常可以交替往复。

1. 否认阶段　该阶段也称为麻木阶段或不相信阶段，通常持续数分钟到数天，直到事实被接受。如果是意外死亡，则持续的时间会更久一些。

2. 悲伤阶段　该阶段表现为悲伤、愤怒、内疚和脆弱。多追忆和想念死者，情绪上焦躁不安、易怒和哭泣。有时也可出现食欲不振、体重下降、短期记忆和注意力不集中等情况。可通过感受痛苦和表达悲伤来解决该阶段的问题，但有时可能会受到来自社会或文化压力的阻碍。

3. 绝望阶段　该阶段表现为感觉生活无意义。倾向于重温事件并试图纠正事件发生的事实，常在入睡的时候产生对死者的幻觉。丧亲者走出该阶段需要时间，当其适应了没有死者的现实后该阶段也就度过了。

4. 重构阶段　该阶段表现为对新生活的展望和探索。丧亲者能够找到寄托并从困境中走出，但有可能仍会感到内疚和需要安慰。该阶段属于调整期。

5. 复发阶段　悲伤可能在周年纪念日、生日等特殊时间点再次发生。

三、丧偶老人哀伤护理的主要举措

1. 早期识别风险与关注　早期识别具有潜在延长丧亲痛风险因素的个体，并进行重点关注，必要时给予防御性干预举措。

2. 鼓励参与丧葬活动　结合丧亲者的意愿，鼓励其看望尸体和参与葬礼安排。尤其是对于一些认知和记忆不好的老年丧偶者，可通过重复解释、让其参加葬礼或参观坟墓以减少其对死者下落的重复询问。

3. 鼓励情绪释放与发泄　允许丧亲者进行情感表达，如否认、悲伤、哭泣等，并确保其正常的丧亲反应过程经历。对于过度压抑、强忍悲伤的丧偶老人，可告诉其哭泣是一种很自然的情感表现，不是软弱，并且是一种很好地缓解内心忧伤情绪的方法。必要时帮助老年人诱导情感发泄。对于有愧疚或内疚感的老年人，可鼓励其说出困扰的事件，帮助其分析和释怀，以免老年人过分自责。

4. 症状管理　必要时给予一些短期药物以缓解丧亲者的焦虑或失眠症状。如有研究显示，人际心理治疗联合去甲替林可以改善睡眠质量和抑郁，断药后效果仍可持续 2 个月。

5. 设置阶段性康复目标　通过阶段性目标的设置保证丧亲痛康复过程的逐步实现。如在绝望阶段，可以提供一些促使老年人参与外界交往或与家人交谈的机会，如鼓励老年人与儿女同住或结伴外出散步等。另外，有心理学家指出，利他行为可以有效地减轻丧偶者的悲哀，缓解紧张和焦虑情绪。因此可以创造机会让丧偶老人能为他人做一些力所能及的事情。在重构阶段，可帮助老年人调整生活方式，使之与子女或朋友重建和谐的依恋关系，必要时做好老年人的再婚工作。但需要注意的是，老年人是否再婚是自己的权力，原则上从法律上予以保护，从道义上给予支持，因为这对社会、家庭和老年人的健康长寿均是有益的。

6. 其他干预举措 目前越来越多的学者围绕哀伤干预的实施者，在干预内容和方法上进行了实践。

（1）基于团队的丧亲支持干预：倡导由同行、临床或非专业人员组成的互助小组来实施丧亲支持，该举措对于原本人际情感能力较差的老年人来说在改善丧亲症状与焦虑抑郁情绪方面效果较好。

（2）针对丧偶老人的躯体健康和日常生活功能等进行健康教育：内容涉及营养、药物管理、家庭安全、锻炼、社会化、应对压力、理解悲伤及个人成长等。该举措对于丧偶老人的自我护理和日常生活活动能力改善作用积极，且具有持续效果。

（3）专注于情绪和功能调节的精神心理治疗：包括正念技术、心理动力学方法的应用等。如有学者分别围绕以损失为导向的症状改善和以恢复为导向的技能提升采取干预举措，结果显示丧偶老人在悲伤和痛苦情绪改善、发展新的生活技能、回归常规生活和身份方面都有显著效果。也有学者结合心智技巧与灵性对悲伤过程的影响，运用冥想呼吸、伸展运动及精神信仰支持系统等方法进行干预，结果显示丧偶老人的悲伤、躯体和情绪压力及抑郁症状减少，生活满意度提高，另外其归属感、社会支持、情绪和行为自我调节也都有所增强。

（4）个体化干预：如引导情绪表达、悲伤治疗模型、人际关系治疗、改善睡眠的功能性治疗、同伴支持家访计划、认知行为治疗（CBT）及美托洛尔 – 阿司匹林联合应用治疗丧亲相关心血管风险等。

（范燕燕）

数字课程学习

📥 教学 PPT　　💬 典型案例　　📝 自测题　　🖥 本章小结

第十章

老年护理中常见的伦理与法律问题

【学习目标】

知识:

1. 列举老年护理中常见的伦理问题。

2. 列举老年护理中常见的法律问题及减少法律风险的方法。

3. 列举我国老年护理权益保障法的主要内容。

技能:

识别老年护理中的法律问题,并运用法律知识规避或减少老年护理中法律问题的发生。

素质:

1. 在老年护理实践过程中体现出基本的护理伦理道德素养。

2. 在老年护理实践过程中具有医疗护理法律意识。

我国进入老龄化社会后对养老、医疗、社会服务等方面的需求与日俱增，导致医疗护理服务需求也随之增长，而老年人护理过程中的伦理及法律问题亦日益突出。因此，本章将对老年护理中常见的伦理问题和法律问题进行讲解，为护理专业学生以后的临床工作提供老年护理相关的伦理及法律基础，减少不必要的纠纷发生。

第一节　老年护理中的伦理问题

我国进入老龄社会后，老年人数量不断增多，其照顾负担也随之加重，老年人护理服务的质量要求也随之增高。而经济发展及社会文明的进步促使病人自我保护意识增强，伦理问题冲突时有发生，严重阻碍了临床护理工作的正常开展并带来了许多不利的影响。因此，护士在理解老年人身心及患病特点的基础上，遵守相应的伦理规范显得尤为重要。

情境导入

　　李大爷，74 岁，肺癌晚期，本次因急性胃炎入院。李大爷在得知自己的病情已无治愈的可能，不再继续进行后续的治疗。李大爷入院后因严重的呼吸困难而无法入睡，烦躁不安，多次向护理人员表示此生无憾，了无牵挂，对于子女的陪伴很满意和知足，但面对死亡仍有恐惧感而导致严重失眠。李大爷的两个子女得知父亲病情不乐观，难以面对，要求护理人员不要主动告知李大爷本人病情，担心李大爷临终过程太痛苦。因此，他们也非常焦虑和痛苦。

　　请思考：

　　1. 护士应如何帮助李大爷与家属良好沟通，建立家庭共识？

　　2. 本案例存在哪些伦理问题？

护理伦理学是指运用一般伦理学原理，解决医疗护理工作和医学发展进程中的护理道德关系、护理道德现象及其发展规律的科学，是一门护理学和伦理学的交叉学科。其本质是医学人文精神和医学伦理道德在护理领域的集中体现，也是生命伦理在护理领域的具体应用。

一、老年护理中遵循的伦理原则

（一）尊重（自主）原则

尊重（自主）原则是指护患双方都应该尊重对方的人格尊严，医务人员在诊疗、护理实践中，应该尊重老年人的人格尊严及其自主权。主要体现在医护人员不仅要尊重病人的自主选择，还应保证病人自主、理性地选择与其疾病相关的诊疗方案及护理计划的实施。

（二）不伤害原则

不伤害原则是指医疗机构的工作人员在诊疗护理过程中应采取相应的措施以免病人受到不应有的伤害，这是医学原则的基本原则。

（三）有利（行善）原则

有利（行善）原则即在医疗活动中医务人员应该把有利于病人身心健康的事务放在首位，并切实为病人的一切健康问题争取利益的伦理原则。狭义的有利（行善）原则是指在医疗实践中，医务人员的诊疗、护理行为对病人有利；广义的有利（行善）原则是指医务人员的诊疗、护理行为不仅仅有利于病人，而且有利于整个医学事业的发展，甚至有利于促进全人类的健康和福利。

（四）公平正义原则

公正正义原则是指在医疗服务中要公平、正直地对待每一位病人的原则，是对医护人员最基本的要求。具体表现在公平地对待每一位病人；公正平等地分配医疗卫生资源，力争卫生资源分配的公正性与合理性，保障每一位病人的健康权利，也是构建良好的护患关系的基石。

二、常见的老年护理伦理问题

（一）尊重自主权和促进利益问题

随着自主意识的提高，病人更加重视自身权利是否得到保障，而病人自主决定权是指病人了解医护人员所提供的关于诊疗护理方案、不良反应等具体信息，经过充分考虑后而自愿选择治疗护理方案以处理自身健康的权利。然而当老年病人想要行使个人自主权时，常常会受到中国传统家庭文化的影响；加上个人经济能力的制约，常有家庭在医疗决策中干涉病人的自主权。无论是在养老机构中还是在家庭中养老，很多老年人都会主动或被动地放弃对自己日常生活和医疗决策的自主权，这种自主权的丧失，将有损老年人的身心健康。

（二）临终救治的决策问题

随着人类文明的进步和医学人文的发展，临终关怀受到社会公众越来越多的关注和重视。临终决策即病人在临终时期的医疗护理决策，是病人在疾病终末期面临的最重要的问题。临终决策的主要内容涉及是否进行心肺复苏、维持生命的基本治疗、死亡地点的选择、预前指示等问题。受传统家庭文化的影响，家属的态度和意见在临终救治决策中占据着绝对的主导地位，医务人员及其家庭对病人临终决策的关注度不够，以及对疾病晚期临终治疗意愿的认识尚不充分，导致病人缺乏表达临终治疗选择意愿的机会。

（三）知情同意与保护性医疗的冲突问题

在和谐医患关系的构建过程中，知情同意权对病人权利的保护发挥着重大作用，是病人的一项非常重要的权利，是对病人基本权利的尊重，是在医疗实践中病人自身权利保障的具体体现。病人在了解了医师向其充分说明的医疗相关事项后，自主作出相应决定，有利于增强医患之间的信任，减少医疗纠纷，提高医疗质量，提升病人的满意度。然而，行使知情同意权的前提是病人具有意愿表达和自主决策的能力。当在不能或不宜向病人说明的情况下，医师转而将病情向其家属说明，由其家属代替行使知情同意权。确保病人知情同意权的落实，对于构建和谐的医患关系具有重要意义。

（四）老年人身体约束问题

身体约束作为一种保护性医疗辅助措施，在医疗领域中通常被定义为：应用任何物理或机械性设备、材料或工具施加于病人的身体，使其不能轻易被移除，以限制病人的自主活动或使病人不能正常接近自己的身体。常应用于患有痴呆、有跌倒风险和伤害他人等潜在危害的病人，出于对病人自身和他人人身安全的考虑。诸多研究表明身体约束不仅会给被约束者带来身体损害，而且会给被约束者带来不同程度的恐惧、焦虑或烦躁等心理创伤或精神问题，加重病人的意识障碍和造成自我认同的紊乱，而这些危害在老年人身上表现更加明显。

三、常见的老年护理伦理问题的解决策略

（一）尊重自主权和促进利益问题的解决策略

《中华人民共和国民法典》第一千二百一十九条规定："医务人员在诊疗活动中应当向病人说明病情和医疗措施。"《中华人民共和国执业医师法》第二十六条规定："医师应当如实向病人或者其家属介绍病情"，病人自主权实现的重要前提是对病情的知晓。因此在医疗活动中，要重视老年人的个人自主权，鼓励病人参与到医疗决策中来，促进老年人利益得到实现与尊重，使其利益最大化。预立医疗照护计划是病人处于健康状态或者清醒状态时，医务人员就告知病人提前为将来医疗事务的选择做出安排和决策，是更高阶的自主权的体现，允许病人做出表达自己真实意愿的医疗决定。护士在医疗互动中应积极向病人和家属宣教病人自主权的重要性，鼓励老年人在家庭生活中，自主决策与自身有关的事务，如选择家庭养老还是入住养老院应该征求老年人的意见，让其保持对生活的自主性，让老年人有选择权和控制感才是促进老年人身心健康的关键。

（二）临终救治决策问题的解决策略

临终决策即病人在临终时期对其治疗和护理决策的意愿或偏好选择，在探讨病人临终决策时应遵循有利、无害的伦理学原则，有利于增加病人赋权及参与度，帮助医护人员及病人家属了解病人的真实意愿，为人性化的终末治疗和护理决策的制订提供有力依据。预先指示鼓励病人对维持生命的治疗与护理进行选择，支持病人在意识清醒时思考和讨论终末期的护理和治疗，并提前做出指示和计划，为病情恶化时的临终医疗护理决策作准备。医护人员可通过病人制定的预先指示，了解病人对生命维持治疗的选择，以制订出符合病人意愿的个体化临终决策方案。该举措既保护了病人的自主权，又帮助病人表达了治疗意愿。

（三）知情同意与保护性医疗的冲突问题的解决策略

尊重病人知情同意权和保护性医疗之间的矛盾冲突是现代伦理学的研究热点。在护理老年人的工作中该矛盾也极为突出。我国民众较少公开谈论死亡，当老年人患病预后不佳时，部分家属会选择回避与老年人谈论疾病实情，并要求医护人员实施保护性医疗，由家属代病人选择治疗和护理方案，期望尽可能地减少不良预后信息对老年人心理带来的负面影响，这种做法忽视了病人的知情同意权，但不知晓真实病情是否真正对病人有利亦值得商榷。因此，在病人意识清醒、具备医疗决策能力时应该尊重病人的知情同意权，让其自主决定今后的医疗选择；而在病人失去决策能力时如处于昏迷状态，所有的医疗决策均由家属代理完成，但是家属的决策

是否符合老年人的意愿、能否保障老年人的利益，需要医护人员肩负起监督的责任，必要时给予建设性意见。

（四）身体约束伦理问题的解决策略

身体约束的使用不是必需的，但有时候却是保护病人的必要措施，护士应该遵循有利和不伤害的原则，根据病人当前的身体情况和所处环境综合评估病人是否真正需要使用身体约束。当病人的决策能力不足以支持其做出理性决策时，护士应该积极寻求家属的意见和决定，而家属对身体约束的认知有限，因此，向家属讲解身体约束的原因是有必要的，获得家属的知情同意，让其拥有知晓权和选择权，有利于减轻家属对于身体约束产生的情感压力。

（五）减少伦理问题的其他策略

1. 医疗机构应重视医务人员的伦理知识培训，在临床实践中严格遵循伦理原则可避免一系列的医疗纠纷，充分了解护理伦理知识在临床工作中的指导意义。

2. 鼓励病人表达其愿望，建议病人提前以预先指示、遗嘱和其他具有法律约束力的文件来表达他们的愿望，并提倡遵守病人意愿。

3. 确定其他对病人有影响和受到病人患病影响的重要人员，如病人的家庭成员、朋友和照顾者，以及他们的关注和偏好。

4. 了解病人个人价值体系，探索宗教、文化信仰和个人经历的影响，以了解其对特定伦理问题的想法，并予以充分的尊重。

5. 多阅读医疗护理文献，了解其他护士解决护理伦理问题的策略和案例经验，以从更广泛的角度了解护理中面临的伦理问题的类型和解决策略。同时，阅读护理领域以外的书籍帮助护士以更宽广的视角理解伦理问题。

第二节　老年护理中的法律问题

随着老年人身体功能的退化，其患病率、住院频率、住院时长不断增加，导致家庭、机构的照顾负担也随之加重，易发生虐待老年人、歧视老年人、隐私泄露等法律问题。尽管以上法律问题不是医疗护理工作直接或间接导致，但是护士必须警惕并识别出与老年人照护相关的法律问题；此外，老年护理中常发生潜在性法律问题，如病情突然恶化、服错药、跌倒、坠床、走失等，为规避此类问题的发生，就需要护理人员在自觉做好老年护理工作的同时，还要对工作中存在的法律问题有充分的认识，防患于未然，减少法律问题的发生，为构建和谐医患关系奠定基础。

情境导入

冯女士，82岁，因"心绞痛"入住心内科治疗，入院后经管床护士全面评估，其压力性损伤评估 Braden 评分为9分，跌倒 Morse 评分为5分，护士为其做了防压力性损伤、防跌倒的宣教工作，住院期间因其故友突发脑出血而意外病逝，得知噩耗，冯女士不顾家人及医护人员的劝阻，强烈要求外出。外出后冯女士不慎跌倒，导致颅脑外伤及腿部骨折。

请思考：

1. 在护理冯女士过程中存在哪些潜在性法律风险？
2. 如何规避此类法律风险？

我国保护老年人的相关法律法规已逐步趋于完善，《中华人民共和国宪法》第四十九条第 3 款规定：禁止虐待老人、妇女和儿童；《中华人民共和国老年人权益保障法》第三条规定"禁止歧视、侮辱、虐待或者遗弃老年人"，相关法律的颁布不仅增强了老年群体法律保护的意识、保障了老年人的合法权益，还从各个层面提高了老年人的生活质量与幸福满意度。2013 年 6 月 3 日国务院法制办公布了《养老机构设立许可办法》和《养老机构管理办法》，这是我国首次以部门规章名义规范养老机构的行为，明确了养老机构歧视、侮辱、虐待或者遗弃老年人及其他侵犯老年人合法权益的行为。

一、老年护理中常见的法律问题及应对策略

（一）虐待老年人

1. 虐待老年人的界定　2011 年 12 月 19 日，联合国大会通过第 66/127 号决议，指定 6 月 15 日为认识虐待老年人问题的世界日。联合国关于虐待老年人（elderly abuse）问题的定义概括如下：在任何理应相互信任的关系中，导致老年人受到伤害的单次或重复行为，或不采取适当行动，也可能是蓄意或无意的忽视造成。依据我国具体国情，认定虐待老年人是指：在居家或机构养老中，负有责任关系的人的作为或不作为，导致对老年人在身体、精神、经济、性的虐待，他人和自我照顾疏忽等。

2. 虐待老年人的形式　根据主动与被动、内因和外因等因素分为五种不同类型的虐待。

（1）身体虐待（physical abuse）：指长期或重复对身体进行施暴，导致老年人身体上留下了红肿、青斑、伤痕，并感到疼痛，是最显性、最易被发现和曝光的虐待行为。①暴力行为：饿冻老年人、强迫喂食、殴打、禁闭、推、捏等，导致老年人产生身体上的痛苦；②治疗方面：不及时就医、接受太多无用医疗或太少的治疗、不适当医疗等；③任何形式的体罚：不合理的禁闭、恐吓，剥夺必要的生活供养条件而造成身体伤害。其后果包括可表明受到虐待的体征标志或明显的心理表现，如精神困惑、行为方式上的明显改变、外出活动减少等。

（2）精神虐待（mental abuse）：包括心理虐待或长期口头侵犯，如贬低、辱骂老年人，使用削弱个性、尊严和自我价值的言语攻击老年人，从精神和行为上进行孤立，在行动和感情上为难老年人，致使其心理上承受极其痛苦的压力与折磨。

（3）经济剥削或物质虐待（economic or material exploitation）：指运用不当方式或非法手段剥夺老年人自由处理财产的权利，或是对老年人的财产、资产或资金做非法或不当的处置，或其子女在老年人经济方面不承担赡养责任或克扣其财产，包括非法使用或不适当地使用、侵吞老年人的财产或资金；强迫老年人更改遗嘱，与财产、资产或资金相关的法律文件，剥夺老年人自由使用个人资金的权利；实施经济骗局及诈骗性计划骗取老年人的资金或财产；拒绝赡养老年人及为老年人提供经济上的帮助。

（4）性虐待（sexual abuse）：指未经老年人允许而强行与之发生性接触，包括任意触摸老年

人身体、暴力强奸、性攻击、性骚扰等各种性接触行为，还包括强迫裸体、拍摄有明显性意识的照片、录像等。如果受害老年人因无行为能力、无法正常交流、体弱或其所处环境而无法保护自己时，性虐待便会格外恶劣。遭受性虐待后，老年人会感到失去尊严和受到羞辱，会产生痛苦、焦虑、抑郁甚至自杀。

（5）疏于照料（neglect）：指老年人的特定照顾者不主动采取行动满足老年人的需要，拒绝提供各类适当的支持，完全忽视老人的需求，包括依照法律规定有赡养义务的人拒绝向老年人提供生活必需品、履行照顾责任和义务。具体表现为：不提供适当的食物、干净的衣服、安全舒适的住所、良好的保健和个人卫生条件；限制与他人交往；不提供必要的辅助用具；未能防止老年人受到身体上的伤害；未能进行必要的监护；过度给药、给药不足或扣留药物等。

通常情况下，各种形式虐待老年人的情况并不是独立发生的，而是相互诱发、相互联系的，具有多重性的特点。

3. 老年人虐待的应对策略 预防老年人虐待，医务人员起着重要的作用。在护理老年人过程中，要及时识别老年人虐待的征象，在确定老年人受到虐待后，医务人员应积极向有关部门、行政机关反映并配合调查，服从本地区相关法令，对潜在受虐案例保持足够的警觉性，及时发现、及时解决，才能真正做到保护和救助受虐老年人。在老年人受到虐待后采取积极措施减轻由此给老年人带来的不良影响。

（1）保证老年人安全，及时发现潜在的受虐案例：医护人员发现受虐待和忽视的老年人后，首要的举措就是保证老年人的安全。由于各种原因如害怕、恐惧施虐者报复、羞愧、害怕社会歧视等，加之老年人受虐情况的隐蔽性，老年人鲜有主动报告自己被虐待的事实。而照顾者的言谈举止可为虐待老年人的事实提供直接、可靠的线索。医护人员在医疗活动中要主动识别虐待老年人现象，通过评估及时发现潜在案例。

（2）根据相关法律条文，及时上报受虐案例：医疗活动中如发现老年人受虐待的案例，应立即确定是否需要司法介入或法律干预。医护人员和社会服务工作者必须遵守法律法规对各类疑似或确认的老年虐待案例依法进行上报，而无须为报告疑似受虐案例承担民事或刑事责任（除恶意谎报以外）。

（3）筛查潜在受虐老年人，预防老年人受虐和忽视：医疗机构负责人应重视虐待老年人现象，应制定和完善相关规章制度，以辅助医护人员在诊疗活动中常规筛查潜在受虐和忽视的现象。对于典型的潜在受虐案例应该集中讨论。为消除虐待或预防老年人被严重忽视的现象，许多医疗机构成立了专门的家庭随访小组，并联合其他保健和社会服务机构共同合作，制订和实施综合性计划。

（4）进行宣传教育，增强老年人维权意识：在诊疗护理活动中，医护人员除了进行必需的健康教育以外，还应告知老年人如何照顾和保护自己，如何找到居住地附近可用的社区服务资源；同时指导其家人积极寻求减缓压力的方法和相应的服务机构，并指导其长期照顾者学习相关的护理知识和技能。

（二）歧视老年人

1. 概述 老年歧视（ageism）指认为老年人是生理或社会方面的弱者，并因此而歧视老年人的观点，源自观念持有人对老年人的刻板印象，是对老年人的一种无理的负面的塑型和差别对待。老年歧视导致老年人在社会上处于劣势地位，致使老年人被边缘化及受到社会排挤，遭受不公平的社会对待和发展机会。

2. 歧视老年人的解决策略 在国家层面增加对老年歧视的立法，保护老年人免受歧视，增加制度保障；在社会层面，加强宣传尊老、敬老、护老的美德，让全社会重视老年人的歧视问题，并自觉遵守相应的道德标准与法律法规；在医疗机构护理老年病人的过程中，要奉行尊老、爱老、敬老、助老的道德准则，履行治病解困、热诚服务、精益求精的执业标准，让老年病人在一个和谐、平等的社会环境中恢复身心健康。

（三）隐私保护

1. 概述 个人的隐私是公民个人生活中不愿为他人（一定范围以外的人）公开或知悉的秘密，且这一秘密与其他人及社会利益无关。因涉及对疾病的诊断、检查、治疗、护理等，医疗护理行为又是一种不得不触及病人隐私的行为。在医疗活动中医护人员要注意自己的言行，有保护病人隐私权的法律意识，不得随意泄露病人的隐私、随意裸露病人的身体隐私，否则将侵犯病人的隐私权。

2. 隐私保护策略

（1）病人享有对自己身体隐私和生活隐私不公开的权利，如病人的个人史、家族史、接触史、病情、身体隐私、异常生理特征等个人生活隐私，医疗机构及其医务人员不得随意向他人泄露。

（2）医务人员在询问病人病史时如涉及病人隐私，应当以谨慎、严肃的态度，不得嬉笑、嘲笑病人且不得强制询问与疾病无关的隐私问题。

（3）在病历中应当详细记载病人的隐私，医务人员仅能在诊疗护理需要时进行相关信息交流，不准任何无关人员查看病历或参与其病案的讨论或会诊等。

（4）医疗机构要加强病案管理，妥善保管病历资料。病案的借阅、复印按医院规章制度严格执行，无关人员不得翻阅，更不能丢弃或丢失病历；未经病人许可、授权，不得允许他人复印病人的病历资料；涉及公检法工作时例外。

（5）男性工作人员在对女性病人隐私部位进行检查时，必须有女性医务人员在场。

（6）在医疗机构进行教学活动如带教实习要征得病人同意。

（7）需在一定公开场合如教学、科研、临床总结中讨论病人相关资料时，未事先征得病人的同意，必须删除能直接表明病人身份的特征性信息。凡涉及参与临床科研的病人信息一律予以保密。

（8）在公开场合，医护人员不得以任何形式泄露或讨论与病人隐私相关的信息，严禁在茶余饭后对病人的诊疗过程及隐私进行谈论、取乐。

二、老年护理中的潜在性法律问题及应对策略

（一）潜在性法律问题

1. 病人跌倒、坠床 老年人因身体疾病、老年性退行性改变导致体力、智力衰退，加之病房环境因素如潮湿、光线暗淡等，使老年人在医院内容易发生跌倒、坠床等意外事故，也是引起医疗纠纷的常见原因。例如，行走不便的老年人无人搀扶摔倒，意识障碍时老年人坠床等。

2. 用药安全性 老年人对药物耐受性差，因机体功能减弱、药物代谢缓慢，易引起药物不良反应；加之老年人记忆力、听力及视力下降，容易少服、多服或漏服药物，也是引起护理差错事故或医疗纠纷的常见原因。

3. 病情突变性　首先，老年人患病呈现多病共存的特点，且以循环系统、呼吸系统疾病为多见，病情变化快且危重；其次，由于老年人中枢神经系统的退行性改变、神经反应迟钝，导致其患病的症状和体征不典型，尽管病情危重，症状表现轻微，对护士观察病情极为不利，容易导致差错事故的发生。例如，老年高血压病人发生脑血管意外，尤其是夜间，因其缺乏特异性先兆症状及体征，如护士未能及时发现，错过了抢救的最佳时间，也是导致法律纠纷的常见原因。

（二）老年护理中潜在性法律风险的应对策略

1. 病人跌倒、坠床的安全问题　在护理每一位老年病人时，应全面评估是否有跌倒、坠床的危险，并应及时告诉病人及家属，指导病人和家属采取有效的防范措施，解除危险因素。对行走不便的老年人应告知其照顾者 24 h 陪护，活动时有人搀扶或指导其正确规范使用辅助工具，如拐杖等；对服用降压药的老年人应指导其防止直立性低血压的注意事项。对偏瘫或意识障碍的老年人应加床挡或适当的合理约束以防止意外发生。病房及床旁悬挂警示标志以提醒病人、家属及医务人员重视，并及时记录与保护病人的相关护理措施。

2. 用药安全策略　用药是治疗疾病最常见的措施，用药安全不仅关系到疾病的预后，还关系到老年人的安全。在护理老年病人过程中，护士要对所管病人使用的一切药物都熟悉并掌握其用法，知晓其副作用，科学指导并督促病人在正确的时间，用正确的剂量，服用正确的药物；对生活不能自理的病人，应尽可能送药到口，仔细观察用药后反应并及时记录，发现任何异常及时处理，如当服用洋地黄制剂的病人出现可疑中毒征象时，应及时报告医生进行处理。静脉用药时，根据药物性质及用药要求控制输液量和输液速度。

3. 病情突变性应对策略　护理老年病人的医护人员应具有高度的责任心，按时巡视病房、查看病人情况，认真听取病人的主诉，仔细观察和进行体格检查，及时发现病情变化并及时处理。

（邓仁丽）

数字课程学习

📥 教学 PPT　　💬 典型案例　　📝 自测题　　🖥 本章小结

▶▶▶ 参考文献

［1］安力彬，陆虹.妇产科护理学［M］.6版.北京：人民卫生出版社，2017.

［2］陈锦贤.老年医学临床实践［M］.刘晓红，李嘉慧，梁真译.北京：中国协和医科大学出版社，2018.

［3］范利.老年医学临床实践技能进阶培训教程［M］.北京：人民卫生出版社，2020.

［4］葛均波，徐永健，王辰.内科学［M］.9版.北京：人民卫生出版社，2018.

［5］郭桂芳，黄金.老年护理学［M］.2版.北京：人民卫生出版社，2022.

［6］郝伟，陆林.精神病学［M］.8版.北京：人民卫生出版社，2018.

［7］胡秀英，肖惠敏.老年护理学［M］.5版.北京：人民卫生出版社，2022.

［8］化前珍，胡秀英.老年护理学［M］.4版.北京：人民卫生出版社，2017.

［9］黄金.老年护理学［M］.3版.北京：高等教育出版社，2020.

［10］贾建平，陈生弟.神经病学［M］.8版.北京：人民卫生出版社，2018.

［11］李春玉，姜丽萍.社区护理学［M］.4版.北京：人民卫生出版社，2017.

［12］李怀珍.护理伦理与法律法规［M］.2版.北京：人民卫生出版社，2019.

［13］李乐之，路潜.外科护理学［M］.7版.北京：人民卫生出版社，2022.

［14］刘晓红，陈彪.老年医学［M］.3版.北京：人民卫生出版社，2020.

［15］刘晓云.骨伤科康复与护理［M］.北京：科学技术文献出版社，2020.

［16］宋岳涛.老年综合评估［M］.2版.北京：中国协和医科大学出版社，2019.

［17］孙晓红，朱鸣雷.老年健康手册［M］.北京：中国协和医科大学出版社，2021.

［18］王友发，孙明晓，杨月欣.中国肥胖预防和控制蓝皮书［M］.北京：北京大学医学出版社，2019.

［19］谢幸，孔北华，段涛，等.妇产科学［M］.9版.北京：人民卫生出版社，2018.

［20］杨春慧.老年神经病学［M］.北京：人民卫生出版社，2020.

［21］尤黎明，吴瑛.内科护理学［M］.6版.北京：人民卫生出版社，2017.

［22］Eliopoulos C.老年护理学［M］.8版.郭桂芳，刘宇译.北京：人民卫生出版社，2021.

［23］ELIOPOULOS C. Gerontological Nursing［M］.9th ed. Baltimore：Wolters Kluwer Health，2017.

［24］MEINER S E，YEAGER J J. Gerontological Nursing［M］.4th ed. St. Louis：Mosby，2016.

［25］陈旭娇，严静，王建业，等.中国老年综合评估技术应用专家共识［J］.中华老年病研究电子杂志，2017，4（2）：1-6.

［26］郭立新，肖新华.中国老年糖尿病诊疗指南（2021年版）［J］.中华老年医学杂志，2021，40（1）：1-33.

［27］史宝欣.守正创新开创安宁疗护服务新局面［J］.中国实用护理杂志，2021，37（27）：2081-2083.

［28］田金洲，解恒革，王鲁宁，等.中国阿尔茨海默病痴呆诊疗指南（2020 年版）［J］.中华老年医学杂志，2021，40（3）：269-283.

［29］王陇德，彭斌，张鸿祺，等.《中国脑卒中防治报告 2020》概要［J］.中国脑血管病杂志，2022，19（2）：136-144.

［30］袁弯，张玉莲，张慧瑛，等.2020 版 ICFSR 老年衰弱指南解读［J］.中华现代护理杂志，2021，27（35）：4770-4773.

［31］中国痴呆与认知障碍诊治指南写作组，中国医师协会神经内科医师分会认知障碍疾病专业委员会.2018 中国痴呆与认知障碍诊治指南（十）：痴呆精神行为症状鉴别诊断和治疗［J］.中华医学杂志，2020，100（17）：1290-1293.

［32］中国老年保健医学研究会老龄健康服务与标准化分会，《中国老年保健医学》杂志编辑委员会.中国老年人跌倒风险评估专家共识（草案）［J］.中国老年保健医学，2019，17（4）：47-48+50.

［33］《中国老年骨质疏松症诊疗指南》工作组，中国老年学和老年医学学会骨质疏松分会，马远征，等.中国老年骨质疏松症诊疗指南（2018）［J］.中华健康管理学杂志，2018，12（6）：484-509.

［34］中国吞咽障碍膳食营养管理专家共识组.吞咽障碍膳食营养管理中国专家共识（2019 版）［J］.中华物理医学与康复杂志，2019，41（12）：881-888.

［35］中国医师协会皮肤科分会变态反应性疾病专业委员会.慢性瘙痒管理指南（2018 版）［J］.中华皮肤科杂志，2018，51（7）：481-485.

［36］中国医师协会睡眠医学专业委员会.成人阻塞性睡眠呼吸暂停多学科诊疗指南［J］.中华医学杂志，2018，98（24）：1902-1914.

［37］中华医学会，中华医学会杂志社，中华医学会全科医学分会，等.头晕/眩晕基层诊疗指南（2019 年）［J］.中华全科医师杂志，2020，19（3）：201-216.

［38］中华医学会妇产科感染协作组.混合性阴道炎诊治专家共识（2021 版）［J］.中华妇产科杂志，2021，56（1）：15-18.

［39］中华医学会老年医学分会，《中华老年医学杂志》编辑委员会.老年人衰弱预防中国专家共识（2022）［J］.中华老年医学杂志，2022，41（5）：503-511.

［40］中华医学会老年医学分会老年内分泌代谢疾病学组，中华医学会内分泌学分会甲状腺学组.中国老年人甲状腺疾病诊疗专家共识（2021）［J］.中华内分泌代谢杂志，2021，37（5）：399-418.

［41］中华医学会神经病学分会帕金森病及运动障碍学组，中国医师协会神经内科分会帕金森病及运动障碍学组.帕金森病非运动症状管理专家共识（2020）［J］.中华医学杂志，2020，100（27）：2084-2091.

［42］中华预防医学会疫苗与免疫分会.主要慢性病人群流感疫苗和肺炎球菌疫苗接种专家共识［J］.中国疫苗和免疫，2021，27（6）：711-742.

巴氏（Barthel）指数评定量表

项目	评分标准
进食 （能吃任何正常饮食，不仅是软食，食物可以由其他人做或端来，5分指别人夹好菜后病人自己吃）	☐ 0分：需极大帮助或完全依赖他人，或留置胃管
	☐ 5分：需部分帮助
	☐ 10分：可独立进食
洗澡	☐ 0分：在洗澡过程中需他人帮助
	☐ 5分：准备好洗澡水后，可自己独立完成洗澡过程
修饰 （指24~48 h情况，由看护者提供工具也给5分）	☐ 0分：需他人帮助
	☐ 5分：可自己独立完成
穿衣	☐ 0分：需极大帮助或完全依赖他人
	☐ 5分：需部分帮助
	☐ 10分：可独立完成
控制大便 （指1周内情况，偶尔=1周1次）	☐ 0分：完全失控
	☐ 5分：偶尔失控，或需要他人提示
	☐ 10分：可控制大便
控制小便 （指24~48 h情况；偶尔指<1次/天，插尿管的病人能独立管理尿管也给10分）	☐ 0分：完全失控，或留置导尿管
	☐ 5分：偶尔失控，或需要他人提示
	☐ 10分：可控制小便
如厕 （应能自己如厕及离开，5分指能做某些事）	☐ 0分：需极大帮助或完全依赖他人
	☐ 5分：需部分帮助
	☐ 10分：可独立完成
床椅转移	☐ 0分：完全依赖他人
	☐ 5分：需极大帮助
	☐ 10分：需部分帮助
	☐ 15分：可独立完成

续表

项目	评分标准
平地行走 （指在院内、屋内活动，可以借助辅助工具；如果使用轮椅，必须能拐弯或自行出门而不需要帮助；10 分 =1 个未经训练的人帮助，包括监督或帮助）	□ 0 分：完全依赖他人
	□ 5 分：需极大帮助
	□ 10 分：需部分帮助
	□ 15 分：可独立在平地上行走超过 45 m
上下楼梯	□ 0 分：需极大帮助或完全依赖他人
	□ 5 分：需部分帮助
	□ 10 分：可独立上下楼梯

Barthel 指数总分：　　　　　分

评分标准：

重度依赖：总分 ≤ 40 分，大部分日常生活活动不能完成或完全需他人照护。

中度依赖：总分 41 ~ 60 分，大部分需他人照护。

轻度依赖：总分 61 ~ 99 分，能独立完成部分日常活动，但需一定帮助。

无需依赖：总分 100 分，无须他人照护。

洛文斯顿工具性日常生活能力（Lawton IADL）量表

生活能力	项目		
您能自己做饭吗?	2：无须帮助	1：需要一些帮助	0：完全不能自己做
您能自己做家务或勤杂工作吗?	2：无须帮助	1：需要一些帮助	0：完全不能自己做
您能自己服药吗?	2：无须帮助	1：需要一些帮助	0：完全不能自己做
您能走一段距离吗?	2：无须帮助	1：需要一些帮助	0：完全不能自己做
您能去购物吗?	2：无须帮助	1：需要一些帮助	0：完全不能自己做
您能自己理财吗?	2：无须帮助	1：需要一些帮助	0：完全不能自己做
您能打电话吗?	2：无须帮助	1：需要一些帮助	0：完全不能自己做

评分标准：总分0~14分，分值越高，提示使用工具的日常生活活动能力越高。

老年抑郁量表（GDS）

选择最切合您最近一周来的感受的答案	是	否
1. 您对生活基本上满意吗？	0	1
2. 您是否已经放弃了许多活动与兴趣？	1	0
3. 您是否觉得生活空虚？	1	0
4. 您是否常感到厌倦？	1	0
5. 您觉得未来有希望吗？	0	1
6. 您是否因为脑子里一些想法摆脱不掉而烦恼？	1	0
7. 您是否大部分时间精力充沛？	0	1
8. 您是否害怕会有不幸的事情落到您头上？	1	0
9. 您是否大部分时间感到幸福？	0	1
10. 您是否常感到孤立无援？	1	0
11. 您是否经常坐立不安、心烦意乱？	1	0
12. 您是否希望待在家里而不愿意去做些新鲜事？	1	0
13. 您是否常常担心将来？	1	0
14. 您是否觉得记忆力比以前差？	1	0
15. 您觉得现在活着很惬意吗？	0	1
16. 您是否常感到心情沉重、郁闷？	1	0
17. 您是否觉得像现在这样活着毫无意义？	1	0
18. 您是否总为过去的事忧愁？	1	0
19. 您觉得生活很令人兴奋吗？	0	1
20. 您开始一件新的工作很困难吗？	1	0
21. 您觉得生活充满活力吗？	0	1
22. 您是否觉得您的处境已毫无希望？	1	0
23. 您是否觉得大多数人比您强得多？	1	0
24. 您是否常为些小事伤心？	1	0
25. 您是否常觉得想哭？	1	0
26. 您集中精力有困难吗？	1	0

续表

选择最切合您最近一周来的感受的答案	是	否
27. 您早晨起来很快活吗？	0	1
28. 您希望避开聚会吗？	1	0
29. 您做决定很容易吗？	0	1
30. 您的头脑像往常一样清晰吗？	0	1

判定标准：0~9分为正常，10~19分为轻度抑郁，20~30分为重度抑郁。

Zung氏抑郁自评量表（SDS）

指导语：请根据您现在或过去一周的情况，独立地、不受任何人影响地完成下列问题的回答。

评估内容	自评选项			
1. 我觉得闷闷不乐，情绪低沉	1	2	3	4
2. 一天中，我觉得早晨的心情最好	4	3	2	1
3. 我要哭或想哭	1	2	3	4
4. 我晚上睡眠不好	1	2	3	4
5. 我吃得跟平常一样多	4	3	2	1
6. 我性功能正常	4	3	2	1
7. 我发觉我的体重在下降	1	2	3	4
8. 我有便秘的苦恼	1	2	3	4
9. 我心跳比平常快	1	2	3	4
10. 我无缘无故地感到疲乏	1	2	3	4
11. 我的头脑跟平常一样清楚	4	3	2	1
12. 我做我熟悉的事情没有困难	4	3	2	1
13. 我觉得心情不安，难以平静	1	2	3	4
14. 我对将来抱有希望	4	3	2	1
15. 我比平常容易生气激动	1	2	3	4
16. 我觉得我决定事情很容易	4	3	2	1
17. 我觉得自己是个有用的人，有人需要我	4	3	2	1
18. 我的生活过得很有意义	4	3	2	1
19. 我认为如果我死了，别人会生活得好些	1	2	3	4
20. 平常感兴趣的事我现在仍然感兴趣	4	3	2	1

总分＿＿＿＿＿＿＿＿＿＿

判定标准：各条目累计分/80 = 抑郁严重度指数，范围为0.25～1.0。抑郁严重度指数＜0.50：无抑郁症风险；0.50～0.59：可能有轻微至轻度抑郁症；0.60～0.69：有中度至重度抑郁症；≥0.70：有重度抑郁症。

Zung氏焦虑自评量表（SAS）

指导语：请根据您现在或过去一周的情况，独立地、不受任何人影响地完成下列问题的回答。

评估内容	自评选项			
1. 我觉得比平常容易紧张和着急	0	1	2	3
2. 我无缘无故地感到害怕	0	1	2	3
3. 我觉得心里烦乱或觉得惊恐	0	1	2	3
4. 我觉得我可能将要失控	0	1	2	3
5. 我觉得一切都很好，也不会发生什么不幸	3	2	1	0
6. 我手脚发抖打战	0	1	2	3
7. 我因为头痛、颈痛和背痛而苦恼	0	1	2	3
8. 我感到容易衰弱和疲乏	0	1	2	3
9. 我觉得心平气和，容易安静坐着	3	2	1	0
10. 我觉得心跳很快	0	1	2	3
11. 我因为一阵阵头晕而苦恼	0	1	2	3
12. 我晕倒发作或觉得要晕倒似的	0	1	2	3
13. 我呼气、吸气都感到很容易	3	2	1	0
14. 我手脚麻木和刺痛	0	1	2	3
15. 我因为胃痛和消化不良而苦恼	0	1	2	3
16. 我常常要小便	0	1	2	3
17. 我的手常常是干燥温暖的	3	2	1	0
18. 我脸红发热	0	1	2	3
19. 我容易入睡且一夜睡得很好	3	2	1	0
20. 我做噩梦	0	1	2	3

总分_____

判定标准：各项得分相加结果乘以 1.25 后取整数部分得到标准分。SAS 标准分界值为 50 分，50～59 分为轻度焦虑，60～69 分为中度焦虑，69 分以上为重度焦虑。

▶▶▶ 中英文名词对照索引